Springer-Lehrbuch

Meiner Frau Konstanze und meinen Kindern
Chiara, Niklas und Constantin gewidmet

C. Prinz

Basiswissen Innere Medizin

Unter Mitarbeit von
L. Dittgen, J. Gaa, U. Henke-Luedecke, I. Ott,
F. Schneller, A. Umgelter

Mit 276 Abbildungen und 81 Tabellen

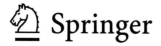 Springer

Prof. Dr. med. Christian Prinz
Direktor der Medizinischen Klinik 2
Helios Klinikum Wuppertal
Heusnerstr. 40
42283 Wuppertal

ISBN-13   978-3-642-12376-4 Springer-Verlag Berlin Heidelberg

Bibliografische Information der Deutschen Nationalbibliothek
Die Deutsche Nationalbibliothek verzeichnet diese Publikation in der Deutschen Nationalbibliografie;
detaillierte bibliografische Daten sind im Internet über http://dnb.d-nb.de abrufbar.

Springer Medizin Verlag
springer.com

Planung: Christine Ströhla, Heidelberg
Projektmanagement: Axel Treiber, Heidelberg
Lektorat: Ursula Illig, Gauting
Titelbild: © Okapia/imagebroker/Stefan Klein
Radiologische Abbildungen: Jochen Gaa, München
Layout und Umschlaggestaltung: deblik Berlin
Satz und Reproduktion der Abbildungen: Fotosatz-Service Köhler GmbH – Reinhold Schöberl, Würzburg

SPIN: 12242368

Gedruckt auf säurefreiem Papier   15/2117 – 5 4 3 2 1 0

Vorwort

Innere Medizin ist ein sehr komplexes Fach, das Symptome auf verschiedenen Organ-ebenen zeigt, die dementsprechend in ihren Zusammenhängen interpretiert werden müs-sen. Für den angehenden Mediziner ist daher eine strukturierte medizinische Diagnostik in Kenntnis der Grundlagen und der damit verbundenen Krankheitsbilder von größter Wichtigkeit, um gesicherte und erfolgversprechende Therapien durchführen zu können.

Dieses Buch zeigt in 20 Kapiteln der Inneren Medizin nicht nur Grundlagen und diag-nostische Verfahren, sondern auch spezielle Details zu häufigen Krankheitsbildern. Es verweist weiterhin zur Differentialdiagnosefindung auf die zahlreichen am Ende der ein-zelnen Kapitel abgebildeten Algorithmen. Eingestreut in den Text sind neben Merksätzen auch zahlreiche Hinweise auf Examensfragen, um ein effektives Wiederholen der Lernin-halte zu ermöglichen und um das erworbene Wissen nachhaltig zu vertiefen.

Schließlich ist die Innere Medizin durch ständige Forschung und Weiterbildung wie kaum ein anderes Fach in einem andauernden Wandel begriffen. Das Buch vermittelt daher nicht nur Einblick in mordernste medizinische Diagnostik sondern zeigt auch Perspektiven der aktuellen internistischen Therapie, ihrer Dosierungen und auch ihrer Fallstricke auf.

Größter Wert wurde auf die zahlreichen Abbildungen und ihre einprägsamen Beschrei-bungen gelegt, die das breite Spektrum der Inneren Medizin widerspiegeln sollen. Aus-drücklich gedankt sei an dieser Stelle Herrn Professor Jochen Gaa vom Institut für Rönt-gentechnik der Technischen Universität München für die Überlassung der exzellenten röntgenologischen Abbildungen.

Autor und Verlag wünschen Ihnen viel Spaß beim Lesen der Kapitel und freuen sich selbstverständlich jederzeit über Ihre Anregungen und Verbesserungsvorschläge

Wuppertal, im Januar 2012   Christian Prinz

Basiswissen Innere Medizin

Einleitung
Einstieg ins Thema

Farbiges Leitsystem
führt durch die
Sektionen

Themenüberblick
Das sind die
Schwerpunkte

Inhaltliche Struktur
Klare Gliederung
durch die Kapitel

Examen
Das wurde schon
geprüft (hier Stex
Frühjahr 2009)

❯❯ Einleitung

Gefäßerkrankungen sind in den Industrieländern die häufigste Krankheits- und Todesursache mit stark steigender Tendenz.

Was kommt jetzt?
Periphere arterielle Verschlusskrankheit, Aneurysma, Venenthrombose, chronisch venöse Insuffizienz, Vaskulitis der großen und mittleren Gefäße.

2.1 Anatomische und physiologische Grundlagen

2.1.1 Anatomie

F09 Der sog. **große Kreislauf** dient der Versorgung aller Organe, der **kleine Kreislauf** der Versorgung des Lungenkreislaufes. Vom Gesamtvolumen des Blutes (etwa 8 % des Körpergewichtes) befinden sich 80 % in den Venen und Gefäßen des kleinen Kreislaufs. Diese Gefäße werden ihrer hohen Kapazität und Dehnbarkeit wegen auch als **Niederdrucksystem** bezeichnet.

Die Wand der Blutgefäße besteht aus
- **Intima** (auskleidende Schicht aus Endothelzellen; in Arterien zusätzlich elastische Fasern, Membrana elastica interna),
- **Media** (zirkulär angeordnete glatte Muskelzellen) und

2.2 Diagnostische Methoden

2.2.1 Labordiagnostik

Initialer Parameter zur Beurteilung der Hämostase ist das **Blutbild** mit Bestimmung des Hämoglobins und der Blutplättchen sowie der **Gerinnungsstatus** mit INR (»international normalized ratio«), Quick-Wert, partieller Thromboplastinzeit (PTT).

─ Für die Praxis ─
Doppleruntersuchung von Arterien
Patient liegt auf der Liege in Rückenlage, zum Teil auch in Bauchlage bei Beurteilung der A. poplitea. Mit einem Ultraschallkopf wird die Durchflussgeschwindigkeit der Arterien und der Venen bestimmt. Bei der arteriellen Untersuchung wird nicht nur die Geschwindigkeit des vorbeiströmenden Blute in cm/s, sondern auch farblich die Richtung. Beispielsweise werden hochgradige Stenose auch fraglich durch die Einengung oder die turbulenten Strömung am sog. Pixelmuster (»Aliasing«) erkannt.

Mit einer Blutdruckmanschette lassen sich die systolischen Blutdruckwerte über rechter und linker A. brachialis, A. tibialis posterior und A. dorsalis pedis bestimmen. Der Quotient aus systolischem Knöchelarteriendruck und Armarteriendruck wird als **Ankle-Brachial-Index (ABI)** bezeichnet und ist ein Maß für die Schwere der pAVK (◘ Tab. 2.1). Unter Belastung kommt es beim Gesunden zu einem

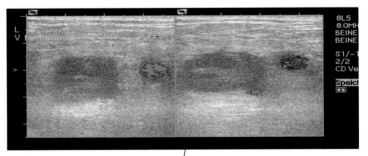

◘ **Abb. 2.5 Kompressionssonographie.** Frische Thrombose der V. femoralis communis

Abbildungen
veranschaulichen komplexe Sachverhalte

Tabelle
Fakten übersichtlich dargestellt

Navigation
Kapitel und Seitenzahlen für die schnelle Orientierung

□ **Tab. 2.1** Verschlussdruck-Indices (ABI) bei pAVK

ABI	Fontaine-Stadium
0–1,2	0
0,75–0,9	I–II
0,5–0,75	II
<0,5	III–IV

ABI Ankle-Brachial-Index, Quotient aus systolischem Knöchelarterien- und Armarteriendruck

Druckabfall von maximal 35 %, der nicht länger als 1 min anhält. Der Verschlussdruck wird dabei mit dem **Fontaine-Stadium** korreliert (▶ Abschn. 2.3.3). Bei dieser werden 4 Stadien unterschieden.

Fontaine-Klassifikation

– Stadium 0: keine AVK nachweisbar
– Stadium I: asymptomatisches bei Nachweis einer AVK
– Stadium II: Beschwerden beim Gehen
– Stadium III: Beschwerden in Ruhe
– Stadium IV: Sichtbare Nekrosen

❶ Verstärkter Abfall und prolongierte Erholungszeit sprechen für eine pAVK.

Das normale Dopplerströmungssignal einer peripheren Arterie ist triphasisch mit steilem Kurvenanstieg und -abfall und kurzer frühdiastolischer Rückflusskomponente (□ Abb. 2.3). Distal einer höhergradigen Stenose oder eines Arterienverschlusses ist das Signal monophasisch (□ Abb. 2.3). Im Gegensatz dazu sind die Dopplersignale hirnversorgender Arterien normalerweise monophasisch und weisen auf Grund des geringeren arteriolären Widerstandes einen erhöhten diastolischen Fluss auf.

Bei der **venösen Diagnostik** lassen sich Venenklappeninsuffizienzen und die akute Beinvenenthrombose diagnostizieren. Die Duplexuntersuchung liefert zusätzliche Informationen über die Venenwandstruktur, den Venendurchmesser, die Echogenität des Lumens und die Kompressibilität. Normalerweise ist das Venenlumen echofrei und wird durch Kompression komplett okkludiert (□ Abb. 2.4a). Das Dopplersignal ist monophasisch. Bei Inspiration kommt es zum Strömungsstopp, bei Exspiration oder Valsalva zu einer herzgerichteten Bewegung (□ Abb. 2.4b).

Wichtig
Zentrale Information auf einen Blick

Übersichten
helfen beim schnellen Lernen

Verweise auf Tabellen, Abbildungen und Kapitel zur Quervernetzung

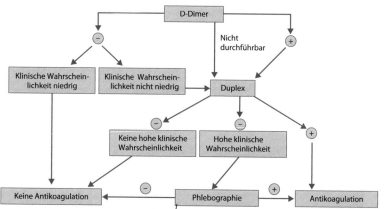

□ **Abb. 2.11** Diagnostisches und therapeutisches Vorgehen bei Thromboseverdacht

Algorithmen
zum schnellen diagnostischen und therapeutischen Vorgehen

Sagen Sie uns
die Meinung!

Liebe Leserin und lieber Leser,

Sie wollen gute Lehrbücher lesen,
wir wollen gute Lehrbücher machen:
dabei können Sie uns helfen!

Lob und Kritik, Verbesserungsvorschläge und neue Ideen
können Sie auf unserem Feedback-Fragebogen unter
www.lehrbuch-medizin.de gleich online loswerden.

Als Dankeschön verlosen wir jedes Jahr Buchgutscheine
für unsere Lehrbücher im Gesamtwert von 500 Euro.

Wir sind gespannt auf Ihre Antworten!

Ihr Lektorat Lehrbuch Medizin

Inhaltsverzeichnis

V Endokrinologie und Stoffwechselerkrankungen

VI   Erkrankungen der blutbildenden Organe (Hämatologie)

VII   Erkrankungen des Bewegungsapparates

VIII   Infektionskrankheiten (Infektiologie)

Autorenverzeichnis

Dr. med. Lars Dittgen
Medizinische Klinik 2
Helios Klinikum Wuppertal
Heusenerstr. 40
42283 Wuppertal

Prof. Dr. med. Jochen Gaa
Institut für Radiologie
Klinikum rechts der Isar
Technische Universität München
Ismaninger Str. 22
81675 München

Uwe Henke-Luedecke
Medizinische Klinik 2
Helios Klinikum Wuppertal
Heusnerstr. 40
42283 Wuppertal

Prof. Dr. med. Ilka Ott
Medizinische Klinik 1
Kardiologie und Angiologie
Technische Universität München
Ismaningerstr. 22
81675 München

Prof. Dr. med. Christian Prinz
Direktor der Medizinischen Klinik 2
Helios Klinikum Wuppertal
Heusnerstr. 40
42283 Wuppertal

Dr. med. Volker Schneller
Medizinische Klinik 3
Technische Universität München
Ismaningerstr. 22
81675 München

PD Dr. med. Andreas Umgelter
Medizinische Klinik 2
Technische Universität München
Ismaningerstr. 22
81675 München

Erkrankungen des Herz-Kreislauf-Systems

Herz

Christian Prinz, Ilka Ott

1

❯❯ ❯ Einleitung

Die enorme Häufigkeit von jährlich ca. 500.000 Myokardinfarkten in Deutschland rechtfertigt eine besondere Aufmerksamkeit. 10–20 % der Patienten mit Myokardinfarkt sterben prähospital, 5–10 % im Krankenhaus. Vor allem sind Patienten im kardiogenen Schock und alte Patienten mit Begleiterkrankungen gefährdet. Dies verlangt besondere Ausbildung und Schulung gerade bei den heranwachsenden Ärzten und Ärztinnen. Akute Infarktzeichen und das akute Koronarsyndrom müssen erkannt und innerhalb von 24 h invasiv mittels Herzkatheter untersucht werden. Neben den ischämisch bedingten kardialen Erkrankungen sind Klappenfehler, Endokarditis, Herzinsuffizienz und Kardiomyopathie sowie das Cor pulmonale zu differenzieren.

Was kommt jetzt?

Akutes Koronarsyndrom, Herzinsuffizienz, Herzklappenfehler, Herzrhythmusstörungen, Endokarditis, Kardiomyopathie, Cor pulmonale.

1.1 Anatomische und physiologische Grundlagen

1.1.1 Anatomie

Das Herz besteht aus 2 unterschiedlichen Kreislaufsystemen mit insgesamt 4 Herzhöhlen (❑ Abb. 1.1, ❑ Abb. 1.2): Rechter Vorhof und rechter Ventrikel bilden das rechte System und transportieren venöses Blut in die Lungen; linker Vorhof und linker Ventrikel bilden das linke System mit Auswurf von arteriellem Blut in die Peripherie. Vom linken Ventrikel werden etwa 120 ml Blut kontrolliert ausgepumpt, dabei verschließt die Aortenklappe am Ende der Systole den Rückfluss und verhindert den Rücklauf in den Ventrikel. Das rechte Herz pumpt das Blut während der Systole durch die geöffnete Pulmonalisklappe in die Lungenstrombahn. Typische Problematik bei einem Verschluss dieser Strombahn ist die Lungenembolie. Während der Diastole füllen sich die Ventrikelsysteme aus den Vorhöfen. Insuffizienzen oder Stenosen sind an den entsprechenden Atrioventrikularklappen häufig erst in späten Stadien symptomatisch.

1.1.2 Physiologie

Arterieller Puls, Blutdruck, venöser Rückstrom

Der linke Ventrikel pumpt pro Schlag ein Volumen von 80–120 ml Blut in den Blutkreislauf. Durch die Windkesselfunktion der elastischen Gefäße wird der arterielle Blutstrom abgefedert, dies ist wichtig für den diastolischen Blutdruck und die kontinuierliche Organversorgung. Anhand der **Pulsqualität** lässt sich darstellen, ob eine Fehlfunktion vorliegt. Ein schwacher spärlicher Puls tritt in Folge eines verminderten Schlagvolumens, bei Linksherzinsuffizienz sowie bei Aorten- oder Mitralklappenstenose auf. Ein Puls mit einer extremen Amplitude, z. B. 180/0 mmHg Blutdruckamplitude, ist typisch für eine Aortenklappeninsuffizienz, einen persistierenden Ductus arteriosus Botalli oder ein rupturiertes Aortenaneurysma.

Herzgeräusche

Bei der Auskultation werden 2 Töne unterschieden:
- Der **1. Herzton** entsteht durch den **Schluss der Atrioventrikularklappen** (AV-Klappen), also Mitralklappe und Trikuspidalklappe. Der 1. Ton wird bei einer Mitralklappenstenose daher sehr laut sein (**paukender 1. HT**) und dementsprechend leise bei einer Mitralklappeninsuffizienz, bis er völlig verschwindet und die Systole direkt mit einem Systolikum beginnt.
- Der **2. Herzton** entsteht durch den **Schluss der aortalen und der pulmonalen Klappe**. Er ist bei Inspiration breit gespalten. Eine stärkere Spaltung findet man bei Rechtsschenkelblock, pulmonaler Stenose oder Mitralinsuffizienz. Eine **fixierte Spaltung** ist typisch für einen Vorhofseptumdefekt.

Ein **3. Herzton** ist Ausdruck einer Linksherzinsuffizienz, meist über der Spitze auskultierbar.

Der **mitrale Öffnungston** ist ein hochfrequenter Extraton, etwa 0,06 s nach dem 2. Herzton, bei Mitralstenose am unteren linken Herzrand zu auskultieren.

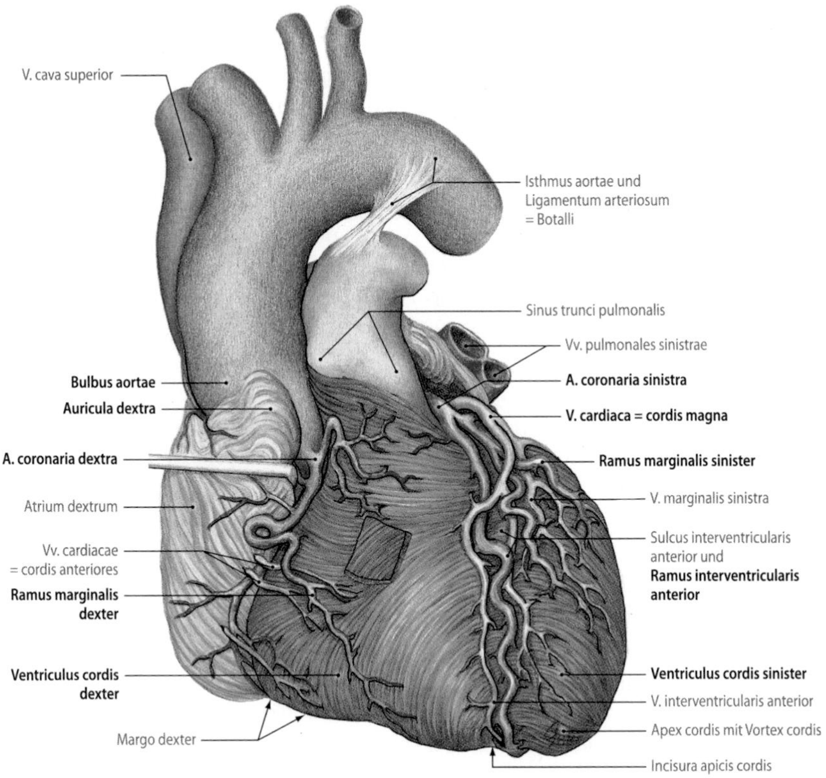

Abb. 1.1 Anatomie des Herzens. Frontalschnitt durch den mittleren Anteil eines senkrecht geschnittenen Herzens

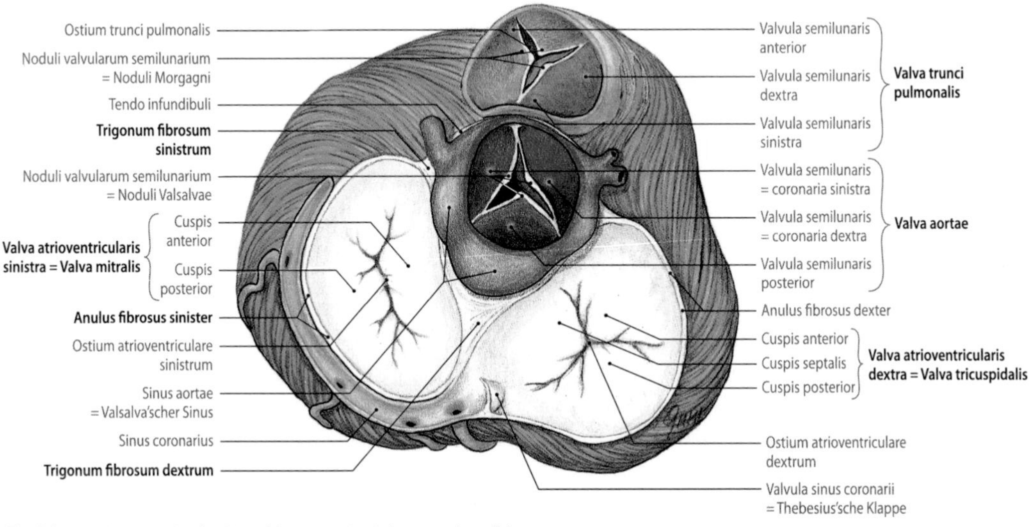

Abb. 1.2 Anatomie der Herzklappen. Ansicht von oben-hinten

1

Systolische Herzgeräusche sind Austreibungs-geräusche während der Systole als **holosystolische** (typisch bei AV-Klappeninsuffizienz oder Ventrikelseptumdefekt) oder **spätsystolische** (Indikator für Mitralklappenprolaps) Geräusche. Ein systolisches Geräusch entsteht bei der Mitralklappeninsuffizienz; ein **mesosystolisches** Geräusch ist die Aortenklappenstenose.

Diastolische Geräusche beginnen meist nach dem zweiten Herzton, sind typischerweise verursacht durch Aorten- oder Pulmonalisinsuffizienz. **Kontinuierliche** diastolische Herzgeräusche entstehen während des gesamten Herzzyklus und finden sich typischerweise bei persistierendem Ductus arteriosus, einer Aortenstenose, selten einer AV-Fistel.

1.2 Diagnostische und therapeutische Methoden

1.2.1 Klinische Untersuchung

Zur Untersuchung des Patienten mit Verdacht auf Herzkrankheit gehört neben der Untersuchung von Puls und Blutdruck (arterieller Schenkel mit sauerstoffreichem Blut) stets die Beurteilung der Halsvenenstauung, aber auch von Beinödemen als Zeichen eines verminderten venösen Rückstroms. Eine Verminderung des venösen Rückstroms kann Zeichen einer dekompensierten Linksherzinsuffizienz, aber auch Zeichen einer Rechtsherzbelastung beim Cor pulmonale im Rahmen einer Lungenerkrankung sein.

1.2.2 Labordiagnostik

Die Laboranalytik der spezifischen Herzenzyme umfasst 3 Parameter: Kreatinkinase (CK), deren Isoenzyme CK-MB sowie Troponin T. Diese Werte müssen gleich zu Anfang der stationären Aufnahme abgenommen und bestimmt werden, parallel zu dem EKG. Die Troponine sind nicht nur die ersten, sondern auch die am längsten nachzuweisenden Herzenzyme. Leukozytose und CRP (C-reaktives Protein) sind unspezifisch. BNP (»brain natriuretic peptide«) ist bei der Herzinsuffizienz erhöht.

1.2.3 Röntgen-Thorax

Die Röntgen-Thoraxaufnahme wird in 2 Ebenen durchgeführt (p.a. und seitlicher Strahlengang). Pathologische Befunde finden sich bei Herzinsuffizienz (Verbreiterung des Herzschattens), Lungenerkrankungen (Stauung = Verdichtung in der Lungenperipherie, ◘ Abb. 1.3), Erkrankungen des Mediastinums (Lymphompakete), Thoraxdeformitäten und Zwerchfellhochstand bei Phrenikusparese. Man beachte den deutlich dilatierten linken Herzrand und die Lungenstauung.

Für die Praxis

Röntgen-Thorax im Stehen
Der Patient entkleidet sich bis auf die Unterwäsche, Schmuck und Büstenhalter werden abgelegt. Die Röntgenaufnahme wird im Stehen mit der Brust vor der Röntgenplatte durchgeführt. Die Arme liegen beim p.a. Bild seitlich an, bei der Seitenaufnahme werden sie gehoben. Mit einer Hartstrahltechnik von 75 KV werden Röntgenstrahlen von dorsal durch den Patient gestrahlt. Die Abbildung erfolgt auf einer digitalen Platte, Filme sind weniger empfindlich und nicht mehr üblich. Die Position wird dann auf einen seitlichen Strahl geändert, wobei der Patient mit dem Herz vor dem Schirm steht. Die Aufnahmen werden als Thorax p.a. und Thorax seitlich befundet; sie geben Aufschluss über die Organe im Thoraxraum.

1.2.4 Echokardiographie

Die Echokardiographie ist ein bildgebendes Verfahren, das die Reflexionen von ausgesandten Ultraschallwellen (4–7 MHz) an Grenzflächen von anatomischen Strukturen des Herzens ausnutzt, um ein 1- bzw. 2-dimensionales Bild des Herzens zu erzeugen. Dadurch sind eine morphologische und funktionelle Analyse der Ventrikel, der Vorhöfe und der Herzklappen möglich (◘ Abb. 1.3). Die Echokardiographie beruht auf einer Ultraschalluntersuchung des Herzens mit einem speziellen Schallkopf. Meist werden standardisierte Sonographiegeräte eingesetzt, die auch für die Abdominaluntersuchung verwendet werden können.

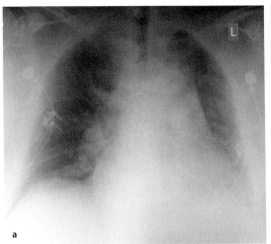
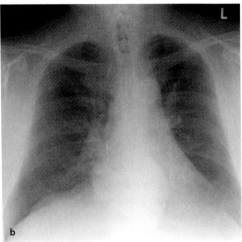

a

b

■ Abb. 1.3a,b Lungenstauung bei Mitralinsuffizienz III (MI III). a Kardiale Dekompensation, zu beachten ist der deutlich dilatierte linke Herzrand und die Lungenstauung. Rekompensation nach Therapie

---

> **Für die Praxis**
>
> **Echokardiographie**
>
> Der Patient liegt in Linksseitenlage, linker Arm unter dem Kopf. Mit einem stiftförmigen 4- bis 7-MHz-Schallkopf wird zunächst von der Herzspitze aus ein Vierkammerbild eingestellt, bei dem man in der Übersicht alle 4 Herzhöhlen erkennt. Dann wird im 3. oder 5. ICR links jede Herzklappe einzeln beurteilt und ein Duplex-Profil der Klappen erhoben.

Zur Durchführung eines solchen Belastungstests muss ein eigener Termin vereinbart werden. Pulsbremsende Medikamente, wie Beta-Blocker, müssen zwei Tage vor der Untersuchung abgesetzt werden.

Während der Untersuchung wird die Herzmuskelbewegung aus verschiedenen Winkeln des Ultraschalls aufgezeichnet, und zwar werden jeweils vier Belastungsstadien einer Ebene digital abgespeichert: »Ruhe, geringe Belastung, maximale Belastung, Nachbelastungsphase«. Dies erleichtert die Aufdeckung neu aufgetretener Wandbewegungsstörungen.

1.2.5 Stress-Echokardiographie

Die Echokardiographie unter körperlicher Belastung ist ein bildgebendes Verfahren, das die regionalen Wandbewegungsstörungen unter körperlicher Belastung aufdecken kann. Man unterscheidet verschiedene Zonen des Ventrikels.

Für die Belastung während der Stressechokardiographie kommen verschiedene Methoden in Frage: **Fahrradergometer-Belastung:** Der Patient erbringt selbst die Leistung, indem er in halbsitzender Schräglage die Pedale betätigt.

Medikamentöse Belastung: Dem Patienten wird über die Vene eine Substanz eingespritzt, die wie ein Stresshormon (in der Regel Dobutamin) wirkt.

1.2.6 Kardio-MRT

Mit Hilfe moderner Technik kann die Computertomographie wie auch die MR-Tomographie die Anatomie und damit die Pathologie des Herzens und der Herzkrankgefäße sehr gut aufzeigen. In einem starken Magnetfeld werden in den Körper Radiowellen (sog. elektromagnetische Wellen) gesandt. Das vom Körper zurückgesandte Signal wird von einem Computer in Bildinformation umgerechnet. Seit einigen Jahren können Hochleistungs-MR-Tomographen auch das Herz als ein sich bewegendes Organ darstellen.

Das Spektrum der Untersuchungsmöglichkeiten in der Kardio-MRT ist sehr breit: Neben Fragen zur Dimension und Funktion von Herz-

1

kammern und Vorhöfen können Fragen zur Gewebsstruktur des Herzens beantwortet werden. Die Ursache chronischer Herzmuskelerkrankungen (Kardiomyopathien) kann dadurch häufig erkannt werden. Durch die Kardio-MRT ist es vor allem möglich, bestimmte Formen von **Herzmuskelentzündungen** darzustellen und sie damit ohne Biopsieentnahme zu diagnostizieren. Auch **Herzbeutelentzündungen** können nun visualisiert werden. Außerdem kann die **Herzklappenfunktion** beurteilt werden: Ob eine Verengung der Aortenklappe oder eine Undichtigkeit der Mitralklappe hochgradig ist, kann damit genau analysiert werden.

Die **Stress-MRT** ist eine besondere Herzuntersuchung im MRT. Sie stellt eine Belastungsuntersuchung des Herzens dar. Durch sie kann festgestellt werden, ob Durchblutungsstörungen in der Herzmuskulatur vorliegen. Diese weisen auf einen Infarkt oder eine hochgradige Kranzgefäßverengung hin. Zur Unterscheidung wird auch eine Infarktdiagnostik durchgeführt, welche die Ausmaße einer Infarktnarbe aufzeigen kann.

Für die Praxis

Kardio-MRT

Der Patient liegt – je nach Untersuchung – zwischen 10 und 30 min. mit dem Oberkörper in der zu beiden Seiten offenen röhrenförmigen Öffnung des Gerätes. Über eine Gegensprechanlage besteht Kontakt zum Untersucher. Während der Untersuchung werden zahlreiche bewegte und unbewegte Schnittbilder des Herzens aufgezeichnet. Dabei muss der Patient häufig die Luft zumeist über 10–20 Sekunden anhalten.

Bei der MRT-Untersuchung kann die Gabe eines Kontrastmittels erforderlich sein. Dieses ist generell (Cave: Nierenfunktionsstörungen) gut verträglich, da nicht jodhaltig (auch bei Schilddrüsenerkrankungen bedenkenlos), und löst selten eine Allergie aus. Selten beobachtet man eine Myopathie (1:10.000 Patienten).

1.2.7 EKG

Das Elektrokardiogramm (EKG) zeichnet diese elektrischen Herzströme (mV-Bereich) in verschiedenen Brustwandableitungen (V1–V6), aber auch peripheren Ableitungen über die Extremitäten auf. Für die Ableitung werden Elektroden an Armen, Beinen und am Brustkorb des Patienten angebracht, die mit einem Aufzeichnungsgerät verbunden sind. Bei dem liegenden Patienten werden in völliger körperlicher Ruhe die elektrischen Herzströme in verschiedenen Ableitungen gemessen: Das EKG-Gerät wandelt die aufgenommenen Impulse in eine graphische Darstellung um und druckt eine Kurve aus.

Ableitung I, II und **III** stehen in einem gleichschenkligen Dreieck jeweils im 60°-Winkel zueinander. Die Ableitungen II und III spiegeln dabei die Durchblutung der Hinterwand des Herzens wieder. Ableitung **AvL, AvR** und **AvF** stehen komplementär dazu.

Die **Brustwandableitung** beginnt in Höhe des Zwischenrippenbereiches frontal beim Interkostalraum II, und geht dann über den 3. ICR bis zum 7. ICR in der Medioklavikularlinie.

Bei akuten Ischämiezeichen muss die Brustwandableitung seitlich ausgedehnt werden. Die EKG-Elektroden werden dann in der vorderen, mittleren und hinteren Axillarlinie angebracht, in Höhe des 7. ICR. Diese Ableitung wird als Zone abgeleitet, um Infarkte im Hinterwandbereich durch Verschluss der RCA oder RCX zu erkennen.

Das Herz ist ein elektrisches Organ, erregt sich selbst und leitet die Erregung kontrolliert fort (◘ Abb. 1.5). So wird der Herzmuskel kontinuierlich zur Kontraktion gebracht. Man erkennt:

- die Vorhoferregung (P-Welle),
- die Zeit von Vorhoferregung bis zur Kammererregung (PQ-Zeit),
- Kammererregung mit Richtungsangabe (QRS-Komplex) und
- die Erregungsrückbildungszeit (T-Welle).

Die **Herzachse** bewegt sich im normalen Bereich, wenn der QRS-Komplex mit der Ausrichtung auf die Herzspitze in einem Winkel zwischen 30–60° liegt, also in der Extremitätenableitung II überwiegend positiv ist. Ansonsten sucht man die Extremitätenableitung auf, in der der QRS-Komplex nahezu isoelektrisch ist. Die elektrische Herzachse besteht dann senkrecht zu dieser Ableitung.

Bei einem **Langzeit-EKG** werden mindestens zwei Brustwandableitungen über einen Zeitraum

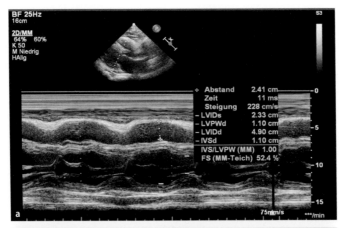

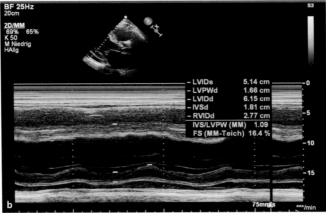

Abb. 1.4a,b Echokardiographie M-Mode bei guter LV-Funktion. a Gute LV-Funktion, man erkennt die Pumpbewegung des linken Ventrikels (wellenartiger Verlauf der weißen Linien). **b** Eingeschränkte LV-Funktion, hier bei Kardiomyopathie (abgeflachte weiße Linien)

von 24 h, mindestens aber über 18 h aufgezeichnet. Dazu werden 6 Elektroden in einer bestimmten Reihenfolge an der Brustwand angebracht. Die Elektroden sind mit einem EKG-Gerät verbunden. Es ist besonders klein und der Patient kann es beispielsweise am Gürtel befestigen. Das Gerät besitzt außerdem ein spezielles Speichermedium für die einzelnen EKG-Aufzeichnungen.

In folgenden Fällen ist ein Langzeit-EKG sinnvoll:

— Zum Nachweis bzw. Ausschluss von **Herzrhythmusstörungen**, wenn »Herzrasen« oder Pausen bemerkt werden

— Zur Diagnose von **Synkopen**: Dies ist ein kurzer Bewusstseinsverlust, der Sekunden bis Minuten andauern und unterschiedliche Ursachen haben kann, wie etwa längeres Aussetzen des Pulses.

— Zur Therapiekontrolle bei Herzrhythmusstörungen

🛈 Während der Aufzeichnung auf einem separaten Blatt die jeweiligen Aktivitäten, die Medikamenteneinnahme und vor allem etwaige Beschwerden (z. B. »Herzrasen«) protokollieren

1

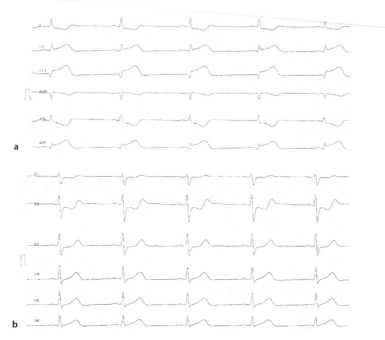

a

b

 Abb. 1.5a,b EKG: ST-Hebungsinfarkt der Hinterwand. a Extremitätenableitungen, **b** Brustwandableitungen. Die ST-Strecke läuft deutlich oberhalb der elektrischen Nulllinie

1.2.8 Herzkatheter

F08
H10
H11

> **Für die Praxis**
>
> **Herzkatheter**
>
> Der Patient liegt auf dem Rücken auf einem Durchleuchtungstisch. Der Arzt betäubt die Leistenregion lokal, tastet den arteriellen Druck und punktiert mit einer dünnen Nadel. Ein Draht wird in Richtung des Herzens retrograd über die Aorta vorgeschoben. Die Drähte sind hydrophil, maximal 0,5 mm dick, gleiten sehr gut und haben unterschiedlich vorgeformte Spitzen. Mit einem speziellen Führungs-Katheter wird die rechte und linke Koronararterie intubiert und Kontrastmittel gespritzt. Unter Durchleuchtung ist der Abfluss über die zentralen Gefäße zu erkennen. Engstellen können mit einem Ballon dilatiert (perkutane transluminale Koronarangioplastie, PTCA) und anschließend mit einem Stent überbrückt werden. Bei der Einlage von Koronarstents muss anschließend eine Antikoagulation mit Aspirin und Plavix (Clodidogrel) verabreicht werden.

Die Punktion der A. femoralis communis und der V. femoralis communis ermöglichen die Messung **intrakardialer Drucke** im rechten Herzen (rechter Vorhof, rechter Ventrikel, Pulmonalarterie, pulmonalkapillärer Verschlussdruck) und im linken Herzen (linker Ventrikel, Aorta). Diese lassen Rückschlüsse auf die Ursache und das Ausmaß zugrunde liegender Erkrankungen des Myokards, der Herzklappen oder des Perikards zu.

Bei der **Koronarangiographie** (Abb. 1.6) erfolgt die Darstellung des linken und des rechten Koronararteriensystems mit Röntgenkontrastmitteln zur Beurteilung von Gefäßwandveränderungen. Findet man höhergradige Koronararterienstenosen, können diese in gleicher Sitzung behandelt werden (PTCA und Stentimplantation).

Die **Lävokardiographie** mit Platzierung eines Pigtail-Katheters in den linken Ventrikel und nachfolgender Kontrastmittelinjektion erlauben eine Aussage über die linksventrikuläre Funktion.

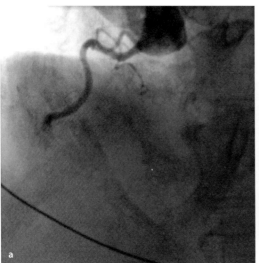
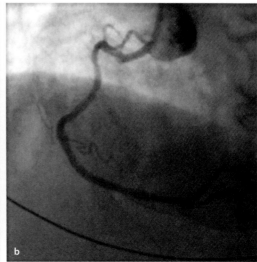

Abb. 1.6a,b Koronarangiographie. Akuter Hinterwandinfarkt vor (**a**) und nach Stentimplantation (**b**) in der rechten Koronararterie

1.3 Erkrankungen

1.3.1 Akutes Koronarsyndrom

Definition Herzinfarkt bedeutet die Nekrose des Herzmuskels, wobei die Nekrose innerhalb von wenigen Stunden von den Innenschichten bis in den äußeren Muskel fortschreitet. Bei einer sofortigen Reperfusion innerhalb der ersten Stunde kann die Nekrose verhindert werden, was die umgehende Behandlung erfordert. Beim akuten Koronarsyndrom bestehen akuten Anzeichen der Ischämie, ohne dass der Herzmuskel bereits nekrotisch wurde. Der Infarkt steht aber bevor. Verschiedene Fachgesellschaften haben die mit einer akuten Myokardischämie einhergehende Krankheitsentität unter dem Begriff »akutes Koronarsyndrom« neu zusammengefasst. Diese Diagnoseverwaltung ist gerechtfertigt, da der klassische ST-Hebungsinfarkt im Vergleich zum Nicht-ST-Hebungsinfarkt zwar mit einer höheren 30-Tage-Mortalität einhergeht, der Nicht-ST-Hebungsinfarkt jedoch nach der Akutphase eine deutlich schlechtere Langzeitprognose hat. Zum anderen ist die Unterteilung und damit die Übergänge besonders in den initialen Phasen schwer zu differenzieren.

Klinisch ist die Unterteilung in Myokardinfarkt und akutes Koronarsyndrom jedoch insofern relevant, weil unterschiedliche Abläufe aus der Diagnose resultieren.

Der Herzinfarkt definiert sich klinisch primär durch den Anstieg der Laborenzyme CK, CK-MB und Troponin T. Bei Verdacht müssen diese Enzyme im Verlauf von 6 h kontrolliert werden, bevor ein Ausschluss festgestellt werden kann. Troponin-T-Anstiege sind sowohl beim ST-Hebungsinfarkt wie auch beim Nicht-ST-Hebungsinfarkt erkennbar. Die Veränderungen rechtfertigen die umgehende Katheterisierung, Antikoagulation und entsprechende Dokumentation. Der Patient sollte intensivmedizinisch überwacht werden. Der Blutdruck muss stündlich kontrolliert werden, der Patient muss an einen Überwachungsmonitor zur Überwachung von Rhythmusstörungen.

Dagegen kann beim akuten Koronarsyndrom im engeren Sinne der Anstieg des Troponins negativ sein und damit noch kein Untergang des Herzmuskels vorliegen. Allerdings weisen klinische Beschwerden, positives Ansprechen auf Nitrate und EKG-Veränderungen wie ST-Hebungen und/oder ST-Negativierung auf die Gefährdung hin. Dabei können die Veränderungen auch zwischenzeitlich wieder reversibel sein! Patienten mit einem akuten Koronarsyndrom sind überwachungspflichtig unter stationären Bedingungen und sollten trotz klinischer Besserung in eine weitere

1

kardiologische Behandlung innerhalb von 4 h übergeben werden. Eine Entlassung nach Hause, weil sich der Patient u. U. wieder besser fühlt, ist nur gegen ärztlichen Rat mit Aufklärung über Todesfolgen ratsam, dazu muss der Patient aber einwilligungsfähig und beispielsweise nicht alkoholisiert sein.

> ❗ Patienten mit akutem Koronarsyndrom sind überwachungspflichtig.

Epidemiologie In Deutschland ist jährlich mit knapp 300.000 Myokardinfarkten alter Definition und einer ungefähr doppelt so hohen Anzahl Myokardinfarkte neuer Definition zu rechnen.

Pathogenese Dem akuten Koronarsyndrom liegt meist ein kompletter oder subtotaler Verschluss eines Koronargefäßes zugrunde. In seltenen Fällen muss ein embolisches Ereignis angenommen werden.

Ursache des thrombotischen Verschlusses ist meist eine verletzte arteriosklerotische Plaque, die durch Freisetzen von thrombozytenaktivierenden Substanzen einen Gefäßverschluss in Gang bringt. Die in den Grundlagenuntersuchungen nachgewiesenen Interaktionen des verletzten Endothels mit Leukozyten, Thrombozyten und Monozyten belegen, dass in der Pathophysiologie eine entzündliche Komponente bedeutsam ist.

> **Risikofaktoren der KHK**
> - Diabetes mellitus
> - Hypercholesterinämie
> - Urämie
> - Arterielle Hypertonie
> - Nikotinabusus

Symptome
Angina pectoris bedeutet wörtlich Enge in der Brust. Die Patienten klagen über Engegefühl, Spannungsgefühl, häufig mit Ausstrahlung in den Arm. Beim Infarkt tritt klassischerweise der thorakale Vernichtungsschmerz auf. Allerdings kann sich die Ischämie auch mit Atemnot oder Unwohlsein und epigastrischem Druck zeigen.

Diagnostik
Zentrale Säulen der Infarktdiagnostik sind:
- Schmerzsymptomatik
- EKG
- Laborenzyme

Beim **EKG** sind richtungsweisend die ST-Hebung sowie ein neu aufgetretener Linksschenkelblock oder wechselnde ST-Streckenveränderungen wie neue T-Negativierung (Nicht-ST-Hebungsinfarkt).

> ❗ Bei Verdacht auf einen Infarkt müssen initial immer rechtsventrikuläre Ableitung und streng seitliche V7- bis V9-Ableitungen durchgeführt werden. Spiegelbildliche Senkungen sind hier typisch.

Ein Vorderwandinfarkt mit AV-Blockierung hat eine sehr schlechte Prognose, weil die AV-Blockierung darauf hinweist, dass ein sehr großes Areal erfasst ist, das das Leitungsproblem blockiert.

Therapie
Ziel der Therapie des akuten Myokardinfarktes ist die schnelle vollständige **Rekanalisierung**.

Zunächst muss der Schmerz bekämpft werden, ggf. mit Analgetika, Sedierung und Sauerstoffgabe. Aktuelle Daten sprechen für eine frühe Gabe der Thrombozytenaggregationshemmer Aspirin und Clopidogrel, insbesondere, wenn eine Katheterintervention geplant ist. Wenn keine bradykarden Rhythmusstörungen oder eine deutlich hypotone Kreislaufinsuffizienz vorliegen, sollte auch ein Betablocker verabreicht werden.

Die schnelle Reperfusion im akuten Infarkt wird deshalb angestrebt, weil in den Lysestudien der größte Benefit einer Fibrinolyse innerhalb der ersten Stunde nachgewiesen werden kann. Allerdings ist die Fibrinolyse schon nach 3 h nicht mehr wirksam und 12 h nach Schmerzmittelgabe eindeutig nicht mehr indiziert.

> ❗ Je früher Katheteruntersuchung und Fibrinolyse durchgeführt werden, desto größer ist der therapeutische Erfolg.

Komplikationen
- **Kammerseptumruptur** und **akute Mitralklappeninsuffizienz** infolge eines ischämischen

oder infarzierten Papillarmuskels: treten meist während der ersten Wochen nach einem Infarkt auf und manifestieren sich durch akute Herzinsuffizienz sowie ein neu aufgetretenes systolisches Geräusch. Die chirurgische Korrektur erfolgt 4–6 Wochen nach akutem Infarkt, vorausgesetzt, der Patient ist stabil.

- **Dressler-Syndrom**: manifestiert sich durch Fieber, Brustschmerz und Perikarderguss 2–6 Wochen nach akutem Infarkt. Das Dressler-Syndrom wird auf autoimmune Mechanismen zurückgeführt. Es ist Ausdruck einer entzündliche Reaktion auf den Infarkt, spricht nicht auf Kortison oder NSAR an und zeigt gleichzeitig die Risikogruppe auf. Die Patienten sollte nicht antikoaguliert werden, da das Risiko einer hämorrhagischen Perikarditis droht.

1.3.2 Herzinsuffizienz

Definition Unfähigkeit des Herzens, trotz ausreichendem venösen Blutangebot und Füllungsdrucken ein ausreichendes Herzzeitvolumen zu fördern, die Perfusion lebenswichtiger Organe zu gewährleisten und den venösen Rückstrom wieder aufzunehmen.

Epidemiologie Die Gesamtprävalenz in Deutschland liegt bei ca. 1,6 Mio. Patienten.

Einteilung ◻ Tab. 1.1 gibt die NYHA-Stadien (von der New York Heart Association veröffentlichtes Schema zur Einteilung von Herzkrankheiten) und deren Verteilung wieder.

Die Mortalität der verschiedenen Stadien der Herzinsuffizienz steigt dramatisch mit den Stadien NYHA I–IV. Im Stadium NYHA I beträgt die Mortalität pro Jahr ca. 7,5 %, dagegen in Stadium IV 47 %. Die meisten Patienten im Stadium der Ruhedyspnoe haben damit eine Lebenserwartung von weniger als 1–2 Jahren, stehen daher unter kritischer Transplantationsprüfung.

Pathogenese

> **Ursachen der Herzinsuffizienz**
> - 40 % ischämisch (KHK)
> - 15 % hypertensiv
> - 15 % Klappenschäden (valveolär)
> - 15 % Kardiomyopathie, häufig Folge einer Virusinfektion mit Adeno- oder Coxsackie-Viren
> - 15 % bleiben ungeklärt

Pathophysiologisch entsteht die reduzierte Ventrikelfunktion bei der Herzinsuffizienz vor allen Dingen durch Anstieg des Schlagvolumens und der Nachlast. Darunter kommt es zur Aktivierung des Angio-

◻ **Tab. 1.1** NYHA-Stadien der Herzinsuffizienz

NYHA-Stadium	EF	Häufigkeit	Symptomatik
NYHA I	Eingeschränkt	50 %	Beschwerdefreiheit, d. h. keine Erschöpfung, keine Rhythmusstörungen, keine Angina pectoris
NYHA II	30–40 %	35 %	Beschwerden wie Luftnot, Erschöpfung oder Rhythmusstörungen bei stärkerer körperlicher Belastung, z. B. Treppensteigen
NYHA III	20–30 %	10 %	Beschwerden bei leichter körperlicher Belastung, z. B. Gehen in der Ebene
NYHA IV	<20 %	5 %	Ruhedyspnoe. Beschwerden bei allen körperlichen Tätigkeiten und auch in Ruhe. Dieses Stadium zeigt eine extrem ungünstige Prognose und eine Lebenserwartung von weniger als 2 Jahren an

EF Ejektionsfraktion des linken Ventrikels = Anteil des ausgeworfenen Blutes gegenüber dem Gesamtvolumen in der Diastole

1

tensin-Aldosteron-Systems und konsekutiv zur Erhöhung des intervasalen Flussvolumens. Die Herzmuskelzellen selbst werden geschädigt durch Ischämie, durch entzündliche Prozesse, durch Embolien oder Toxine.

Durch die unzureichende Auswurfleistung des Herzens kommt es zur Unterversorgung der stoffwechselaktiven Organe mit Blut. Entscheidend ist, die zugrunde liegende Herzerkrankung und die auslösenden Faktoren des Herzversagens zu erkennen.

Symptome Die Herzinsuffizienz beruht auf der inadäquaten Perfusion peripherer Gewebe, dadurch treten Müdigkeit, Dyspnoe, Halsvenenstauung, 3. Herzton oder Pleuraergüsse auf.

Das **kardiale Lungenödem** manifestiert sich mit schwerer Dyspnoe und anderen kardiologischen Zeichen wie z. B. Zyanose oder Erstickungsängste im kleinen Kreislauf.

Diagnostik Der wesentliche diagnostische Laborparameter im Blut sind das BNP (»brain natriuretic peptide«) sowie das NT-proBNP, ein Test, der die Plasmakonzentration von BPN bestimmt. Der Röntgen-Thorax dokumentiert eine Herzvergrößerung und vermehrte Lungengefäßzeichnung. Die linksventrikuläre Funktion lässt sich mittels Echokardiographie beurteilen.

Differenzialdiagnose Bronchitis, Emphysem, Asthma.

Therapie Beseitigung der auslösenden Faktoren, Einschränkung der körperlichen Aktivität, Diuretika zur Nachlastreduktion, β-Blocker, Digitalis zur Frequenznormalisierung bei Vorhofflimmern, als Ultima ratio: Herztransplantation.

Bei **kardialem Lungenödem** O_2-Zufuhr, Furosemid i.v., Vasodilatatoren (Nitrate), sitzende Position.

H09 **1.3.3   Dilatative Kardiomyopathie**
H10

Definition Schwäche des Herzmuskels, um ein ausreichendes Schlagvolumen zu generieren. Meist liegt eine dilatative Kardiomyopathie mit Erweite-

rung des Herzens vor; allerdings sind auch hypertroph-obstruktive Formen bekannt.

Pathogenese In der Regel prädominierende virale Myokarditiden, die zur direkten Muskelschädigung führen. Daneben zählen chronischer Alkoholabusus und angeborene Störungen zu den Ursachen.

> **Ursachen einer dilatativen Kardiomyopathie**
> — Virusinfektion mit Coxsackie, Adeno-, Parvoviren (60 %)
> — Familiäre Häufung
> — Chronischer Alkoholabusus
> — Chemotherapie mit Doxorubicin, platinhaltige Substanzen etc.

Symptome Initial meist Luftnot, dann aber Zeichen einer Linksherzinsuffizienz. Palpitationen, Arrythmien, ventrikuläre Tachykardien bis hin zum plötzlichen Herztod. Schwäche bei körperlicher Belastung.

Diagnostik Typisch sind im Röntgenbild eine Kardiomegalie, im EKG Zeichen der Linksherzbelastung sowie auskultatorisch ein 3. HT. In der Echokardiographie zeigt sich eine typische global hypo- bis akinetische Wandbewegungsstörung.

Therapie Diuretika, Beta-Blocker, Schonung. Bei chronischem Fortschreiten bleibt nur die Herztransplantation.

1.3.4   Hypertroph-obstruktive Kardiomyopathie   **F08**

Definition Im Gegensatz zur dilatativen ist bei der HOCM eine hypertrophische linksventrikuläre Subaortenstenose verantwortlich für die zunehmende Einschränkung der Ausflussbahn.

Pathogenese Es kommt zur chronischen Druckbelastung des linken Ventrikels, Arrythmien, schließlich zur Herzinsuffizienz.

Symptome Die Ausflussbahn des linken Ventrikels ist eingeengt; insbesondere bei vermehrtem Blutfluss unter Belastung kommt es zur relativen Flussbehinderung, so dass nicht ausreichend Blutvolumen in die Peripherie gelangt. Unter Belastung tritt Atemnot bis hin zur Synkope auf. Typisch ist ein systolisches Herzgeräusch.

Diagnostik Klassische Diagnose durch die Echokardiographie.

Therapie Antikoagulation mit Marcumar (Cave: keine Gabe von positiv-inotropen Substanzen!), Herztransplantation.

10 ▶ 1.3.5 Cor pulmonale

Definition Vergrößerung des rechten Ventrikels als Folge einer primären Lungenerkrankung, führt zur rechtsventrikulären Hypertrophie und schließlich zu Rechtsherzversagen.

Symptome Belastungsschwäche bereits bei leichter körperlicher Belastung, ausgeprägte Atemnot mit Lippenzyanose. Tachykardie, Zyanose, Trommelschlegelfinger als Zeichen einer chronischen Hypoxämie.

Diagnostik Im EKG Zeichen der Rechtsherzbelastung durch Verschiebung der Herzachse nach rechts. Im Röntgen-Thorax Verbreiterung der rechten Herzkontur. Die Echokardiographie zeigt eine Erweiterung des rechten Ventrikels, oft größer als der linke Ventrikel, sowie eine Erhöhung der Druckwerte im kleinen Kreislauf.

Therapie Ein Cor pulmonale mit einem rechtsventrikulären enddiastolischen Druck (>35 mmHg in der Echokardiographie) ist eine Indikation zur dauerhaften **Marcumarisierung**. Vorlastsenker und Diuretika sollten vorsichtig eingesetzt werden, da dies zum akuten Rechtsherzversagen führen kann (Cave: Nitro-Perfusor).
   Bei restriktiven Lungenerkrankung mit ausgeprägter Diffusionsstörung Verordnung einer **Heimsauerstofftherapie**.

1.3.6 Angeborene Herzfehler ◀F11

Vorhofseptumdefekt (ASD)

Definition Offener Defekt zwischen den beiden Vorhöfen.

Pathogenese Etwa 10 % der angeborenen Herzfehler sind ASD. Man unterscheidet den Sinusvenosus-Defekt von dem Ostium-secundum-Defekt. Meist resultiert ein Links-Rechts-Shunt mit Übertritt von arteriellem Blut in das venöse System.

Symptome Gewöhnlich bis zum 3. oder 4. Lebensjahrzehnt asymptomatisch, dann Entwicklung von Belastungsdyspnoe. Bei kleinem ASD meist keine Beschwerden. Erst mit zunehmendem Defekt Zeichen einer Herzinsuffizienz unter Belastung. Rezidivierende pulmonale und zerebrale Infekte.

Diagnostik Typisch ist der auskultatorisch fixiert gespaltene 2. Herzton sowie ein raues spindelförmiges Systolikum mit Punctum maximum im 2. ICR links-parasternal. Im Röntgen-Thorax erkennt man den großen rechten Ventrikel sowie ein betontes pulmonales Segment. Im EKG zeigt sich eine Rechtsbelastung. Bei der Durchleuchtung findet man pulsierende Hili. Echokardiographisch fällt ein sog. Jet von links nach rechts in den Vorhöfen auf. »Jet« bedeutet in diesem Zusammenhang einen düsenförmigen Blutstrom, der durch die schmale Öffnung vom rechten in den linken Vorhof geleitet wird. Weitere Zeichen sind bei starker Ausprägung das parasternale Heben des rechten Ventrikels sowie manchmal im EKG ein inkompletter Rechtsschenkelblock.

Therapie Meist asymptomatisch, bei großem Defekt operativer Verschluss. Verschlussindikation bei symptomatischen Patienten mit mehr als 50 % Links-Rechts-Shunt.

Ventrikelseptumdefekt (VSD) ◀F10

Definition Beim Ventrikelseptumdefekt (VSD) handelt es sich um einen offenen Defekt zwischen den beiden Herzkammern, meist im Bereich des Klappenrings.

1

Symptome Herzinsuffizienz im Kindesalter, beschwerdefrei im Ruhezustand, aber bei körperlicher Belastung rasche Erschöpfung. Kleiner VSD meist asymptomatisch, bei großem VSD meist Herzinsuffizienz und Wachstumsstörung.

Pathogenese Häufigster angeborene Herzfehler, etwa 30 %. Es kommt durch die Öffnung zunächst zu einem funktionellen Links-Rechts-Shunt. Dies führt konsekutiv zu einer Druckbelastung des rechten Ventrikels. Erst bei einem großen Shunt-Volumen über 50 % durch den großen VSD kommt es zu einer konsekutive pulmonale Hypertonie, die schließlich irreversibel ist.

Diagnostik Systolisches Schwirren, holosystolisches Geräusch am linken Sternalrand. Im EKG unauffällig, im Röntgen-Thorax Erweiterung des Pulmonalisbogens. Nachweis durch Echokardiographie oder durch Herzkatheter. Bei kleinem VSD Pressstrahlgeräusch im 3./4. ICR links parasternal, bei großem VSD Systolikum, frühdiastolisches Decrescendo. Im EKG Zeichen der Rechtsherzhypertrophie.

Im Röntgenbild vergrößerter linker Ventrikel sowie linker Vorhof. Echokardiographisch Nachweis eines sog. Jets.

Therapie Erst bei größeren VSD Indikation zum operativen Verschluss.

Fallot-Tetralogie

Definition Kombination aus großem VSD, infundibulärer Pulmonalstenose, rechtsventrikulärer Hypertrophie und reitender Aorta.

Pathogenese Die Fallot-Tetralogie macht etwa 10 % der angeborenen Herzfehler aus. Durch die starke Rechtsherzbelastung kommt es in den ersten Lebensjahren zu Dyspnoe und Tachypnoe unter Belastung, konsekutiv zu einer massiven Zyanose. Typisch ist dabei die Hockstellung der Kinder: Dadurch wird die Lungendurchblutung durch eine Widerstandserhöhung im großen Kreislauf verbessert.

Diagnostik Zeichen einer massiven Rechtsherzbelastung in Klinik und EKG. Im Röntgenbild Holzschuhform des Herzens. Echokardiografische Diagnostik durch Nachweis der Klappenstenose und Beurteilung des effektiven Druckgradienten.

Therapie Frühe operative Korrektur, bevor die Druckbelastung zu einer pulmonalen Hypertonie führt. Verschluss des VSD, Shuntanlage zwischen Aorta und A. subclavia. Strikte Endokarditisprophylaxe.

Transposition der großen Arterien

Definition Angeborener Defekt, bei dem aus dem rechten Ventrikel die Aorta und aus dem linken Ventrikel die A. pulmonalis entspringt. Lebensfähig nur dann, wenn gleichzeitig ein Shunt über ASD oder VDS möglich ist.

Pathogenese Etwa 10 % der angeborenen Herzfehler. Schwere Zyanose.

Diagnostik Eindeutige Diagnostik durch die Echokardiographie.

Therapie Zunächst Gabe von Prostaglandinen, um den Verschluss des D. Botalli zu vermindern. Operative Korrektur in den ersten Monaten.

Aortenisthmusstenose

Definition Stenose der Aorta thoracalis zwischen dem Abgang der A. subclavia und der aortalen Einmündung des Ductus arteriosus Botalli.

F0
H0
H1

Symptome Meist haben die Patienten keine Beschwerden in Ruhe. Unter Belastung kommt es zu Atemnot und zur selektiven Durchblutungsstörung in den Segmenten, die distal der Stenose sind. Durch den veränderten Blutfluss in der Aorta entstehen Nebenkreisläufe. Die Rippenarterien sind stark erweitert, im Röntgenbild entdeckt man sog. Usuren an den Rippen durch die vermehrte Füllung der Arterien. Manchmal kann man pulsierende Rippenarterien tasten. Die Pulse an den Beinarterien sind meist deutlich schwächer als an den Handarterien.

Diagnostik Abgeschwächte Fußpulse, tastbare Kollateralgröße in den Zwischenrippenräumen, Blutdruckgradient zwischen oberer und unterer Extremität. Auskultatorisch systolischer Klick.

Therapie Operationsindikation ab einem systolischen Druckgradienten zwischen oberer und unterer Extremität: Das Blut fließt vermehrt über die A. subclavia ab, eine Anastomose ist wichtig. Alternativ: Ballondilatation.

1.3.7 Erworbene Herzklappendefekte

Mitralklappenstenose

Definition Verengung der Mitralklappe (Einteilung ◘ Tab. 1.2).

Pathogenese Meist rheumatisch bedingt, Beginn in der Regel im 5. Lebensjahrzehnt. Eine kongenitale Mitralklappenstenose ist selten und wird in der Regel schon im Kindesalter diagnostiziert, weil die Kinder früh kardiologisch auffällig werden. Wesentlich häufiger ist die Mitralklappenstenose jedoch bei Patienten über 50 Jahre.

Symptome Hauptsymptome sind Dyspnoe und Lungenödem sowie Schwäche unter körperlicher Belastung.

Diagnostik Akutes rheumatisches Fieber in der Anamnese ist typisch. Bei der klinischen Untersuchung paukender 1. Herzton sowie Mitralöffnungston ungefähr 0,1 s nach dem 2. Herzton. EKG: typischerweise Vorhofflimmern. Röntgen-Thorax: Vergrößerung des linken Vorhofs. Echokardiogramm: Verkalkungen am Ring.

Therapie Operative Mitralklappenrekonstruktion oder -ersatz bei Patienten mit NYHA-III/IV-Symptomen und mittelgradiger bis schwerer Mitralstenose (Klappenöffnungsfläche <1,5 cm²) oder bei Patienten mit NYHA I/II-Symptomen und hochgradiger Mitralstenose (Klappenöffnungsfläche <1,0 cm²).

Mitralklappeninsuffizienz

Definition Unvollständiger Schluss der Mitralklappe (Einteilung ◘ Tab. 1.3).

Pathogenese 50 % rheumatisch, andere Ursachen sind KHK mit Kapillarmuskelabriss, linksventrikuläre Dilatation.

◘ **Tab. 1.2** Einteilung der Mitralklappenstenose   H10

Grad	Mitralklappen-öffnungsfläche	Druckgradient
Grad I	>2,5 cm²	<5 mmHg
Grad II	1,5–2,5 cm²	5–10 mmHg
Grad III	0–1,5 cm²	10–20 mmHg
Grad IV	<1,0 cm²	>20 mmHg

◘ **Tab. 1.3** Einteilung der Mitralklappeninsuffizienz

Grad	Reflux	Regurgitationsfläche
Grad I	Minimaler Reflux	<20 %
Grad II	Vollständige Kontrastierung des linken Vorhofs in der Systole	20–40 %
Grad III	Kontrastierung des linken Vorhofs und linken Ventrikels fast identisch	40–60 %
Grad IV	Füllung der Pulmonalvenen	>60 %

Symptome Müdigkeit, Schwäche, Belastungsdyspnoe.

Diagnostik Gedämpfter 1. Herzton, frühsystolisches Decrescendo, typisches systolisches Austreibungsgeräusch. Röntgen-Thorax: Kardiomegalie, Zeichen der pulmonalen Stauung. Echokardiographie ermittelt den Rückstrom von Blut aus dem linken Ventrikel in den linken Vorhof.

Therapie Therapie der Herzinsuffizienz durch Diuretika, ggf. operative Sanierung des Klappendefektes. Meist mit Vorhofflimmern assoziiert, durch elektrische Kardioversion zu kontrollieren.

Aortenklappenstenose

Definition Verengung der Aortenklappe (Einteilung ◘ Tab. 1.4).

1

◻ Tab. 1.4 Schweregrad der Aortenklappenstenose

Grad	Aortenklappen-öffnungsfläche	Druckgradient
Grad I	>1,5 cm²	<25 mmHg
Grad II	1,0–1,5 cm²	25–50 mmHg
Grad III	<1,0 cm²	50–80 mmHg
Grad IV	<0,5 cm²	>80 mmHg

◻ Tab. 1.5 Pathogenese der Aortenklappenstenose

Pathogenese	Prognose
Ca. 50 % degenerativ	Lange konstant, im Alter dekompensiert
Ca. 30 % kongenital (bikuspide Klappe)	Latente Symptomatik im Kindesalter
Ca. 20 % postentzündlich	Rasch progredient, Embolien

Pathogenese Die Pathogenese und die darauf beruhende Prognose sind in ◻ Tab. 1.5 dargestellt.

❗ Bei rheumatischer Genese ist die Mitralklappe meist mit betroffen.

Symptome Lange Zeit ist der Patient beschwerdefrei. Frühe Leitsymptome sind Angina pectoris, Dyspnoe unter Belastung sowie Schwindel. Mit zunehmender Stenose drohen lebensbedrohliche Komplikationen wie Schwindel und Synkope, Dyspnoe bereits bei leichter Belastung, Herzrhythmusstörungen sowie plötzlicher Herztod.

Die Schwäche unter Belastung ist eine besondere Gefahr. Insbesondere die höhergradige Aortenklappenstenose mit Öffnungsflächen unter 1 cm² ist gefährlich, da

- die Patienten durch die zunehmende Hypotonie eine Minderdurchblutung verschiedener Organe erleiden, häufig Synkopen durchmachen und durch die Frakturen oder Hirnblutung ernsthaft gefährdet sind,
- im Falle einer Reanimation die verkleinerte Durchtrittsfläche bei externer Ventrikelkom-

pression nicht für eine ausreichende Blutversorgung durchlässig ist.

❗ Bei einer KÖF unter 0,5 cm² ist daher dringend eine Operationsindikation zu überprüfen.

Diagnostik Bei begleitender Aortenstenose schwacher und verzögerter Puls (Pulsus tardus et parvus, also langsame und kleine Pulsqualität), raues spindelförmiges Systolikum über dem 2. ICR rechts mit Fortleitung in die Karotiden. Im EKG Zeichen der linksventrikuläre Hypertrophie, im Röntgen-Thorax abgerundete Herzspitze, Kardiomegalie, Aortenektasie, Kalzifizierung der Aortenklappe. Diagnostik durch Echokardiographie und Herzkatheter.

Therapie Prüfung, ob der Patient operabel ist. Neue Systeme stehen mittlerweile auch für Risikopatienten zur Verfügung, wobei bei diesen Patienten über die Herzspitze transapikal eine künstliche Herzklappe über ein Punktionssystem eingelegt werden kann.

Hinsichtlich der konservativen Medikation gilt, dass grundsätzlich vorlastsenkende Medikamente wie Nitrate oder starke Diuretika zu vermeiden sind, da kritischer Blutdruckabfall droht. Auch β-Blocker sind nur sehr vorsichtig zu dosieren, insbesondere bei höhergradigen Klappenstenosen mit einhergehender Hypotonie.

Aortenklappeninsuffizienz

Definition Unvollständiger Schluss der Aortenklappe. Die Insuffizienz kann sowohl angeboren wie erworben sein. Im Alter findet man oft kombiniert Stenose und Insuffizienz der Aortenklappe.

Pathogenese Am häufigsten entzündlich und nach Aortendissektionen (ca. 50 %), kongenital ca. 30 % (bikuspide Klappe) oder degenerativ ca. 20 %.

Symptome Atemnot erleiden die Patienten erst bei stärkerer Belastung, z. B. beim Jogging. Falls die Aortenklappeninsuffizienz durch eine Ruptur bei einem Aneurysma bedingt ist, geht der Schwäche und der akut einsetzenden Atemnot ein starker Thoraxschmerz voraus. Hoher Puls ohne Diastole (Pulsus celer et altus). Meist kaum körperliche Beschwerden, aber nur schwach tastbarer Puls in der Peripherie. Schwindel unter Belastung.

❗ **Die Schwäche unter Belastung ist eine besondere Gefahr, Risiko der belastungsinduzierten Synkope (wegen des niedrigen diastolischen Druckes).**

Diagnostik Bandförmiges diastolisches Geräusch, hochfrequentes Diastolikum über 2.–3. ICR linksparasternal. Hohe Blutdruckamplitude. Pulsus celer et altus (schnelle und hohe Pulsqualität), Im EKG Zeichen der linksventrikuläre Hypertrophie. Nachweis durch Echokardiographie und Herzkatheter.

Therapie In niedriggradigen Stadien konservative Therapie der Herzinsuffizienz mit Diuretika, ACE-Hemmer, AT-Rezeptorantagonisten. Errechnung der Flüssigkeitsbilanz, Korrektur durch Gewichtskontrolle.

In schweren Stadien operative Korrektur, Mitbeurteilung einer Aortendissektion, die bis an den Klappenring heranreicht. Kompletter Ersatz der Klappe durch Metallklappen (Björk-Shiley-Klappe) oder Bioklappen, in der Regel aus Schweineherzen. Letztere sind nur vorübergehend zur Antikoagulation verpflichtet.

Pulmonalklappenstenose

Definition Obstruktion des rechtsventrikulären Ausflusstraktes durch valvuläre, subvalvuläre und supravalvuläre Stenosen (Einteilung ◻ Tab. 1.6).

Pathogenese Etwa 10 % der angeborenen Herzfehler sind Pulmonalstenose, häufig zusammen mit einer Fallot-Tetralogie. Es kommt zu einer Druckbelastung des rechten Ventrikels, konsekutiv zu einer Rechtsherzinsuffizienz.

◻ **Tab. 1.6** Einteilung der Pulmonalklappenstenose

Grad	Systolischer Druckgradient
I	<25 mmHg
II	25–50 mmHg
III	50–80 mmHg
IV	>80 mmHg

Symptome Meist asymptomatisch in frühen Stadien, mit zunehmendem Schweregrad der Stenose jedoch deutliche Leistungsminderung und periphere Zyanose. Schließlich resultiert ein Rechts-Links-Shunt, meist infolge eines offenen Foramen ovale.

Diagnostik Raues spindelförmiges Systolikum mit Punctum maximum über dem 2./3. ICR linksparasternal, gespaltener 2. HT mit abgeschwächtem Pulmonalissegment. Im Röntgenbild deutliche Einengung des Retrosternalraums durch Vergrößerung des rechten Ventrikels. Eindeutige Diagnostik durch die Echokardiographie, hier Bestimmung des erhöhten transvalvulären Druckgradienten in der Dopplerdiagnostik.

Therapie Medikamentöse Therapie der Herzinsuffizienz, Klappenersatz, evt. Resektion hypertrophierten Gewebes.

1.3.8 Tachykarde Herzrhythmusstörungen

Supraventrikuläre Tachykardien (SVT) `F11`

Definition Erhöhte Herzfrequenz (HF) aufgrund einer schnellübergeleiteten Erregung im Vorhof oder AV-Bereich. Unterschieden werden:

- **Vorhofflimmern** (Vorhoffrequenz <350/min)
- **Vorhofflattern** (Vorhoffrequenz 250–350/min)
- Fokale atriale Tachykardien

Symptome Schwindel, Synkope unter Belastung, Belastungsschwäche. Periphere Embolien durch Abgang von Herzthromben. Bei Vorhofflimmern typischerweise Vergrößerung des linken Vorhofs auf über 40 mm.

Diagnostik EKG.

Differenzialdiagnose AV-nodale Reentry-Tachykardien: kommen eher bei jüngeren Patienten vor. Sie beginnen plötzlich und enden abrupt, zeigen schmale ORS-Komplexe ohne Vorhoferregung. Oft lassen sie sich durch vagale Manöver terminieren, ansonsten führt die Bolusgabe von 6–12 mg Adenosin zur Terminierung.

1

Therapie Hemmung der AV-nodalen Überleitung mittels β-Blocker und Digitalis dient der Frequenzkontrolle. Durch eine elektrische Kardioversion kann der Sinusrhythmus wiederhergestellt werden.

❗ Es besteht ein erhöhtes Thromboembolierisiko wegen vermehrter Thrombenbildung im linken Vorhof. Deshalb sind unbedingt eine transösophageale Echokardiographie (»transesophageal echocardiography«, TEE) und eine Antikoagulation vor der Kardioversion durchzuführen.

AV-nodale Reentry-Tachykardien lassen sich oft durch vagale Manöver terminieren, ansonsten führt die Bolusgabe von 6–12 mg Adenosin zur Terminierung. Typischerweise kreist hier die Erregung im AV-Block, kann aber Frequenzen bis zu 240/Sekunde und Synkopen bedingen.

F11 ▶ **Ventrikuläre Tachykardien**

Definition Bei der ventrikulären Tachykardie (VT) handelt es sich um eine von den Herzkammern ausgehende Rhythmusstörung. Meist können die VT sehr schnelle (tachykarde) Herzfrequenzen induzieren; VT können jedoch auch mit einer langsameren Frequenz infolge inadäquarter Pumpfunktion des linken Ventrikels bedrohliche Folgen haben.

Unterschieden werden nach Gestalt des Kammerkomplexes:
- **Monomorphe ventrikuläre Tachykardie** mit konstanter Morphologie
- **Polymorphe Kammerfrequenzen** mit wechselnder Morphologie

Nach den Symptomen unterscheidet man zwischen:
- **Kammerflattern**
  (Kammerfrequenz: 250–320/min)
- **Kammerflimmern**
  (Kammerfrequenz: >320/min)

Symptome Die Symptome sind abhängig von der Frequenz der VT und der kardialen Grunderkrankung, führen aber meistens zum hämodynamischen Kollaps und plötzlichen Herztod. Manche langsame VT führen aber auch bei kurzen Intervallen nur zu geringer Symptomatik und werden z. T. nur im Langzeit-EKG beobachtet. Trotzdem sind auch diese therapiepflichtig.

❗ Pulslose ventrikuläre Tachykardien sollten defibrilliert werden.

Diagnostik Bei ventrikulären Tachykardien beobachtet man immer eine Verbreiterung des Kammerkomplexes >120 ms.

Therapie Anhaltende VT stellen einen dringenden Notfall dar, so dass ein engmaschiges Monitoring und Reanimationsbereitschaft dringend erforderlich sind. Eine sofortige elektrische Kardioversion sollte durchgeführt werden. Als Antiarrhythmikum der 1. Wahl steht Gilurytmal zur Verfügung. Bei höherfrequenten VT muss ein antitachykarder Schrittmacher implantiert werden (automatischer implantierbarer kardialer Defibrillator, AICD).

❗ Die Implantation eines AICD ist Mittel der Wahl bei rezidivierenden, hochfrequenten, ventrikulären Tachykardien. Bei endoskopischen Eingriffen müssen die AICD vorübergehend abgeschaltet werden, da ein unkontrollierte Aktivierung durch Stromapplikation droht.

Wolff-Parkinson-White-Syndrom

Definition Präexzitationssyndrom: Überleitung von den Vorhöfen in den Ventrikel durch akzessorische Bündel, sog. Kent-Bündel.

Pathogenese Meist angeboren. Typischerweise sind junge Personen bis zum 30. Lebensjahr betroffen, die zum Teil in Ruhe oder unter Belastung synkopieren. Es kommt zur beschleunigten Überleitung durch akzessorische Bündel zwischen den Vorhöfen und der Kammer, dadurch kann die Vorhoferregung zu schnellen Kammerstimulationen führen.

Symptome Plötzliche Synkope, einhergehend mit Tachykardie.

Diagnostik Im EKG fällt die kurze Überleitungszeit zwischen den Vorhöfen und der Kammer auf. Die PQ-Zeit ist kürzer als 0,12 s, es besteht eine sog. **Delta-Welle** im ansteigenden Schenkel der R-Zacke. Bei orthodromer Überleitung erkennt man schmale QRS-Komplexe. Beim sog. **Lown-Gang-Lown-Syndrom** ist die PQ-Zeit verlängert, aber es existiert keine Delta-Welle. Bei permanenter junktionaler Reentry-Tachykardie kommt es zu kreisenden Erregungen mit gefährlicher Tachkardie. Zur Bestimmung der akzessorischen Refraktärzeit kann man einen **Ajmalin-Test** durchführen (nur unter EKG-Kontrolle).

Therapie In der Akutsituation wird 50 mg Ajmalin injiziert, langsam unter EKG-Monitoring. Später sollte eine Hochfrequenz-Katheterablation der Bündel erfolgen.

1.3.9 Bradykarde Rhythmusstörungen

❗ Bradykarde Herzrhythmusstörungen bei organischer kardialer Grunderkrankung sind ernster zu nehmen als solche, denen die kardiale Grunderkrankung fehlt.

Bradykarde Rhythmusstörungen können ausgelöst werden durch ischämische Ereignisse, Herzinsuffizienz, Hypoxämie, Hypotonie, Elektrolytverschiebung insbesondere durch Kalium, Magnesium und Kalzium sowie Medikamentenintoxikation, Koffein und Alkohol.

Sick-Sinus-Syndrom

Definition Störung der Sinusknotenfunktion und der Erregungsleitung auf Vorhofebene. Eine pathologische Sinusbradykardie besteht bei einer Ruhefrequenz <40/min und chronotroper Inkompetenz. Sinusarrest bei plötzlicher Pause <2–3 s.

Pathogenese Ursächlich degenerative Veränderungen oder pharmakologische Einflüsse (Kalziumantagonisten, Antiarrhytmika, β-Blocker, Digitalis, Antihistaminika, Antidepressiva).

Symptome Schwindel, Synkope, Bewusstlosigkeit über Minuten.

Diagnostik Langzeit-EKG.

Therapie Schrittmacherimplantation.

Grad	Symptomatik
	◻ Tab. 1.7 Einteilung des atrioventrikulären Blocks
AV-Block I	PR-Zeit >200 ms
AV-Block II	Inkonstante PR-Intervalle oder progredient länger werdende PR-Intervalle bis zum Ausfall einer AV-nodalen Überleitung (**Typ Wenckebach**) oder einzelne nicht übergeleitete Vorhofaktionen bei konstantem PR-Intervall vor und nach Auftreten des Blockes (**Typ Mobitz**)
AV-Block III	Keine Überleitung der Vorhofaktion auf die Kammern (◻ Abb. 1.7)

Sinuatrialer Block (SA-Block), atrioventrikulärer Block (AV-Block)

Definition Sinuatrialer Block (SA-Block): Störungen in der Überleitung vom Sinusknoten zum umliegenden Vorhofmyokard.

Atrioventrikulärer Block (AV-Block): Störungen der atrioventrikulären Reizleitung (Einteilung ◻ Tab. 1.7).

Symptome Beim älteren Menschen Schwindel und Bradykardie, zum Teil aber auch Synkopen. Bei dem AV-Block I bestehen meist keine klinischen Beschwerden.

Diagnostik EKG, aber auch Herzkatheteruntersuchung zur Bestimmung der intraatrialen Erregung und Überleitungszeit.

Therapie Indikationen für eine permanente Schrittmachertherapie sind symptomatische Bradykardie, Asystolie <3 s oder Ersatzrhythmus <40/min auch bei asymptomatischen Patienten, AV-Block III.

1.3.10 Endokarditis

H08
H10

Definition Entzündliche Veränderungen der Herzklappen und des Endokards.

Pathogenese Folge einer Septikämie. Besonderes Risiko bei Patienten mit angeborenen und erworbenen Klappenfehlern, extrem erhöhtes Risiko bei Pa-

1

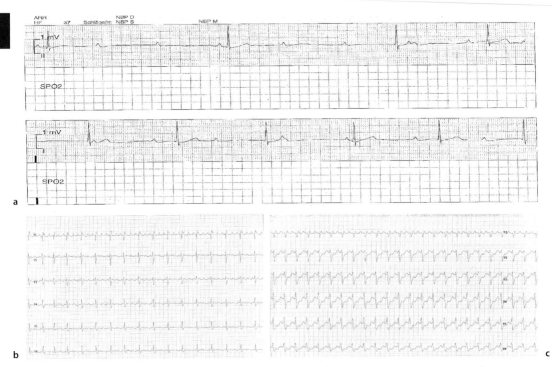

Abb. 1.7a–c EKG: AV-Block. a AV-Block Typ III, **b** Vorhofflattern mit 2:1-Überleitung, **c** Vorhofflattern mit 1:1-Überleitung

tienten mit Kunstklappen. Diese Patienten sind für die bakterielle Kolonisation des Endokards prädestiniert, z. B. bei i.v. Injektionen, aber auch zahnärztlichen oder operativen Eingriffen wie ERCP oder Polypentfernung. Hierbei gelangen Keime in die Blutbahn und können sich an der Herzklappe festsetzen.

> ❶ Eine Antibiotikaprophylaxe mit einem Breitspektrum-Penicillin im Vorfeld ist bei chirurgischen Eingriffen wichtig. Bei der Gastroskopie ist dagegen das Endokarditis-risiko nicht erhöht.

Symptome Auffallend sind Fieberschübe und Belastungsschwäche. Periphere Embolien, neurologische und periphere Organausfälle sind Folge des Ablösens kleiner Thromben oder Bakterienherde von den Klappen. Derartige Embolien an den Händen mit kleinen schwarzen Nekrosearealen im Handballen werden **Janeway-Läsionen** in der Peripherie genannt.

Diagnostik Entscheidender Nachweis ist die transthorakale, aber auch die transösophageale Echokar-

diographie mit dem Nachweis von Vegetationen (Auflagerungen).

Therapie Bei nachgewiesenem Keim (häufig Streptokokken) und einer gegebenen Penicillin-Empfindlichkeit ist Penicillin in hohen Dosen das Mittel der ersten Wahl. Dosierung: Penicillin 30–40 Mio. IE/Tag i.v. über 4–6 Wochen (❑ Tab. 1.8). Außerdem kann eine Klappenoperation oder Klappenrevision notwendig sein.

> ❶ Stets testgerechte antibiotische Therapie nach Keimnachweis! Vor Therapiebeginn muss daher eine Blutkultur abgenommen werden.

1.3.11 Rheumatisches Fieber

Definition Autoimmunerkrankung nach einer Infektion mit β-hämolysierenden Streptokokken der Gruppe A. Kreuzreaktion des M-Proteins mit sarkolemmnalen Myosin. Entzündliche Systemerkran-

Tab. 1.8. Medikamentöse Therapie der Endokarditis

Endokarditisform	Dosierung
Nativklappenendokarditis (kulturnegativ, TEE-positiv)	
Bei nachgewiesenem und penicillinempfindlichem Keim (häufig Streptokokken) Penicillin als Mittel der ersten Wahl	30–40 Mio. IE/Tag i.v. über 4–6 Wochen
Ampicillin/Sulbactam kombiniert mit Gentamicin	12 g/Tag in 4 Gaben, 3 mg/kg/Tag
Vancomycin kombiniert mit Gentamicin (bei β-Lactam-Unverträglichkeit)	30 mg/kg/Tag in 2 Dosen, 3 mg/kg/Tag
Klappenprothesenendokarditis	
Vancomycin kombiniert mit Gentamicin	30 mg/kg/Tag in 2 Dosen, 3 mg/kg/Tag
Ältere Prothesen >1 Jahr	Wie Nativklappenendokarditis

H10

kung mit Manifestation auf Herz, Haut, Gelenken und ZNS.

Symptome 2–3 Wochen nach dem Infekt kommt es zu Fieber, Schweißneigung, Abgeschlagenheit, Kopfschmerzen. Es folgen eine Belastungsdypnoe, Ödeme, wandernde Gelenkbeschwerden. Als Spätfolge kommt es zu Bewegungsstörungen, zur sog. Chorea minor.

Diagnostik
- Erhöhter ASL-Titer
- BSG und CRP massiv beschleunigt
- Systolisches Herzgräusch
- Echokardiographisch Nachweis von Vegetationen

Tab. 1.9 Jones-Kriterien des rheumatischen Fiebers

Hauptkriterien	Nebenkriterien
Karditis	Fieber
Polyarthritis	Arthralgie
Chorea	BSG-Erhöhung
Subkutane Knötchen	Verlängerte P-Zeit
Erythema anulare	Anamnese einer Karditis
Diagnose erfüllt, wenn mindestens zwei Hauptkriterien oder ein Hauptkriterium und zwei Nebenkriterien vorliegen	

**Tab. 1.9 gibt die Jones-Kriterien für die Diagnose eines rheumatischen Fiebers wieder.

Therapie Pencillin 3–4 Mio. Einheiten i.v. über 10 Tage, ASS 3 g/Tag sowie Prednison über 10 Tage hochdosiert.

1.3.12 Perikarditis

Definition Entzündung des Herzbeutels, meist Folge einer infektiösen Erkrankung.

Pathogenese Die Ätiologie ist unterschiedlich und umfasst bei infektiösen Prozessen viralen Infektionen (Coxsackie-Infektionen), tuberkulösen Infektionen und Pilzinfektionen. Typischerweise sind auch Autoimmunerkrankungen wie der systemische Lupus erythematodes, die rheumatoide Arthritis sowie ein rheumatisches Fieber verantwortlich. Manchmal kommt es 4–6 Wochen nach Infarkt zu einer Perikarditis, die als Dressler-Syndrom bezeichnet wird. Schließlich sind Neoplasien wie Lymphome, Bronchialkarzinome, aber auch Pleuramesotheliome verantwortlich.

- Pericarditis constrictiva: chronische Entzündung mit Vernarbung, Verkalkung, assoziiert mit Einflussstörung H10

Symptome Leistungsschwäche, Atemnot, inspiratorische Schmerzen. Komplikation ist die Perikard-

1

tamponade, bei der es zur massiven Füllung des Herzbeutels und damit zur massiven Störung der Pumpfunktion kommt.

> ❶ Eine Perikarderguss über 1 cm ist therapiepflichtig.

Diagnostik Pulsus paradoxus, Kussmaul-Atmung, Entzündungszeichen, Außenschichtschaden im EKG. Im Röntgenbild wenig Veränderungen, dafür zeigt sich aber echokardiographisch das Ausmaß der Flüssigkeit.

Therapie Antiphlogistische Therapie, Perikardpunktion.

1.4   Leitsymptome

1.4.1   Risikoscore für Herzinfarkte

Neben den einzelnen Risikoprofilen ist für den klinischen Alltag entscheidend, dass sich das kardiale Risiko durch das gleichzeitige Auftreten mehrerer Risikofaktoren addiert. So erhöhen die einzelnen Risikofaktoren das Risiko für einen Herzinfarkt jeweils um etwa 2- bis 3-fach gegenüber der Normalbevölkerung:

- Wenn 2 Faktoren gleichzeitig auftreten, ist das Risiko multipliziert und liegt bei 4- bis 6-fach.
- Liegen 3 Risikofaktoren gleichzeitig vor, ist das Risiko 8- bis 12-fach erhöht.
- Bei 4 Faktoren erhöht sich die Faktorenrechnung auf 16–32.

Kommt zu diesen Faktoren dann noch eine besondere Stressbelastung hinzu, kann das Risiko für ein koronares Ereignis bis zu 64-fach gegenüber der Normalbevölkerung erhöht sein.

Risikofaktoren für Herzinfarkt

- Hypercholesterinämie (LDL >150 mg/dl)
- Arterielle Hypertonie (diastolischer Druck ≥105 mmHg)
- Rauchen (>10–15 Zigaretten pro Tag)
- Übergewicht (BMI >35)
- Diabetes mellitus

1.4.2   Akuter Thoraxschmerz   **H1**

Akut einsetzende thorakale Schmerzen sind ein typisches Symptom für den **Myokardinfarkt**. Dabei kann der Schmerz in den linken Arm ausstrahlen, aber auch epigastrisch lokalisiert sein. Der Infarkt tritt in vielen Fällen nach körperlicher Belastung auf; kann aber auch durch Kälte ausgelöst sein. Wichtig in diesem Zusammenhang ist die schnelle stationäre Aufnahme zur weiteren Differenzialdiagnostik und zur sofortigen Herzkatheteruntersuchung.

> ❶ Bei Verdacht auf akuten Myokardinfarkt sollte eine stationäre Aufnahme in weniger als 4 h zur weiteren Diagnostik und sofortigen Koronarintervention erfolgt sein.

1.4.3   Atemnot unter Belastung

Diese Kurzatmigkeit unter Belastung wird durch eine **Herzinsuffizienz** hervorgerufen. Die begleitende Lungenstauung verursacht einen behinderten Austausch der Oxygenierung.

Unterschieden werden 4 NYHA-Stadien (▶ Abschn. 1.3.2).

1.4.4   Herzgeräusche

Die Auskultation des Herzens gehört zur täglichen Routineuntersuchung. Unterschieden werden (◘ Tab. 1.10):

- **Systolische** Geräusche: meist Aortenklappenstenose (AS) oder Mitralklappeninsuffizienz (MI)
- **Diastolische** Geräuschen: Mitralklappenstenose (MS) oder Aortenklappeninsuffizienz (AI)

Der **Myokardinfarkt** kann Teile des linken Ventrikels infarzieren und dadurch sekundär zum Abriss des Papillarmuskels führen (◘ Abb. 1.8); es resultiert eine Klappeninsuffizienz und damit Belastungsschwäche.

◘ Tab. 1.10 Typische Kennzeichen für Herzgeräusche

Aortenklappenstenose	Mesosytolisches Geräusch, laut, spindelförmig	1. HT IIIIIIII 2. HT	
Mitralklappeninsuffizienz	Frühsystolisches Geräusch, Decrescendo Charakter	IIIIIIIIIIII 2. HT	
Mitralklappenstenose	Diastolisches Geräusch, paukender 1. Herzton	1. HT 2. HT IIIIIIII – MÖT	
Aortenklappeninsuffizienz	Bandförmiges diastolisches Geräusch	1. HT IIIIIIIIIIIIIIIII	

MÖT Mitralöffnungston

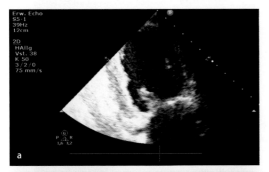

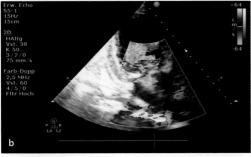

◘ Tab. 1.11 Differenzialdiagnosen des akuten thorakalen Schmerzes

Kardiovaskuläre Erkrankungen	Akutes Koronarsyndrom Perikarditis, Myokarditis Aortendissektion Aortenstenose Hypertensive Herzkrankheit
Pulmonale Erkrankungen	Lungenembolie Pleuritis, Pneumonie Pneumothorax
Skeletterkrankungen	Rippenfrakturen, Prellungen BWS-Syndrom Tietze-Syndrom
Gastrointestinale Erkrankungen	Refluxösophagitis Ulcus duodeni, Ulcus ventriculi Akute Pankreatitis Gallenkolik
Weitere Erkrankungen	Herpes Zoster Tumorerkrankungen des Skeletts/der Thoraxwand

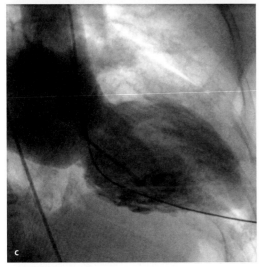

◘ Abb. 1.8a–c Mitralinsuffizienz IV bei Papillarmuskelabriss

1.5 Algorithmen

◘ Abb. 1.10 bis ◘ Abb. 1.11 zeigen das Vorgehen beim akuten Thoraxschmerz und bei akutem Koronarsyndrom. Sowohl das Spiral-CT (◘ Abb. 1.9) als auch das Kardio-MRT kann zur nicht-invasiven Darstellung der Koronargefäße verwendet werden, um eine möglichst schnelle Aussage über den Zustand der großen Koronargefäße zu erhalten.

Wichtige Differenzialdiagnose des **akuten Thoraxschmerzes** ist die Lungenembolie. ◘ Tab. 1.11 gibt einen Überblick über die Differenzialdiagnosen des akuten thorakalen Schmerzes.

In der Diagnostik der Thrombosen spielt das D-Dimer die entscheidende Rolle, während CK-

1

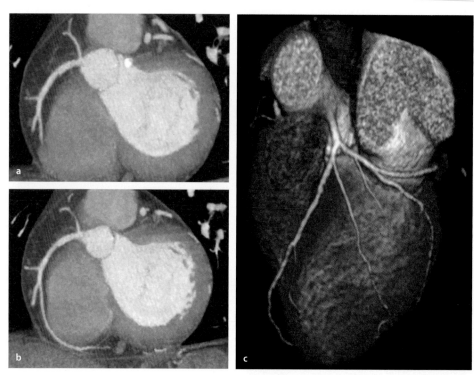

◘ **Abb. 1.9a–c Spiral-CT mit Kontrastmittel zur Darstellung der Koronararterien.** Das Spiral-CT kann mittlerweile auch den Verlauf und die Stenosierung der Koronararterien darstellen. (**a, b**) *RCA* rechte Koronararterie, **c**) *LCA* linke Koronararterie mit anteriorem Ast (*LAD*) und dem Ramus circumflexus (*RCX*)

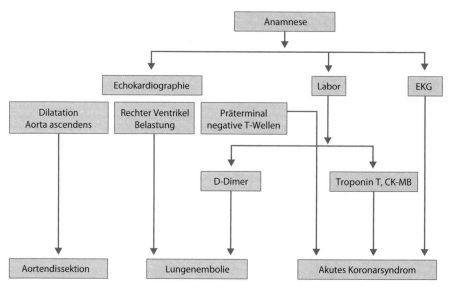

◘ **Abb. 1.10 Diagnostisches Vorgehen beim akuten Thoraxschmerz.** Kernpunkte in der Differenzialdiagnostik sind natürlich das EKG und das Labor mit der Bestimmung des Troponin T. Die Echokardiographie sollte in allen Krankenhäusern verfügbar sein und kann Hinweise geben auch auf ein Aortenaneurysma oder eine Lungenembolie

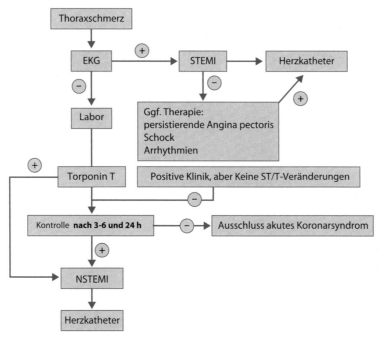

akutes Koronarsyndrom

⊡ Abb. 1.11 Vorgehen beim akuten Koronarsyndrom. Das Troponin T wird seit 2010 in einer neuen Messgröße noch sensitiver bestimmt. Ein negatives Troponin T schließt daher insbesondere auch durch die Verlaufskontrolle einen akuten Infarkt aus. *STEMI* ST-Hebungsinfarkt, *NSTEMI* Nicht-ST-Hebungsinfarkt

MB und Troponin T für die Infarktdiagnostik entscheidend sind. Diese Laborparameter wie auch das EKG sind daher essenzielle Verfahren nicht nur in stationären, sondern auch ambulanten Einrichtungen.

Das Vorgehen bei Verdacht auf ein akutes Koronarsyndrom ist in ⊡ Abb. 1.11 zusammengefasst. Grundsätzlich gilt, dass ein klinischer Verdacht neben dem EKG und der Laboranalytik eine engmaschige Überwachung erfordert. Bei Verdacht auf Infarkt ist umgehend eine invasive Diagnostik zu prüfen. EKG und Labor müssen im Verlauf von 6 h wiederholt werden, um eine Progredienz zu dokumentierten. Bei klinischem Verdacht auf ein Infarktgeschehen, gerade bei Präsenz zahlreicher Risikofaktoren, muss umgehend eine stationäre Aufnahme und Überwachung in die Wege geleitet werden.

Gefäße

Christian Prinz, Ilka Ott

Einleitung

Gefäßerkrankungen sind in den Industrieländern die häufigste Krankheits- und Todesursache mit stark steigender Tendenz. Die Prävalenz der peripheren arteriellen Verschlusskrankheit (pAVK) liegt bei 3–10 %. Altersabhängig steigt sie an und betrifft jeden 3. Menschen über 75 Jahre. Zwei Drittel dieser Patienten entwickeln keine Symptome, jedoch ist die pAVK ein wichtiger Indikator für eine generalisierte Arteriosklerose. Unabhängig von der Symptomatik findet sich bei 40–60 % der über 75-Jährigen eine koronare oder eine zerebrale Verschlusskrankheit. Die 5-Jahresmortalität dieser Patienten beträgt 30 %.

Was kommt jetzt?
Periphere arterielle Verschlusskrankheit, Aneurysma, Venenthrombose, chronisch venöse Insuffizienz, Vaskulitis der großen und mittleren Gefäße.

2.1 Anatomische und physiologische Grundlagen

2.1.1 Anatomie

Der sog. **große Kreislauf** dient der Versorgung aller Organe, der **kleine Kreislauf** der Versorgung des Lungenkreislaufes. Vom Gesamtvolumen des Blutes (etwa 8 % des Körpergewichtes) befinden sich 80 % in den Venen und Gefäßen des kleinen Kreislaufs. Diese Gefäße werden ihrer hohen Kapazität und Dehnbarkeit wegen auch als **Niederdrucksystem** bezeichnet.

Die Wand der Blutgefäße besteht aus

- **Intima** (auskleidende Schicht aus Endothelzellen; in Arterien zusätzlich elastische Fasern, Membrana elastica interna),
- **Media** (zirkulär angeordnete glatte Muskelzellen) und
- **Adventitia** (längsverlaufende Zellen; in Arterien zusätzlich elastische Fasern, Membrana elastica externa).

Aorta und herznahe Arterien sind vom **elastischen Typ**, d. h. sie besitzen eine ausgeprägte Dreischich-

tung mit einer breiten Membrana elastica interna und elastischen Fasern in der Media. Dies ist die Vorrausetzung für deren **Windkesselfunktion**, d. h. durch diese Elastizität wird der ruckartige systolische Herzschlag in kontinuierliche Strömung umgewandelt, so dass gefährliche Blutdruckspitzen oder- täler abgefedert werden.

Mit zunehmender Entfernung vom Herzen nehmen die elastischen Fasern ab und die glatten Muskelzellen zu (**muskulärer Typ**). Diese Gefäße verändern ihren Durchmesser und regulieren dadurch periphere Durchblutung und Blutdruck (**Widerstandsregelung**).

Nach Aufteilung in Arteriolen gehen aus diesen die **Kapillaren** hervor (Durchmesser 5–15 μm), die dreidimensionale Netzwerke bilden und für den Gas- und Flüssigkeitsaustausch verantwortlich sind.

Über **Venolen** gelangt das Blut in kleine Venen, die nur aus einer dünnen Lage glatter Muskelzellen bestehen und Venenklappen bilden. Diese fehlen jedoch in V. cava inferior, V. cava superior, V. portae, Vv. renales und in den hirnversorgenden Venen. Man unterscheidet ein **tiefes subfasziales Venensystem** (im Bein: Vv. tibiales et fibularis, V. politea, V. femoralis, V. illiaca, Muskelvenen), das den größten Teil des Blutes zum Herzen befördert, von einem durch Faszien abgetrennten **oberflächlichen epifaszialen Venensystem** (im Bein: V. saphena magna und parva). Verbunden werden beide Systeme durch die Perforansvenen, die durch die Faszienlücken ziehen.

◘ Abb. 2.1 und ◘ Abb. 2.2 illustrieren die Anatomie der arteriellen und venösen Gefäße im Bein und Beckenbereich, häufigste Prädilektionsstellen für arterielle Verschlüsse oder auch Thrombosen. Wichtig ist die Klarstellung der Lokalisation, daher ist die Kenntnisse der Gefäßanatomie entscheidend.

2.1.2 Physiologie

Der **venöse Bluttransport** zum Herzen wird durch passive (arteriovenöse Druckdifferenz) und aktive Rücktransportmechanismen gewährleistet: Bei der Inspiration erzeugt der Unterdruck im Brustkorb eine Erweiterung der V. cava inferior und damit einen Sogeffekt. Gleichzeitig kommt es zu einer

2

Aus der **A. iliaca communis** gehen die A. iliaca interna und die A. iliaca externa hervor, die Beckenorgane und Muskeln im Bereich des Beckenrings mit Blut versorgen.

Die **A. iliaca externa** geht am Ligamentum inguinale in die A. femoralis (communis) über.

In der Klinik wird die **A. femoralis** proximal des Abganges der A. profunda femoris auch als A. femoralis communis, distal davon als A. femoralis superficialis bezeichnet.

Die **A. femoralis (superficialis)** hat als Hauptversorgungsgebiete Unterschenkel und Fuß. Die Oberschenkelarterie gelangt über den Adduktorenkanal (Hunter'scher Kanal) in die Kniekehle. Am Hiatus tendineus (adductorius) setzt sich die A. femoralis (superficialis) als A. poplitea fort.

Die **A. profunda femoris** geht aus der A. femoralis (communis) hervor und versorgt die Oberschenkelmuskeln.

Die **A. poplitea** gibt Äste für die Knieregion ab. Im Bereich des M. popliteus teilt sich die A. poplitea normalerweise in die Unterschenkelarterien auf.

Die **A. tibialis posterior** bildet die Fortsetzung der A. poplitea und versorgt zusammen mit der A. peronea (fibularis) die Muskeln der Flexorenloge.

Die **A. peronea (fibularis)** entstammt der A. tibialis posterior und gibt Äste zu den Mm. peronei longus und brevis ab.

Die **A. tibialis anterior** tritt durch eine Lücke in der Membrana interossea cruris in die Extensorenloge. Sie versorgt die Muskelgruppe der Extensoren und zum Teil die Mm. peronei longus und brevis.

Die **A. dorsalis pedis** entsteht am Fußrücken distal des Retinaculum extensorum inferius aus der A. tibialis anterior und versorgt den Fußrücken.

Die **Aa. plantares medialis** und **lateralis** gehen im Bereich des M. abductor hallucis aus der A. tibialis posterior hervor und versorgen die Strukturen der Fußsohle.

Pulse (⌇) können an der unteren Extremität im Bereich der Aa. femoralis, poplitea, dorsalis pedis und tibialis posterior getastet werden.

Als arterieller Zugang (▭) eignet sich die A. femoralis unterhalb des Leistenbandes.

◼ Abb. 2.1 Anatomie des Gefäßsystems von Bein und Becken

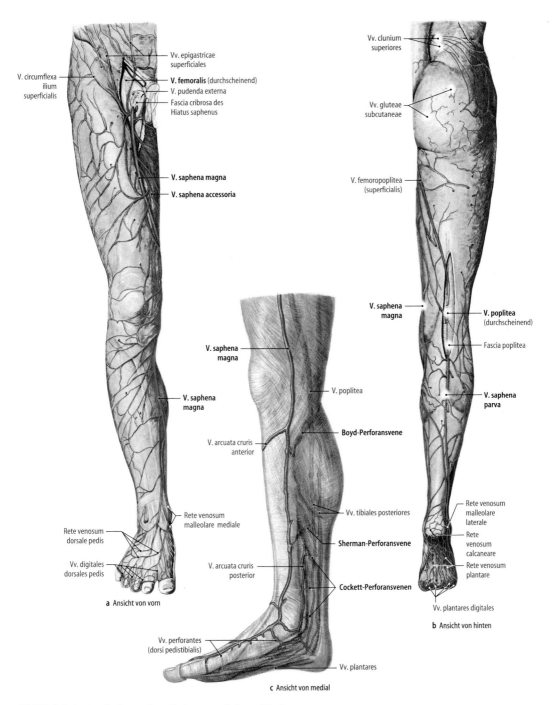

Vv. epigastricae
superficiales

V. circumflexa
ilium
superficialis

V. femoralis (durchscheinend)
V. pudenda externa
Fascia cribrosa des
Hiatus saphenus

V. saphena magna

V. saphena accessoria

**V. saphena
magna**

**V. saphena
magna**

V. arcuata cruris
anterior

Rete venosum
malleolare mediale

Rete venosum
dorsale pedis

Vv. digitales
dorsales pedis

V. arcuata cruris
posterior

a Ansicht von vorn

Vv. perforantes
(dorsi pedistibialis)

Vv. clunium
superiores

Vv. gluteae
subcutaneae

V. femoropoplitea
(superficialis)

**V. saphena
magna**

V. poplitea
(durchscheinend)

Fascia poplitea

**V. saphena
parva**

V. poplitea

Boyd-Perforansvene

Vv. tibiales posteriores

Sherman-Perforansvene

Cockett-Perforansvenen

Rete venosum
malleolare
laterale

Rete
venosum
calcaneare

Rete venosum
plantare

Vv. plantares digitales

b Ansicht von hinten

Vv. plantares

c Ansicht von medial

☐ Abb. 2.2 Anatomie des venöses Systems von Bein und Becken

2

Umkehr des Druckgefälles der Becken- und Bein-venen, so dass sich die Venenklappen schließen und ein peripher gerichteter Fluss des Blutes verhindert wird. Mit der Muskelpumpe bewirkt die Waden-kontraktion eine Kompression der subfaszialen Ve-nen, so dass das Blut durch kurzfristigen Anstieg des intravasalen Druckes über geöffnete Venen herzwärts fließen kann. In den distalen Venenab-schnitten kommt es durch Umkehr des Druckgra-dienten zum Klappenschluss. Druck- und Sogwir-kung bei Gelenkarbeit bildet einen weiteren Trans-portmechanismus.

Bei einem **akuten Arterienverschluss** kommt es distal zu einer Abnahme des arteriellen Blut-druckes, deren Ausmaß abhängig ist von präfor-mierten Kollateralen sowie der Lokalisation und dem Ausmaß der Okklusion. Nach initialem Spas-mus der distalen Arteriolen erfolgen eine Vasodila-tation und eine Verringerung des postokklusiven Perfusionsdruckes. Fällt der mittlere arterielle Blut-druck unter 40 mmHg, so ist die Kapillarperfusion nicht mehr gewährleistet und es kommt zur Gewe-beschädigung. Neben der Minimalperfusion stellt die **ischämische Toleranzzeit** einen weiteren Fak-tor dar, der das Ausmaß der Organschädigung be-stimmt. So beträgt die ischämische Toleranzzeit von Muskulatur 6–8 h, von Nervengewebe jedoch nur 2–4 h.

Bei **chronischen Arterienverschlüssen** entwi-ckelt sich die Symptomatik allmählich. Mit der Pro-gression der Stenose kommt es zur Ausbildung von **Kollateralen**, die den Verschluss umgehen. Sie ent-stehen aus präformierten Kapillaren und Gefäßen, die sich aus den Kapillaren entwickeln (Angiogene-se). Unter Ruhebedingungen kann durch eine reak-tive Dilatation der Arteriolen der poststenotische Fluss aufrechterhalten werden. Unter Belastung mit einer Senkung des peripheren Widerstandes wird der Blutfluss gesteigert und der Blutdruck fällt ab. Unter Normalbedingungen wird dies durch eine Steigerung des Herzzeitvolumens kompensiert. Bei chronischen Verschlüssen ist dies jedoch nur einge-schränkt möglich, so dass nach Belastung ein Abfall des postokklusiven Druckes erfolgt. Bei Werten un-ter 60 mmHg ist die Belastungstoleranz klinisch deutlich verringert.

2.2   Diagnostische Methoden

2.2.1   Labordiagnostik

Initialer Parameter zur Beurteilung der Hämostase ist das **Blutbild** mit Bestimmung des Hämoglobins und der Blutplättchen sowie der **Gerinnungsstatus** mit INR (»international normalized ratio«), Quick-Wert, partieller Thromboplastinzeit (PTT). Die Spiegel der **Blutfette** (Cholesterin, LDL-, und HDL-Cholesterin) und des **Blutzuckers** (Glukose, HbA1c) sollten zur Evaluierung des Risikoprofils bei pAVK bestimmt werden.

Die Bestimmung des **D-Dimer** (Spaltprodukt des Fibrins) erlaubt einen Thromboseausschluss bei negativem Befund, wegen der niedrigen Spezifi-tät ist es jedoch bei positivem Befund nicht ver-wertbar.

Eine **Thrombophiliediagnostik** sollte bei jün-geren Patienten mit tiefer Beinvenenthrombose oder bei rezidivierenden Thrombosen durchgeführt werden.

Ein erhöhtes Thromboserisiko besteht bei Patienten mit Protein S, Protein C oder Antithrom-bin-III-Mangel. Auch die APC-Resistenz (Faktor-V-Leiden-Mutation, FV-G-1691A-Mutation) oder die Prothrombin-G20210A-Mutation sind mit einem erhöhten Thromboserisiko assoziiert. Beim Anti-Phospholipidantikörper-Syndrom, das mit er-höhten Anti-Phospholipidantikörpern einhergeht, besteht ein erhöhtes Risiko sowohl arterieller als auch venöser Thrombosen.

2.2.2   Dopplersonographie, Farbduplexsonographie

Die **Dopplersonographie** misst die Blutströmung in Gefäßen mit dem sog. Doppler-Effekt: Beim Vor-beifahren eines mobiles Träges wird die Frequenz von Schallwellen verändert. Aus der Veränderung kann man auf die Geschwindigkeit des Fahrzeuges oder speziell der Erythrozyten schließen, wenn man diese mit Schallwellen beschallt. Der Doppler misst eine Flussgeschwindigkeit in cm/s.

In der **Farbduplexsonographie** ist die Strö-mung in Richtung auf den Farbkopf farblich kodiert (blau oder rot) dargestellt; so erkennt man die Flussrichtung und evtl. Aussparungen, also Thromben. Mit der Farbduplexsonographie ist eine Beurteilung der Gefäßmorphologie und der Strömungsmechanik möglich. Es lassen sich Stenosen, Verschlüsse, arteriovenöse Fisteln, Aneurysmen und Dissektionen diagnostizieren.

Für die Praxis

Doppleruntersuchung von Arterien

Patient liegt auf der Liege in Rückenlage, zum Teil auch in Bauchlage bei Beurteilung der A. poplitea. Mit einem Ultraschallkopf wird die Durchflussgeschwindigkeit der Arterien und der Venen bestimmt. Bei der arteriellen Untersuchung wird nicht nur die Geschwindigkeit des vorbeiströmenden Blutes in cm/s, sondern auch farblich die Richtung. Beispielsweise werden hochgradige Stenose auch farblich durch die Einengung oder die turbulenten Strömung am sog. Pixelmuster (»Aliasing«) erkannt.

Doppleruntersuchung der Venen: Die Dopplersonde sollte mit nur leichtem Andrücken in einem 45°-Winkel aufgesetzt werden, um eine Kompression der Venen zu vermeiden. Zur Untersuchung der tiefen Beinvenen liegt der Patient auf dem Rücken, die Untersuchung oberflächennah gelegener Venen sollte am stehenden Patienten stattfinden. Zur Untersuchung der V. poplitea befindet sich der Patient in Bauchlage. Die Dopplersignale werden über V. femoralis (Leiste), V. poplitea (Kniekehle) und Vv. tib. post. (Innenknöchel) abgeleitet. Unterschieden werden spontane, atemabhängige Geräusche von akzidentiellen Geräuschen, die durch Kompression oder Valsalvamanöver ausgelöst werden. Wichtig ist nicht nur die Flussgeschwindigkeit, sondern auch die Flussrichtung sowie turbulente Strömungen.

Mit einer Blutdruckmanschette lassen sich die systolischen Blutdruckwerte über rechter und linker A. brachialis, A. tibialis posterior und A. dorsalis pedis bestimmen. Der Quotient aus systolischen Knöchelarterien und Armarteriendruck wird als **Ankle-Brachial-Index (ABI)** bezeichnet und ist ein Maß für die Schwere der pAVK (◘ Tab. 2.1). Unter Belastung kommt es beim Gesunden zu einem

◘ **Tab. 2.1** Verschlussdruck-Indices (ABI) bei pAVK   F10 H10

ABI	Fontaine-Stadium
0–1,2	0
0,75–0,9	I–II
0,5–0,75	II
<0,5	III–IV

ABI Ankle-Brachial-Index, Quotient aus systolischem Knöchelarterien- und Armarteriendruck

Druckabfall von maximal 35 %, der nicht länger als 1 min anhält. Der Verschlussdruck wird dabei mit dem **Fontaine-Stadium** korreliert (► Abschn. 2.3.3). Bei dieser werden 4 Stadien unterschieden.

Fontaine-Klassifikation
- Stadium 0: keine AVK nachweisbar
- Stadium I: asymptomatisches bei Nachweis einer AVK
- Stadium II: Beschwerden beim Gehen
- Stadium III: Beschwerden in Ruhe
- Stadium IV: Sichtbare Nekrosen

❗ Verstärkter Abfall und prolongierte Erholungszeit sprechen für eine pAVK.

Das normale Dopplerströmungssignal einer peripheren Arterie ist triphasisch mit steilem Kurvenanstieg und -abfall und kurzer frühdiastolischer Rückflusskomponente (◘ Abb. 2.3). Distal einer höhergradigen Stenose oder eines Arterienverschlusses ist das Signal monophasisch (◘ Abb. 2.3). Im Gegensatz dazu sind die Dopplersignale hirnversorgender Arterien normalerweise monophasisch und weisen auf Grund des geringeren arteriolären Widerstandes einen erhöhten diastolischen Fluss auf.

Bei der **venösen Diagnostik** lassen sich Venenklappeninsuffizienzen und die akute Beinvenenthrombose diagnostizieren. Die Duplexuntersuchung liefert zusätzliche Informationen über die Venenwandstruktur, den Venendurchmesser, die Echogenität des Lumens und die Kompressibilität. Normalerweise ist das Venenlumen echofrei und

2

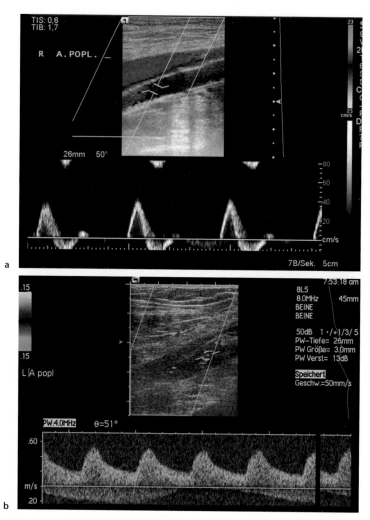

◙ **Abb. 2.3a,b Farb-Duplexsonographie (Frequenzanalyse) der A. poplitea. a** Normalbefund, **b** poststenotisches Signal

wird durch Kompression komplett okkludiert (◙ Abb. 2.4a). Das Dopplersignal ist monophasisch. Bei Inspiration kommt es zum Strömungsstopp, bei Exspiration oder Valsalva zu einer herzgerichteten Bewegung (◙ Abb. 2.4b). Durch proximale und distale Venenkompression und -dekompression ausgelöste Signale zeigen bei suffizientem Klappenschluss keinen peripherwärts gerichteten Fluss.

Zum **Thrombosenachweis** werden verdächtige Venen mit dem Schallkopf intermittierend komprimiert, wobei die Darstellung des Gefäßes im Längs- und Querschnitt erfolgen sollte. Bei einer Thrombose findet sich eine fehlende Kom-

primierbarkeit und Aufweitung der thrombosierten Venen (◙ Abb. 2.5). Dopplersonographisch lässt sich ein kontinuierlicher, atemunabhängiger Fluss ableiten, der durch eine kontinuierliche Blutströmung in den Kollateralen verursacht wird. In ◙ Abb. 2.5c ist eine frische Thrombose dopplersonographisch nachgewiesen. Hier muss eine unmittelbare Therapie eingeleitet werden, der Patient sollte stationär beobachtet werden.

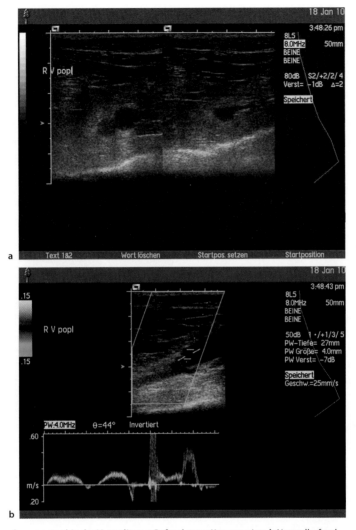

Abb. 2.4a,b Dopplersonographie der V. poplitea. a Befund unter Kompression, **b** Normalbefund

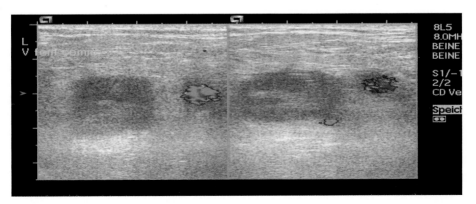

Abb. 2.5 Kompressionssonographie. Frische Thrombose der V. femoralis communis

2.2.3 Angiographie

Zur Beurteilung der morphologischen Veränderungen und der Ausdehnung der Becken- und Beinarterien wird eine MRA (Magnetresonanzangiographie), CT (Computertomographie) oder konventionelle Angiographie durchgeführt.

Bei der **konventionelle Angiographie** erfolgt über den arteriellen Zugang in der Leiste die Injektion von jodhaltigem Kontrastmittel in die Peripherie zur Darstellung von Stenosen. Bei der **CT-Angiographie** erfolgt die Kontrastmittelinjektion primär ins venöse System, dargestellt wird aber die Phase der arteriellen Verteilung. Beide Untersuchungen sind durch die Gabe von Kontrastmittel, insbesondere bei Vorschädigung der Nieren, belastet.

Bei der **MR-Angiographie** (◘ Abb. 2.6) wird ein signalintenses Kontrastmittel gespritzt, in der Regel ein Metall wie Gadolinium, und dann eine Kernspintomographie der entsprechenden Region durchgeführt. Neuere Untersuchungen zeigen jedoch verstärkte Ablagerungen des Kontrastmittels in Nieren, aber auch Muskelgewebe. Die Untersuchungen erfordert daher unbedingt eine intakte Nierenfunktion. Ein Verfahren, das dies umgehen kann, ist die **CO$_2$-Angiographie**, bei der CO$_2$ in die Gefäße injiziert wird.

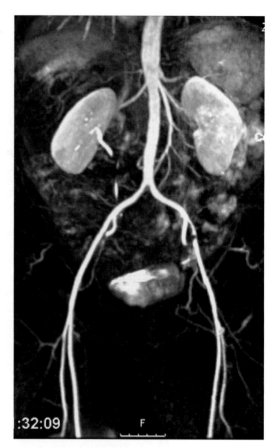

◘ **Abb. 2.6 MR-Angiographie.** Hochgradige Stenose der linken A. illiaca externa

> **MR-Angiographie**
> — Vorteil: nicht-invasive Beurteilbarkeit des arteriellen Systems
> — Nachteil: mangelnde Beurteilbarkeit von Stents
> — Kontraindikation: Niereninsuffizienz und Metallimplantate
>
> **CT-Angiographie**
> — Vorteil: schnelle Beurteilung von großen Gefäßstenosen, vor allem im intraabdominellen Raum
> — Nachteil: schlechte Auflösung in peripheren Ästen, erschwerte Beurteilung stark verkalkter Areale
> — Kontraindikation: Kontrastmittelallergie und Hyperthyreose

2.2.4 Phlebographie

Bei klinischem Verdacht, aber duplexsonographisch negativem Befund sollte eine Phlebographie durchgeführt werden. Nach Punktion einer Fußrückenvene wird jodhaltiges Kontrastmittel injiziert und der Abfluss über die tiefen Leitvenen beobachtet. Bei einer Thrombose finden sich eine Kontrastmittelaussparung durch den Thrombus und eine vermehrte Kollateralisierung (◘ Abb. 2.7). Bei der **Press-Phlebographie** lassen sich insuffiziente Venenklappen darstellen.

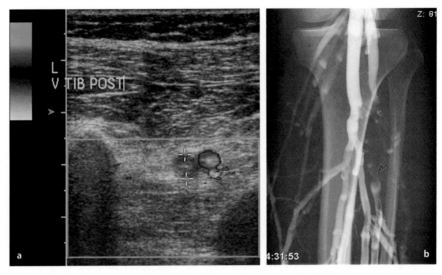

⬛ Abb. 2.7a,b Frische Thrombose der V. tibialis posterior. a Dopplersonographie, **b** Phlebographie

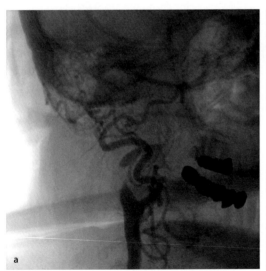

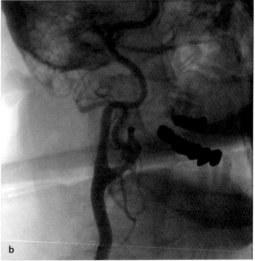

⬛ Abb. 2.8a,b Stenting einer hochgradigen Stenose der rechten A. carotis interna. a Initial zeigt sich eine hochgradige Einengung der Strombahn in der rechtsseitigen A. carotis. **b** Nach Einlegen eines Metallstents ist das Lumen wieder offen

2.2.5 Digitale Subtraktionsangiographie

Die **konventionelle intraarterielle Angiographie** in der Technik der digitalen Subtraktionsangiographie (DSA) erlaubt nicht nur die Darstellungen der arteriosklerotischen Veränderungen (Stenose oder Verschluss, Lokalisation, Länge, Kollateralisierung), sondern ermöglicht auch eine PTA (perkutane transluminale Angioplastie) und Stentimplantation in gleicher Sitzung (⬛ Abb. 2.8 und ⬛ Abb. 2.9). Verwendet werden selbst-expandierbare Nitinolstents, wenn das Ergebnis nach PTA nicht zufriedenstellend ist.

2

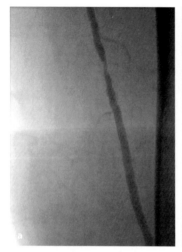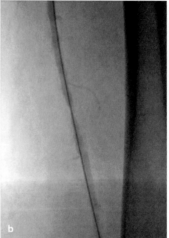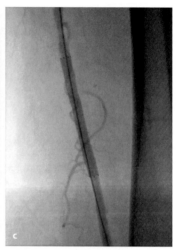

□ **Abb. 2.9a–c Stenting der linken A. femoralis superficialis.** Durch die Einlage des Metallstents ist es zur deutlichen Lumenerweiterung der Arterie gekommen

---

┌─ **Für die Praxis** ──────────────────┐

DSA

Der Patient liegt auf dem Rücken auf einem Durchleuchtungstisch. Der Arzt betäubt die Leistenregion lokal, tastet den arteriellen Druck und punktiert die A. femoralis mit einer dünnen Nadel. Ein Draht wird in Richtung der Aorta und retrograd in die großen peripheren Gefäße vorgeschoben. Mit einem speziellen Katheter wird die rechte und linke Beinarterie intubiert und ein Kontrastmittel gespritzt. Man erkennt den Abfluss über die zentralen Gefäße. Engstellen können mit einem Ballon dilatiert und anschließend mit einem Stent überbrückt werden.

└──────────────────────────────────────┘

standard« für die Diagnose und Medikamentenauswahl. Manche Patienten fühlen sich in der Nachtruhe beeinträchtigt.

Die üblicherweise eingesetzten Geräte erlauben die Identifizierung verschiedener Formen der Blutdruckerhöhung (Praxishypertonie, Grenzwerthypertonie, isolierte systolische Hypertonie, isolierte diastolische Hypertonie, gleichzeitige systolische und diastolische Hypertonie, nächtliche Hypertonie).

❶ Ganz entscheidend ist es, ob es im Rahmen der Nachtruhe zu einem Absinken der Druckwerte kommt oder der diastolische Druck kontinuierlich erhöht bleibt (fehlende Tag-Nacht-Regulation).

2.2.6 Langzeit-Blutdruck

Bei der Langzeit-Blutdruckmessung wird der arterielle Blutdruck kontinuierlich über eine Manschette am Arm gemessen und in einem Rekorder aufgezeichnet. Eine Verbindung zu einer Oberarm-Manschette ermöglicht wiederholte automatische Blutdruckmessungen. Diese werden tagsüber alle 15, nachts alle 30 min. wiederholt. Man erhält so ein Tagesprofil des Blutdruckverlaufes, erstellt aus 40–60 Messungen. Dieses vollautomatische Verfahren ist zwar durchaus etwas lästig, ist aber der »Gold-

2.2.7 CO$_2$-Angiographie

Üblicherweise wird bei klassischen Angiographien ein jodhaltiges Kontrastmittel verwendet. Bei der MR-Angiographie verwendet man zweiwertige Metalle. Gerade bei Patienten mit hochgradigen diabetischen Erkrankungen liegt gleichzeitig aber auch eine schwere, wenn auch kompensierte Niereninsuffizienz vor. Die Gabe eines Kontrastmittels mit nephrotoxischer Wirkung ist also obsolet.

1982 wurde erstmals mit der Entwicklung der digitalen Subtraktionsangiographie durch eine computerunterstützte Berechnung eine CO_2-Angiographie von Hawkins eingeführt. Die notwendigen technischen Voraussetzungen sowie die physikalischen und chemischen Eigenschaften des Kohlendioxids führten zu einer nur langsamen Verbreitung des CO_2 als vaskuläres Kontrastmittel. Heutzutage bildet Kohlendioxid als Kontrastmittel im klinischen Alltag eine sichere Alternative für Patienten mit Niereninsuffizienz, Hyperthyreose oder mit bekannter Kontrastmittelunverträglichkeit in der diagnostischen und interventionellen Radiologie.

2.3 Erkrankungen

2.3.1 Arterielle Hypertonie

Definition Erhöhung des systolischen Blutdruckes über 140 mmHg sowie des diastolischen Blutdrucks über 90 mmHg bei wiederholter Messung. Dieser Richtwert unterliegt einer gewissen Flexibilität und ist in Relation des kardiovaskulären Gesamtbilds des Patienten zu bewerten. Entsprechend der Klassifikation der Deutschen Hochdruckliga ist ein hoch-normaler Blutdruck über diesen Werten bei Patienten mit einem hohen kardiovaskulären Risiko bereits als Hypertonie zu bewerten, während er bei Patienten mit einem niedrigen Risikoprofil als akzeptabler Blutdruck bewertet wird (◘ Tab. 2.2).

Pathogenese Die arterielle Hypertonie entsteht als Folge eines erhöhten Herzzeitvolumens oder eines erhöhten peripheren Widerstandes. Die Häufigkeit nimmt mit dem Alter und dem BMI zu. Über 90 % der Patienten mit Hypertonie haben eine sog. **idiopathische Hypertonie**, bei der die Ursachen unbekannt sind. Dennoch wirken die klassischen Gifte unserer Gesellschaft wie Stress, Salz-, Kaffee- und Alkoholgenuss oder auch Übergewicht und Rauchen deutlich verstärkend.

In mehr als 10 % sind Störungen des Renin-Angiotensinogen-Angiotensin (RAA)-Systems beschrieben worden. Hier lassen sich weitere Unterteilungen treffen: die renale Hypertonie, die endokrine Hypertonie und weitere Hypertonieformen wie nächtliche Hypertonie, schwangerschaftsinduzierte Hypertonie als auch medikamentös-induzierte Hypertonie.

◘ **Tab. 2.2** Einteilung der arteriellen Hypertonie

Blutdruck	Einteilung
<120 mmgHg systolisch, <80 mmHg diastolisch	Optimal
120–129 mmgHg systolisch, 80–84 mmHg diastolisch	Normal
130–139 mmgHg systolisch, 85–89 mmHg diastolisch	Hochnormal
140–159 mmgHg systolisch, 90–99 mmHg diastolisch	Hypertonie Grad I (leicht)
160–179 mmgHg systolisch, 100–109 mmHg diastolisch	Hypertonie Grad II (mittel)
>180 mmgHg systolisch, >110 mmHg diastolisch	Hypertonie Grad III (schwer)

Hypertonie und kardiovaskuläres Risiko Historisch sind die Schwellenwerte für eine therapeutische Intervention für die verschiedenen Risikofaktoren wie Blutdruck, Cholesterin oder Blutglukose epidemiologisch auf der Basis von Studien zu den individuellen Risikofaktoren ermittelt worden. Risikofaktoren kommen jedoch häufig gemeinsam vor und für jeden einzelnen Risikofaktor gilt, dass mit dem Ausmaß der Abweichung von der Norm das Risiko zunimmt. Diese Überlegungen haben dazu geführt, dass die Behandlungsnotwendigkeit für erhöhte Serumcholesterinwerte und erhöhten Blutdruck auf der Basis der Bestimmung des koronaren oder kardiovaskulären Risikos (koronare Herzkrankheit plus Schlaganfall) über einen definierten, in der Regel 5–10 Jahre langen Zeitraum ermittelt werden sollte.

Die der Risikostratifikation zugrunde liegenden Risikofaktoren – Endorganschäden, Diabetes mellitus und Begleiterkrankungen – sind im folgenden Text zusammengefasst. Die folgenden Gesichtspunkte sollten besonders berücksichtigt werden:

- **Übergewicht** ist als abdominelles Übergewicht definiert. Damit wird der abdominellen Fettleibigkeit (»Stammfettsucht«) als wichtigem Kriterium des metabolischen Syndroms Rechnung getragen. Das metabolische Syndrom ist eine Gruppe von Faktoren, die das kardiovaskuläre Risiko deutlich erhöhen, und wird daher gesondert erwähnt.

2

- **Diabetes mellitus** ist als selbstständiges Kriterium aufgenommen worden, um seine Bedeutung als Risikofaktor zu unterstreichen und der Tatsache Rechnung zu tragen, dass das kardiovaskuläre Gesamtrisiko auf mindestens das Doppelte ansteigt, wenn ein Diabetes mellitus besteht.
- Die **Mikroalbuminurie** fällt unter die Kategorie Nierenschaden durch die arterielle Hypertonie.
- Eine leichte Erhöhung der **Serum-Kreatinin-konzentration** (107–133 µmol/l, entsprechend 1,2–1,5 mg/dl) wird als Zeichen der Endorganschädigung betrachtet. Ein weiterer Anstieg des Serum-Kreatinins (mehr als 133 µmol/l = 1,5 mg/dl) wird als manifeste Nierenerkrankung (Begleiterkrankung) gewertet.
- In die Liste der Indikatoren von Endorganschäden aufgenommen wurden die **Kreatininclearance** und die **glomeruläre Filtrationsrate**.

Symptome Die frühen Symptome des Hochdrucks variieren. Meist leiden die Patienten unter Kopfschmerzen, können sich körperlich aber gut belasten. Manche Patienten beklagen in frühen Stadien die leichte Rotfärbung der Wangen und des gesamten Integuments. In späteren Stadien drohen Angina pectoris, Kribbeln in den Waden und Sehstörungen.

Diagnostik Die Messung des Drucks über eine korrekt platzierte Manschette am Arm ist von entscheidender Bedeutung. Die Messung wird mehrmals am Tag wiederholt. Systolische wie diastolische Werte werden anhand der Korotkov-Geräusche bestimmt.

Therapie Kernpunkte der Therapie der arteriellen Hypertonie sind:
- Diuretika wie Hydrochlorthiazid oder Furosemid (Lasix)
- Angiotensin-Rezeptor-II-Antagonisten wie Lorsartan
- β-Blocker wie Concor
- Zentrale α-Blocker wie Prazosin
- Kalziumantagonisten wie Norvasc

Es existieren eine Reihe von Kombinationen sowie Therapieempfehlungen zur stufengerechten Therapie zu Beginn sowie bei schweren Verlaufsformen.

2.3.2 Hypertensive Krise

Definition Krisenhaft ansteigender Hypertonus (>230/130 mmHg) mit neurologischen oder kardiovaskulären Komplikationen.

Pathogenese Durch den krisenhaft angestiegenen Blutdruck kommt es zum Perfusionsdefizit bestimmter kritischer Organe. Ein Schlaganfall, auch ein Herzinfarkt oder eine Gefäßruptur drohen.

Symptome Ausgeprägte Kopfschmerzen, Schwindel, oft verbunden mit neurologischen Ausfallserscheinungen wie Synkope oder Sprachstörungen. Manchmal auch kardiale Beschwerden wie Angina pectoris bis hin zum Infarkt. In manchen Fällen akutes Nierenversagen.

Diagnostik Kontrolle des arteriellen Druckes, langsames Absenken auf den Zielwert innerhalb von 24 h. Stets Dokumentation einer Herzischämie durch das EKG, bei neurologischen Anzeichen auch Ausschluss einer intrazerebralen Blutung mittels CCT.

Therapie Langsame Senkung des Blutdruckes, möglichst unter i.v. Gabe. Geeignete Medikamente sind (je nach Profil des Patienten:
- β-Blocker (z. B. Dociton 10 mg, Metoprolol 25 mg)
- Diuretika wie Furosemid (40 mg i.v.)
- Kalziumantagonisten
- Nitrate (Nitro-Perfusor) 1 mg/h i.v.
- Ebrantil 10–50 mg langsam i.v., auch als Perfusor

2.3.3 Periphere arterielle Verschlusskrankheit

Definition Der Begriff arterielle Verschlusskrankheit umfasst alle arteriellen Durchblutungsstörungen, die durch stenosierende oder obliterierende Gefäßprozesse ausgelöst werden.

Pathogenese Die Genese ist zu 95 % arteriosklerotisch und zu 5 % entzündlich.

Risikofaktoren der pAVK

- Nikotinabusus
- Diabetes mellitus
- Arterielle Hypertonie
- Hypercholesterinämie
- Urämie

Arteriosklerotische Veränderungen sind durch eine Zunahme der Intima- und Mediadicke durch Lipidablagerungen, Monozyteninfiltration und Proliferation von glatten Muskelzellen charakterisiert. Diese Umbauprozesse können durch genetische Faktoren, aber auch durch Umwelteinflüsse gefördert werden. Insbesondere spielen die Gefäßrisikofaktoren

- arterielle Hypertonie,
- Diabetes mellitus,
- Hypercholesterinämie und
- Nikotinabusus

eine entscheidende Rolle für die Progression arteriosklerotischer Gefäßveränderungen.

Symptome **Chronische Verschlüsse** betreffen zu 90 % die Beingefäße. Prädilektionsstelle ist die A. femoralis superficialis.

❗ Raucher haben gehäuft Beckenarterienverschlüsse, Diabetiker bevorzugt Verschlüsse der Unterschenkelarterien und der A. profunda femoris.

Bei der **Thrombangiitis obliterans**, einer entzündlichen Gefäßerkrankung bei jungen Rauchern, sind überwiegend die Unterschenkel- oder Unterarmarterien betroffen.

Die klinische Einteilung der pAVK nach Fontaine erfolgt in 4 Stadien (◼ Tab. 2.3).

Stenosen der Beckenarterien führen zu belastungsabhängigen **Schmerzen** in Gluteal-, Oberschenkel- und Unterschenkelmuskulatur. Ist die A. femoralis superficialis betroffen, berichten die Patienten über Unterschenkelclaudicatio, bei Verschlüssen der Unterschenkelgefäße ist die Schmerzsymptomatik im Fuß lokalisiert.

◼ **Tab. 2.3** Klinische Stadien der pAVK   H10 H11

Fontaine-Stadium	Klinik
I	Asymptomatisch
II	Claudicatio intermittens
IIa	Gehstrecke >200 m
IIb	Gehstrecke <200 m
III	Ruheschmerzen
IV	Ischämische Gewebedefekte

Diagnostik Bei der **Inspektion** sollte auf blasse, livide Hautverfärbungen, Hauttemperatur und Gewebedefekte geachtet werden.

Die **Palpation** erfolgt im Seitenvergleich über A. femoralis, A. poplitea, A. dorsalis pedis, A. tibialis posterior, A. radialis, A. ulnaris, A. brachialis und A. carotis. Bei der Palpation ist der Puls distal einer Okklusion nicht mehr tastbar. Über einer Stenose ist ein hochfrequentes arterielles Strömungsgeräusch auskultierbar.

Zur Objektivierung der Gehstrecke wird bei einer **Laufbandergometrie** unter standardisierten Bedingungen (3 km/h, Steigung 5 %) die schmerzfreie Gehstrecke bis zum Auftreten von Beschwerden und die maximale Gehstrecke bestimmt.

Die Messung der **Knöchelarterienverschlussdrucke** gibt Hinweise für das Ausmaß der pAVK. Bei der **Doppler-** und **Duplexsonographie** lassen sich arterielle Verschlüsse und Stenosen lokalisieren sowie Gefäßwandveränderungen darstellen.

Therapie Die **konservative Therapie** der pAVK umfasst Allgemeinmaßnahmen wie Nikotinkarenz, Behandlung von arterieller Hypertonie, Hypercholesterinämie und Diabetes mellitus, lokaler Kälte- und Verletzungsschutz und Gehtraining (2–4×/Woche für 60 min).

Die Wahl spezifischer Therapiestrategien ist abhängig vom Stadium der pAVK (◼ Tab. 2.4), der Art und Lokalisation der Läsion sowie dem individuellen Zustand des Patienten. Alle Patienten sollten eine **Thrombozytenaggregationshemmung** mit Aspirin erhalten. Bei der höhergradigen Schädigung, ist eine dauerhafte Antikoagulation mit Marcumar zu erwägen.

2

◘ Tab. 2.4 Therapie der pAVK in Abhängigkeit vom Stadium

Fontaine-Stadium	Therapeutische Maßnahmen
I	Konservative Therapie mit Allgemeinmaßnahmen
II	Es besteht zwar keine Amputationsgefahr, die Indikation zu lumeneröffnenden Maßnahmen ist relativ und sollte sorgfältig abgewogen werden. Bei fehlender Beschwerdetoleranz können PTA, Stentimplantation und Operation mit begleitender konservativer Behandlung erwogen werden
III/IV	In den klinischen Stadien III und IV stehen lumeneröffnende Maßnahmen (PTA oder Bypassoperation) im Vordergrund. Ist dies nicht möglich, wird eine Prostaglandinbehandlung über 2–4 Wochen durchgeführt. Darunter kann eine komplette oder inkomplette Abheilung von Gewebeläsionen erzielt werden. Sollte dies nicht erfolgreich sein, muss eine Amputation durchgeführt werden

2.3.4   Akuter arterieller Verschluss

Definition Die akute arterielle Verschlusskrankheit wird durch den plötzlichen embolischen oder thrombotischen Verschluss eines arteriellen Gefäßes verursacht.

Pathogenese Akute Arterienverschlüsse werden überwiegend durch arterielle Embolien verursacht (80 %). Am häufigsten sind **kardiale Embolien** (Herzklappenvitien, Vorhofflimmern, intrakardiale Thromben, Tumoren, Endokarditis, paradoxe Embolie). **Extrakardiale Emboliequellen** werden in 10–20 % beobachtet und sind thrombosierte Aneurysmen, ulzerierte Plaques oder iatrogene Gefäßschäden.

Akute arterielle Thrombosen finden sich zumeist auf vorgeschädigten Gefäßen bei Arteriosclerosis obliterans, Kompressionssyndromen, Dissektionen, Trauma, Vaskulitis, postoperativ, paraneoplastisch und medikamentös (Ergotamin).

Symptome Die Symptomatik ist abhängig von der Lokalisation und der Ausprägung von Kollateralkreisläufen. Typische Symptome sind nach Pratt die 6 P.

> **Die 6 P beim arteriellen Verschluss**
> - Pain
> - Pulselessness
> - Paleness
> - Paresthesia
> - Paralysis
> - Prostration

Diagnostik Bei der körperlichen Untersuchung sollte auf seitendifferente Veränderung der Hautfarbe, -temperatur und -venenzeichnung geachtet werden. Fehlende Pulse und Strömungsgeräusche geben Hinweise auf die Lokalisation des Verschlusses, der sich doppler- und duplexsonographisch nachweisen lässt.

Therapie Ziel ist die unverzügliche Rekanalisation des verschlossenen Gefäßes durch Embolektomie, PTA oder intraarterielle Lyse.

2.3.5   Aortenaneurysmen und Aortendissektionen

F08 H09 F10 F1 H11

Definition Umschriebene Gefäßerweiterungen, die
- aus einer lokalen Erweiterung bestehe (**Aneurysma verum**),
- durch Ruptur innerhalb der Gefäßwand entstehen können (**Aneurysma dissecans**) oder
- nur eine von Endothelzellen ausgekleidete Gewebehöhle sind (**Aneurysma spurium**).

Beim Aneurysma dissecans der Aorta zerreißt die meist arteriosklerotisch vorgeschädigte Intima, Blut dringt zwischen die Wandschichten.

Pathogenese Am häufigsten ist die **arteriosklerotische Genese**. Es können aber auch angeborene Bindegewebserkrankungen die Ausbildung von Aneurysmen induzieren (Marfan-Syndrom, Ehlers-

Danlos-Syndrom, zystische Medianekrose Erd-heim-Gsell). Entzündungen (Infekte, Vaskulitis) oder Traumata sind weitere Ursachen der Aneurysmabildung. Bestimmte autoimmune Erkrankungen wie die autoimmmune Pankreatitis sind gehäuft mit einer entzündlichen Wandveränderung der Aorta und Aneurysmabildung assoziiert.

Die **Lokalisation** des Aneurysmas ist von dessen Genese abhängig. Arteriosklerotische Aneurysmen befinden sich bevorzugt an der Aorta, überwiegend abdominell. Seltener sind die A. femoralis, A. illiaca, A. poplitea oder A. subclavia betroffen.

Ursachen abomineller Aneurymsen

- Angeboren
- Arterielle Hypertonie
- Intestinale Tumoren
- Nekrotisierende Pankreatitis (Milzartieren-aneurysmen)
- Schwangerschaft

110 **111** **Dissektionen der Aorta** können ein Gefäßsegment umfassen oder die gesamte Länge umfassen. Am häufigsten werden sie in der Aorta ascendens beobachtet bei arterieller Hypertonie (90 %), zystischer Medianekrose, kongenitalen Gefäßerkrankungen wie Marfan-Syndrom, Ehlers-Danlos-Syndrom, Aortenvitien oder Traumata.

- Bei der **Stanford-A-Dissektion** ist die Aorta ascendens miteinbezogen.
- Die **Stanford-B-Dissektion** erstreckt sich nur auf Dissektionen distal des Abganges der linken A. subclavia.

Symptome Abdominelle Aortenaneurysmen sind oft asymptomatisch. Symptome der **akuten Dissektion** sind ein thorakales Schmerzereignis, Schock, neurologische Symptome, Nierenversagen oder akutes Abdomen.

Diagnostik **Asymptomatische abdominelle Aortenaneurysmen** können mittels Sonographie einfach nachgewiesen werden. Bestimmt werden Ausdehnung, Thrombosierung, Lokalisation in Bezug auf die Nierenarterien und Dissektionen. Die Com-

putertomographie eignet sich zur Bestimmung der Größe und Ausdehnung präoperativ.

Palpatorisch bestehen bei der **Aortendissektion** Pulsdefizite; auskultatorisch wird eine Aorteninsuffizienz beobachtet. Mit der transösophagealen Echokardiographie lassen sich die Dissektionsmembran sowie eine Aorteninsuffizienz oder Perikardtamponade darstellen.

Therapie **Asymptomatische Bauchaortenaneurysmen** sollten ab einem Durchmesser von 5 cm oder einer Wachstumsgeschwindigkeit von 0,5 cm in 6 Monaten behandelt werden. Operative Resektion und Implantation einer Gefäßprothese oder Implantation eines Stents sind möglich Therapieverfahren.

❶ **Typ-A-Dissektionen** müssen unverzüglich operiert werden, unbehandelt sind bereits 3 h nach Symptombeginn 50 % der Patienten verstorben.

Die Therapie der **Typ-B-Dissektion** ist konservativ und umfasst eine konsequente Blutdruckeinstellung mittels β-Blocker und ACE-Hemmern sowie die Behandlung kardiovaskulärer Risikofaktoren. Nur bei Progredienz, ischämischer Organbeteiligung oder drohender Ruptur sollte eine Operation durchgeführt werden.

2.3.6 Venenthrombosen

Definition Die Thrombose der tiefen Beinvenen betrifft die V. poplitea, die V. femoralis und die V. Iliacae. Die Thrombose oberflächlicher Venen bezeichnet man als **Thrombophlebitis.**

Pathogenese Tiefe Venenthrombosen können in subfaszialen Becken- und Beinvenen, Armvenen, Abominalvenen und Hirnsinusvenen entstehen. Armvenenthrombosen sind wesentlich seltener als Beinvenenthrombosen.

2

Ursachen von Venenthrombosen
— Gefäßwandschädigungen (traumatisch, infektiös, toxisch)
— Verlangsamte Blutströmung (Immobilisierung, Kompressionssyndrome, Herzinsuffizienz)
— Hyperkoagulabilität (Freisetzung von Gewebsthromboplastin posttraumatisch, Ovulationshemmer, Rauchen, Schwangerschaft, Polyzythämie, Thrombophilie, paraneoplastisch)

Symptome Klinisch zeigen sich eine Schwellung, Zyanose und Schmerzen der betroffenen Extremität. Druckschmerzen treten plantar wie auch in der Wade auf. Thrombosen bilden sich vorwiegend in den tief gelegenen Beinvenen und Beckenvenen. Neben der Größe des sich bildenden Gerinnsels ist auch die Geschwindigkeit, mit der sich ein Thrombus bildet, entscheidend für das Ausmaß einer Thrombose. So ist ein plötzlich eintretender, vollständiger Verschluss einer Vene mit einem wesentlich ausgeprägteren Krankheitsbild verbunden als eine langsam fortschreitende, unter Umständen mehrere Tage oder Wochen andauernde Gerinnselbildung, die erst allmählich zu einem Verschluss führt. Gerade bei Risikofaktoren wie Immobilisation sollte gezielt in der Peripherie der arterielle und venöse Gefäßstatus per Doppler schnell überprüft werden.

Bei der Hälfte der Patienten mit proximaler Beinvenenthrombose kommt es zur **Lungenembolie** mit akuter Dyspnoe, Tachypnoe und thorakalen Beschwerden.

❗ Das Lungenembolierisiko ist bei Armvenenthrombosen und Unterschenkelvenenthrombosen geringer als bei Beckenventhrombosen.

Diagnostik Doppler- und duplexsonographisch lässt sich die Thrombose in der Mehrzahl der Fälle nachweisen. Die isolierte Unterschenkelvenenthrombose kann der Duplexsonographie entgehen. Bei dringendem klinischen Thromboseverdacht sollte dann eine Phlebographie durchgeführt werden.

❗ Bei klinischem Verdacht auf eine Lungenembolie sollte zur Diagnosesicherung unverzüglich ein CT-Thorax durchgeführt werden, da es sich um eine lebensbedrohliche Erkrankung handelt.

Differenzialdiagnose Differenzialdiagnosen zur tiefen Beinvenenthrombose sind Erkrankungen, die mit einseitiger (postthrombotisches Syndrom, Venenkompression durch Tumor, Bakerzyste, Hämatom, Erysipel, Lymphödem, Lipödem, Kompartmentsyndrom) oder doppelseitiger Beinschwellung (Herz-, Leber-, Niereninsuffizienz) assoziiert sind.

Therapie Die Therapie der **tiefen Venenthrombose** besteht in einer Antikoagulation mit gewichtsadaptierten niedermolekularen Heparinen, überlappend mit Marcumar für 3–12 Monate und einer Kompressionstherapie. Bei jungen Patienten mit einer ausgedehnten Thrombose kann auch eine Thrombolyse mit Streptokinase oder Urokinase erwogen werden. Zu berücksichtigen ist dabei das erhöhte Risiko einer Blutung bzw. der Erfolglosigkeit mit zunehmendem Alter der Thrombose.

Im Falle einer **Lungenembolie** sollte in Abhängigkeit vom Stadium eine Antikoagulation mit Heparin oder bei hämodynamisch instabilen Patienten eine Thrombolyse mit rtPA durchgeführt werden. Nach akuter Lungenembolie erfolgt eine Antikoagulation mit Marcumar für 12 Monate.

Wichtigste Maßnahmen bei **Thrombophlebitis** sind der Kompressionsverband und die Mobilisation.

2.3.7 Chronisch venöse Insuffizienz

Definition Insuffizienter Rückstrom von venösem Blut zum Herzen durch erschlafften Venentonus, Abflussstörungen, Klappeninsuffizienzen.

Pathogenese Die chronisch venöse Insuffizienz ist Folge einer dauerhaft bestehenden venösen Hypertonie im venösen System, vorwiegend im Bereich der Kutis und Subkutis, und wird überwiegend im Unterschenkel beobachtet.

Symptome
- Im **Stadium I** bildet sich ein Gewebeödem und eine Corona phlebectatica paraplantaris.
- Im **Stadium II** findet man Hyperpigmentierungen und narbige Hautveränderungen (Atrophie blanche).
- Das **Stadium III** bezeichnet ein abgeheiltes oder florides Ulkus.

Diagnostik Duplex und Doppleruntersuchung der Venen. Klinik durch geschwollene Beine, Ödeme, bei gleichzeitig normaler Herzfunktion auffällig. Schlechtes Ansprechen auf Diuretika.

Therapie Ziel ist es, eine Progredienz der Erkrankung zu verhindern. Durchgeführt werden sollte eine konsequente Kompressionsbehandlung (Klasse II, d. h. mittlere Kompression), unterstützt von Allgemeinmaßnahmen (aktive und passive Bewegungen, kalte Güsse, Hochlagern).

Die operative Therapie umfasst die Sklerosierungstherapie und die Sanierung insuffizienter epifaszialer Venen.

2.3.8 Vaskulitiden der großen und mittleren Gefäße: Riesenzellarteriitis, Takayashu-Arteriitis und Panarteriits nodosa

Definition Vaskulitis bedeutet wörtlich Entzündungen der arteriellen Gefäße. Vaskulitiden können als eigenständiges Krankheitsbild (**primäre systemisch Vaskulitis**) oder als Folge einer anderen Erkrankung (**sekundäre Vaskulitis**) auftreten. Sekundäre Vaskulitiden können im Rahmen anderer chronisch-entzündlicher Erkrankungen, wie z. B. der rheumatoiden Arthritis oder von Kollagenosen, einer Infektionserkrankung oder einer Tumorerkrankung entstehen, können aber auch als unerwünschte Wirkung einer medikamentösen Therapie auftreten. Sekundäre Vaskulitiden manifestieren sich vor allem im Bereich der Haut, systemische Verläufe sind eher selten.

Die Einteilung der Vaskulitiden erfolgt anhand der Größe der betroffenen Arterien.

Einteilung der Vaskulitiden
- Große Gefäße
  - Riesenzellarteriitis
  - Takayasu-Arteriitis
- Mittlere Gefäße
  - Panarteriitis nodosa
  - Morbus Wegener (cANCA- und pr3-ANCA-positiv, ► Kap. 4.5.7)
  - Churg-Strauss-Syndrom (► Kap. 4.3.8)
- Kleine Gefäße
  - Mikroskopische Polyangiitis (pANCA-, MPO-ANCA-positiv, ► Kap. 2.3.8)
  - Kryoglobulinämische Vaskulitis
  - Schönlein-Henoch-Purpura

Epidemiologie Inzidenz etwa 5/100.000 Einwohner. Genaue populationsbasierte Untersuchungen zur Inzidenz und Prävalenz sekundärer Vaskulitiden liegen im Gegensatz zu den primären systemischen Vaskulitiden nicht vor.

Diagnostik Entscheidend für die Diagnostik ist der Nachweis aktiver entzündlicher Parameter wie deutlich erhöhtes CRP oder die BKS. Daneben spielen die Bildgebung wie auch der histologische Nachweis der Entzündung die entscheidende Rolle.

Symptome Hinweisend auf eine systemische Vaskulitis sind das Bild einer chronischen (progressiven) Entzündung, die nicht auf Antibiotika anspricht und im Verlauf von Symptomen einer Organischämie (z. B. akrale Nekrosen, Angina etc.) begleitet wird. In der Mehrzahl der Fälle sind unspezifische Allgemeinsymptome wie Gewichtsverlust, Nachtschweiß oder Fieber erfragbar. In der organspezifischen Anamnese müssen Leitsymptome (◘ Tab. 2.5) dezidiert abgefragt werden, da diese oft nur in der Vergangenheit bestanden haben (z. B. rotes Auge bei Episkleritis) und vom Patienten nicht mit dem aktuellen Beschwerden in Verbindung gebracht werden. Auffällige Befunde müssen dann durch ergänzende klinische, serologische und technische Untersuchungsverfahren weiter abgeklärt werden.

◻ Tab. 2.5 Symptomatik der Vaskulitiden großer, mittlerer und kleiner Gefäße

Symptome/Klinik	Gefäße/Prädilektionsstelle	Diagnose
A. temporalis verhärtet	Arteriitis temporalis	Riesenzellarteriitis
Blutige Diarrhö	Mesenterialischämie	Panarteriitis nodosa, Churg-Strauss-Syndrom
Episkleritis	Ziliararterien, episklerale Gefäße	M. Wegener, M. Behçet
Blutiges Sputum	Alveoläre Hämorrhagie	M. Wegener, mikroskopische Polyangiitis
Husten, Dyspnoe, Lungenrundherd	Granulom durch Vaskulitis Lungernarteriolen	M. Wegener
Angina pectoris	Koronare Vaskulitis	Panarteriitis nodosa, Takayasu-Arteriitis, Churg-Strauss-Syndrom
Purpura an Armen und Beinen	Leukozytoklastische Vaskulitis peripherer Gefäße Kinder: Purpura Schönlein-Henoch	M. Wegener, mikroskopische Polyangiitis, Churg-Strauss-Syndrom Sekundär nach Infekt
Granulome, nodöse Vaskulitis	Kutane Granulome durch nodöse Vaskulitis in der Haut	M. Wegener, Panarteriitis nodosa

Riesenzellarteriitis

Definition Bei der Riesenzellarteriitis (RZA; Arteriitis temporalis) handelt es sich um eine riesenzellige granulomatöse, nekrotisierende Vaskulitis der großen und mittelgroßen Gefäße, insbesondere des Kopfes. Typischerweise ist die A. temporalis deutlich verdickt und die Senkung deutlich beschleunigt.

Klassifikationskriterien Die Klassifikationskriterien des American College of Rheumatology (ACR) ermöglichen eine gute Abgrenzung von anderen Vaskulitiden, sind aber wegen ihrer relativ geringen Sensitivität und Spezifität zur klinischen Diagnosestellung einer RZA nur begrenzt geeignet.

> **Klassifikationskriterien des ACR für die Riesenzellarteriitis**
> - Alter bei Erkrankungsbeginn mindestens 50 Jahre
> - Neuauftreten lokalisierter Kopfschmerzen
> - Lokaler Druckschmerz oder abgeschwächte Pulsation einer Temporalarterie (ohne offensichtliche arteriosklerotische Ursache)
> ▼

> - BSG-Beschleunigung >50 mm/h
> - Bioptischer Nachweis (Vaskulitis durch mononukleäre Zellinfiltration oder granulomatöse Gefäßentzündung meist mit Nachweis von Riesenzellen)
>
> Mindestens 3 der 5 Kriterien müssen erfüllt sein.

Weitere Symptome Formal lassen sich 3 Syndromgruppen abgrenzen: arteriitische Gefäßkomplikationen, polymyalgische Beschwerden und Allgemeinsymptome.

- **Arteriitische Gefäßkomplikationen:** Bei der RZA sind am häufigsten die extrakraniellen Kopfarterien (A. carotis externa) involviert, einschließlich der klinisch und bioptisch gut zugänglichen A. temporalis superficialis (Temporalarteriitis). Häufigstes Symptom ist der Kopfschmerz, oft der Schläfenareale, aber auch diffus im Bereich der behaarten Kopfhaut. Die Temporalarterien können druckschmerzhaft sein und abgeschwächte Pulsationen aufweisen. Bei Befall von Ästen der A. carotis interna bestehen Erblindungsgefahr (etwa 10–20 %), Schwäche der Kaumuskulatur, transitorisch ischämische Attacken. Es kann zur Bildung von Aortenaneurysmen kommen, vor allem der thorakalen Aorta; Aortenrupturen infolge Aortitis kommen vor. Das individuelle klinische Bild kann entsprechend dem arteriitischen Verteilungsmuster sehr vielgestaltig sein. Eine gründliche angiologische Untersuchung der großen und mittelgroßen Arterien ist daher obligat (Palpation, Auskultation, beidseitige Blutdruckmessung, Dopplersonographie und ggf. bildgebende Gefäßdiagnostik mit 18-FDG-PET, Angio-MRT).

- **Polymyalgische Beschwerden**: Symptome einer Polymyalgia rheumatica (▶ Kap. 3.12) können einer RZA vorausgehen, sie begleiten oder ihr erst nach Monaten oder Jahren folgen.
- **Allgemeinsymptome**: Sie werden von etwa der Hälfte der RZA-Patienten angegeben und unterscheiden sich nicht von denen einer PMR. Die Labordiagnostik (positive Entzündungsparameter) entspricht der PMR. RZA-Patienten mit ausgeprägter Thrombozytose und/oder starker Fibrinogenerhöhung scheinen ein erhöhtes Erblindungsrisiko zu besitzen.

Diagnostik Die Diagnose wird in aller Regel histologisch mittels **Temporalarterienbiopsie** gestellt. Es empfiehlt sich, jeder Biopsie (vorzugsweise an den parietalen Ästen der A. temporalis) eine dopplersonographische Untersuchung der Karotiden vorauszuschicken, um Kollateralkreisläufe bei Verschluss der A. carotis interna über die A. temporalis superficialis auszuschließen. Histologisch finden sich die charakteristischen mehrkernigen Riesenzellen, unregelmäßig verteilt in der segmental-lokalisiert entzündeten Gefäßwand. Der fehlende Nachweis von Riesenzellen in einer sonst typisch granulomatös infiltrierten Gefäßwand ist daher mit der Diagnose einer RZA vereinbar. Ein negatives Biopsieergebnis der Temporalarterien schließt eine RZA anderer Lokalisation nicht aus.

Differenzialdiagnose Die vielfältigen Erscheinungsformen der RZA in unterschiedlichen Kombinationen und zeitlicher Abfolge lassen ein großes Spektrum möglicher Differenzialdiagnosen zu. Infolge der häufigen Überschneidung der RZA mit einer Polymyalgia rheumatica kommen die dort genannten Differenzialdiagnosen in Betracht (▶ Kap. 3.12). Bis zu 10 % der RZA-Patienten geben initial

Symptome des Respirationstraktes an (meist trockener Husten). Bei positiver Temporalarterienbiopsie entfällt eine differenzialdiagnostische Abklärung weitgehend.

Therapie Unbedingt sollte Kortison i.v. und in hohen Dosen eingesetzt werden. Der gesamte Therapiezeitraum richtet sich nach den Beschwerden, die Dosis sollte nur langsam reduziert werden.

❗ Kortikoidgabe umgehend innerhalb von 4 h nach Diagnose, es droht Erblindung!

Takayashu-Arteriitis

Definition Die Takayasu-Arteriitis (TA) ist eine chronisch-entzündliche, granulomatöse, panarteritische Erkrankung der Aorta und deren großer Äste, seltener auch der Pulmonalarterie, die überwiegend junge Frauen betrifft.

Klassifikationskriterien Die Klassifikation erfolgt entsprechend den Kriterien des American College of Rheumatology (ACR).

Klassifikationskriterien des ACR für die Takayasu-Arteriitis

- Alter bei Krankheitsbeginn unter 40 Jahre
- Durchblutungsstörungen der Extremitäten (bewegungsabhängige Muskelbeschwerden mindestens einer Extremität, insbesondere der Arme)
- Abgeschwächte Pulsationen der A. radialis und/oder A. ulnaris
- Systolische Blutdruckdifferenz von mehr als 10 mmHg zwischen beiden Armen
- Auskultierbare Gefäßgeräusche über der A. subclavia (ein- oder beidseits) oder über der abdominellen Aorta
- Arteriographischer Nachweis typischer Gefäßveränderungen der Aorta, der aortalen Äste oder der großen proximalen Extremitätenarterien (meist fokal-segmentale, stenosierende oder okkludierende Veränderungen ohne Hinweise auf Arteriosklerose, fibromuskuläre Dysplasie o. ä.).

Mindestens 3 der 6 Kriterien müssen erfüllt sein.

2

Weitere Symptome und Diagnostik **Allgemein-symptome**: Fieber, Nachtschweiß, Gewichtsabnahme, Myalgien und Arthralgien sind relativ uncharakteristisch.

Durchblutungsstörungen der jeweils betroffenen Gefäßregionen: Raynaud-Symptome, Claudicatiobeschwerden der Arme und Beine, zerebrovaskuläre Insuffizienzen einschließlich visueller Symptome, pulmonale, renale, koronare und viszerale Ischämien. Bei der klinischen Untersuchung muss neben tastbarer Pulsabschwächung auf Blutdruckdifferenzen zwischen den Armen sowie zwischen den Armen und Beinen geachtet werden. Neben Stenosegeräuschen über den großen Arterien, ist bei der Auskultation des Herzens auf Insuffizienzgeräusche der Aorta (Aortenklappeninsuffizienz) zu achten.

Unterschiedliche **Hautveränderungen**: Erythema nodosum, Pannikulitis, Urtikaria.

Angiographische Befunde: Sie bestätigen die klinische Diagnose. Es werden häufig segmental stenosierende, seltener aneurysmatische Veränderungen gefunden. Dabei kann die konventionelle angiographische Diagnostik abhängig von der vaskulitischen Lokalisation heute meist durch moderne bildgebende Verfahren (Duplexsonographie, DSA, MRT, CT, 18-FDG-PET) ersetzt bzw. ergänzt werden. Die MR-Methoden erlauben nach Kontrastmittelgabe zusätzliche Aussagen zur Aktivität der Gefäßentzündungen wie Wandverdickung und Wandödem in den T2-gewichteten Sequenzen (◘ Abb. 2.10). Auch der Befall der Pulmonalarterien lässt sich mittels nicht-invasiver MR-Methoden darstellen.

Laborbefunde: Wie bei der Riesenzellarteriitis; BSG-Beschleunigung und CRP-Erhöhung sind häufig vorhanden, spiegeln aber die vaskulitische Aktivität der TA nur unzuverlässig wieder.

Differenzialdiagnose Das Alter ist entscheidend für die Differenzialdiagnose einer Takayasu-Arteriitis und einer Riesenzellarteriitis: typisches Manifestationsalter bei einer Takayasu-Arteriitis unter 40 Jahre, bei einer Riesenzellarteriitis über 40 Jahre. Eine Abgrenzung von anderen vaskulitischen Erkrankungen (z. B. Wegener-Granulomatose, Polyarteriitis nodosa) lässt sich neben charakteristischen klinischen Befundmustern (ACR-Kriterien) meist auch serologisch (ANCA-Diagnostik) treffen. Zum Ausschluss einer Aortitis luetica, die typischerweise

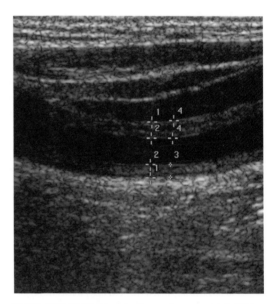

◘ **Abb. 2.10** Verdickung der A. carotis communis bei Takayashu-Arteriitis

einen kontinuierlichen Befall der thorakalen Aorta zeigt, dient die Bestimmung der Luesserologie, wobei auf falsch-positive Screeningtests durch Kardiolipinantikörper, die bei der Takayasu-Arteriitis vorkommen können, zu achten ist.

Therapie Kortikoidgabe in hohen Dosen, immunsuppressive Therapie.

Panarteriitis nodosa

Definition Die Panarteriitis oder auch Polyarteriitis nodosa (cPAN) ist eine entweder schleichend oder post- bzw. parainfektiös auftretende schwere Allgemeinerkrankung (Gewichtsabnahme, Fieber, Nachtschweiß, »chlorotischer Marasmus«) mit vaskulitischem Multiorganfall kleinerer und mittelgroßer Gefäße unter Aussparung der Kapillaren, wobei nekrotisierende kutane Läsionen, Arthralgien, Myalgien, ZNS-Beteiligung (Insulte, Polyneuropathie, Mononeuritis multiplex), Kardiomyopathie, Hodenschmerzen und vaskulitische Darmnekrosen im Vordergrund stehen. Eine Lungenbeteiligung ist untypisch.

Epidemiologie Die Inzidenz beträgt 2–4/100.000 Einwohner.

Pathogenese Die Ätiologie der seltenen Erkrankung ist unklar. Eine infektallergische Reaktion bei immungenetischer Prädisposition wird vermutet.

Klassifikationskriterien Die Klassifikation erfolgt entsprechend den Kriterien des American College of Rheumatology (ACR).

Klassifikationskriterien des ACR für die Panarteriitis nodosa

- Gewichtsverlust von über 4 kg, Allgemeinsymptome
- Livedo reticularis
- Hodenschmerz und -schwellung
- Myalgien, Schwäche, Druckschmerz der Beinmuskulatur
- Hypertonus (diastolischer Blutdruck von über 90 mmHg)
- Serumkreatinin von über 1,5 mg/dl
- HBV-Carrier-Status
- Arteriographische Befunde: Aneurysmen, Verschlüsse
- Histologie von gefäßwandinfiltrierenden Granulozyten oder Granulozyten mit mononukleären Leukozyten in kleinen und mittleren Arterien

Mindestens 3 der 10 Kriterien sollten vorliegen, um die Diagnose cPAN zu stellen.

Weitere Symptome und Diagnostik
- Dilatative Kardiomyopathie
- Lebermitbeteiligung
- Epididymitis
- Abdominalkoliken, nekrotisierende Magen-Darm-Läsionen und Cholezystitis
- Arthralgien

❗ Die Panarteriits nodosa ist eine schwere Entzündung kleinerer und mittelgroßer Gefäße unter Aussparung der Kapillaren, wobei nekrotisierende Läsionen in Haut, Gelenken, Muskel, ZNS, Herz, Hoden und Darm beobachtet werden. Eine Lungenbeteiligung ist untypisch.

Laborbefunde:
- Deutliche Akute-Phase-Reaktion mit stark beschleunigter BSG und hohem CRP.
- ANCA, ANA und Rheumafaktoren sind typischerweise negativ.
- Kryoglobuline und Kryofibrinogen können positiv sein.
- Bei 5–40 % der Betroffenen können persistierende HBV- und HCV-Infektionen nachgewiesen werden.

Differenzialdiagnose Riesenzellarteriitis, ANCA-positive Vaskulitiden: M. Wegener, mikroskopische Polyangiitis, Churg-Strauss-Vaskulitis sowie sekundäre Vaskulitiden im Rahmen von Infektionen, Malignomen, Kryoglobulinämien und medikamentenallergischen Reaktionen.

Therapie Immunsuppressive Therapie mit Kortison und Endoxan.

2.4 Leitsymptome

2.4.1 Akute Beinvenenthrombose

Die Bildung eines Blutgerinnsels in einer gesunden oder geschädigten Vene (in über 90 % sind dies die Beinvenen) ist eine dramatische Erkrankung, denn sie besitzt das Risiko einer konsekutiven Lungenembolie. Häufig kommt es auch zum **postthrombotischen Syndrom**, das lebenslang zu Schwellung und Schmerzen führt.

❗ Die akute Venenthrombose ist ein akutes Ereignis, dass sich innerhalb weniger Stunden abspielt. Die sofortige Diagnostik und Behandlung ist zwingend.

Risiken sind:
- Veränderungen der Flussgeschwindigkeit
- Veränderungen der Venenwand
- Veränderungen der Blutbestandteile

Klinische Zeichen der akuten Beinvenenthrombose:
- Kompressionsschmerzen der Wade
- Schmerzen beim Druck auf die Plantarsohle

2

- Schmerzen beim Auftreten auf das Bein, unter voller Belastung kaum möglich
- Schmerzausstrahlung entlang der großen Gefäßachse

2.4.2 Belastungsabhängige Schmerzen im Unterschenkel

Belastungsabhängige Extremitätenschmerzen, auch **Schaufensterkrankheit** genannt, können verschiedene Ursachen haben. Neben arteriellen Verschlüssen oder Stenosen können auch venöse Abflussstörungen ähnliche Symptome auslösen, die sich nach Hochlegen der Beine bessern.

Die Schaufensterkrankheit ist ein typisches Zeichen für die pAVK, das Ausmaß der Gehstrecke bestimmt das Stadium. Akrale Weiß- oder Blauverfärbungen sind das klinische Zeichen des M. Raynaud und werden durch Kälte ausgelöst. Spinalkanalstenosen, Bandscheibenvorfälle, Tumoren oder Metastasen können die Ursache einer neurogen ausgelösten Claudicatio intermittens sein. Diese sind oft mit Lähmungserscheinungen und Paräs-

thesien assoziiert. Auch bei degenerativen Gelenkerkrankungen (Koxarthrose, Gonarthrose) berichten die Patienten über belastungsabhängige Beschwerden. Seltene Ursachen sind arteriovenöse Fisteln, die angeboren oder erworben sein können.

2.4.3 Sturzsenkung

Eine deutlich beschleunigte Blutsenkungsgeschwindigkeit ist typisch für eine ausgeprägte entzündliche Reaktion im Körper, typisch für einen schweren bakteriellen Infekt. Neben den bakteriellen Infekten sind dann Paraproteine im Rahmen eines Plasmozytoms von entscheidender Bedeutung. Schließlich ist die Sturzsenkung ein typisches Zeichen einer primären oder auch sekundären Vaskulitis.

2.5 Algorithmen

Zum Vorgehen bei Verdacht auf Thrombosen und bei Verdacht auf eine arterielle Verschlusskrankheit ■ Abb. 2.11 und ■ Abb. 2.12.

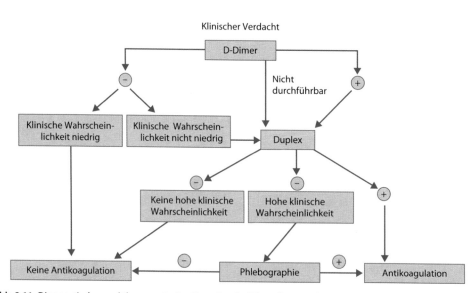

■ Abb. 2.11 Diagnostisches und therapeutisches Vorgehen bei Thromboseverdacht

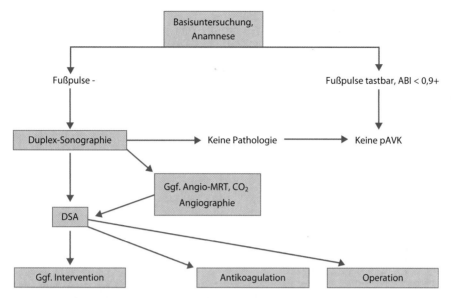

■ Abb. 2.12 Diagnostisches und therapeutisches Vorgehen bei arterieller Verschlusskrankheit (PTA)

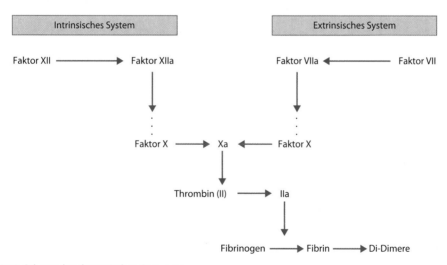

■ Abb. 2.13 Schema der plasmatischen Gerinnung

Erkrankungen der Atmungsorgane (Pulmologie)

Lunge und Bronchien

Christian Prinz

3

❯❯ ❯❯ Einleitung

Erkrankungen der Lunge werden unterschieden in obstruktive und restriktive Ventilationsstörungen. Bei den obstruktiven Lungenerkrankungen besteht eine charakteristische Einschränkung der Relaxationsfähigkeit der Bronchien. Bei den restriktiven Lungenerkrankungen ist die Dehnfähigkeit der Lunge eingeschränkt.

> **Was kommt jetzt?**
>
> Asthma bronchiale, exogen allergische Alveolitis, chronisch obstruktive Bronchitis (COPD), Pneumonie, Lungenembolie, interstitielle Lungenerkrankungen, Tumoren der Lunge und des Bronchialbaums.

Die wesentliche Funktion der Lunge besteht in einem kontrollierten Gastausch zwischen inhalierter Luft und dem Blutgefäßsystem, gleichzeitig muss Kohlendioxid eliminiert werden. Der Gasaustausch von Sauerstoff und Kohlendioxid findet in den kleinen Lungenalveolen statt, nicht in den zuleitenden Atemwegen. Die Diffusionsfläche zwischen Alveolen und Kapillaren ist bei verschiedenen **restriktiven Lungenerkrankungen** verdickt und führt daher typischerweise zur Gasaustauschstörung, ohne dass die Zuleitung von Luft unterbrochen ist.

Diese **interstitiellen Lungenerkrankungen** bilden eine weitere Gruppe der Lungenerkrankungen und sind insbesondere durch die Verbreiterung des Lungeninterstitiums zwischen Alveolen und Blutwegen und durch eine Einschränkung der Diffusionskapazität charakterisiert.

Die **malignen Erkrankungen** des Bronchialbaums haben in den westlichen Ländern eine besondere Bedeutung, weil sie extrem häufig sind und überwiegend durch Rauchen verursacht werden. Problematisch, daher umso wichtiger, sind aufgrund einer schwierigen Differenzialdiagnose die entzündlichen und malignen Veränderungen der Pleura und des Lungenparenchyms.

3.1 Anatomische und physiologische Grundlagen

3.1.1 Anatomie

Anatomisch wird ein rechter und linker **Lungenflügel** unterschieden, die aus 3 bzw. 2 **Lappen** bestehen. Rechts wird die Lunge in 10 **Segmente** (3 Lappen), links in 10 Segmente (2 Lappen) untergliedert (❒ Abb. 3.1 und ❒ Abb. 3.2). Anatomische Besonderheit ist der rechte Mittellappen. Er wird von besonderen Erkrankungen wie den sog. Mittellappenpneumonien befallen und an spezieller Stelle auskultiert: rechts lateral in der mittleren Axillarlinie, aber auch parasternal.

Die Lungenflügel sind elastisch und kollabieren, wenn sie nicht unter Druck entfaltet werden. Die **Thoraxwand** ist ebenfalls elastisch und wird durch den Brustkorb bei Atembewegung durch Zug nach außen erweitert. Die **Inspiration** erfolgt durch aktive Kontraktion der Atemmuskulatur, insbesondere der Interkostalmuskulatur. Der wichtigste Atemmuskel ist das Zwerchfell, das sich bei der Einatmung um ca. 5–10 cm senkt. Zur weiteren Inspirationsmuskulatur gehören die Mm. scaleni und sternocleidomastoidi. Schwer ateminsuffiziente Patienten lassen sich oft an einer Hypertrophie dieser Muskeln erkennen. Die **Exspiration** erfolgt in Ruheatmung passiv, die Bauch- und Interkostalmuskulatur kann jedoch aktiv teilnehmen.

❒ Abb. 3.3 zeigt die in der Röntgen-Thoraxaufnahme erkennbaren anatomischen Strukturen.

3.1.2 Physiologie

Die Besonderheit der Lungen ist das Aufspannen der Lungenflügel unter leichtem Unterdruck. Beim **Lungenkollaps**, z. B. nach einem Trauma, kann sich ein ganzer Lungenflügel bis auf Faustgröße reduzieren. Er nimmt dann nicht mehr am Gasaustausch teil, auch seine Durchblutung wird erheblich gedrosselt (**Euler-Liljestrand-Mechanismus**). Eine solche Situation erfordert die sofortige externe Ableitung der komprimierenden Luft durch eine **Bülau-Drainage**, z. B. im 3. ICR (❒ Abb. 3.4). Für die Beurteilung der Lungenphysiologie und Atem-

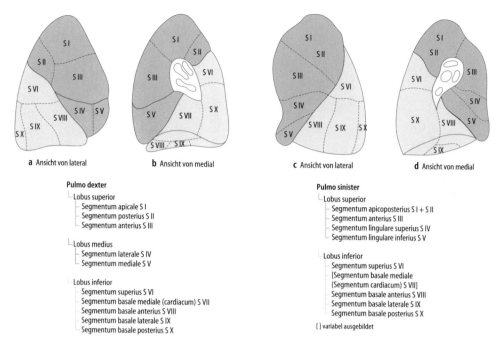

a Ansicht von lateral   **b** Ansicht von medial   **c** Ansicht von lateral   **d** Ansicht von medial

Pulmo dexter
- Lobus superior
  - Segmentum apicale S I
  - Segmentum posterius S II
  - Segmentum anterius S III
- Lobus medius
  - Segmentum laterale S IV
  - Segmentum mediale S V
- Lobus inferior
  - Segmentum superius S VI
  - Segmentum basale mediale (cardiacum) S VII
  - Segmentum basale anterius S VIII
  - Segmentum basale laterale S IX
  - Segmentum basale posterius S X

Pulmo sinister
- Lobus superior
  - Segmentum apicoposterius S I + S II
  - Segmentum anterius S III
  - Segmentum lingulare superius S IV
  - Segmentum lingulare inferius S V
- Lobus inferior
  - Segmentum superius S VI
  - [Segmentum basale mediale (Segmentum cardiacum) S VII]
  - Segmentum basale anterius S VIII
  - Segmentum basale laterale S IX
  - Segmentum basale posterius S X

[ ] variabel ausgebildet

▫ Abb. 3.1 Lungenlappen und Lungensegmente

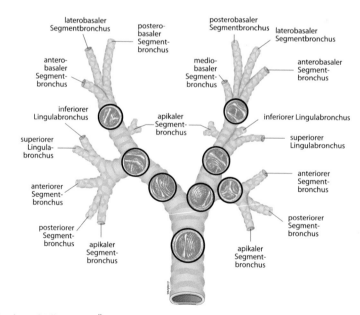

▫ Abb. 3.2 Tracheobronchialbaum mit Öffnung der Lappen- und Segmentbronchien

3

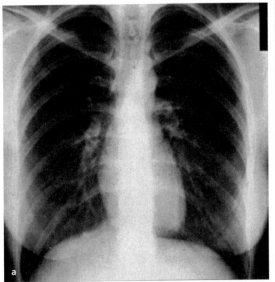
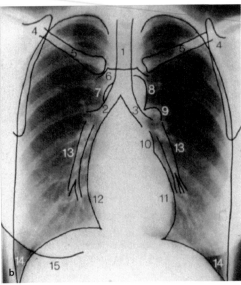
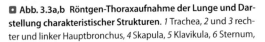

⬛ Abb. 3.3a,b Röntgen-Thoraxaufnahme der Lunge und Darstellung charakteristischer Strukturen. *1* Trachea, *2* und *3* rechter und linker Hauptbronchus, *4* Skapula, *5* Klavikula, *6* Sternum, *7* Lobus venae azygos, *8* Aortenkopf, *9* linker Tractus pulmonalis, *10* linker Vorhof, *11* linker Ventrikel, *12* rechter Ventrikel, *13* Pulmonalarterien, *14* Recessus, *15* Mammaschatten

mechanik sind besondere Lungenfunktionswerte von Bedeutung (⬛ Tab. 3.1):

- Als **Vitalkapazität** bezeichnet man das maximal ventilierbare Lungenvolumen, das beim Erwachsenen meist über 4–5 l liegt.
- **Residualvolumen** benennt das Volumen, das nach maximaler Exspiration in der Lunge verbleibt. In der Regel sind dies 1,2–1,5 l.
- Die **funktionelle Residualkapazität** ist das Luftvolumen, das am Ende der ruhigen Inspiration der Lunge verbleibt. Insbesondere bei obstruktiven Lungenerkrankungen ist diese funktionelle Residualkapazität deutlich erhöht (Normwert 2,4–4 l).
- Die **forcierte Einsekundenkapazität (FEV$_1$)** kennzeichnet das Atemstoßvolumen, das in einer Sekunde forciert ausgeatmet werden kann. Gesunde Patienten schaffen in der Regel 2–3 l. Klinisch lässt sich dies am Bett meist testen, indem man eine Kerze oder ein Feuerzeug vom Patienten im Bett sitzend über der Bettkante ausblasen lässt. Bei einer normalen FEV$_1$ muss eine Person vom Bett aus sitzend über die untere Bettkante ein Feuerzeug auspusten können!

- Die **Diffusionskapazität** (DC) der Lunge kann über die Differenz der Kohlenmonoxidkonzentration der Ein- und Ausatemluft gemessen werden. Der Patient hält dazu 10 s den Atem an oder atmet kontinuierlich 1 min. lang. Typischerweise ist die Diffusionskapazität erniedrigt bei Erkrankungen, die mit Verdickung der Alveolarmembran einhergehen, z. B. interstitielle Fibrosen, Sarkoidosen, Asbestosen, Alveolarzellkarzinome oder zu einer Vermehrung der Diffusionsfläche führen.

❗ Mit Hyperkapnie wird ein Anstieg des CO$_2$-Spiegels im Blut, mit Hypoxämie eine Erniedrigung des Sauerstoffpartialdrucks im Blut bezeichnet. Hypoxämie führt zur starken Steigerung des Atemantriebs, Hyperkapnie kann bei hohen Konzentrationen narkotisierend wirkend (»CO$_2$ Narkose«).

Die vier wichtigsten **Ursachen der Hypoxämie** sind:
- Ventilations-Perfusionsstörung
- Rechts-Links-Shunt
- Zentral bedingte Hyperventilation
- Diffusionsstörung

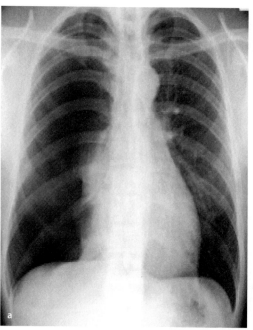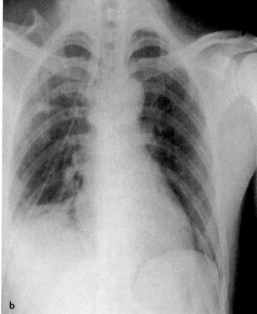

Abb. 3.4a,b Spontanpneumothorax rechts. a Die rechtsseitige Lunge ist nach einem Trauma kollabiert, man erkennt keine Gefäßstrukturen. **b** Nach Einlegen einer Bülau-Drainage hat sich die Lunge wieder entfaltet

H10

Tab. 3.1 Wichtige Lungenfunktionsparameter

Bezeichnung	Erklärung	Volumen
Funktionelle Residualkapazität	Volumen in der Lunge nach normaler Exspiration	2200 ml
Vitalkapazität	Volumen ausgeatmet nach tiefer Inspiration	4800 ml
Tidalvolumen	Volumen bei normaler Inspiration und Exspiration	300–500 ml
Diffusionskapaziät	Differenz CO-Konzentration in Ein- und Ausatmungsluft	Angegeben in %
FEV_1	Volumen, das in einer Sekunde forciert ausgeatmet werden kann	2000–3000 ml

3.2 Diagnostische und therapeutische Methoden

3.2.1 Radiologische Verfahren

Im **Röntgen-Thorax** (a.p. Aufnahme, seitliche Aufnahme, ■ Abb. 3.5 und ■ Abb. 3.6) werden beide Lungenflügel, die Strukturen im lateralen Hilusbereich (Abgang der Trunci pulmonalis sowie des Bronchialbaums) und im Mediastinum, die Herzkonturen und insbesondere der Pleuraraum gut dargestellt.

Da in der Röntgenaufnahme oft keine eindeutige Zuordnung von Rundherden möglich ist, zählt heute zu den Routineuntersuchungen bei der Abklärung von Patienten mit pulmonalen Raumforderungen das **Thorax-CT mit Kontrastmittel**. Das Thorax-CT kann eindeutig zwischen soliden und vaskulären Strukturen unterscheiden.

Das Verfahren der Wahl bei der Diagnose von Lungenembolien ist das **Angio-CT** (■ Abb. 3.7).

3

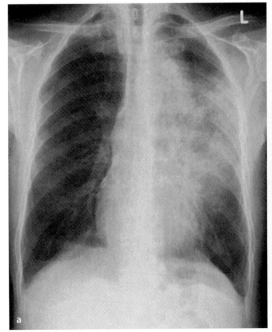

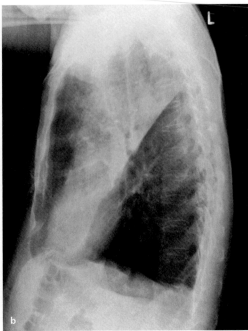

◘ **Abb. 3.5a,b Lobärpneumonie im Röntgen-Thorax.** Für das konventionelle Röntgenbild der Lunge wird im a.p. Strahlengang und seitlich geröntgt. Gefäße und solide Strukturen absorbieren den Röntgenstrahl stärker und sind daher im Bild heller als die strahlentransparente Lunge. Eine Lobärpneumonie zeigt typischerweise eine Verschattung, die auf einen bestimmten Abschnitt der Lunge beschränkt ist. **a** 70-jähriger Patient mit Fieber und Rasselgeräuschen, Lobärpneumonie im linken Oberlappen. **b** 62-jähriger Patient mit Fieber und Rasselgeräuschen, Lobärpneumonie im rechten Oberlappen

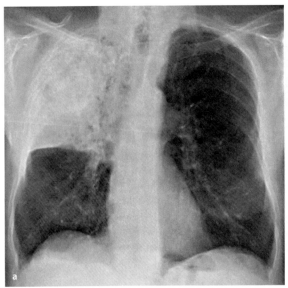

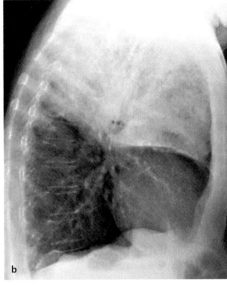

◘ **Abb. 3.6 Typische Befunde bei Lobärpneumonie im Röntgen-Thorax.** 62-jähriger Patient mit Fieber und Rassel- geräuschen, Lobärpneumonie im rechten Oberlappen. **a** a.p.Strahlengang, **b** seitlicher Strahlengang

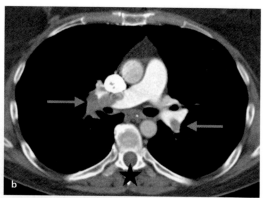

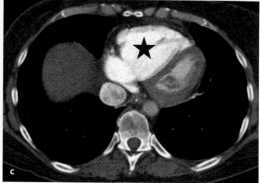

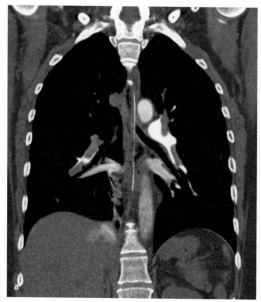

■ **Abb. 3.7a–c Angio-CT des Thorax.** Beim Angio-CT der Lunge wird ein Kontrastmittel gespritzt. Auf diese Weise können die großen Gefäße abgebildet werden. **a** 56-jährige Patientin mit Beckenvenenthrombose und akuter Dyspnoe. Diagnose: zentrale Lungenarterienembolie beidseits. **b** Die Pfeile markieren die Thromben in der A. pulmonalis. **c** Der Stern zeigt die konsekutive rechtsventrikuläre Stauung. Oft entwickelt sich nach multiplen Embolien ein Cor pulmonale, das die Lebenserwartung bedingt und zur Marcumarisierung zwingt

3.2.2 Hauttests

Hauttests mit spezifischem Antigen sind verfügbar für Tbc, Toxoplasmosen und Aspergillen. Bei dem Tuberkulintest (eine Typ-4-Reaktion vom Spättyp) lässt sich eine vorausgehende Tbc-Infektion nachweisen.

3.2.3 Sputumanalyse

Die Sputumanalyse untersucht auf pathogene Keime und gibt klinisch erste Hinweise auf Blut, Verfärbung und Geruch. Ohne einen sicheren Schluss zuzulassen, erscheinen gram-negative Keime oft grünlich, Haemophilus-influenzae-Keime manchmal mit fluoreszierendem Spektrum, gram-positive Keime eher gelblich. Zur genauen Differenzierung muss eine Bakterienkultur auf pathogene Keime, insbesondere auf Tuberkelbakterien angelegt werden.

3.2.4 Lungenfunktionsprüfung ◀ F11

Die Lungenfunktionsprüfung ermöglicht die Beurteilung von Atemwegsfunktion und Veränderungen von Lungenvolumina. Spezifische Konstellationen der Lungenfunktionsparameter (■ Tab. 3.3) helfen bei der Differenzialdiagnose obstruktiver und restriktiver Krankheiten.

Entscheidende Parameter der Lungenfunktionsuntersuchung sind der Nachweis einer Bronchialobstruktion vor und nach Bronchospasmolyse sowie der Nachweis von restriktiven Veränderungen

3

anhand der Diffusionskapaziät. Daneben sind die Sauerstoff- und CO_2-Konzentrationen von besonderem Interesse.

Für die Praxis

Lungenfunktionsprüfung: Spirometrie und Bodyplethysmographie

Es gibt mehrere Methoden der Lungenfunktionsprüfung, die auf unterschiedliche Weise testen. Praktische Bedeutung haben die Spirometrie und die Bodyplethysmographie.

Bei der **Spirometrie** wird mit einem Gerät, in das der Patient über ein Mundstück atmet, die Luftströmung (Volumen/Zeiteinheit) gemessen. Dies erlaubt die Bestimmung der Volumina der Atmung. Bei der **Bodyplethysmographie** (Ganzkörper-Plethysmographie) sitzt der Patient in einem luftdicht abgeschlossenen Glaskasten und atmet über ein Ventil. Mit diesem Verfahren können noch weitere Volumina wie Residualvolumen oder thorakales Gasvolumen als auch Werte wie z. B. der Atemwegswiderstand bestimmt werden.

Die Ergebnisse der Lungenfunktionsprüfung können in einem Diagramm dargestellt werden oder in absoluten Werten.

3.2.5 Bronchoskopie

Mit Bronchoskopie wird die direkte Darstellung der Atemwege unter endoskopischer Sicht bezeichnet. Die Bronchoskopie erlaubt die Beurteilung endobronchialer Veränderungen, peripherer Rundherde oder diffus infiltrativer Erkrankungen sowie die Entnahme von Flüssigkeitsproben mittels Lavage, Bürstenabstrichen oder Biopsien zur weiteren diagnostischen Untersuchung. Die modernen Bronchoskope sind **flexibel** und mit einer **Glasfaseroptik** ausgestattet. Das Bronchoskop trägt an der Mitte einen CCD-Chip und hat einen Arbeitskanal von 1,2–1,8 mm, der Gesamtdurchmesser liegt in der Regel bei 6 mm. Das flexible Bronchoskop lässt sich durch Rotation nach links und rechts drehen und in Bronchialäste von nur wenigen Millimetern Durchmesser vorschieben.

Falls die Untersuchung nicht sowieso in Narkose durchgeführt wird, erhalten die Patienten ein Medikament zur Beruhigung und die Schleimhaut des Nasen-Rachen-Raums, des Kehlkopfes und der großen Bronchien wird mit einem Spray örtlich betäubt. Während der Bronchoskopie wird eine kleine Zange eingeführt, wodurch eine gezielte Biopsie für die Histologie von Bronchialtumoren entnommen werden kann.

3.2.6 Bronchiallavage   F1

Die Bronchiallavage wird insbesondere in der Diagnostik von Pneumonien mit unklaren Keimen eingesetzt. Aus der Bronchiallavage lassen sich nicht nur pathologische Zellen, sondern insbesondere auch Bakterien züchten, die im Hinblick auf ihre antibiotische Empfindlichkeit getestet werden können.

Die Bronchiallavage beim normal vorbereiteten Patienten hat eine Sensitivität von über 85 % und sollte daher vor allem bei immunsupprimierten Patienten, aber auch bei Patienten, die auf eine herkömmliche Therapie nicht ansprechen, regelmäßig durchgeführt werden.

Für die Praxis

Bronchiallavage

Der Patient liegt auf dem Rücken, eine Sauerstoffbrille ist in die Nase eingebracht, über die kontinuierlich Sauerstoff appliziert wird. Der Arzt führt das Bronchoskopiegerät in der Regel über das rechte Nasenloch nach entsprechender Lokalanästhesie ein. Über den Rachen gelangt der Untersucher in den Bronchialbaum und intubiert den Lungenflügel, in dem die Verdichtungen radiologisch nachgewiesen wurden. Etwa 100–200 ml Kochsalzlösung werden in den Lungenflügel appliziert, durch das Gerät möglichst vollständig wieder abgesaugt und steril abgepackt.

3.2.7 Transbronchiale Biopsie

Mit Hilfe dieses Verfahrens wird über das Bronchoskop eine Nadel durch den Bronchialbaum geführt, um Tumoren oder Lymphknoten zu biopsieren. Dieses Verfahren birgt das Risiko des Pneumothorax, weshalb nach dieser Untersuchung eine radiologische Kontrolle erfolgen sollte.

3.2.8 Endobronchialer Ultraschall, ggf. mit Punktion

Neuere Verfahren mit 4 mm dünnen Bronchoskopen verwenden die Endosonographie gleichzeitig zur Darstellung von Lymphknoten im Mediastinalbereich, aber auch zur Eindringtiefe von Tumoren. Dabei funktioniert die Endosonographie des Bronchialsystems ähnlich wie die EUS des Gastrointestinaltraktes. Man kann eine feine Punktionsnadel durch die Bronchien einführen und dann unter Ultraschallkontrolle Lymphknoten biopsieren, die über 8 mm groß sind. Auf diese Weise lässt sich eine verbesserte Diagnostik erreichen.

3.2.9 Pleurapunktion

Pleurapunktionen werden zur Abklärung von Pleuraergüssen unbekannter Genese durchgeführt. Die Analyse der Pleuraflüssigkeit erlaubt den Nachweis pathogener Keime, maligner Zellen sowie die Unterscheidung zwischen einem Transsudat und einem Exsudat. Bei pathologischen Prozessen im Abdomen können manchmal auch im Pleuraerguss Amylase oder Bilirubin nachgewiesen werden.

3.2.10 Mediastinoskopie

Die Mediastinoskopie dient zur Darstellung und Biopsie mediastinaler Lymphknoten vor und neben der Trachea zur histologischen Klassifizierung primärer Erkrankungen des Mediastinums, z. B. von Hodgkin-Lymphomen, Morbus Boeck, sekundärem Lymphknotenbefall bei intrathorakalen Tumoren wie dem Bronchialkarzinom. Bei der Mediastinoskopie besteht die Gefahr der Verletzung großer Gefäße, wie der Vena cava oder der Arteria pulmonalis, sowie des Nervus recurrens und des Nervus vagus. Lymphknoten vor dem Aortenbogen und im Bereich des sog. **aortopulmonalen Fensters**, einer Verbindung zwischen Aorta ascendens und Hauptstamm der Arteria pulmonalis,

können in der Regel nur mit einer Mediastinostomie erreicht werden.

3.3 Erkrankungen

3.3.1 Asthma bronchiale   `H09` `F10` `H10`

Definition Asthma bronchiale ist eine Erkrankung der unteren Atemwege, charakterisiert durch eine Hyperreagibilität des Tracheobronchialsystems gegenüber einer Vielzahl von Stimuli.

Epidemiologie Sehr häufige Erkrankung in Deutschland mit einer Prävalenz von 12 %. Zunehmend im Alter, vermehrte Häufung in nördlichen Bundesländern und im Ruhrgebiet.

Pathogenese Der zugrunde liegende Mechanismus besteht in der Überempfindlichkeit der Atemwege auf spezifische wie auch unspezifische Stimuli:

- Bei Patienten mit **allergischem Asthma** kommt es zu einer Verschlechterung der Symptome bei Exposition gegenüber Pollen oder anderen Allergenen. Serum-IgE kann erhöht sein.
- Eine andere Gruppe von Patienten hat eine **negative Allergieanamnese** und reagiert auch in der Hauttestung nicht auf spezifische Allergene.
- Bei einer dritten Gruppe verschlechtert sich die Symptomatik bei **körperlicher Anstrengung** bzw. **kalter Luft**.

Typische auslösende Faktoren eines asthmatischen Anfalls können aber auch folgende Substanzen sein: ASS, Betablocker, sulfithaltige Substanzen in Nahrungsmitteln sowie die Luftverschmutzung.

Symptome Das klinische Bild umfasst ein Spektrum von schweren Atemwegsobstruktionen, die z. B. durch erhöhte Schleimsekretion, Ödemen in der Schleimhaut oder eine Verkrampfung der Bronchialmuskulatur bedingt sind. Ein Persistieren dieser Obstruktionen über Stunden wird als **Status asthmaticus** bezeichnet. Symptome sind obstruktives Pfeifen und Giemen, Dyspnoe, Husten, Fieber, Auswurf und allergische Störungen. Typische Dauer der Symptomatik unter Exposition mit Allergenen und Infekten.

Diagnostik Bei der körperlichen Untersuchung besteht eine Tachypnoe. Die Lunge zeigt bei der Untersuchung seitengleich ausreichende Belüftung und Atemgeräusche, allerdings in der Obstruktion typisches Pfeifen und Giemen sowie ein verlängertes forciertes Exspirium. Unter der chronischen Obstruktion kommt es zu einer Überblähung der Lunge mit Zunahme der funktionellen Residualkapazität.

Die **Anamnese** zeigt charakteristische Reaktion auf bestimmte Allergene.

Die **Lungenfunktionsuntersuchung** weist die Obstruktion durch spezifische Parameter nach, insbesondere FEV_1 und der Peak exspiratorischer Flow (maximaler Atemstromstoß) sind erniedrigt. Das Residualvolumen und die totale Lungenkapazität sind erhöht.

Im **Blutbild** zeigt sich u. U. eine Eosinophilie. In der **Blutgasanalyse** findet sich in der Regel eine Hypoxämie, im Rahmen einer schweren Globalinsuffizienz auch eine konsekutive Hyperkapnie.

Die **Allergentestung** wird nicht an der Lunge (Gefahr des Asthmaanfalls), sondern an der Haut über Prick-Tests durchgeführt.

Differenzialdiagnose Differenzialdiagnosen bei auskultatorischem Giemen und Pfeifen sind:
- Obstruktive Lungenerkrankung, Asthma bronchiale
- COPD, chronische Bronchitis
- Lungenstauung, u. U. mit Lungenödem bei Herzinsuffizienz
- Rezidivierende Lungenembolien
- Eosinophile Pneumonie
- Systemische Vaskulitis

Therapie Elimination des auslösenden Allergens, β-Sympathomimetika wie Tabotalin und Abuterol, (Spiriva 3× Sprühstöße), ggf. Theophyllin sowie Kortison in einer Dosierung von 40–60 mg Prednison als Lokaltherapeutika. Bei Infektzeichen antibiotische Abdeckung.

> ❗ Obstruktive Lungenerkankungen werden primär mit inhalierbaren β-Sympathomimetika, Theophyllin und inhalierbarem Kortison therapiert. Erst in späteren Stadien ist eine Medikation mit Tabletten sinnvoll.

3.3.2 Exogene allergische Alveolitis

Definition Die exogene allergische Alveolitis ist eine Übersensibilitätspneumonie, die immunologisch bedingt sich im Lungenparenchym mit Beteiligung der Alveolarsepten abspielt.

Symptome Reizhusten, Schwäche, rezidivierend schwere Fieberschübe. Eine Vielzahl allergischer inhalierbarer Substanzen (z. B. organische Lösungsmittel) kann die Symptomatik auslösen. Die Symptomatik kann akut, subakut oder chronisch auftreten. Die Symptome treten typischerweise 6–8 h nach antigener Exposition auf. Der zeitliche Bezug zur antigenen Exposition kann verloren gehen, im Vordergrund stehen jedoch die langsam progrediente Dyspnoe sowie die rezidivierenden Fieberschübe.

> **Symptome bei exogener allergischer Alveolitis**
> - Fieber, Schüttelfrost
> - Husten
> - Dyspnoe, v. a. unter Belastung

Diagnostik In der Anamnese findet sich die typische Symptomatik der schweren Fieberschübe in Zusammenhang mit der Dyspnoe. Bei der körperlichen Untersuchung zeigen sich auskultatorisch Rasselgeräusche. Entscheidendes Nachweisverfahren ist die **Bronchiallavage**. Hier zeigt sich typischerweise ein reduzierter Quotient von CD4- zu CD8-Zellen <0,1, was praktisch beweisend für die exogene allergische Alveolitis ist. Auch können im Blut Antikörper nachweisbar sein. Die Ergebnisse der übrigen Untersuchungsverfahren, einschließlich Röntgen-Thorax, sind nicht immer eindeutig.

Differenzialdiagnose ◘ Tab. 3.2 zeigt die Differenzierung zwischen der exogenen allergischen Alveolitis und der Sarkoidose der Lunge.

Therapie Die Therapie besteht in einer Antigenkarenz sowie in der Gabe von Kortikosteroiden in hoher Dosis mit späterer Reduzierung auf ein mög-

◻ Tab. 3.2 Differenzialdiagnose exogene allergische Alveolitis vs. Sarkoidose der Lunge

Exogene allergische Alveolitis	Sarkoidose
Chronischer Husten mit Fieber	Chronischer Husten, Belastungsschwäche
Keine Hautveränderungen	Erythema nodosum, Löfgren-Syndrom
Bildgebung (CT) ohne Lymphknoten	Bihiläre Lymphadenopathie
Bronchiallavage: CD4/CD8 <0,1	Bronchiallavage: CD4/CD8 >4
Ansprechen auf Kortison	Ansprechen auf Kortison
Allergenkarenz, Berufswechsel	Keine Allergiedisposition

lichst niedriges Niveau (Kortikoide p.o. in absteigender Dosierung, 1 mg/kg KG, bis auf eine Erhaltungsdosis von 5–10 mg/Tag).

❗ Kortison spielt eine entscheidende Rolle in der Therapie von
 ▬ COPD
 ▬ Asthma bronchiale
 ▬ Exogener allergischer Alveolitis
 ▬ Sarkoidose

3.3.3 Chronisch obstruktive Bronchitis

Definition Krankheit mit chronischer Einengung (Obstruktion) des Bronchialsystems in Folge chronischer Bronchitis mit oder ohne Emphysem. Die chronisch obstruktive Bronchitis (COPD) geht mit einer Hyperplasie der schleimproduzierenden Drüsen einher. Ein Emphysem kann sich daraufhin in der gesamten Lunge entwickeln.

Epidemiologie und Pathogenese 14 % der Bevölkerung in der Altersgruppe über 40 Jahre sind betroffen, Männer stärker als Frauen. Regelmäßiges **Zigarettenrauchen** ist in der Mehrzahl der Fälle (60 %) verantwortlich für die chronische Bronchitis

und führt bereits bei jungen Rauchern zu einer Obstruktion der kleinen Bronchien, ohne dass dies mit Infekten einhergeht. Nach Jahrzehnten des Nikotinabusus (»Schachteljahre«) kommt es zu einer irreversiblen Schädigung des Bronchialbaums und zu chronischen Infekten.

Bei etwa einem Drittel der Fälle sind jedoch andere, bisher nicht vollständig geklärte Gründe wie bestimmte Staub- und Gasexpositionen, z. B. Dieselpartikel, Isocyanate oder kleinvolumige Stäube ursächlich. Eine familiäre Häufung der COPD und der konsekutiven Emphyseme tritt vor allem bei Mangel an α1-Antitrypsin auf.

Die Prognose der COPD wird von den systemischen Auswirkungen des chronischen Entzündungsprozesses bestimmt: Die COPD ist ein wichtiger Risikofaktor für Herzinfarkt (nach Hypertonie und Diabetes, Übergewicht, Hypercholesterinämie, Rauchen). Nur etwa 1/5 der COPD-Patienten versterben an respiratorischer Insuffizienz, 1/3 verstirbt an Krebs, 1/3 an kardiovaskulären Ereignissen sowie an anderen Erkrankungen.

Symptome Chronischer Husten. Im klinischen Alltag definiert als Husten mit Auswurf über mindestens 3 Monate im Jahr in 2 aufeinanderfolgenden Jahren.

Diagnostik Entscheidender Faktor für die Diagnostik und Verlaufskontrolle ist die **Einsekundenkapazität**, der **FEV₁**. Die COPD ist eine progrediente Erkrankung, die trotz Ausschaltung auslösender Faktoren meist fortschreitet.

Zwei Typen lassen sich unterscheiden:
 ▬ Die COPD vom Typ **Pink Puffer** (überwiegendes Emphysem): Im Vordergrund steht eine hochgradige Belastungsdyspnoe bei nur geringer Sputumproduktion, asthenischer Körperbau. Der arterielle pO_2 ist reduziert, der pCO_2 normal bis erniedrigt.
 ▬ Die COPD vom Typ **Blue Bloater** (überwiegende Bronchitis): Im Vordergrund steht chronischer Husten, die Dyspnoe ist nur geringgradig ausgeprägt. Typische Untersuchungsbefunde sind Giemen, Pfeifen sowie ein 3. Herzton. Der pO_2 ist deutlich erniedrigt, der pCO_2 erhöht auf etwa 50 mmHg. Die maximale Atemstromstärke ist reduziert.

3

Therapie Strikte Nikotinkarenz, Bronchodilatatoren wie Theophylline und β_2-Sympathomimetika, Regelmäßige Bronchialtoilette sowie Therapie der Infektionen mit Antibiotika. Lokale Therapie mit inhalativen Kortikoiden. Besondere Rolle von Theophyllinen für die Verbesserung des Zilientransports und der Leistung der Atemmuskulatur sowie der Blutdrucksenkung in den Lungenarterien und der Belüftungsverbesserung der benachbarten Lungenbereiche, Spasmolytika. Spezielle Antibiotikatherapie bei einer infektexazerbierten COPD.

3.3.4 Infektexazerbierte COPD

Definition, Symptome und Diagnostik Eine Pneumonie bei der infektexazerbierten COPD liegt definitionsgemäß vor, wenn neue oder zunehmende Infiltrate im Röntgen-Thorax nachgewiesen werden und folgende klinischen Zeichen bestehen:
- Körpertemperatur >38°C
- Leukozytose
- Linksverschiebung
- CrP >5 mg/dl

Patienten mit einer COPD erkranken signifikant häufiger und schwerer an Infektionen der Atemwege.

Therapie ◘ Tab. 3.3 bezeichnet die Therapieempfehlung für einen Patienten mit einer ambulant erworbenen Pneumonie. Mittel der Wahl ist Amoxicillin in einer oralen Dosierung bei Patienten mit einer COPD.

F08 ▸ 3.3.5 Ambulant erworbene
H08 ▸ Pneumonien
H09 ▸
F10 ▸

Definition Lungenentzündungen sind entzündliche Erkrankung des Lungenparenchyms, die typischerweise mit schwerem Krankheitsgefühl, Fieber, Husten, Thoraxschmerzen, Dyspnoe und Auswurf einhergehen. Bei den **ambulant erworbenen** Pneumonien finden sich meist sehr Antibiotika-empfindliche Pneumokokken oder Staphylokokken neben Haemophilus influenza und Klebsiella pneumoniae als Ursache. Je nach Alter, Risikofaktoren, Begleiterkrankungen und Schwere-

grad können bei der ambulant erworbenen Pneumonie vier Patientenkollektive charakterisiert werden, deren Erkrankung mit hoher Wahrscheinlichkeit auf die Gruppe typischer Erreger zurückgeführt werden kann.

Die **nosokomial erworbenen** Pneumonien sind meist hervorgerufen durch gram-negative Bakterien, die häufig Multiresistenzen zeigen und schwierig zu therapieren sind. Nach der Empfehlung der Paul-Ehrlich-Gesellschaft erfolgt die Einteilung der unterschiedlichen Behandlungsstrategien durch ein Punktesystem.

Epidemiologie Etwa 20 % der Bevölkerung erleidet im Laufe des Lebens eine Pneumonie. In Deutschland liegt die Zahl der Erkrankungen pro Jahr bei 150.000–300.000. Infektionen der Atemwege und des Lungenparenchyms sind sehr häufig.

Erregerspektrum Die häufigsten bakteriellen Erreger sind Pneumokokken, daneben spielen Haemophilus influenzae, Mycoplasma pneumoniae, Legionellen und Enterobacteriaceae eine wichtige Rolle. Selten kommen auch Chlamydien und Staphylococcus aureus vor. Dagegen ist das Erregerspektrum der nosokomialen Pneumonien wesentlich breiter und fasst neben den Erregern auch multiresistente Keime, wie den **methicillinresistenten Staphylococcus aureus (MRSA)**, Extended-spectrum-beta-Laktamasen (**ESBL-bildender Enterobacter**), Pseudomonas aeruginosa (multiresistent) bis hin zum Acinetobacter.

Risikofaktoren für das zusätzliche Vorliegen einer Pseudomonas-aeruginosa-Infektion sind die schwere chronisch obstruktive Lungenerkrankung mit Antibiotika-Vortherapie, Bronchiektasen und Mukoviszidose.

Symptome In vielen Fällen stellt sich der Patient mit starker Abgeschlagenheit, generalisierten Schmerzen, hohem Fieber und deutlich reduziertem Allgemeinzustand vor. Leitsymptome sind:
- Fieber
- Husten
- Verschlechterung des Allgemeinzustandes
- Dyspnoe
- Tachykardie

Tab. 3.3 Therapieempfehlungen bei infektexarzerbierter Pneumonie (ambulant erworben) COPD; entsprechend den Empfehlungen der Paul-Ehrlich-Gesellschaft

F11

H11

Substanzen	Dosierung p.o. (pro Tag)	Dosierung i.v. (pro Tag)	Therapiedauer
Bei mittelschwerer und schwergradiger infektexazerbierten COPD (hospitalisierte Patienten auf Normal- bzw. Intensivstation) ohne bekannte Kolonisation mit P. aeruginosa, ohne Brochiektasen, ohne Beatmung bzw. ohne individuellen P.-aeruginosa-Nachweis			
Mittel der Wahl:			
Amoxicillin + Clavulansäure	>70 kg: 3×875/125 mg		
	<70 kg: 2×875/125 mg	3×2,2 g	7 Tage
Ampicillin + Sulbactam		3×3,0 g	7 Tage
Cefotaxim		3×2,0 g	7 Tage
Alternativen:			
Levofloxacin	1×500 mg	1×500 mg	5 Tage
Moxifloxacin	1×400 mg	1×400 mg	5 Tage
Bei COPD mit bekannter Kolonisation mit P. aeruginosa bzw. mit Bronchiektasen bzw. mit individuellem P.-aeruginosa-Nachweis sowie bei beatmeten Patienten			
Piperacillin/Tazobactam		3×4,5 g	8–10 Tage
Ceftazidim		3×2,0 g	8–10 Tage
Imipenem		3×1,0 g	8–10 Tage
Meropenem		3×1,0 g	8–10 Tage
Alternativen:			
Levofloxacin	2×500 mg	2×500 mg	8–10 Tage
Ciprofloxacin	2×750 mg	3×400 mg	8–10 Tage

Tab. 3.4 Keimspektrum der ambulant erworbenen Pneumonie in Deutschland

Erreger	Häufigkeit
Pneumokokken	20–30 %
Influenzavirus, Adenoviren	20–30 %
Haemophilus influenzae	5–15 %
Chlamydien, Mykoplasmen	5–10 %
Legionellen	2–5 %
Staphylokokken	2–5 %

Einteilung Pneumonien werden zunächst durch das klinische Bild in leichte, mittelschwere und schwere Pneumonien eingeteilt. Die Klassifizierung ist relevant, weil die Patienten auf unterschiedlichen Stationen behandelt werden:

- **Leichte bis mittelschwere ambulant erworbene Pneumonie:** Management im Krankenhaus auf Normalstation
- **Schwere ambulant erworbene Pneumonie:** Management auf einer Intensivstation

3

Kriterien für das Vorliegen einer schweren ambulant erworbenen Pneumonie

- Major-Kriterien bestimmt bei Aufnahme:
  - Notwendigkeit der Intubation und maschinellen Beatmung
  - Notwendigkeit der Gabe von Vaso-pressoren über 4 h
- Minor-Kriterien bestimmt bei Aufnahme:
  - Schwere respiratorische Insuffizienz
  - Multilobuläre Infiltrate in der Röntgen-aufnahme
  - Systolischer Blutdruck <90 mmHg

Mindestens ein Haupt- und ein Nebenkriterium sollten erfüllt sein.

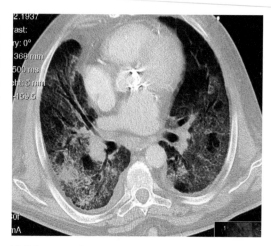

Abb. 3.8 CT-Thorax bei atypischer Pneumonie. Milch-glasartige Trübung des Lungenparenchyms

Vor der Therapie der Pneumonie werden in der Krankenakte folgende Parameter dokumentiert, um die Rechtfertigung zur Diagnosestellung im DRG-System eindeutig nachzuweisen:

- Atemfrequenz >30
- Diastolischer Blutdruck<60 mmHg
- Systolischer Blutdruck <90 mmHg
- Bewusstseinstrübung
- Alter >65 Jahre

Diagnostik Bei der **körperlichen Untersuchung** findet man eine sehr flache Atmung sowie typischerweise in der Inspiration klingende, feinblasige Rasselgeräusche. Diese entstehen durch Flüssigkeitsansammlungen in den Alveolen.

Klinische Zeichen der Pneumonie

- Produktiver Husten
- Purulenter Auswurf
- Dyspnoe
- Schüttelfrost
- Feinblasige Rasselgeräusche
- Atemabhängige Thoraxschmerzen

Mindestens 2 der Kriterien sollten erfüllt sein.

Bei der Frage, ob es sich um eine lokal begrenzte oder eine disseminierte Pneumonie mit atypischen Keimen (atypische Pneumonie) handelt, stehen die

Röntgen-Thoraxaufnahme wie auch die klinischen Thoraxuntersuchung im Mittelpunkt. Ein Thorax-CT kann klären, inwieweit sich die Strukturen auf verschiedene Lungensegmente ausgedehnt haben oder möglicherweise auch sekundär nach Lungeninfarzierung entstanden sind (**Abb. 3.8**). Blutbild und ggf. BAL (bronchoalveoläre Lavage; bei persistierendem Fieber unter Antibiose) ergänzen die Diagnostik.

Therapie

❶ Die erfolgreiche Behandlung bakterieller Erkrankungen wird entscheidend durch die rasche Indikationsstellung und die kalkulierte antibiotische Therapie bedingt.

Nach exakter Diagnosestellung erfolgt eine kalkulierte Initialtherapie bei Patienten mit hospitalisierter oder ambulant erworbener Pneumonie. In der Klinik wird in der Regel mit einer Kombination eines Breitspektrumpenicillins (Unacid) mit einem Erythromycin therapiert, da sich die Ursachen initial meist nicht genau differenzieren lassen. Mittel der Wahl sind Amoxicillin/Clavulansäure, Cephalosporine der 3. Generation mit/oder ohne Makrolid in einer Gesamtdosierung von 5–7 Tage (**Tab. 3.5**). Dabei sollte die Dosierung i.v. gegeben werden.

Unter dieser antibiotischen Therapie sollte es innerhalb von 3 Tagen zu einer klinischen Besserung mit Reduktion des Fiebers sowie Erhöhung des pO$_2$ kommen. Falls dies nicht der Fall sein sollte, muss eine Bronchiallavage zum Nachweis atypischer Keime (Mykoplasmen, Klebsiellen, resistente Keime) durchgeführt werden. Die Resistenzsituation der Pneumokokken ist in Deutschland mit <10 % Stämmen mit verminderter Empfindlichkeit auf Penicillin weiterhin günstig. Bei den Makroliden ist sogar ein rückläufiger Trend zu erkennen. Die Empfehlungen der Paul-Ehrlich-Gesellschaft zur Therapie der Pneumonie sind in ◘ Tab. 3.5 zusammengefasst.

Je nach klinischer Entscheidung können Makrolide initial parenteral oder oral verabreicht werden; die parenterale Verabreichung wird bevorzugt. Für die orale Therapie sollten die modernen Makrolide (Clarithromycin, Roxithromycin oder Azithromycin) den älteren Makroliden vorgezogen werden. Bei vorausgegangener Antibiotikatherapie innerhalb der letzten 3 Monate wird ein Wechsel der zuletzt verwendeten Substanzgruppe empfohlen. Patienten mit Risikofaktoren für eine Infektion mit Enterobacteriaceae inkl. ESBL-Bildern (außer P. aeruginosa) sowie Patienten, die kürzlich eine Therapie mit Penicillinen oder Cephalosporinen erhalten haben, sollten eine Therapie mit Piperacillin erhalten (◘ Tab. 3.6).

Adjuvante Maßnahmen in der Behandlung der Pneumonie sind ausreichende Flüssigkeitszufuhr, körperliche Schonung, Sauerstoffzufuhr, Fiebersenkung, Behandlung der bronchialen Obstruktion, Thromboseprophylaxe.

3.3.6 Lungenembolien (LAE)

F09
H09
F10

Definition Verlegung der Gefäßstrombahn mit Zunahme des Totraumvolumens und Atelektasen. Chronische LAE führen zu einer pulmonalen Hypertonie mit Rechtsherzinsuffizienz.

Epidemiologie Ein beträchtlicher Teil der Bevölkerung erleidet im Laufe des Lebens eine Lungenembolie. In Deutschland liegt die Zahl der Erkrankungen bei 50.000 Neuerkrankungen pro Jahr.

Symptome Häufigstes Symptom ist die plötzlich auftretende Atemnot. Meist geht die Infarzierung der Lungenabschnitte mit Thoraxschmerzen und Hämoptysen einher. Synkopen können Hinweise auf massive Embolien sein. In der Vorgeschichte sind häufig Thrombosen erinnerlich, aber auch Gerinnungsanomalien wie Protein-C-Mangel.

Bei der klinischen Untersuchung zeigen sich Tachypnoe, Tachykardie, rechtsventrikulärer Galopprhythmus, deutlicher Anstieg der Jugularvenenkurve. Die Jugularvenenkurve wird in 15° sitzender Position des Patienten beurteilt. Normalerweise kommt es im Rahmen der Herzkontraktion zu einem Ansaugen des venösen Blutes ins Herz. Dadurch resultiert ein rascher Druckabfall der Jugularvenen, bedingt durch die rasche Entleerung.

◘ **Tab. 3.5** Antibiotikatherapie der ambulant erworbenen Pneumonie; entsprechend den Empfehlungen der Paul-Ehrlich-Gesellschaft

Substanzen für die Initialtherapie	Dosierung der Initialtherapie (pro Tag)	Gesamttherapiedauer
Penicilline/Cephalosporine*		
Amoxicillin/Clavulansäure	3×2,2 g i.v.	5–7 Tage
Ampicillin/Sulbactam	3×3,0 g i.v.	5–7 Tage
Cefuroxim	3×1,5 g i.v.	5–7 Tage
Ceftriaxon	1×2,0 g i.v.	5–7 Tage
Cefotaxim	3×2,0 g i.v.	5–7 Tage
Gyrasehemmer		
Levofloxacin	1×500 mg i.v.	5–7 Tage
Moxifloxacin	1×400 mg i.v.	5–7 Tage
Ggf. plus Makrolid für 5–7 Tage		

3

□ **Tab. 3.6** Antibiotikatherapie bei Patienten mit Risikofaktoren für eine Infektion mit Enterobacteriaceae inkl. ESBL-Bildern (außer P. aeruginosa) sowie Patienten, die kürzlich eine Therapie mit Penicillinen oder Cephalosporinen erhalten haben

Substanzen für die Initialtherapie	Dosierung der Initialtherapie (pro Tag)	Gesamttherapiedauer
*Beta-Lactam-Antibiotika**		
Piperacillin/Tazobactam	3×4,5 g i.v.	8–10 Tage
Ceftriaxon	1×2,0 g i.v.	8–10 Tage
Cefotaxim	3×2,0 g i.v.	8–10 Tage
Ertapenem	1×1,0 g i.v.	8–10 Tage
Fluorchinolone		
Levofloxacin	2×500 mg i.v.	8–10 Tage
Moxifloxacin	1×400 mg i.v.	8–10 Tage
Ggf. plus Makrolid		

Eine fehlende Entleerung lässt auf eine rechtsventrikuläre Insuffizienz schließen.

Diagnostik Im EKG Zeichen der Rechtsherzbelastung mit erhöhter S-Zacke sowie Herzrotation nach rechts. Mit Angio-CT Nachweis der pathologischen Strombahn bei erhöhtem D-Dimer im Gerinnungsbild.

Therapie In den meisten Fällen Heparin i.v. als Dauerinfusion, Anheben der PTT um das 2-fache der Norm. Bei chronischer pulmonaler Hypertonie ist eine Marcumarisierung sinnvoll, da die Lebenserwartung ohne Marcumartherapie auf unter 2 Jahre abfällt, unter Marcumartherapie jedoch deutlich verbessert werden kann.

F08 ▶
H08 ▶
F10 ▶
H10 ▶

3.3.7 Maligne Tumoren der Lunge und des Bronchialbaums

Einteilung Maligne Lungentumoren werden in 4 histologische Typen eingeteilt, die mehr als 95 % aller primären Lungentumoren ausmachen:
- Plattenepithelkarzinome
- Adenokarzinome
- Alveolarzellkarzinome
- Großzellige sowie kleinzellige Bronchialkarzinome

Klinisch unterscheidet man zwischen kleinzelligen und nicht-kleinzelligen Bronchialkarzinomen.

Die Tumorausbreitung wird nach dem **TNM-System**, das Größe und örtliche Ausdehnung des Tumors (T), Lymphknotenbefall (N) und Metastasen (M) berücksichtigt, beschrieben (□ Tab. 3.7). Ziffern hinter den Buchstaben stehen für Größe und Ausdehnung (T1–4), Zahl und Lage der befallenen Lymphknoten (N0–3) und das Vorhandensein oder Fehlen von Metastasen (M0, M1). T1N0M0 beschreibt z. B. einen kleinen Tumor ohne Lymphknotenbefall und ohne Metastasen.

Die Stadieneinteilung oder Klassifikation ist die wesentliche Grundlage für die Behandlungsplanung. Eine exakte Beurteilung des TNM-Stadiums ist nur nach operativer Entfernung des Tumors möglich. In der Dokumentation wird die TNM-Einteilung dann durch ein vorangestelltes »p« (für postoperativ) ergänzt, z. B. pT1pN0pM0.

Beim **nicht-kleinzelligen Lungenkarzinom** findet die jeweils aktuelle TNM-Klassifikation Anwendung. Ausgehend von der TNM-Einstufung erfolgt die Stadieneinteilung von I–IV. Stadium I bedeutet örtlich begrenzter Tumor ohne Lymphknotenbefall und ohne Fernmetastasen, Stadium IV das Vorliegen von Fernmetastasen. In die Stadien II und III werden Tumoren mit größerer örtlicher Ausbreitung und/oder unterschiedlich ausgeprägtem Lymphknotenbefall eingeteilt.

Tab. 3.7 TNM/R-Klassifikation des Bronchialkarzinoms

T – Primärtumor

T0	Kein primärer Tumor entdeckt
T1	Tumor ≤3 cm, allseits von Lunge umgeben, *oder* endobronchialer Tumor proximal eines Lobärbronchus
T2	Tumor >3 cm *oder* Befall der viszeralen Pleura *oder* Atelektase oder Obstruktionspneumonie in weniger als einer Lungenhälfte *oder* lobärer endobronchialer Tumor, oder Tumor eines Hauptbronchus, >2 cm von der Karina entfernt
T3	Tumor der Lungenspitze *oder* endobronchialer Tumor eines Hauptbronchus, <2 cm von der Karina entfernt, aber nicht in sie infiltrierend *oder* Totalatelektase oder Obstruktionspneumonie ganze Lunge *oder* Tumor jeder Größe mit direktem Übergreifen auf angrenzende Strukturen
T4	Tumorausdehnung auf: Mediastinum *oder* N. recurrens *oder* Herz, oder große Blutgefäße *oder* Luftröhre, Speiseröhre (oder Kompression), oder Karina oder: Wirbelkörper *oder* maligner Pleuraerguß *oder* Metastasen im selben Lungenlappen

N – Regionäre Lymphknoten

N0	Kein Befall von Lymphknoten
N1	Benachbarte Lymphknoten der gleichen Seite sind befallen
N2	Entferntere Lymphknoten der gleichen Seite sind befallen
N3	Lymphknoten des anderen Lungenflügels sind befallen

M – Fernmetastasen

M0	Keine Fernmetastasen
M1	Metastasen vorhanden

Auch die **kleinzelligen Lungenkarzinome** lassen sich entsprechend nach dem TNM-System beschreiben. Meist wird jedoch (noch) eine andere Klassifikation verwendet, die auf eine Hälfte des Brustkorbs und regionale Lymphknoten begrenzte Krankheitsausdehnung (»**limited disease**«, LD) von der über diese Grenze hinausgehenden Tumorausbreitung (»**extensive disease**«, ED) unterscheidet. Eine Variante dieser Einteilung differenziert noch ein Stadium mit sehr begrenzter Ausdehnung (»very limited disease«, VLD) und unterteilt das Stadium ED in ED I–II, je nach Tumorausdehnung und Metastasierung.

Symptome Die meisten Patienten sind zum Zeitpunkt der Diagnosestellung symptomatisch mit Bluthusten, Atemnot, Giemen und Pfeifen, Stridor, Dyspnoe oder einer Pneumonie.

❶ Gerade die rechtsseitige Mittellappenpneumonie ist dringend verdächtig für das Vorliegen eines Bronchialkarzinoms.

Periphere Tumoren verursachen Schmerzen, Husten und Dyspnoe. Metastasen eines primären Lungentumors können zur Kompression der Trachea, zu Heiserkeit oder auch zu einem **Horner-Syndrom**. Beim Horner-Syndrom liegt eine spezifische Schädigung sympatischer Nerven vor. Der Patient leidet an einer Lidschwäche (Ptose) auf der gleichen Seite wie der Tumorbefall. Andere Komplikationen sind Kompression der V. cava mit oberer Einflussstauung, Pleuraerguss oder Ateminsuffizienz. Klinische Probleme bereiten vor allem Hirnmetastasen, pathologische Frakturen, Lebermetastasen und Rückenmarkskompression. Gerade bei Bronchialkarzinomen ist die Lunge häufig von Metastasen betroffen (**Abb. 3.9**).

3

Paraneoplastische Syndrome können aufgrund der Produktion systemisch aktiver Faktoren häufig zu einer auffälligen Symptomatik führen, bevor der Primärtumor sich bemerkbar macht. Beispielsweise produzieren manche Tumoren paraneoplastisch ACTH und greifen dadurch in die Funktion der Nebennieren ein. Andere Faktoren sind Substanzen, die thrombogen wirken.

Paraneoplastische Syndrome bei Bronchialkarzinomen

- Hyperkalzämie (Plattenepithelkarzinom)
- Syndrom der inadäquaten ADH-Sekretion (kleinzelliges Bronchialkarzinom)
- Myasthenie-ähnliche Beschwerden wie Muskelschwäche, Schluckbeschwerden, Sprachprobleme
- Gynäkomastie (großzelliges Bronchialkarzinom)
- Nebennierenrindeninsuffizienz, M. Addison (Metastase eines kleinzelligen Bronchialkarzinoms)

Diagnostik Gerade bei Patienten mit besonderem Risiko für das Bronchialkarzinom (BC) ist eine rechtzeitige Diagnostik wichtig.

❗ Das relative Risiko, an einem BC zu erkranken, ist nach 20 Schachteljahren (20 Jahre 1 Schachtel Zigaretten/Tag) 21-fach erhöht. Selbst nach dem Aufhören besteht über 5 Jahre lang immer noch ein 7-fach erhöhtes Erkrankungsrisiko.

Die Untersuchungen haben das Ziel, eine mögliche Krebserkrankung auszuschließen oder festzustellen, im letzteren Fall auch die Art des Tumors und seine Ausbreitung zu ermitteln. Beides ist für die Behandlungsplanung unerlässlich. Erste Informationen und evtl. einen Verdachtsbefund, liefert eine **Röntgenübersichtsaufnahme** der Lunge. Periphere Karzinome stellen sich ab etwa 1 cm Größe als runde Herde dar. Tumoren im zentralen Bereich der Lunge sind auf dem Röntgenbild oft schlecht erkennbar, da diese Region von anderen Strukturen des Brustraums überlagert wird. Mit der **CT** können dann Tumor und ggf. Lymphknotenbefall lokalisiert werden.

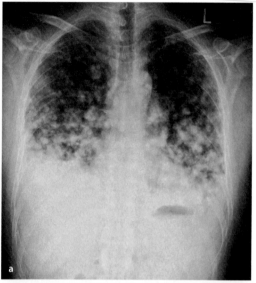

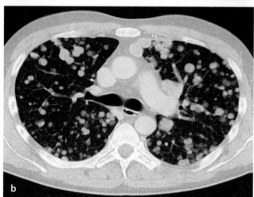

🔲 **Abb. 3.9a,b Bronchialkarzinom mit multiplen Lungenmetastasen. a** Röntgen-Thorax, **b** CT-Thorax

Die wichtigste diagnostische Maßnahme bei Verdacht auf Lungenkrebs ist die **Bronchoskopie**.

Tumormarker spielen in der Diagnostik der Bronchialkarzinome eine untergeordnete Rolle. Nur die neuronenspezifische Enolase hat eine Bedeutung vor allem in der Verlaufsbeobachtung eines kleinzelligen Bronchialkarzinoms

Therapie Die grundsätzlichen Entscheidungen bezüglich des Therapieregimes beruhen auf der histologischen Klassifizierung des jeweiligen Tumors. **Nicht-kleinzellige Tumoren** können bei Diagnosestellung noch lokal begrenzt sein, so dass ein operativer Therapieansatz möglich ist. Eine Strahlen-

◻ Tab. 3.8 Stadiengerechte Therapie der nicht-kleinzelligen Bronchialkarzinome

Stadium	Beschreibung	Therapeutisches Vorgehen
I	Lokalbefund ohne Lymphknotenbefall	Operation
IIA	Größe <3 cm und Lymphknotenbefall im Hilus	Operation, adjuvante Chemotherapie
IIB	Größe >3 cm und Lymphknotenbefall im Hilus	Operation, adjuvante Chemotherapie
IIIA	Kleiner oder großer Tumor mit Befall von Lymphknoten in Lungenhilus und Mediastinum	Chemotherapie im Anschluss an die Operation
IIIB	Einbruch in benachbarte Organe	Kombinierte Chemotherapie und Bestrahlung
IV	Metastasen	Chemotherapie

therapie wird insbesondere bei großzelligen Karzinomen und Metastasen durchgeführt. Welche Verfahren eingesetzt werden, hängt vom Stadium der Erkrankung ab (s. oben). Sofern es sinnvoll erscheint, werden die unterschiedlichen Therapien auch miteinander kombiniert (◻ Tab. 3.8).

Wenn sich der Tumor noch nicht in benachbarte Lymphknoten ausgebreitet hat (**Stadium I**), kann die Krankheit durch eine Operation geheilt werden. Ziel der Operation ist es, den Tumor vollständig zu entfernen. Eine unterstützende (adjuvante) Chemotherapie wird in diesen Fällen nicht grundsätzlich empfohlen. Nach Empfehlungen der American Society of Clinical Oncology (ASCO) und der deutschen S3-Leitlinie kann sie jedoch bei Patienten mit Tumoren, die größer als 4 cm sind, in Betracht gezogen werden.

Bei Tumoren in den **Stadien IIA** (Tumorgröße <3 cm und Befall von Lymphknoten im Lungenhilus), **IIB** (Tumorgröße >3 cm und Befall von Lymphknoten im Lungenhilus) sowie **IIIA** (kleiner oder großer Tumor mit Befall von Lymphknoten in Lungenhilus und Mediastinum) sollte sich, so die neuesten Empfehlungen der ASCO und der S3-Leitlinie, eine die Heilung unterstützende Chemotherapie an die Operation anschließen, sofern nicht Begleiterkrankungen oder Komplikationen nach der Operation diese verbieten. Untersuchungen haben ergeben, dass eine Chemotherapie die Fünfjahresüberlebensrate von Patienten mit nicht-kleinzelligem Lungenkrebs im Stadium II um 10% und im Stadium IIIA um 13% verbessern kann.

Bei ausgedehntem Befall der Lymphknoten des Mediastinums oder bei Einbruch des Tumors in umliegende Organe (**Stadium IIIB**) ist eine Operation in der Regel nicht sinnvoll. Die Behandlung erfolgt durch eine kombinierte Chemo-/Strahlentherapie, wobei eine gleichzeitige (simultane) Anwendung empfohlen wird, sofern keine schweren Begleiterkrankungen bestehen.

Sollte der Tumor bereits Tochtergeschwülste in andere Organe gesetzt haben (**Stadium IV**) oder kommt es zu einem Krankheitsrückfall (Rezidiv), ist eine Operation nicht sinnvoll. In solchen Fällen wird eine Chemotherapie bei ausgewählten Patienten auch in Kombination mit monoklonalen Antikörpern (Bevacizumab) empfohlen. Bei Patienten mit nachgewiesener EGFR-Mutation (»epidermal growth factor receptor«) im Tumor in allen Therapielinien, also im fortgeschrittenen Stadium zuerst oder auch nach vorangegangener Chemotherapie, können Tyrosinkinase-Inhibitoren eingesetzt werden. Erlotinib und Gefitinib sind solche EGFR-Tyrosinkinaseinhibitoren.

Kleinzellige Lungenkarzinome wachsen im Unterschied zu den nicht-kleinzelligen Karzinomen sehr rasch und bildet oft schon früh Tochtergeschwülste (Metastasen) in anderen Körperregionen.

❶ Eine Operation oder eine ausschließliche Bestrahlung ist bei kleinzelligen Bronchialkarzinomen deshalb nicht sinnvoll.

Bei auf Brustraum begrenzten Tumoren wird eine Kombination aus Chemotherapie und Strahlentherapie von Tumorregion, Lymphknotenstationen unterstützt von einer Bestrahlung des Gehirns durchgeführt. Bei sehr kleinen Tumoren kann in wenigen Fällen eine Operation mit unterstützender (adjuvanter) Chemotherapie sinnvoll sein.

3

Bei Patienten, bei denen der Tumor bereits Metastasen in Lymphknoten und anderen Organen gebildet hat, steht derzeit nur die Chemotherapie als systemisches Therapieverfahren zur Verfügung. In der ersten Therapie nach Diagnosestellung wird eine Kombination aus verschiedenen (in der Regel 2–3) Zytostatika über 4–6 Behandlungszyklen eingesetzt. Bei Rückbildung des Tumors unter der Chemotherapie wird die nachfolgende Bestrahlung des Gehirns zur Vermeidung des Entstehens von Gehirnmetastasen empfohlen. Bei erneutem Auftreten und Wachstum des Tumors wird eine Chemotherapie mit anderen Kombinationen durchgeführt. Bei einem Rückfall (Rezidiv) nach Tumorstabilisierung über 4–6 Monate im Anschluss an die erste Behandlung kann auch das ursprüngliche Schema noch einmal verwendet werden.

Lungenkrebszentren sollen Patienten eine optimale Behandlung entsprechend den neuesten wissenschaftlichen Erkenntnissen und Therapierichtlinien garantieren. Dafür müssen die Zentren in verschiedenen Disziplinen und Strukturen eng zusammenarbeiten und strukturierte Abläufe und Therapie garantieren. Wichtig ist der Nachweis einer Mindestanzahl von speziell qualifizierten Fachärzten und der Nachweis von Primär diagnostizierte und behandelten Fällen von >200 Patienten mit Lungenkrebs. Die Behandlung im Lungenkrebszentrum erfolgt interdisziplinär durch Lungenfachärzte, Thoraxchirurgen, Strahlentherapeuten, Onkologen, Pathologen und Radiologen. Sie nehmen regelmäßig an einer mindestens wöchentlich stattfindenden Tumorkonferenz teil, in der für jeden Patienten ein individueller Behandlungsplan erarbeitet wird.

ker wechseln häufig die Krankheitsstufe: Nach einem beschwerdefreien Zeitraum kann es zu vorübergehenden Perioden mit Husten und Atemnot oder auch zu einem akuten Asthmaanfall kommen.

Chronische Atemnot ist das wichtigste Symptom der **COPD**, denn die Bronchien sind dauerhaft (obstruktiv) verengt. Die Atemnot zeigt sich zunächst bei Belastung, in fortgeschrittenen Stadien tritt sie auch in Ruhe auf. Wenn die Bronchialverkrampfung nicht behandelt wird, können auch die Lungenbläschen in Mitleidenschaft gezogen und schließlich zerstört werden. In der Folge kann ein Lungenemphysem entstehen. Durch die Atemnot wird die Belastbarkeit eingeschränkt, selbst kurze Gehstrecken können zur Anstrengung werden. Daher beginnen viele Patienten sich zu »schonen«. Das führt zum Abbau von Muskulatur und schädigt sekundär das Herz-Kreislauf-System.

Bei **chronisch-interstitiellen Veränderungen** geht die Atemnot mit einer Einschränkung der körperlichen Belastbarkeit, trockenem Reizhusten, Müdigkeit, Gewichtsverlust und evtl. Fieber einher. Im weiteren Verlauf färben sich Haut und Schleimhäute (Lippen und Fingernägel) der Betroffenen blau (**Zyanose**). Infolge der unzureichenden Versorgung mit Sauerstoff entwickeln sich sog. **Trommelschlegelfinger** und **Uhrglasnägel** (die Fingernägel wölben sich einem Uhrglas ähnlich).

Chronischer Reizhusten kann auch völlig andere Ursachen haben. Dazu zählen Nebenwirkungen von Medikamenten, insbesondere ACE-Hemmern. Daneben können auch chronische Refluxkranke durch Mikroaspiration chronischen Husten verspüren, vor allem morgens.

3.4 Leitsymptome

3.4.1 Atemnot und Husten

Akute Luftnot mit obstruktiver Verengung der Lungen ist ein typische Kennzeichen **asthmatische Beschwerden**. Klinisch beobachtet man pfeifende Atmung, assoziiert mit Husten und Kurzatmigkeit. Die Beschwerden treten oft nachts und in den frühen Morgenstunden auf. Asthmati-

3.4.2 Fieber

Fieber ist ein typisches Zeichen einer **Pneumonie**, bedingt durch die Bakterieninvasion. Wichtig ist es, bei unklarem Fieber eine Blutkultur zur Erregersuche aus dem peripheren Blut steril abzunehmen und zur Diagnostik umgehend ins Labor zu bringen. Bei Verdacht auf Tuberkulose sind Sputumanalyse, BAL sowie Hauttests anzufertigen.

3.4.3 Schmerzen beim Einatmen

Schmerzen beim Einatmen sind ein typisches Zeichen einer **pleuralen Reizung**. Diese kann akut entzündlich bedingt sein, wie bei einer Pneumonie, aber auch chronisch z. B. durch Asbestablagerungen und konsekutiver Tumorentwicklung. Klassisches Zeichen sind **atemabhängige Schmerzen** im dorsalen Thoraxbereich.

3.5 Algorithmen

Zum Vorgehen bei Pneumonieverdacht sowie bei chronischer Atemnot und Husten ◻ Abb. 3.10 und ◻ Abb. 3.11. Im Vordergrund steht die genaue klinische Untersuchung, gefolgt von den radiologischen Verfahren. Die Bronchoskopie mit gezielter bakteriologischer Untersuchung gestattet schließlich den sicheren Rückschluss auf verantwortliche Keime oder immunologische Prozesse. Wichtige klinisch-chemische Parameter der frühen Infektion sind das C-reaktive Protein (CrP) und das Procalcitonin, die innerhalb von 12–24 h eine frische bakterielle Infektion anzeigen. Neben der klinischen Untersuchung und der Röntgenuntersuchung steht daher die rechtzeitige Einsendung von Blut im Vordergrund. Bei Verdacht auf eine Viruspneumonie sollte bereits in der Ambulanz oder im Notfallzentrum eine Speichelprobe abgenommen werden, um mittels Polymerasekettenreaktion (PCR) eines Virusdirektnachweis zu erbringen. Klare Hinweise hierauf sind deutlich reduzierter Allgemeinzustand, hohes Fieber, extreme Abgeschlagenheit bei fast normalem Entzündungsprofil.

◻ Abb. 3.12 zeigt einen therapeutischen Algorithmus des Bronchialkarzinoms. Grundsätzlich ist hier die Unterscheidung in kleinzelliges oder nicht-kleinzelliges Bronchialkarzinom entscheidend.

1. Basisuntersuchung:
Anamnese; Kontaktexpostion; klinische Untersuchung; Atemfrequenz; Temperatur; Isolationsmöglichkeit?

↓

2. Labor:
Blutbild und Differenzialblutbild CrP, Procalcitonin, Troponin T, Blutgasanalyse, Sputumanalyse, Blutkulturen, Mundabstrich (Viruspneumonie, PCR)

↓

3. Röntgen-Thorax; Sonographie:
Infiltrate? Erguss Punktion?

↓

4. Stationäre Aufnahme
(Fieber, Atemnot, produktiver Husten)

↓

5. Antibiotische Therapie innerhalb von 4–6 h

↓

6. Kontrolle der klinischen Parameter täglich; CrP-Abfall?

◻ Abb. 3.10 Diagnostisches Vorgehen bei Pneumonie

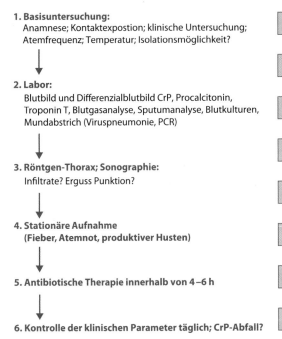

Anamnese
↓
Klinische Untersuchung
↓
Röntgen-Thorax
↓
Lungenfunktion, Bodyplethysmographie
↓
CT Thorax
↓
Bronchoskopie
↓
Bronchoalveoläre Lavage (BAL)
↓
Differenzierte Therapie

◻ Abb. 3.11 Diagnostisches Vorgehen bei chronischer Atemnot und Husten

3

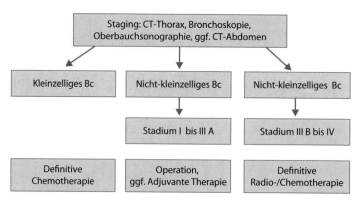

■ **Abb. 3.12 Therapeutisches Vorgehen beim Bronchialkarzinom**

Lungenparenchym und Pleura

Christian Prinz

❯❯ ❯ Einleitung

Das alveoläre Epithel kann durch die hochspezialisierte Funktion im Gasaustausch, im Transport von eingeatmeten Partikeln, aber auch in der Infektabwehr zu einer besonderen infektiologischen und immunologischen Prädilektionsstelle werden. Die Lunge kommt regelmäßig mit pathogenen Keimen in Kontakt, meist wird jedoch kein Infekt ausgebildet. Unter Immunsuppression kann aber die Infektion mit primär apathogenen Keimen zum klinischen Problem werden, gerade wenn die Keime erworbene Antibiotikaresistenzen zeigen. Häufig ist die Differenzialdiagnose zwischen nosokomialen Infektionen, opportunistischen Infektionen und granulomatösen Erkrankungen schwierig.

Was kommt jetzt?

Nosokomiale Pneumonien (Pilzpneumonie, multiresistente Keime, opportunistische Infektionen (Tbc, Pneumocystis-carinii-Pneumonie), granulomatöse Erkrankungen (Sarkoidose, M. Boeck), Vaskulitiden der Lunge (M. Wegener, Churg-Strauss-Syndrom), interstitielle Lungenerkrankungen, Pleuramesotheliome.

4.1   Grundlagen

Der Bronchialbaum und die Lungenalveolen (❑ Abb. 4.1) werden ständig mit einer Vielzahl von Keimen konfrontiert, ohne dass daraus ein pathologischer Prozess resultiert. Allerdings kommt es insbesondere bei immunkompromitierten Patienten häufig zur Infektion mit primär apathogenen Keimen. Die bezeichnet man als sog. **opportunistischen** Infektion. Dazu gehören in erster Linie die Tuberkulose, die Aspergillose und die Pneumocystis-carinii-Pneumonie im Rahmen einer AIDS-Grunderkrankung. Neben den Problemen der speziellen Differenzialdiagnostik im Keimnachweis ist klinisch auch die Empfindlichkeit auf Antibiotika relevant, weil die Empfindlichkeit nicht vorgegebenen Daten folgt, sondern häufig wechseln kann. Daher ist neben der Keimdiagnostik, der antibiotischen Empfindlichkeit (minimale Hemmkonzentration) auch das Ausmaß

der Immunsuppression wie auch der funktionellen Immunantwort im Rahmen einer Tumorerkrankung oft entscheidend für den Verlauf.

Klinisch unterscheidet man ambulant erworbene und nosokomiale Pneumonien. Bei **ambulant erworbenen Pneumonien** sind meist Pneumokokken oder Staphylokokken neben Haemophilus influenza und Klebsiella pneumoniae als Ursache zu finden, die meist sehr gut auf Antibiotika ansprechen. Dagegen sind die **nosokomial erworbenen Pneumonien** meist krankenhausbedingte Infektionen – durch gram-negative Bakterien hervorgerufen –, die häufig Multiresistenzen zeigen und schwierig zu therapieren sind. Diese erfordern ein gesondertes Vorgehen und eine spezielle Therapie.

Die zunehmende Zahl dieser nosokomialen Infektionen in großen Kliniken ist besorgniserregend. Insgesamt geht man von etwa 50.000 Pneumonien pro Jahr in Deutschland durch nosokomiale Infektionen aus (❑ Abb. 4.2). Der Mediziner muss die Besonderheit dieser Infektionen rechtzeitig erkennen und eine gezielte Therapie einleiten, um das Leben des Patienten zu retten und die Übertragung auf andere zu verhindern. Ungerichtete Breitspektrumantibiotika-Gaben sind zu vermeiden. Gezielte Vakzinierungsstrategien zur Vorsorge existieren bisher nicht. Die gezielte antibiotische Therapie muss verhindern, dass Bakterien gegen sämtlich bisher bekannten Antibiotika resistent werden und dadurch ganze Kliniken bedrohen, wie aktuell im Rahmen von Acinetobacter-Infektionen oder Infektionen mit multiresistenten Staphylokokken-Stämmen (MRSA) oder ESBL-Keimen bekannt wurde.

Ursachen nosokomialer Pneumonien sind häufig auch apathogene Pilzstämme. Candida-Spezies sind Keime, die bei etwa 15 % nicht-hospitalisierter Personen Rachenraum und Ösophagus besiedeln. Bei den hospitalisierten Patienten liegt jedoch in bis zu 40–50 % eine Candida-albicans-Besiedlung der Speiseröhre und auch der Lunge vor. Ein möglicher Grund ist die Verabreichung von antisuppressiv wirkenden Therapeutika wie Protonenpumpenhemmern oder Breitspektrumantibiotika. Entscheidende Virulenzfaktoren des Candida-Keims sind Pseudohyphen, mit denen sich die Keime an die Schleimhaut heften können und dadurch zu einer kontinuierlichen Kolonisation des Epithels führen.

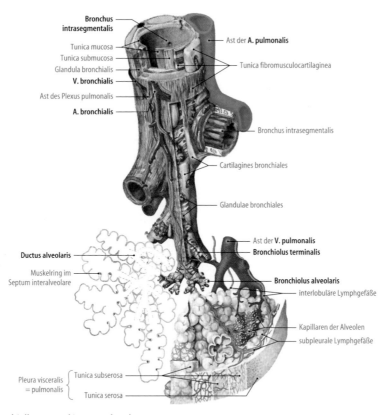

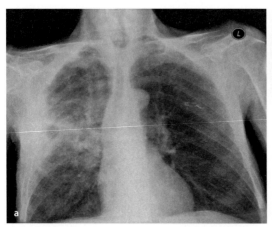

◨ **Abb. 4.1 Bronchialbaum und Lungenalveolen**

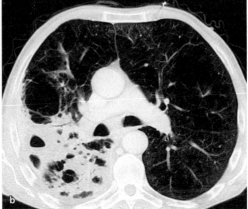

◨ **Abb. 4.2a,b Pneumonie durch nosokomiale Bakterien, konventioneller Röntgen-Thorax.** Abszedierende Pneumonie bei einem HIV-Patienten in der rechten Lunge. In der BAL Nachweis von E.-faecium-Stämmen sowie multiresistenten Staphylokokken. Unter testgerechter Therapie Besserung nach 4 Wochen. **a** Röntgen-Thorax, **b** CT-Thorax des Patienten

◨ Tab. 4.1 Nosokomiale und opportunistische Infektionen der Lunge

Nosokomiale Infektionen	Opportunistische Infektionen
Pneumonie ab dem 3. stationären Aufnahmetag	HIV-Infektion, AIDS Immunsuppression, Nieren-, Lebertransplantation
Pneumonie durch multiresistente Bakterien (MRSA, EBSL, Pseudomonaden)	Pneumonie durch Pneumocystis carinii, Toxoplasmen, Kryptokokken, Mykobakterien
Gezielte Therapie nach Erregernachweis (BAL)	Therapie des Infektes und der Grundkrankheit

Schließlich ist im Rahmen dieser Krankheitsbilder auch die Kenntnis von **granulomatösen Erkrankungen** der Lunge wichtig, da diese klinisch ein ähnliches Krankheitsbild mit wechselnden Problemen wie Fieber, Bronchitis, Pneumonie oder auch nur chronischem Husten zeigen können. Bei dieser Form der Lungenerkrankungen lagern sich im Interstitium granulomatöse Zellen ab. Die Granulome führen zur Verdichtung der interstitiellen Membran und beinträchtigen den Gasaustausch. Die Granulome finden sich aber auch in den Bronchialepithelien und können daher zu chronischem Husten und Auswurf bis hin zum Bluthusten führen.

❶ Opportunistische Infektionen werden durch primär apathogene Keime bei Immundefizienz hervorgerufen.

Nosokomiale Infektionen werden im Krankenhaus erworben (◨ Tab. 4.1).

Granulomatöse Erkrankungen der Lunge zeigen klinisch ähnliche Verlaufsformen, haben aber Störungen des Immunsystems als Ursache, müssen immunsuppressiv behandelt werden.

4.2   Diagnostische Methoden

4.2.1   Nachweis einer HIV-Infektion

AIDS (»acquired immune deficiency syndrome«) bezeichnet eine erworbene Immunschwäche hervorgerufen durch HIV (»human immunodeficiency virus«). Die Infektion mit HIV kann durch den Nachweis spezifischer Antikörper (gegen Oberflächenmoleküle) oder durch den quantitativen Nachweis der HIV-RNA-Kopien nachgewiesen und in ihrer Aktivität bestimmt werden.

Nachweis der AIDS-Infektion: Blutbild, Differenzialblutbild, exakte quantitative Bestimmung der Anzahl der T-Lymphozyten und Anzahl der RNA-Kopien. Aus peripherem Blut werden im Blutbild Lymphozyten und daraus die Anzahl der T-Lymphozyten bestimmt. Die Anzahl der T4-Helferzellen fällt unter 500/mm³; ab einer Zellzahl von weniger als 100 T4-Lymphozyten drohen schwere opportunistische Erkrankungen. In ◨ Tab. 4.1 und in ► Kap. 20 sind die typischen opportunistischen Infektion zusammengefasst, die im Rahmen von AIDS auftreten können.

AIDS-Erkrankung – kurz zusammengefasst

- »Acquired immune deficiency syndrome«: erworbene Immunschwäche
- Nachweis der HIV-RNA, spezifischer Antikörpernachweis
- Regelmäßige Bestimmung der Leukozyten und CD3 Anzahl
- Im fortgeschrittenen Stadium Abfall der CD4-Helfer-Lymphozyten <250/mcl
- Bei Abfall der Lymphozyten Auftreten opportunistischer Infektionen
- Antivirale Dreifachtherapie, Kontrolle durch HIV-RNA im Blut
- Risikoprophylaxe: Pneumocystis-carinii-Pneumonie (Cotrimoxazol)

4.2.2   Hauttest

Hauttests mit spezifischen Antigenen sind verfügbar für Tuberkulin, Toxoplasmen und Aspergillen. Insbesondere bei dem **Tuberkulintest** (Typ-4-Reaktion vom Spättyp) lässt sich eine vorausgegangene Infektion mit Mycobacterium tuberculosis nachweisen. Die Reaktion auf Tuberkulin ist durch T-Lymphozyten vermittelt.

Für die Praxis

Tuberkulintest

Der Test wird am Unterarm durchgeführt. Hierzu wird Tuberkulin in einer Dosierung von 5–100 Einheiten injiziert. Das injizierte Areal am Unterarm wird mit einem Kugelschreiber zirkulär markiert. Nach 48 h werden der Durchmesser der Rötung sowie die Konsistenz der Schwellung bestimmt und dokumentiert.

❗ Tuberkulin-Hauttests dürfen nicht bei gleichzeitiger Immunsuppression (z. B. Kortison) durchgeführt werden. Bei akuten Tuberkulosen kann es zu massiven Schwellungen kommen, daher reicht hier die Injektion von ca. 10 Einheiten.

Der Test wird zunehmend durch serologische Verfahren abgelöst, die eine gute Spezifität für den Nachweis einer stattgehabten Infektion haben. Dazu zählen der **Elispot-** und der **Quantiferon-Test.** Beide weisen in einem Antikörper-/ELISA-Verfahren eine serologische Antwort auf Tuberkelbakterien nach, wobei der Quantiferon-Test eine bessere Spezifität, der Elispot eine bessere Sensitivität besitzt. Die Tests sind auch zur Beurteilung sinnvoll, ob eine Antikörperantwort bei früherem Kontakt bereits stattgefunden hat und daher ein Ausbruch der Tuberkulose unter geplanter immunsuppressiver Therapie droht.

◄110 ### 4.2.3 Serologische Verfahren

- **AIDS:** Sensitiver Nachweis spezifischer Antikörper. Damit lässt sich eine HIV-Infektion empfindlich nachweisen. Eine negative Serologie schließt eine Infektion aus. Ein positiver Nachweis ist spezifisch, sagt aber nichts über das Ausmaß der Viruslast aus.
- **Tuberkulose:** Mittlerweile sind neue Antikörperprofile verfügbar. Nachweis einer aktuellen oder stattgefundenen Infektion. Der Elispot- und der Quantiferon-Test sind kommerziell verfügbar, die Kosten liegen bei etwa 80 €.

- **Candida albicans:** Serologische Tests haben eine schlechte Sensitivität bei der Erkennung der Infektion, können allerdings zur Verlaufsbeobachtung herangezogen werden. In aller Regel ist der Nachweis der Candida-Keime aus der Blutkultur entscheidend. Daneben ist auch der Nachweis der Keime im Liquor durch eine Liquorpunktion von Bedeutung. Auch aus dem Urin können die Keime gezüchtet werden.

4.2.4 Bronchoskopie, bronchoalveoläre Lavage

Mit der Bronchoskopie gelingt eine direkte Darstellung einzelner Lungenabschnitte, mit der bronchoalveoläre Lavage (BAL) eine gezielte mikrobiologische Keimgewinnung. Gerade zur diagnostischen Klärung einer nosokomialen Infektion, einer speziellen Pilzproblematik oder HIV-assoziierten Infektion ist die BAL das Verfahren der Wahl.

4.3 Erkrankungen der Lunge

4.3.1 Nosokomiale Pneumonien

Definition Die nosokomiale Pneumonie ist eine Hospitalinfektion, die sich ab dem dritten Tag nach der Aufnahme und bis zu 7 Tage nach der Entlassung manifestieren kann.

Epidemiologie In Europa ist diese Pneumonie die zweithäufigste Infektion, in der Intensivmedizin nimmt sie die Spitzenposition ein.

Symptome Neu aufgetretener Husten, Fieber, Schwäche oder produktiver Auswurf während eines stationären Aufenthaltes.

Charakteristika einer nosokomialen Pneumonie

- Hohes Lebensalter, >65 Jahre
- Vorbehandlung mit Antibiotika
- Immunsuppression

▼

- Längere Dauer von Intubation und Beatmung
- Organversagen und septischer Schock
- Vorerkrankungen des Respirationstrakts
- Thorakale Eingriffe

Diagnostik Klinische Untersuchung, Rasselgeräusche, Verschlechterung des Allgemeinzustandes, Leukozytose, Fieber. Das Röntgenbild der Lunge zeigt Infiltrationen möglicherweise erst im Verlauf, schließt eine Pneumonie daher nicht sicher aus.

Therapie Wichtig sind das rechtzeitige Erkennen der Symptomatik und die zielgerichtete Therapie. Es erfolgt eine kalkulierte Therapie nach den Empfehlungen der Paul-Ehrlich-Gesellschaft. Dabei wird zunächst ein Risikoscore ermittelt (◘ Tab. 4.2).

Die Antibiotikatherapie richtet sich im Wesentlichen nach dem Punktewert (◘ Tab. 4.3).

Natürlich sollte auch bei der nosokomialen Pneumonie der Direktnachweis der Bakterien in der BAL, aber auch der serologische Nachweis spezieller Virusinfektionen angestrebt werden.

◘ Tab. 4.2 Risikoscore nosokomialer Pneumonien

Risikofaktoren	Punktwert
Alter >65 Jahre	1
Strukturelle Lungenerkrankung	2
Antiinfektive Vorbehandlung	2
Beginn der Pneumonie ab dem 5. Krankenhaustag	3
Schwere respiratorische Insuffizienz mit oder ohne Beatmung (maschinell oder nicht invasiv)	3
Extrapulmonales Organversagen (Schock, akutes Leber- oder Nierenversagen, disseminierte intravasale Gerinnung)	4

4.3.2 Pilzpneumonie durch Candida albicans und Candida glabrata

Epidemiologie und Pathogenese Die Entwicklung des primär apathogenen Keims Candida albicans von einem seltenen Keim zu einem mittlerweile sehr vernichtenden, schweren nosokomialen Infektionsproblem ist in westlichen Ländern besorg-

◘ Tab. 4.3 Antibiotikatherapie der nosokomialen Pneumonie; entsprechend den Empfehlungen der Paul-Ehrlich-Gesellschaft

Risiko-score	Substanz	Dosierung/ Tag parenteral
1–2 Punkte	Ampicillin/Sulbactam oder	3×3 g
	Amoxicillin/Clavulansäure oder	3×2,2 g
	Cefuroxim oder	3×1,5 g
	Cefotaxim oder	3×2 g
	Ceftriaxon oder	1×2 g
	Levofloxacin oder	1×0,5 g
	Moxifloxacin oder	1×0,4 g
3–5 Punkte	Piperacillin/Tazobactam oder	3×4,5 g
	Piperacillin + Sulbactam oder	3×4 g + 3×1 g
	Cefepim oder	3×2 g
	Doripenem oder	3×0,5 g
	Imipenem oder	3×1 g
6 Punkte und mehr	Piperacillin/Tazobactam oder	3×4,5 g
	Piperacillin + Sulbactam oder	3×4 g + 3×1 g
	Ceftazidim oder	3×2 g
	Cefepim oder	3×2 g
	Doripenem oder	3×0,5 g
	Imipenem oder	3×1 g
	Meropenem	3×1 g
	Jeweils	
	+ Ciprofloxacin oder	3×0,4 g
	+ Levofloxacin	2×0,5 g

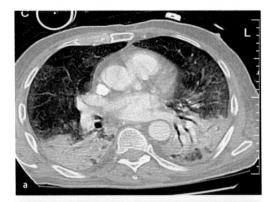

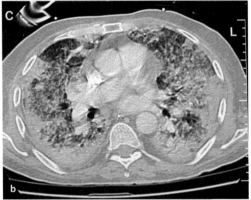

◘ Abb. 4.3a,b Nosokomiale Pneumonie durch Candida albicans, CT-Thorax. 53-jährige Patientin, seit 9 Jahren schwerer Morbus Crohn, Langzeit-Steroidtherapie, Azathioprin-refraktär, Kombinationstherapie mit Infliximab. Plötzlich Fieber, Husten, Abgeschlagenheit. Im Röntgenbild diffuse, feinfleckige Verschattung in beiden Lungenflügeln. In der BAL Nachweis von C. albicans, testgerechte Therapie

Die nosokomiale Candida-Infektion betrifft häufig Patienten mit einem geschwächten Immunsystem. Besonderes Risiko besitzen aber auch Patienten in postoperativen Situationen. Die meist ausgedehnte Lungenentzündung (◘ Abb. 4.3) ist wegen oft multipler Resistenzen gegenüber klassischen Antimykotika wie Fluconazol schwierig zu therapieren.

> ❶ Etwa 10 % aller nosokomialen Infektionen sind durch Pilze hervorgerufen, davon 80 % durch Candida-Spezies wie C. albicans oder C. glabrata.

Symptome Die klinischen Parameter reichen von variablen Fieberschüben bis zum septischen Schock. Der Terminus **disseminierte Candida-Infektion** oder **Candida-Sepsis** wird verwendet, um die Formation von Mikroabszessen in verschiedenen Organen nachzuweisen, die sich in der Regel auf hämatogenem Weg im Körper verteilt haben. Häufig kommt es bei nicht neutropenen Patienten zu einer Streuung in Leber, Niere, Herz, Augen, Gehirn, Haut und natürlich der Lunge. In den Mikroabszessen bilden sich Nekrosen, woraus später die Organdysfunktionen resultieren.

> **Charakteristika einer Candida-Sepsis**
> ▬ Hohes Sepsis, unregelmäßiger Verlauf der Fieberkurve
> ▬ Kein Ansprechen auf Breitspektrumantibiose
> ▬ Häufig immunsupprimierte Patienten oder immunologisch belastete, z. B. Crohn
> ▬ Mikroabszesse in Leber, Niere, Herz, Augen, Gehirn, Haut und v. a. Lunge

niserregend. Die invasive Candida-Infektion ist mit einer hohen Morbidität und einer sehr hohen Mortalität assoziiert.

Bereits 1991 wurde die Entwicklung schwerer pulmonaler Veränderungen, hervorgerufen durch C. albicans, in einer Übersicht in den USA und später auch in Europa dokumentiert. Dabei zeigte sich eine Mortalität von knapp 60 % bei Candida-Infektionen in medizinischen Einrichtungen, v. a. bei chirurgischen Patienten. Über 90 % dieser Todesfälle waren direkt durch eine Candida-Sepsis bedingt. Nur knapp 30 % der verstorbenen Patienten erhielten eine antimykotische Therapie; die Patienten starben trotzdem im Verlauf, meist, weil die Medikamente meist zu spät eingeleitet wurden.

Diagnostik Die Veränderungen zeigen sich am ehesten im **CT**. Der entscheidende Direktnachweis gelingt aus Sputum und BAL sowie aus Blutkultur, Liquor oder Urin. Serologische Tests haben eine schlechte Sensitivität bei der Erkennung der Infektion. In aller Regel ist der Nachweis der Candida-Keime aus der Blutkultur entscheidend. Daneben ist auch der Nachweis der Keime im Liquor durch eine Liquorpunktion von Bedeutung. Auch aus dem Urin können die Keime gezüchtet werden. Neben einem gezielten Erregernachweis (in der Regel in

4

der Lunge) sollten daher folgende Untersuchungen regelmäßig stattfinden:
- Mehrfache Blutkulturen
- Transösophageale Echokardiographie zum Ausschluss von Vegetationen
- Liquorpunktion nach entsprechender CT-Bildgebung

In der **Histologie** erscheinen die Mikroabszesse als nicht verkäsende Granulome mit begleitender Vaskulitis, bedingt durch die Anheftung an C3-Rezeptoren der Gefäße. Die mikroskopisch multifokale Erkrankung erklärt die oft schwache Initialsymptomatik, aber diffuse Verteilung.

Therapie Antimykotische Therapie: Amphotericin B 300–600 mg/Tag i.v., Fluconazol 100–800 mg/Tag i.v. sowie gezielte mykotische Therapie nach Testung (z. B. VFend). Die Dauer der Behandlung richtet sich nach dem klinischen Erfolg.

❶ Pilzpneumonien bedürfen neben einer gezielten antimykotischen Therapie auch einer überlegten Therapie der Immunsuppression; ggf. sind Immunsuppressiva entsprechend anzupassen.

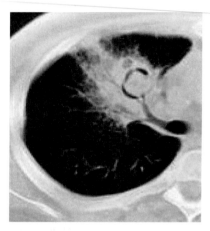

◘ **Abb. 4.4 Nosokomiale Pilzinfektion der Lunge.** Aspergillom im Thorax-CT mit Halo-Zeichen. Ein Halo-Zeichen ist charakterisiert durch eine ringförmig umgebende Struktur, die im Ultraschallbild echoarm, im CT-Bild signalintens durch die Einlagerung von Flüssigkeiten ist

F11 ▶ ### 4.3.3   Pilzpneumonie durch Aspergillen

Definition Aspergilleninfektionen sind Pilzinfektionen, typischerweise bei immunsupprimierten Patienten. Kennzeichnend ist der therapierefraktäre Verlauf auf mehrere antibiotische Kombinationen (◘ Abb. 4.4 und ◘ Tab. 4.1).

Symptome Bei der körperlichen Untersuchung finden sich eine sehr flache Atmung sowie typischerweise in der Inspiration klingende, feinblasige Rasselgeräusche, die auf Flüssigkeitsansammlungen in den Alveolen beruhen. In vielen Fällen stellt sich der Patient mit starker Abgeschlagenheit und generalisierten Schmerzen vor. Leitsymptom ist hohes Fieber und der deutlich reduzierte Allgemeinzustand.

Diagnostik Klinische Untersuchung, Blutbild. Im Röntgen-Thorax zeigen sich diffuse fleckförmige

Verschattungen beider Lungenflügel. Die Thorax-CT kann klären, ob sich die Strukturen auf verschiedene Lungensegmente ausgedehnt haben und möglicherweise auch sekundär nach Lungeninfarzierung entstanden sind.

Therapie Die antimykotische Therapie erfolgt nach Austestung und ist mit mindestens 6 Wochen langwierig.

4.3.4   Lungentuberkulose (Tbc)   Ⓕ Ⓕ

Definition Lungenentzündung, hervorgerufen durch Mycobacterium tuberculosis, meist in den posterioren, apikalen Oberlappen und superioren Unterlappensegmenten lokalisiert.

Symptome Meist schleichender Beginn mit chronischem Reizhusten mit produktivem Auswurf, Hämoptysen, subfebrilen Temperaturen, Schwäche, rezidivierenden schweren Fieberschüben. Die **Primärtuberkulose** ist in der Regel asymptomatisch, besonders im Mittel- und Unterlappen der Lunge kommt es zu einer Entzündungsreaktion mit Vergrößerung der hilären Lymphknoten. Die **Reaktivierung der Lungentuberkulose** (Tbc) zeigt sich als chronisch konsumierende

Erkrankung mit Gewichtsverlust und subfebrilen Temperaturen.

> **Leitsymptome der Tbc**
> - Kontakt mit exponierten Personen
> - Chronisch-produktiver Husten
> - Fieberschübe
> - Verschlechterung des Allgemeinzustandes, Abgeschlagenheit
> - Dyspnoe

11 **Atypische Mykobakterien:** Besonders das Mycobacterium avium intracellulare bedingt eine Lungenerkrankung wie die Tbc und tritt v. a. bei Patienten mit Schwächung der zellulären Immunantwort oder im Alter auf. Begleitet wird die Infektion bei Kindern von einer Lymphadenitis, ansonsten von Fieber, Anämie, Leukozytose, Leberschwellung.

Diagnostik Erregernachweis im Sputum, Magensaft, Blutkultur und Urin (stets mehrfache Kulturen aus mehreren Körperflüssigkeiten) mittels der Ziehl-Neelsen-Färbung, Nachweis säurefester Stäbchen. Der Kulturnachweis dauert in der Regel 4–8 Wochen, mit einem neuen Schnelltest lässt sich eine Antikörperinfektion in der Regel nach 2 Wochen nachweisen. Im **Röntgen-Thorax** erkennt man abgeheilte Primärkomplexe mit kalzifizierten Primärhälften und verkalkten Lymphknoten (**Ghon-Herd**). Eine **Kaverne** bezeichnet einen hohlartigen Abszess einer abgekapselten Infektion (◘ Abb. 4.5). Manchmal bilden sich auch Narben ganzer Lungenabschnitte; dies wird als **Narbenfeld** bezeichnet. Der Tuberkulin-Hauttest zeigt eine positive Reaktion bei Injektion von mehr als 10 Tuberkulin-Einheiten (► Abschn. 4.2.2). Der Test ist jedoch häufig falsch-negativ.

Therapie Medikamentös wird mit Isoniazid, Etambutol sowie Rifampicin über mindestens 3 Monate behandelt. Unter adäquater Therapie tritt 2–3 Wo-

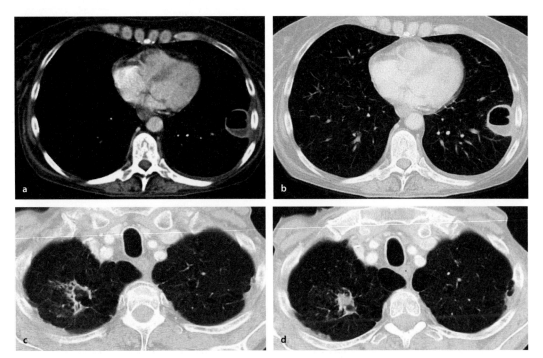

◘ **Abb. 4.5a–d Lungentuberkulose. a,b** Pleuraständige tuberkulöse Kaverne im linken Unterlappen. **a** CT in Hartstrahltechnik; die Lunge ist schwarz, neue aufgetretene intrapulmonale Strukturen sind besser abgrenzbar, ähnlich wie das Mediastinum und die großen Gefäße. **b** Parenchymdarstellung mit Details des Lungenparenchyms. **c,d** Darstellung in unterschiedlichen Schichten, aber in gleicher Technik: Narbenfeld rechts apikal nach alter Tuberkulose; feinblasiges Lungenemphysem

chen nach Infektion eine Besserung ein. Atypische Mykobakterien werden testgerecht über mindestens 3–6 Monate nach Erhalt des Antibiogramms therapiert. Kernsubstanz ist Clarithromycin.

H10 4.3.5 Pneumocystis-carinii-Pneumonie

Definition Die Pneumocystis-carinii-Pneumonie (PCP) ist eine typische Begleitinfektion im Rahmen der zellulären Immundefizienz AIDS. Gerade bei weniger als 250 T-Helferzellen kommt es zur Ausbildung typischer Pneumozysten. Die Keime werden von Tiere übertragen und bilden ein fleckförmiges Infiltrat, Rundherde in der Lunge sowie im Gehirn.

Symptome Die Entwicklung einer PCP erfolgt langsam und erstreckt sich über Wochen oder Monate. Zu Beginn der Erkrankung bestehen erst geringe Beschwerden, die einer Erkältung ähneln können. Im Vordergrund steht die Atemnot, die anfänglich nur bei schweren Anstrengungen auftritt. Im Verlauf nimmt sie jedoch zu und ist schließlich bereits bei leichten Anstrengungen vorhanden. Auf Grund der Luftnot atmen die Betroffenen oft sehr schnell und angestrengt. In Folge des Sauerstoffmangels färben sich Haut und Schleimhäute blau. Häufig gesellen sich ein trockener Husten und Fieber sowie Abgeschlagenheit, Müdigkeit, Gewichtsverlust und das Gefühl der Leistungseinschränkung hinzu.

Diagnostik Die Röntgen-Thoraxaufnahme kann normal aussehen oder aber die typischen Veränderungen einer Lungenentzündung aufweisen (◘ Abb. 4.6 bis ◘ Abb. 4.8). Der Sauerstoffgehalt im Blut ist oft stark erniedrigt und sinkt bei körperlicher Anstrengung je nach Schweregrad der Erkrankung noch stärker ab. Beweisend ist der mikroskopische Nachweis von zystenartigen der Erreger im Lungensekret.

> **Radiologische Zeichen der PCP**
> − Milchglasartige Dichteanhebungen
> − Perihiläre Distribution
> − Spätstadium: intralobuläre Septen, Airspace-Zysten (Pneumatozelen)

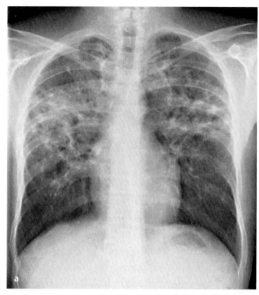

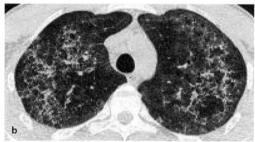

◘ **Abb. 4.6a,b Pneumocystis-carinii-Pneumonie. a** Thorax-Röntgenübersichtsbild bei einer klassischen Pneumocystis-carinii-Pneumonie im p.a. Strahlengang. Milchglasartige Trübungen sind erkennbar. **b** CT-Bild

Therapie Therapie der Wahl ist die Gabe von Trimethoprim/Sulfomethoxazol 50 mg/kg KG/Tag in 3 Dosen über 3 Wochen (◘ Abb. 4.7).

4.3.6 Sarkoidose (Morbus Boeck) F1 H1

Definition Granulomatöse Systemerkrankung, die in erster Linie die Lunge befällt (◘ Abb. 4.9), aber auch mit typischen Hauterscheinungen, Gelenk- und Augenveränderungen assoziiert sein kann. Weiteres Synonym: Morbus Besnier-Boeck-Schaumann (gesprochen »Buck«), akute Verlaufsform: Löfgren-Syndrom.

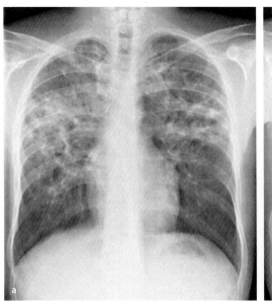
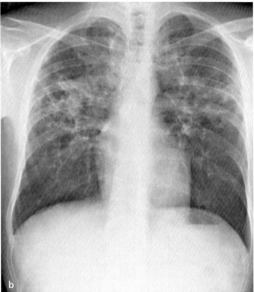

⬛ Abb. 4.7a,b Pneumocystis-carinii-Pneumonie bei HIV-Infektion. a Röntgen-Thorax vor Therapie, b nach Therapie

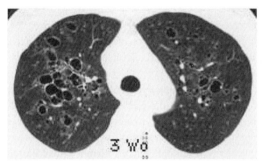

⬛ Abb. 4.8 Pneumocystis-carinii-Pneumonie. Radiologische Zeichen: milchglasartige Trübung, fleckig-noduläre Verdichtung vor allem in den oberen Lungenflügeln

Epidemiologie 20–40 Fälle auf 100.000 Einwohner, insgesamt etwa 20.000 Erkrankte in Deutschland. Auftreten meist im jungen Alter zwischen dem 20. und 40. Lebensjahr.

Pathogenese Die genaue Ursache der Krankheit ist bis heute unbekannt. Bei der Sarkoidose bilden sich mikroskopisch kleine Knötchen (Granulome) in dem betroffenen Organgewebe

Symptome Es gibt eine akute Verlaufsform (30 % der Fälle) und eine chronische (70 % der Fälle). Bei

der **akuten Verlaufsform** (Löfgren-Syndrom) stehen ein allgemeines Krankheitsgefühl mit Leistungstief, Fieber, Gelenkbeschwerden und rote, schmerzhafte Knötchen unter der Haut, insbesondere an den Unterschenkeln im Vordergrund. Die Hautveränderungen werden als **Erythema nodosum** (⬛ Abb. 4.10) bezeichnet. Oft treten zusätzlich trockener Husten und Luftnot bei körperlicher Anstrengung auf.

Die **chronische Sarkoidose** wird anhand von Röntgenaufnahmen des Brustkorbs in drei Typen eingeteilt. Während bei den Typen I und II die Heilungsrate zwischen 90 und 70 % liegt, ist beim Typ III die Lunge zumindest teilweise dauerhaft geschädigt. Das Bindegewebe der Lunge hat sich in diesem Stadium bereits so verändert, dass es zu einer Einschränkung des Gasaustausches und der Lungenfunktion kommt. Spontanheilungen kommen in solchen Fällen deutlich seltener vor.

Der chronische Verlauf ist gezeichnet von einem über mehrere Monate zunehmenden Reizhusten, Abgeschlagenheit und Luftnot bei Belastung. Zusätzlich treten manchmal leichtes Fieber, Gewichtsabnahme und Schmerzen im Sprunggelenk auf. Die Krankheit kann aber auch schleichend und ohne jegliche Beschwerden beginnen.

4

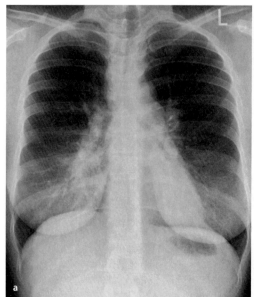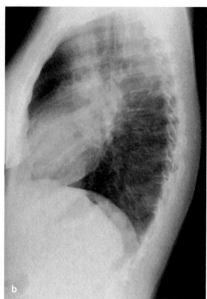

🔲 **Abb. 4.9a,b Morbus Boeck der Lunge.** 26-jährige Patientin mit belastungsabhängiger Atemnot. Diagnose: Bihiläre Lymphadenopathie bei Sarkoidose. Röntgen-Thorax a.p. (**a**) und seitlich (**b**)

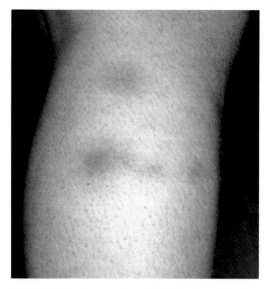

🔲 **Abb. 4.10 Erythema nodosum bei Patienten mit Morbus Boeck**

Diagnostik Röntgenbild und CT der Lunge sowie Lungenfunktionstest (🔲 Abb. 4.11) sowie 🔲 Abb. 3.5). Bei der Blutuntersuchung findet man bei Sarkoidose u. U. eine Erhöhung des sog. Angiotensin-

Converting-Enzyms (ACE), die ggf. auch zur Verlaufskontrolle herangezogen werden kann. Weiterer Blutmarker ist der sIL2R (löslicher Interleukin-2-Rezeptor).

Zur Bestätigung der Diagnose wird meist eine Spiegelung der Luftwege (Bronchoskopie) vorgenommen. Dabei sollte, wenn möglich, auch eine Spülung (BAL) durchgeführt werden. Bei der Analyse der Spülflüssigkeit kann man bei einer akuten Sarkoidose eine typische Vermehrung CD4- gegenüber CD8-Lymphozyten beobachtet werden. Dies ermöglicht die Abgrenzung zur exogen allergischen Alveolitis.

❶ Da die Symptome und Befunde der Sarkoidose insbesondere denen einer Tuberkulose ähneln können, ist es wichtig, durch weitere zusätzliche Untersuchungen diese auszuschließen.

Therapie Gabe von Kortikoiden in hoher Dosierung, anfangs 1 mg/kg KG Prednison oder Prednisolon. Die Dosis wird über Monate nur langsam vermindert, man spricht von »slow-tapering«. In **leichteren Fällen**, insbesondere in den Stadien I und II (ohne Parenchymveränderungen

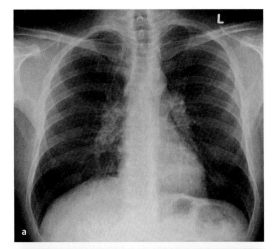

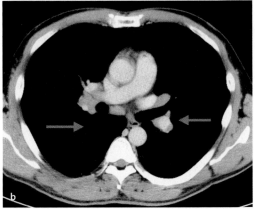

❑ **Abb. 4.11a,b Morbus Boeck der Lunge.** 44-jähriger Patient mit bihilärer Lymphadenopathie, Dyspnoe bei Belastung. Besserung unter Kortison. **a** Röntgen-Thorax, **b** CT-Thorax

der Lunge), genügen oft Beobachtung und Zuwarten auf spontane Besserung. Bei **deutlicher Klinik** sind Glukokortikosteroide notwendig. Das Löfgren-Syndrom und akute Schübe werden mit Acetylsalicylsäure, Ibuprofen und Diclofenac, bei Versagen mit Prednison (1 mg/kg KG) über mindestens 12 Wochen behandelt.

Prognose Sarkoidose-Erkrankte haben in der Regel gute Chancen auf Heilung. Die Prognose der **akuten Form** ist trotz des teilweise schweren Verlaufs am Anfang, durch die Kortisontherapie deutlich besser. Es kommt hier in 95 % der Fälle innerhalb von Monaten zu einer spontanen Rückbildung der Erkrankung.

Dagegen tragen etwa die Hälfte der Patienten mit **chronischem Verlauf** bleibende Lungenschäden davon, die jedoch oft nicht sonderlich stark ausgeprägt sind. In 20–30 % der Fälle kommt es zu einer bleibenden Einschränkung der Lungenfunktion, in 10 % sogar zur Lungenfibrose (Vermehrung des Bindegewebes mit Verlust der Lungenfunktion). In bis zu 5 % der Fälle treten tödliche Komplikationen wie plötzlicher Herztod, vollständige Lungenfunktionseinschränkung und Herzversagen auf. Da viele Patienten mit chronischem Verlauf kaum Beschwerden haben, verzögert sich oft die Diagnose und dadurch auch die Therapie.

Kontrollen Verlaufskontrollen sollten bei der Sarkoidose am intensivsten während der ersten 2 Jahre nach der Diagnosestellung durchgeführt werden. So können der Verlauf und die Prognose abgeschätzt, aber auch der richtige Zeitpunkt für eine evtl. erforderliche Therapie abgepasst werden. Bei leichteren Formen reichen halbjährliche Intervalle, bei aktiveren oder fortgeschritteneren Krankheitsformen sollten 3-monatige Abstände angestrebt werden.

4.3.7 Morbus Wegener `F09`

Definition Granulomatöse Systemerkrankung. Bevorzugt in den Atemwegen beginnende grobknotige (granulomatöse) Gefäßentzündungen (❑ Abb. 4.12).

Epidemiologie Inzidenz 5 Fälle auf 100.000 Einwohner. Auftreten meist im jungen Alter zwischen dem 20. und 40. Lebensjahr.

Klassifikation

> **Klassifikationskriterien der Amerikanischen Gesellschaft für Rheumatologie (ACR)**
> ― Infiltrationen der Lunge im Röntgen-Thoraxbild (Rundherde, Kavernen, »fixe« Infiltrationen)
> ― Entzündung in Nase oder Mund (ulzerierend – hämorrhagisch – purulent)
> ▼

4

— Nephritisches Urinsediment (Erythrozyturie von mehr als 5 Erythrozyten pro Gesichtsfeld, Erythrozytenzylinder); Eiweißverlust
— Histologisch granulomatöse Entzündung (in der Gefäßwand, peri- und extravaskulär)

Mindestens 2 der 4 Kriterien müssen vorhanden sein.

Pathogenese Bekannt ist, dass der Körper **ANCA** (antineutrophile zytoplasmatische Antikörper) gegen Strukturen an der Zellwand von Gefäßzellen bildet und es so zu einer Entzündung der mittelgroßen Gefäße kommt. Beim Vollbild der **Wegener-Granulomatose** (WG) finden sich eine granulomatöse Entzündung des Respirationstraktes und eine nekrotisierende Vaskulitis kleiner bis mittelgroßer Gefäße, z. B. der Kapillaren, Venolen, Arteriolen und Arterien, sowie meist eine nekrotisierende Glomerulonephritis. Typperweise finden sich keine Ablagerungen von Immundepots (AG-AK-Komplexen) in den Granulomen.

Symptome Allgemeinsymptome sind Gewichtsverlust, Nachtschweiß, subfebrile Temperaturen (»B-Symptomatik«). Es kommt zu Entzündungen der Schleimhäute (Rhinitis, Sinusitis). Später Übergreifen der Erkrankung auf andere Organe. Folgende **Organbeteiligungen** können auftreten:
— **Respirationstrakt**: Beschwerden und Krankheitszeichen im gesamten Respirationstrakt einschließlich der Nasennebenhöhlen, des Mastoid, der Mundhöhle, im Subglottisbereich sowie in der Trachea und den Bronchien.
— **Augen**: Zeichen der Vaskulitis (Skleritis, Episkleritis, Retinavaskulitis usw.) und Granulommanifestation (Protrusio bulbi usw.)
— **Nervensystem**: überwiegend mit peripherer (Mononeuritis multiplex usw.) oder auch zentraler (intrazerebrales Granulom bzw. Kleingefäßvaskulitis) Beteiligung, selten auch meningeale Beteiligung
— **Niere**: im Verlauf Niereninsuffizienz mit dialysepflichtigem Nierenversagen
— **Rheumatischer Beschwerdekomplex**: Myalgie, Arthralgie, z. T. übergehend in Oligo- bis Polyarthritis

— **Haut**: leukozytoklastische Vaskulitis; Urtikariavaskulitis, Pyoderma gangraenosum usw.

Diagnostik Immunologisch hinweisende Frühsymptome sind die mit der Wegener-Granulomatose assoziierten antineutrophilen zytoplasmatischen Antikörper (c-ANCA; im indirekten Immunfluoreszenztest an alkoholfixierten Granulozyten über 60% positiv). Ein Sicherungstest ist der Nachweis von Proteinase-3-Autoantikörpern (PR3-ANCA; gemessen im ELISA oder im noch sensitiveren Capture-ELISA).

Charakteristisch für den M. Wegener ist die Manifestation in der Lunge mit granulomatösen Veränderungen (Rundherden, z. T. einschmelzend) und vaskulitischen Läsionen (z. B. Kapillaritis mit Hämoptysen) sowie die Manifestation in der Niere mit fokaler Glomerulonephritis (nephritisches Urinsediment), diffuser nekrotisierender Glomerulonephritis (zunehmende Nierenfunktionseinschränkung) und rapidprogressiver Glomerulonephritis mit rasch progredienter Niereninsuffizienz.

Differenzialdiagnose Klinische Ähnlichkeit besteht mit den anderen ANCA-assoziierten Kleingefäßvaskulitiden:
— Mikroskopische Polyangiitis: fehlender Granulomnachweis, MPO-ANCA-assoziiert;
    ► Kap. 2.3.8
— Churg-Strauss-Syndrom: Asthma, Eosinophilie, MPO- oder PR3-ANCA-assoziiert

Darüber hinaus kann das klinische Bild einer Hepatitis-C-assoziierten Vaskulitis ähneln (mit oder ohne Kryoglobulinnachweis; sorgfältige Erregerdiagnostik!).

Bei Frühfällen bzw. noch nicht voll ausgeprägtem Krankheitsbild stellt sich in aller Regel eine sehr breite Differenzialdiagnose, z. B.:
— Rundherd: Bronchialkarzinom
— Nekrotisierende Entzündung in der Nasenhaupthöhle: Granuloma gangraenescens
— Pulmorenales Syndrom: Goodpasture-Syndrom

Diagnostik Röntgen-Thorax (◻ Abb. 4.12a), CT-Thorax (◻ Abb. 4.12b), MRT-Nasennebenhöhle (◻ Abb. 4.12c), ggf. Bronchoskopie mit Biopsie. Serumwerte im Blut, insbesondere Kreatinin und Kreatininclearance. Die Diagnose erfolgt zum einen

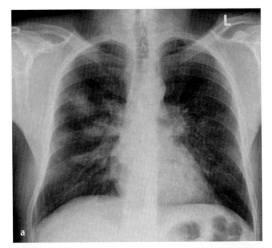

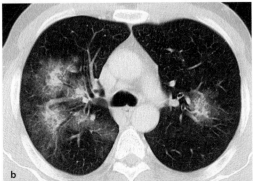

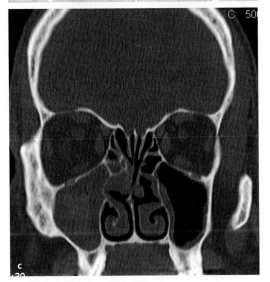

Abb. 4.12a–c Morbus Wegener. 47-jähriger Patient mit Zephalgien, Muskelschmerzen und Atemnot. **a** Röntgen-Thorax, **b** CT-Thorax, **c** MRT-Nasennebenhöhlen

über den Nachweis der spezifischen Antikörper im Blut, zum anderen über eine Probeentnahme (Biopsie) aus einem der Knötchen mit anschließender feingeweblicher (histologischer) Untersuchung.

Therapie Je nach Befallsmuster und Stadium. Kernbestandteil der Therapie ist das **Endoxan.** Zusätzlich kommen Kortikoide in Betracht. Bei einem akuten M. Wegener beginnt man die Therapie mit Kortisonstoß (250 mg/Tag i.v.) mit gleichzeitiger Gabe von Endoxan. Falls Endoxan bei einem akuten M. Wegener (meist mit schweren Nierenversagen und gleichzeitigem Lungenversagen) keinen Erfolg zeigt, ist eine Plasmapharese alternativ (nicht gleichzeitig!) indiziert. Die Prognose ist günstig, bei adäquater Therapie können über 90 % der Fälle erfolgreich therapiert werden, allerdings kommt es bei chronischem Verlauf meist zur Dialysepflichtigkeit.

4.3.8 Churg-Strauss-Vaskulitis   `F11`

Definition Die Churg-Strauss-Vaskulitis ist eine eosinophilenreiche und granulomatöse Entzündung des Respirationstraktes mit nekrotisierender Vaskulitis der kleinen bis mittelgroßen Gefäße. Sie ist mit Asthma und einer Bluteosinophilie assoziiert.

Epidemiologie Inzidenz 2–4 Fälle auf 100.000 Einwohner.

Klassifikation

> **Klassifikationskriterien des ACR für die Churg-Strauss-Vaskulitis**
> - Asthmaanamnese,
> - Eosinophilie von über 10 % im Differenzialblutbild
> - Polyneuropathie oder Mononeuritis
> - Flüchtige pulmonale Infiltrate
> - Akute oder chronische Nasennebenhöhlenaffektionen
> - Bioptischer Nachweis von Eosinophilen im extravaskulären Gewebe
>
> 4 von 6 Kriterien müssen erfüllt sein.

4

Symptome
- Allgemeinsymptome wie Fieber, Abgeschlagenheit, Gewichtsverlust
- Petechien, palpable Purpura, Hautulzerationen
- Thoraxschmerzen und Dyspnoe, Kardiomyopathie, Koronariitis
- Abdominalschmerzen und Durchfälle, Infarzierungen von Abdominalorganen
- Glomerulonephritis (selten)

Diagnostik Diagnostisch richtungsweisend ist der zeitliche Ablauf mit der Entwicklung einer systemischen Erkrankung bei Patienten mit langjähriger Anamnese von Allergien, Asthma, Sinusitis und/oder Bluteosinophilie, wobei dann die Atemwegssymptomatik häufig in den Hintergrund tritt.

Der histologische Nachweis von Granulomen gelingt nur etwa in 10–20 % und ist nicht zur Diagnosestellung erforderlich.

Die **Labordiagnostik** umfasst:
- Eosinophilie mit Absolutwerten von über 1500/mm^3
- Erhöhung des Gesamt-IgE-Wertes
- Nachweis von pANCA (in der Minorität der Fälle), in Einzelfällen auch von cANCA

Therapie Kortikoidbolus, »slow tapering«: Man beginnt mit einer hohen Kortisondosis und reduziert schrittweise pro Woche, dabei sollten die Abfälle aber im ersten halben Jahr nur gering sein.

H08 ▸ **4.3.9 Interstitielle**
F09 ▸ **Lungenerkrankungen**

Definition Als interstitielle Lungenerkrankung bezeichnet man verschiedene, meist chronisch verlaufende Entzündungen des Lungeninterstitiums, des Raums zwischen den Lungenbläschen also, in dem Bindegewebefasern, Nerven und Blutgefäße liegen. Dieser gesamte Komplex stellt das **Lungengerüst** dar.

Typischerweise sind die interstitiellen Lungenerkrankungen nichtmaligne Erkrankungen des Lungenparenchyms, gekennzeichnet durch verminderte Elastizität des Gewebes infolge chronischer Entzündungs- und Fibrosierungsprozesse. Am häufigsten ist die **idiopathische Lungenfibrose**, deren

Ursache nicht bekannt ist. Dagegen führen Exkremente von Tieren zu der typischen **Vogelhalter-** oder **Taubenzüchterlunge**, die sich nach Eliminierung des Antigens deutlich bessern kann.

Epidemiologie In Deutschland etwa 50–100 Fälle auf 100.000 Einwohner pro Jahr.

Symptome Rasche Erschöpfbarkeit, Krankheitsgefühl und Dyspnoe unter normaler Belastung. Bei der körperlichen Untersuchung zeigt sich ein Knisterrasseln über den hinteren basalen Lungenabschnitten in Höhe BWK 10. Als Zeichen einer späteren pulmonalen Hypertonie mit Hypoxämie sind Trommelschlegelfinger, im weiteren Verlauf auch Uhrglasnägel zu werten.

Diagnostik Beschleunigte BSG, Hypoxämie, Polyglobulie. Im Röntgen-Thorax in 90 % der Fälle pathologische Lungenparenchymveränderungen mit feiner retikulärer Zeichnung.

Lungenfunktionstest: Typisches Muster einer restriktiven Lungenerkrankung mit verminderter totaler Lungenkapazität. Die Diffusionskapazität ist ebenfalls reduziert. Es zeigt sich eine leichte bis schwere Hypoxämie, die sich unter Belastung verschlechtert und unter Antiobstruktiva nicht bessert. In der bronchioalveolären Lavage erkennt man vermehrt Makrophagen, das CD4/CD8-Verhältnis ist normal.

Differenzialdiagnose Meist ist die Diagnose einer interstitiellen Lungenerkrankung nicht einfach zu stellen. Allerdings kann die histologische Untersuchung in Zusammenschau mit den klinischen Parameter eine vollständige Diagnose erbringen.

Differenzialdiagnosen interstitieller Lungenerkrankungen

- **Idiopathische Fibrose**: chronische Erkrankung mit Befall des unteren Respirationstraktes, z. B. im Rahmen von Kollagenosen.
- **Rheumatoide Arthritis**: Bei 50 % der Patienten mit rheumatoider Arthritis kommt es auch zu Störungen der Lungenfunktion.

▼

- **Progressiv systemische Sklerodermie**: Lungenfibrose mit geringer entzündlicher Aktivität, aber sehr schlechter Prognose.
- **Systemischer Lupus erythematodes**: Lungenfibrose als mögliche Komplikation, manifestiert sich meist als inhomogener Entzündungsprozess.
- **Histiozytose**: Störung des retikulo-endothelialen Systems. Pneumothorax ist eine häufige Komplikation.
- **Chronisch eosinophile Pneumonie (Churg-Strauss-Syndrom)**: Symptome sind Fieber, Schüttelfrost, Dyspnoe, spricht sehr gut auf Kortikosteroide an.
- **Goodpasture-Syndrom**: Nachweis von pulmonalen Blutungen, Anämie und auch Nierenblutungen mit Nierenversagen. Meist erwachsene Männer mit zirkulierenden Antibasalmembran-Antikörpern.
- **Sarkoidose**: Granulomatöse Systemerkrankung, befällt in erster Linie die Lunge, zeigt aber im Akutstadium typische Hauterscheinungen sowie Gelenk- und Augenveränderungen (»Löfgren Syndrom«).

Therapie Vermeidung evtl. auslösender Substanzen, Unterdrückung der entzündlichen Aktivität durch die Gabe von Kortison. Bei schweren Erkrankungen ist auch eine Lungentransplantation zu erwägen.

4.3.10 Pleuramesotheliom

Definition Maligne Erkrankung der Pleura, hervorgerufen durch Asbestexposition.

Epidemiologie Während die Erkrankung in Deutschland mittlerweile selten ist (Inzidenz 2/100.000 Einwohner), sind Länder in Südafrika und Südamerika stark betroffen. Die Häufigkeit hat international deutlich zugenommen.

Pathogenese Das maligne Pleuramesotheliom entsteht im Lungenfell (Pleura) und gehört zu den besonders aggressiven Tumoren. Der ursächliche

Zusammenhang mit einer Asbestexposition ist bewiesen, so dass dies als Berufskrankheit anerkannt ist. Man rechnet mit 10 Fällen auf 100 Asbestexponierten. Risikogruppen sind Bauarbeiter und Elektriker. Etwa 10 % der Asbestkranken entwickelt 10–20 Jahren nach Exposition ein Mesotheliom.

Symptome Atemabhängige Schmerzen, Atemnot, hartnäckiger Husten, Fieber, unklare Pleuraergüsse.

Diagnostik Standarduntersuchungen sind die Röntgen-Thoraxuntersuchung und das HR-CT (»high resolution CT«). Hier zeigt sich eine pleurale Verdickung von über 10 mm mit nodulärer Kontur (knotige). Meist liegt ein Begleiterguss vor, der punktiert werden sollte. Hieraus ergibt sich die charakteristische Zytologie.

Therapie In frühen Stadien kommt eine kombinierte Therapie zur Anwendung, bei eine Chemotherapie zur Induktionsbehandlung eingesetzt wird. Dann wird operativ der Tumor incl. des Lungenflügels und des Lungen- wie auch des Zwerchfells entfernt. Schließlich erfolgt eine Strahlentherapie.

❗ Pleuramesotheliome haben trotz massivem Therapieaufwand meist eine extreme schlechte Prognose mit einer mittleren Überlebenszeit von 4–12 Monaten nach Diagnosestellung.

4.3.11 Pleurakarzinose

Definition Befall der Pleura durch Metastasen von malignen Tumoren. Besonders häufig metastasieren Bronchialkarzinome und Ösophagustumoren in die Pleura, wo sie durch maligne Ergüsse auffallen.

Symptome Meist verspüren die Patienten erst in späten Stadien Beschwerden wie Atemnot, seitliche Schmerzen, Schmerzen beim Husten und belastungsabhängige Schmerzen. Viele Fälle sind aber auch asymptomatisch.

Diagnostik Die klinische Untersuchung, gefolgt von der Röntgen-Thoraxaufnahme und der Punktion der Flüssigkeit führt zur zielgerichteten Diagnostik.

4

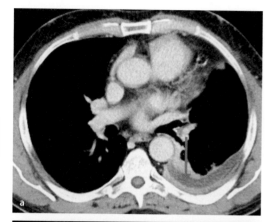

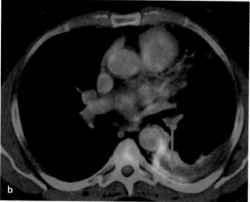

◻ **Abb. 4.13a,b Pleurakarzinose links bei nachgewiesenem Ösophaguskarzinom.** 69-jähriger Patient mit Atemnot und Schmerzen. **a** PET-CT-Thorax ohne Kontrastmittel. **b** PET-CT nach Injektion von ^{18}F-Fluordeoxyglukose (FDG). Man beachte die Verdickung der Pleura und den erhöhten pleuralen FDG-Uptake

Stellenwert des PET-CT (◻ Abb. 4.13): Im Gegensatz zu dem normalen CT wird beim PET-CT ein radioaktiv markierter Tracer wie ^{18}F-Fluordesoxyglukose (FDG) injiziert und die Stoffwechselaktivität des Tumors bestimmt. Zu beachten ist die Verdickung der Pleura und der erhöhte pleurale FDG-Uptake. Das PET-CT macht die Stoffwechselaktivität der Tumoren darstellbar, ist allerdings nur bei Bronchialkarzinomen und in der Verlaufsbeobachtung von Ösophagustumoren zugelassen und wird auch hier nur vergütet. Andere Indikationen, wie beispielsweise die Darstellung einer Pleurakarzinose bei Karzinomen, werden gegenwärtig noch detailliert untersucht und bedürfen

der vorherigen Zustimmung der Krankenkasse zur Kostenübernahme.

Therapie Therapie der Grundkrankheit, Ergusspunktion, Verklebung des malignen Ergusses.

4.4   Leitsymptome

4.4.1   Fieber unklarer Genese

Zur klinischen Differenzierung bei unklarem Fieber (also ohne eindeutigen Fokus und weitere Leitsymptome) ist zunächst die Beschreibung der Fiebertypen wichtig. Man unterscheidet:

- **Fieberkontinua** (dauerhaft erhöhte Temperatur), z. B. bei permanentem Kontakt der Fieberquelle mit dem Blutsystem).
- **Remittierendes Fieber**, bei dem zwischenzeitlich normale Temperaturen gemessen werden, typisch für abzedierende Prozesse, Tuberkulosen oder auch Endokarditiden.
- **Undulierende Fiebertypen**, die oberhalb einer erhöhten Basistemperatur einen wellenförmigen Verlauf zeigen.

Entscheidend für die Analytik ist zunächst die **Blutkultur**. Eine Blutkultur ist definiert als das Probenmaterial von einer Blutentnahmestelle.

❶ Blutkulturen gehören zu den wichtigsten mikrobiologischen Verfahren bei Patienten mit unklarem Fieber und schweren pulmonalen Infektionen.

Blutkulturen werden möglichst im Fieberanstieg aus peripheren Venen steril abgenommen. Die Anzahl der Blutkulturen richtet sich nach dem klinischen Leitbild. Bei Fieber unklaren Ursprungs werden 2 Blutkulturen von verschiedenen Lokalisationen innerhalb 1 h abgenommen, am Folgetag dann weitere 2 Blutkulturen. Bei Pneumonieverdacht, bei suspekter Fungiämie oder bei Endokarditisverdacht werden 3 Blutkulturen innerhalb 1 h von verschiedenen Lokalisationen entnommen und dies am Folgetag wiederholt.

Für die Praxis

Blutkultur

Sorgfältige Hautdesinfektion der Entnahmestelle, Desinfektionsmittel 30 s einwirken lassen, nicht mehr abwischen und vor allem die Punktionsstelle nicht mehr palpieren. Desinfizieren der Blutkulturflaschen mit Spray, einwirken lassen. Injektion von 3–10 ml Blut pro vorgewärmte Kulturflasche (33–35°C). Es werden anaerobe (unbelüftete) und belüftete (Flasche kurz mit Nadel durchstechen) Flaschen befüllt. Die Blutkulturen werden in den Wärmeschrank gestellt, der Transport ins Zentrallabor sollte möglichst schnell erfolgen (Begleitschein ausfüllen, Dokumentation der Abnahme und Zeit!).

⊘ **Blutkultur nicht aus liegenden Verweilkatheter abnehmen, es sei denn, man sucht gezielt nach Katheterinfektionen.**

4.4.2 Bluthusten

Typisches Zeichen einer Pneumonie, bedingt durch Bakterieninvasion oder entzündlicher Arrosion von Blutgefäßen Bei Verdacht auf Tuberkulose werden Sputumanalyse, BAL sowie Hauttests angefertigt.

Differenzialdiagnose Bluthusten
- Bronchiektasen (chronischer Husten, maulvolles Sputum, Spontanpneumothorax)
- Tuberkulose (Fieber, Schwäche, produktiver Husten, Risikogruppe)
- Morbus Wegener (chronische Sinusitis, Granulome der Nasennebenhöhlen, Kreatinin $\uparrow$)
- Goodpasture-Syndrom (Hämaturie, Bluthusten, Nierenversagen)
- Bronchialkarzinom (Rundherd im Röntgen-Thorax, lange Raucheranamnese)

4.5 Algorithmen

Zum Vorgehen bei unklarem Fieber, chronischer Atemnot und Husten ◨ Abb. 4.14. Im Vordergrund steht die genaue klinische Untersuchung, gefolgt von den radiologischen Verfahren. Von besonderer Bedeutung ist die Bronchoskopie mit gezielter bakteriologischer Untersuchung (aus der Spülflüssigkeit). Sie ermöglicht schließlich den sicheren Rückschluss auf verantwortliche Keime oder immunologische Ursachen.

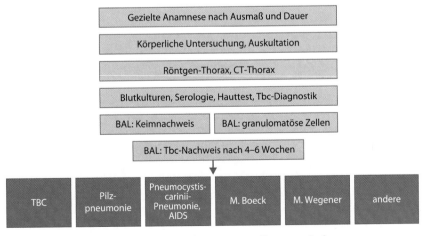

◨ **Abb. 4.14** Diagnostisches Vorgehen bei unklarem Fieber, Husten und Lungenveränderungen

Erkrankungen der Nieren und der Harnwege (Nephrologie)

Niere und ableitende Harnwege

Christian Prinz

5

❯❯ ❯ Einleitung

Die Niere als Ausscheidungsorgan eliminiert harnpflichtige Substanzen, kontrolliert Volumen und Elek-
trolytzusammensetzung des Blutes und beeinflusst
dadurch den Blutdruck entscheidend. Sie ist durch die
Ausschüttung von Erythropoetin wichtig für die
Erythropoese und durch die Umwandlung von Vitamin D auch entscheidend für die Knochenmineralisie-
rung. Krankheiten der Niere zeigen eine typische,
wenn auch komplexe klinische Symptomatik. Häufig
manifestieren sich internistische Krankheiten sekundär an der Niere, wo sie zum Nierenversagen und zur
chronischen Insuffizienz führen.

Was kommt jetzt?

Akutes Nierenversagen, chronische Niereninsuffizienz, Glomerulonephritis, tubulointerstitielle Nierenschädigung, Harnwegsinfekte,
Pyelonephritis, Urosepsis, vaskuläre Nierenerkrankungen, Urolithiasis, Hydronephrose,
Urosepsis, Hypernephrom, Vaskulitiden,
M. Ormond.

5.1 Anatomische und physiologische Grundlagen

5.1.1 Anatomie

Die Nieren sind 5×10 cm groß und liegen im
Retroperitoneum in Höhe der untersten Rippen.
Unterschieden werden **Rinden-** und **Markregion**
(❏ Abb. 5.1). Sie bestehen aus jeweils 8–10 pyrami-
denförmigen Einheiten, deren Spitzen als Markpa-
pillen ins Nierenbecken gerichtet sind. Blutgefäße
und Harnkanälchen laufen in den Rindengebieten
in charakteristischer Weise (❏ Abb. 5.2).

Die morphologische Einheit der Nieren ist das
Nephron. Eine Niere enthält etwa 1 Mio. Nephrone.
Das Nephron besteht aus dem **Glomerulus** in den
Rindengebieten der Außenrinde, dem Nierenkörper-
chen, und dem **Tubulus**. Mehrere Tubuli münden in
der Nierenrinde in ein Sammelrohr ein, woraus sich
schließlich der Harn entleert. Der Tubulusapparat
beginnt mit der stark verknäulten Pars convoluta und
Pars recta, die zusammen den proximalen Tubulus
bilden. Die sog. **Henle-Schleife** besteht aus 3 unterschiedlichen Abschnitten, der Pars recta des proximalen Tubulus, einem dünnen und einem aufstei-

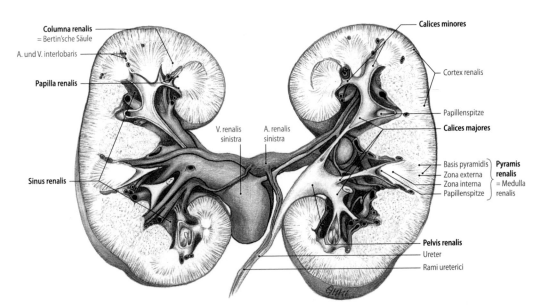

❏ **Abb. 5.1 Anatomie der Niere.** Ansicht der vorderen
(*links*) und der hinteren (*rechts*) Schnittfläche. Zur Darstellung der Strukturen im Sinus renalis wurde das Fettgewebe
entfernt. Man beachte die Zonen des Nierenmarks und der
Nierenrinde sowie die Beziehung der Papillenspitzen zu den
Nierenkelchen

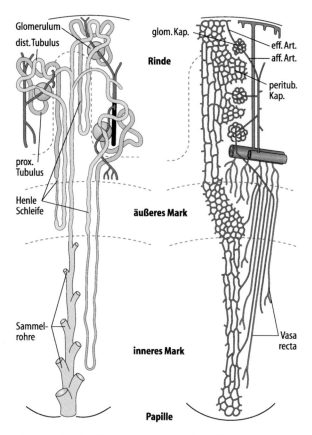

Abb. 5.2 Strukturelle Organisation der Niere. Wichtigste Einheit der Niere ist das Glomerulum, in dem das Blut filtriert wird und der Primärharn gewonnen wird. In den weiteren Abschnitt wird das Filtrat das selektiv rückresorbiert, wobei man den proximalen und distalen Tubulus unterscheidet. Hier sind unterschiedliche Wirkungsorte der Diuretika. Die sog. Schleifendiuretika sind in der Henle-Schleife wirksam

genden dicken Anteil. Der **juxtaglomeruläre Apparat** ist die Kontaktstelle zwischen versorgendem Blutgefäß (Vas afferens) und dem distalen Nierentubulus. Er ist außerdem die Bildungsstelle des für die Steuerung des Elektrolyt- und Wasserhaushaltes und des Blutdrucks wichtigen Enzyms Renin.

> Die Henle-Schleife ist Wirkungsort bestimmter Diuretika wie Furosemid.

Die **Blutversorgung** der Tubuli ist an das peritoneale Kapillarnetz geschaltet. In den Nierengefäßen weisen die Vas afferentia und efferentia einen hohen Widerstand und damit einen hohen Druckabfall auf.

5.1.2 Physiologie

Die Nieren filtrieren Blutbestandteile. Ein großer Teil der mit dem Harn eliminierten Stoffe zählt zu nicht weiter verwertbaren Endprodukten des Stoffwechsels wie Harnstoff, Harnsäure oder Kreatinin. Von den ursprünglich filtrierten 180 l werden jedoch nur 1–2 l ausgeschieden, da im proximalen wie distalen Tubulus ein Großteil der Volumina rückresorbiert wird.

Als **harnpflichtige Substanzen** bezeichnet man Stoffe, die in den anfallenden Mengen nur von den Nieren ausgeschwemmt werden können, z. B. Harnstoff und Kreatinin als Produkte des Muskelstoffwechsels. Darunter fallen auch Fremdstoffe, Arzneistoffe oder Toxine. Bei den anderen Harnbestand-

5

□ **Tab. 5.1** Renale Hormone und die Folgeerscheinungen bei Hormonmangel aufgrund chronischer Niereninsuffizienz

Hormon	Hormonmangel
Erythropoetin	Anämie
Thrombopoetin	Thrombopenie, Blutungen
Kalzitriol	Hyperkalzämie
Prostaglandine	Ulzera im Magen, interstitielle Nierenschäden
Renin	Arterielle Hypertonie

teilen handelt es sich auch um physiologische Moleküle wie Natrium, Kalzium, Phosphat und Wasser. Die Nieren regulieren den Wasser- und Elektrolythaushalt sowie das Säure-Basen-Gleichgewicht, indem im Tubulusapparat eine gezielte Sekretion bzw. Resorption bestimmter Moleküle erfolgt.

Außerdem sind die Nieren Bildungsstätten lebenswichtiger **Hormone** (□ Tab. 5.1):

- **Renin** ist unmittelbar an der Aufrechterhaltung des arteriellen Blutdrucks und des zirkulären Blutvolumens beteiligt.
- **Erythropoetin** regt direkt die Bildung der roten Blutkörperchen an.

Daneben ist die Niere – zusammen mit der Leber – maßgeblich an der Glukoneogenese beteiligt.

5.2 Diagnostische und therapeutische Methoden

5.2.1 Klinische Untersuchung

Die klinische Untersuchung bei Patienten mit Niereninsuffizienz sollte täglich durchgeführt werden. Zunächst sind das Gewicht, die Blutdruckwerte und die Urinausscheidung in ml/24 h wichtig. Dann werden Beinödeme und Lungenstauung klinisch ermittelt. Herzgeräusche müssen neben dem Grad der Enzephalopathie (bei fortgeschrittener Niereninsuffizienz) bestimmt werden.

5.2.2 Blutuntersuchung

Das Vorgehen bei Nierenerkrankungen beginnt mit der exakten Bestimmung der Proteinurie, der Erfassung von Elektrolytstörungen, Blutgasanalyse (pH) und Infektzeichen wie C-reaktives Protein (CrP) sowie einem Blutbild und Differenzialblutbild. Typische Parameter der Nierenfiltration sind Serumkreatinin und Kreatinin-Clearance im 24-h-Urin. Daneben sind der Harnstoffspiegel im Blut und die Elektrolyte Kalium, Natrium, Kalzium und Phosphat sowie die Harnsäure Bestandteil jeder Routineuntersuchung bei Verdacht auf Nierenkrankheiten.

❶ Als Zeichen der Urosepsis sind Leukozytose, CrP-Anstieg, aber auch Organversagen mit Abfall des Quick-Wertes, Thrombopenie und Anstieg des Kreatinins zu werten.

5.2.3 Urinuntersuchung

In der **Urinkultur** wird nach pathogenen Keimen gesucht, hier sind v. a. gramnegative E.-coli-Bakterien wichtig. Im Urinsediment können neben Leukozyten, Erythrozyten (Erythrozytenform) und pH-Veränderungen auch Proteine und Nitrite nachgewiesen werden. Dies gilt als Hinweis für eine Infektion, aber auch für einen differenzialdiagnostisch relevanten Eiweißverlust. Hämaturie im Urin-Stix kann Hinweis für einen malignen Tumor im Bereich der ableitenden Harnwege sein.

> **Für die Praxis**
>
> **Urin-Stix**
> Der Urin-Stix ist eine einfache und überall durchführbare Untersuchung zur Charakterisierung von Urinbestandteile mit Hilfe eines ca. 8 cm langes und 3 mm breiten Plastikstreifens, auf den bestimmten Reagenzien zur weiteren chemischen Charakterisierung der Urinbestandteile aufgetragen sind. Der Streifen wird in den frisch abgenommenen Mittelstrahlurin, aber auch beispielsweise in eine aufgeklebte Plastiktüte bei Säuglingen eingetaucht. Nach wenigen Minuten können Farbveränderungen
> ▼

abgelesen und mit einer Vergleichsskala auf dem Verpackungsmaterial verglichen werden. Anhand dieser Farbskala lassen sich verschiedene Veränderungen definieren:

- pH-Wertverschiebung bei Infekten, aber auch bei der diabetischen Ketoazidose
- Hämaturie bei glomerulären Erkrankungen, bei Entzündungen und bei malignen Tumoren im Bereich der ableitenden Harnwege
- Leukozyturie bei Infekten und Tuberkulosen
- Glukosurie bei einer diabetische Nephropathie

Nach etwa 10 min muss der Stix verworfen werden, die Farben dunkeln unspezifisch nach.

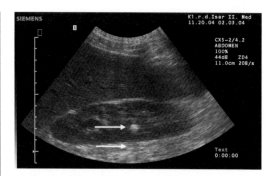

◘ Abb. 5.3 Urolithiasis im Nierenbecken. Der Stein imponiert als helles Konkrement mit Schatten *Oberer Pfeil*: echodichter Stein, *unterer Pfeil*: echoarmer dunkler Schatten. Im transabdominellen Ultraschall mit einem 7,5-MHz-Schallkopf können Nierensteine diagnostiziert werden. Im echofreien Nierenbecken (Flüssigkeit!) zeigen sich rundliche oder eckige Strukturen, die den Ultraschall an der Oberfläche stark reflektieren und durch einen sog. Schallschatten charakterisiert sind

Im **Sammelurin** können schließlich quantitativ Ausscheidungsprodukte wie Proteine über 24 h exakt ermittelt werden. Dazu zählen neben der Menge der Proteine (mehr als 150 mg/dl) sind pathologisch oder die Arten der Proteine, die nach Größen unterschieden werden. Große Proteine wie z. B. α2-Makroglobulin haben ein Molekulargewicht von mehr als 900.000 Dalton, kleinere wie z. B. Albumin nur ein Molekulargewicht von 56.000 Dalton.

❶ Je schwerer der glomeruläre Schaden, desto größer sind die Protein im Sammelurin.

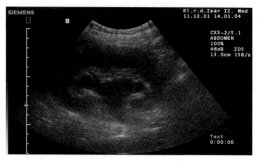

◘ Abb. 5.4 Sonographie der Niere. Hydronephrose Grad III, Stauung im Nierenbecken

5.2.4 Abdomensonographie, endoskopischer Ultraschall

Die **Abdomensonographie** ist eine hervorragende Methode, um Niere und Nierenbecken zu beurteilen und dabei ggf. Steine nachzuweisen. Ultraschallwellen in einer Frequenz von 4–10 MHz werden mit einem Schallkopf auf die Region gebracht und von den Steinen reflektiert oder absorbiert. Es zeigt sich ein typischer **Schallschatten** (◘ Abb. 5.3). Die Ultraschalluntersuchung der Niere stellt neben dem Größendurchmesser von mindestens 10 cm auf beiden Seiten das Verhältnis der Rinde (>1 cm) zum Nierenmark dar. Die ableitenden Harnwege sollten schmal und meist nicht erkennbar sein. Man spricht von Hydronephrose, wenn das Nierenbecken erweitert ist (◘ Abb. 5.4; ▶ Abschn. 5.3.10).

Mit Hilfe des **endosonographischen Ultraschalls** (EUS) kann der linke Nierenoberpol und insbesondere die linke Nebenniere vom Magen aus beurteilt werden. Die EUS erfolgt mit prograder Optik und einem speziellen Endoskop, auf dessen Spitze ein kleiner Ultraschallkopf (Schallstärke 4–10 MHz). Die Nebenniere ist dadurch auch einer Biopsie zugänglich.

5.2.5 Ausscheidungsurographie

Bei der Ausscheidungsurographie wird ein intravenöses Kontrastmittel gespritzt. Radiologisch wird

5

die Kontrastmittelausscheidung über die Nieren und den Ureter mit einer konventionellen Röntgenaufnahme im Stehen bestimmt. Dies setzt eine Restausscheidung von mehr als 500 ml und die Fähigkeit zur stehenden Position voraus. Man kann dadurch die renale Elimination bestimmen. Neben der Darstellung der ableitenden Harnwege und dem sensitiven Nachweis der Harnstauung lassen sich in der **MR-Urographie** neben den ableitenden Harnwege auch umgebende Tumoren oder Fibrosierungen, wie der Morbus Ormond (retroperitoneale Fibrose) sehr gut erkennen.

5.2.6 Computertomographie

Die früher durchgeführte Urographie der Nieren mit der i.v. Gabe von Kontrastmittel ist heute weitgehend durch die schnellere und aussagekräftigere Computertomographie (CT) ersetzt worden. Die CT-Untersuchung erlaubt eine zwei- oder dreidimensionale Darstellung und erkennt gleichzeitig signalintense Konkremente. Besonders gut lassen sich im CT der Niere neben Zysten (Abb. 5.5) und Tumoren auch Perfusionsdefekte oder Hypervaskularisation (Tumoren) erkennen. Die CT-Untersuchung mit Kontrast ist nur bei Patienten mit intakter Nierenfunktion möglich, da sonst ein Nierenversagen droht. Falls eine Funktionseinschränkung der Nieren vorliegt, muss das CT ohne i.v. Kontrastmittel durchgeführt werden (»Nativ«). In diesen Fällen kann nur die qualifizierte

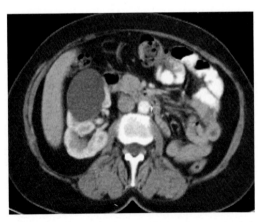

 Abb. 5.5 CT der Niere. 7 cm große Nierenzyste rechts bei Zustand nach Nephrektomie links wegen Hypernephrom

Sonographie eindeutige Befunde liefern, ggf. unter Gabe eines Kontrastmittels wie Sonovue (empfindlicher Nachweis einer Hypervaskularisation).

5.2.7 Dialyseverfahren

Die Dialyse ist bei akutem Nierenversagen, insbesondere aber zur Behandlung der terminalen Niereninsuffizienz verbreitet. Die **Hämodialyse** dient der künstlichen Elimination harnpflichtiger Substanzen und der Kontrolle des Blutvolumens.

> **Für die Praxis**
>
> **Hämodialyse**
> Hierzu wird das Patientenblut durch semipermeable Schläuche an einer externen Elektrolytlösung (Dialysat) vorbeigeleitet. Entgleiste Elektrolyte, wie Kalium, Natrium, Kalzium, aber auch gelöste Substanzen wie Harnstoff diffundieren dabei in das Dialysat. Das Blut wird dabei durch semipermeable Schläuche geleitet, die Diffusion erfolgt in eine externe Elektrolytlösung. Die Behandlung dauert etwa 4–5 h und muss alle 3 Tage wiederholt werden. Der Patient wird antikoaguliert mit Heparin. Komplikationen können Blutungen (aufgrund der Antikoagulation), allergische Reaktionen, z. B. gegen Membranbestandteile oder Stunts, Infektionen, Thrombosen oder Herzinsuffizienz sein.

Alternativ kommt die **Peritonealdialyse** zur Anwendung. Hierbei wird ein Dialysekatheter in das Bauchfell implantiert und Dialyseflüssigkeit in den Bauchraum geleitet, schließlich das Filtrat wieder nach außen. Man entzieht dem urämischen Patienten dadurch Harnstoff wie auch Elektrolyten. Wichtig sind eine ausreichende Compliance und die adäquate Pflege. Vertauschen der Dialysekatheter ist gefährlich.

5.2.8 Nierentransplantation

Die Transplantatniere übernimmt vollständig die Funktion der Ausscheidung und gleicht durch die Sekretion von Erythropoetin hormonelle Verluste aus. Der Auslöser für die Sekretion von Erythropoe-

■ Tab. 5.2 Stadieneinteilung der akuten Nierenschädigung

RIFLE-Stadium	AKIN-Stadium	Serumkreatinin	Urinausscheidung
Risk	1	1,5- bis 2-facher Kreatininanstieg (RIFLE/AKIN) oder Kreatininanstieg ≥0,3 mg/dl (AKIN)	<0,5 ml/kg/h für 6 h
Injury	2	2- bis 3-facher Kreatininanstieg	<0,5 ml/kg/h für 12 h
Failure	3	>3-facher Kreatininanstieg oder Serumkreatinin > 4 mg/dl mit einem akuten Anstieg ≥ 0,5 mg/dl	<0,3 ml/kg/h für 24 h oder Fehlende Urinausscheidung (Anurie) für 12 h
Loss	*	Dauerhaftes Nierenversagen für >4 Wochen	
ESRD	*	Dauerhaftes Nierenversagen für >3 Monate	

* Die RIFLE-Stadien »Loss« und »ESRD« werden als Spätfolgen der akuten Nierenschädigung in der AKIN-Stadieneinteilung nicht mehr berücksichtigt.

tin ist dabei Sauerstoffmangel, z. B. in großen Höhen, aber auch andauernde Anämie. Die Patienten sind bereits im Stadium der chronischen Niereninsuffizienz zu listen (Eurotransplant). Nach der Transplantation ist wegen der Abstoßungsgefahr die Immunsuppression zwingend. Die Langzeitergebnisse in Zentren sind exzellent: Es leben nach 10 Jahren 85 % der Patienten mit guter Organfunktion.

5.3 Erkrankungen

5.3.1 Akutes Nierenversagen

Definition Funktionelle oder strukturelle Veränderungen oder Marker der Nierenschädigung inklusive Auffälligkeiten in Blut-, Urin- und Gewebsuntersuchungen oder bildgebende Verfahren über einen Zeitraum von weniger als 3 Monate (Acute Kidney Injury Network [AKIN]-Definition).

Klinische Kriterien: Abrupter (innerhalb von 48 h) Einbruch der Nierenfunktion definiert als:
- Anstieg des Serumkreatinin von >0,3 mg/dl oder 25 µmol/l oder um 50 % vom Ausgangswert oder
- Eine Reduktion des Urinvolumens von <0,5 ml/kg/h für >6 h

Einteilung Die Stadieneinteilung des akuten Nierenversagens erfolgt anhand der RIFLE-Kriterien (■ Tab. 5.2).

Epidemiologie Häufige Erkrankung in Deutschland mit einer Prävalenz von 10/100.000 Einwohnern. Zunehmend im Alter, vermehrte Häufung in nördlichen Bundesländern (ohne spezifische Erklärung).

Pathogenese Die **glomeruläre Filtrationsrate** ist eine Funktion von Ultrafiltration und effektivem Filtrationsdruck, dadurch abhängig von Blutdruck und Gefäßwiderständen. Unterschieden werden prärenale, renale und postrenale Ursachen des akuten Nierenversagens:
- Das **prärenale Nierenversagen** ist die häufigste Ursache der akuten Nierenschädigung und beruht meist auf einer unzureichenden renalen Durchblutung. Eine Abnahme des absoluten Blutvolumens durch Blutung oder Volumenmangel (Hypovolämie) oder eine Abnahme des relativen Blutvolumens (ungenügendes arterielles Angebot) bei Herzversagen oder dekompensierter Leberzirrhose können ursächlich sein. Daneben können eine Nierenarterienstenose oder eine Nierenarterienverschluss zur Verschlechterung der Nierenfunktion führen. Aber auch hämodynamisch wirksame Medikamente, insbesondere ACE-Hemmer oder AT-II-Rezeptorblocker bei Nierenarterienstenose können ursächlich sein.
- Bei den **renalen Ursachen** unterscheidet man vaskuläre Ursachen (Vaskulitis, maligne Hypertonie) von den akuten Glomerulonephritiden

5

(akute Glomerulonephritis, postinfektiöse Glomerulonephritis, Anti-GBM-AK-Glomerulonephritis). Daneben können Medikamente toxisch im Sinne einer medikamenteninduzierten Nephritis wirken. Zu den renalen Ursachen gehört ebenfalls die akute Tubulusnekrose, die ischämisch bzw. nephrotoxisch entweder exogen durch Antibiotika (z. B. Gentamycin oder Röntgenkontrastmittel) oder endogen durch intratubuläre Ablagerungen von Hämoglobin, Eiweiß, Kristallen (Harnsäure) oder Myoglobin hervorgerufen wird. Besonders toxisch wirkt das endogen freigesetzte Myoglobin, das nach Muskeltrauma (»Rhabdomyolyse«), langem Liegen eines bewusstlosen Patienten, Koma oder Hitzschlag freigesetzt wird. Wird beispielsweise ein Drogenabhängiger bewusstlos in der Wohnung aufgefunden, sollte grundsätzlich eine stationäre Kontrolle der Nierenfunktion durchgeführt werden.

— Ursächlich für die **postrenale Ursachen** sind Abflusshindernisse. Die Prostatahypertrophie, ein beidseitiger Harnverschluss (z. B. Tumor, Morbus Ormond) oder ein Harnleiterverschluss bei Einzelniere können zu einem ANV führen.

Ursachen des akuten Nierenversagens

— Prärenale Ursachen
  – Hypovolämie, Schock
  – Nierenarterienverschluss
  – Herzinsuffizienz
  – Dekompensierte Leberzirrhose
  – Vaskulitiden, systemischer Lupus erythematodes
  – Kryoglobulinämie
  – Amyloidose
  – Malaria, HIV
— Renale (tubulointerstitielle) Ursachen
  – NSAR, ACE-Hemmer, Aminoglykoside, Cephalosporine, Gold
  – Intravenöse Kontrastmittel
  – Glykol, Tetrachlorkohlenstoffe
  – Hyperkalzämie
  – Uratnephropathie
  ▼

  – Hämolyse, Crush-Niere, Cholesterinsynthesehemmer
  – Hämolytisch-urämisches Syndrom
— Postrenale Ursachen
  – Obstruktion
  – Harnsperre durch Tumoren etc.

Die ursächliche Diagnose eines Nierenversagens (glomerulär vs. interstitiell) lässt sich jedoch häufig nur mit einer Nierenbiopsie stellen.

Symptome Verminderung des Harnvolumens bis zur vollständigen Unfähigkeit, Wasser zu lassen. Dabei sind Blase und Nierenbecken sonographisch meist nicht gestaut. Daneben entwickeln sich arterielle Hypertonie und Herzinsuffizienz. Die akute Tubulusnekrose zeigt typischerweise eine dramatische Abnahme des Harnvolumens innerhalb der ersten Tage nach Einnahme bestimmter Medikamente.

Die Oligurie hält in der Regel 10–14 Tage an, die tägliche Zunahme des Kreatinins beträgt etwa 0,5–1 mg.

Diagnostik Anamnese (Medikamenteneinnahme, Durst, Urinausscheidung), Einschätzung des Hydratationszustandes (trockene Zunge, stehende Hautfalten, feuchte Rasselgeräusche, Ödeme), Sonographie, Laboruntersuchung mit Anstieg von Harnstoff und Kreatinin.

> ❶ **Vorsicht mit kontrasthaltigen Lösungen bei Patienten mit einem Serumkreatininwert übe 1,5 mg/dl. Die Indikation ist hier unbedingt kritisch zu stellen.**

Die ursächliche Diagnose eines Nierenversagens (glomerulär vs. interstitiell) lässt sich häufig nur mit einer Nierenbiopsie stellen.

Therapie Die wichtigste therapeutische Maßnahme ist eine effektive Therapie der entsprechenden Grundkrankheit. Daneben muss eine Kontrolle des Wasser- und Natriumchloridhaushaltes erfolgen. Eine ggf. begleitende Hypertonie und Herzinsuffizienz muss behandelt werden.

❶ Vorsicht mit der Gabe von Diuretika bei einem Kreatininwert über 2 mg/dl. Thiazide zeigen meist keine Wirkung, Schleifendiuretika sind möglich, Kombination aber streng zu vermeiden (keine »sequenzielle Nephronblockade«).

Die Dialyse ist bei Kaliumproblematik sowie Flüssigkeitsüberlagerung indiziert. In der Erholungsphase nimmt das Harnvolumen zu, entsprechend muss substituiert werden.

5.3.2 Chronische Niereninsuffizienz

Definition Eine über mehr als 3 Monate andauernde Funktionseinschränkung der Niere mit verminderter glomerulären Filtrationsrate (<60 ml/min/1,73 m^2) oder Eiweiß- und Albuminausscheidung im Urin. Zur Messung der Nierenfunktion wird die Kreatininkonzentration im Blut bestimmt. Mit Hilfe der **MDRD-Formel** bzw. **Cockcroft-Gault-Formel** wird die glomeruläre Filtrationsrate abgeschätzt.

❶ Im Unterschied zum akuten Nierenversagen, das eine Restitution häufig noch zulässt, ist das chronische Nierenversagen in der Regel nicht reversibel.

Anhand Proteinurie und glomerulärer Filtrationsrate (GFR) wird die chronische Niereninsuffizienz nach der Kidney Disease Outcomes Quality Initiative (KDOQI) definiert (◘ Tab. 5.3).

Epidemiologie 40–60/100.000 Einwohner.

Pathogenese Die häufigsten Ursachen sind Diabetes mellitus (20 %) und Hypertonie (20 %), die oft in Kombination zu einer Mikroangiopathie führen. Weitere Ursachen sind Glomerulonephritis (20 %), chronische interstitielle Nephritis und eine polyzystische Nierenerkrankung (jeweils 10 %), des Weiteren Schädigung der Nieren durch Medikamente (NSAR-Nephropathie) oder anhaltende Hydronephrose.

Symptome Das chronische Nierenversagen hat Auswirkungen auf Menge und Zusammensetzung der Körperflüssigkeit. Mit fortschreitendem Untergang der Nephrone wird die Bandbreite der Osmolalitätswerte eingeengt. Dies führt zur initialen Polyurie und Nykturie, schließlich dann aber zur Flüssigkeitsretention, zur pH-Verschiebung, zu Beinödemen und schließlich zur Nierenschrumpfung. Funktionell resultieren eine metabolische Azidose, Natriumretention, Hypokalzämie, Hypertonie, Anämie, Gerinnungsstörung, Enzephalopathie, peptische Ulkuskrankheit, sekundärer Hyperparathyreoidismus sowie typische Störungen des Vitamin-D-Stoffwechsels.

Im fortgeschrittenen Stadium leiden die Patienten an urämischer Enzephalopathie und peripherer Neuropathie.

Diagnostik Im Vordergrund stehen zunächst die Dokumentation der klinischen Untersuchung und die Gewichtskontrolle, gefolgt von den Parametern bei der klinisch chemischen Untersuchung. Regelmäßige Kontrollen von Kalium und Natrium sowie von Harnstoff sind verpflichtend.

◘ **Tab. 5.3** Definition der chronischen Niereninsuffizienz nach der Kidney Disease Outcomes Quality Initiative

Stadium	GFR	Protein nachweisbar	Kein Protein nachweisbar
1	>89	Nierenkrankheit mit normaler Nierenfunktion	Normalbefund
2	60–89	Nierenkrankheit mit milder Funktionseinschränkung	Milde Funktionseinschränkung, aber keine Nierenkrankheit
3	30–59	Nierenkrankheit mit moderater Funktionseinschränkung	
4	15–29	Nierenkrankheit mit schwerer Funktionseinschränkung	
5	<15	Chronisches Nierenversagen	

5

❗ **Bereits nach wenigen Tagen kann eine Hyperkaliämie entstehen.**

Im Stadium der kompensierten Retention kann die chronische Niereninsuffizienz durch den Anstieg des Serumkreatinins von über 1,3 mg/dl bis auf 6 mg/dl ohne klinische Urämiesymptomatik nachgewiesen werden. Oberhalb dieser Werte muss eine Nierenersatztherapie geprüft werden.

Therapie Am weitesten verbreitet ist die Behandlung der terminalen Niereninsuffizienz durch die **Dialyse** (▶ Abschn. 5.2.7). Dabei wird Patientenblut und Dialysat durch eine Membran getrennt und aneinander vorbeigeleitet. Es kommt zur Diffusion der gelösten Substanzen wie Harnstoff und damit zur Extraktion mittels Ultrafiltration. Komplikationen der Dialyse sind u. a. Infektionen, Thrombosen, Herzinsuffizienz usw. Dialyseverfahren sind die Hämodialyse und die Peritonealdialyse. Außerdem besteht die Möglichkeit einer **Nierentransplantation** (▶ Abschn. 5.2.8). Bei nierentransplantierten Patienten wird die immunsuppressive Therapie in der Regel mit Cyclosporin A durchgeführt, hier ist auf entsprechende Spiegel zu achten.

F10 F11   5.3.3   Nephrotisches und nephritisches Syndrom

Definition Massiver Eiweißverlust über die Niere durch Schädigung der Glomerula, wodurch die Trias: Hypertonie, Proteinurie, und Ödeme entsteht. Bei einem Eiweißverlust über 3 g/24 h spricht man von einem **nephrotischen Syndrom**, bei einen Eiweißverlust von weniger als 3 g/24 h von einem **nephritischen Syndrom**.

Epidemiologie 20/100.000 Einwohner/Jahr, Tendenz steigend.

Pathogenese Das **nephrotische Syndrom** entsteht in 75% der Fälle sekundär im Zusammenhang mit einer primären Glomerulonephritis im frühen Erwachsenenalter (18–36 Jahre). Die Ursachen eines **primären nephrotischen Syndroms** (chronische Glomerulonephritis) sind unklar. Zu den **sekundären Ursachen** zählen vor allem:

- Diabetische Nephropathie → Sklerose
- Plasmozytom
- Toxische Schäden (Gold, Penicillin, Schwermetalle)
- Kollagenosen und andere Systemerkrankungen wie Amyloidose
- Selten Nierenvenenthrombosen

Symptome Symptome des **nephrotischen Syndroms** sind:
- Proteinurie >3 g/Tag
- Hypoproteinämie <2,5 g/ml Serum
- Hyperlipoproteinämie
- Arterielle Hypertonie, Ödeme
- Symptome des **nephritischen Syndroms** sind:
- Proteinurie 1–3 g/Tag
- Hypertonie, Na- und H_2O-Retention, Ödeme
- Plötzlicher Beginn/spontane Heilung

Diagnose Die Diagnose wird nach Analyse des 24-h-Urins gestellt.

Durch das kapilläre Leck in den Glomerula gehen Proteine mit unterschiedlicher Größe verloren. Bei einer klassischen Schädigung verliert der Körper in erster Linie Albumin, bei massiven Schäden auch Moleküle mit einem Molekulargewicht von 900.000 D wie beispielsweise das α-Makrogobulin. Die Serumelektrophorese zeigt typische Veränderungen:
- zunächst Verlust der Albuminfraktion,
- dann Verlust der γ-Globuline,
- schließlich Verlust der α1- und α2-Fraktion durch Ausscheidung von hochmolekularen Proteinen.

Therapie Eiweißsubstitution ohne Erfolg. Durch den Verlust von Antithrombin III kann es jedoch zur vermehrten Thrombosierung venöser Gefäße kommen, daher ist eine Antikoagulation mit Heparin bzw. die Gabe von Arixtra bei einer Heparininduzierten Thrombopenie indiziert.

5.3.4   Glomerulonephritis   H0 H0 F1

Definition Entzündliche Nierenerkrankung, die primär die Filtrationseinheit der Glomerula betrifft, beide Nieren betrifft und meist zur Niereninsuffizienz führt. Die Glomerulonephritis (GN) ist charakterisiert durch eine Schädigung der Glomerula aus unterschiedlicher Ursache, assoziiert mit Folgeschäden wie Hypertonie, Ödeme, Hämaturie und Proteinurie.

Pathogenese und Einteilung Man unterscheidet **akute** von **chronischen Glomerulonephritiden**, die sich in erster Linie durch die Krankheitsdauer und den Eiweißverlust unterscheiden.

Histologisch liegt eine diffuse oder fokale Zerstörung der Glomerula vor, die durch Spezialuntersuchungen charakterisiert wird. Meist liegt eine Antigen-Antikörper-Reaktion vor, bei der sich Komplexe in den Glomerula ablagern und eine Entzündungsreaktion mit Beeinträchtigung der glomerulären Filtration ausgelöst wird. Es werden 4 verschiedene Typen der glomerulären Nephritis unterschieden:

- **Immunkomplexnephritis** (Antigen-Antikörper-Glomerulonephritis), z. B. **akute Poststreptokokken-Glomerulonephritis.** Diese wird meist im Kindesalter durch einen Streptokokkeninfekt hervorgerufen. 1–3 Wochen nach der Infektion des Pharynx mit β-hämolysierenden Streptokokken kommt es durch eine Kreuzreaktion zur Schädigung der Glomerula. Die Erkrankung heilt meist spontan.
- **Antibasalmembran-Glomerulonephritis** mit IgG-Antikörper gegen die glomeruläre Basalmembran, z. B. **Goodpasture-Syndrom Typ 2.** Bei diesem kommt es typischerweise klinisch zu einer Lungenerkrankung mit Lungenblutung sowie zu einer glomerulären Nephritis durch zirkulierende Antikörper gegen Basalmembran-Antigene auf. Die Erkrankung ist typisch bei jungen Männern; die Patienten zeigen gleichzeitig eine Hämoptyse und eine Hämaturie. Die zirkulierenden Antibasalmembran-Antikörper und die lineare Immunfluoreszenz in der Nierenbiopsie sichern die Diagnose.
- Bei der **IgA-Nephritis** lagern sich Immunglobuline in den Glomerula ab und führen dadurch zum Funktionsverlust.
- Die akute **Poststreptokokken-Glomerulonephritis** ist der Prototyp der Immunkomplex-Glomerulonephritis. Deren häufigste Ursache im Kindesalter ist ein Streptokokkeninfekt.

Seltene Sonderformen sind:
- Die **Minimal-change-Glomerulonephritis**, bei der sich wenig histologische Veränderung zeigen, allerdings liegt funktionell ein schwerer Defekt vor. Die Nierenbiopsie zeigt lediglich eine Fusion der Fußfortsätze der Glomerula.
- Die **perimembranöse Glomerulonephritis** ist charakterisiert durch glomeruläre Ablagerungen mit schweren Funktionsverlusten, häufig bei systemischem Lupus erythematodes oder Hepatitis B.
- Bei der **membranoproliferativen Glomerulonephritis** proliferieren mesenteriale Zellen in die Kapillarstrecken. Im Serum ist der Komplementspiegel erhöht.

Symptomatik Meist geht der akuten Poststreptokokken-GN wie der der IgA-Nephritis ein schwerer bakterieller Infekt der oberen Atemwege voraus. Dann entwickelt sich ein Nierenversagen mit verminderter Ausscheidung und Urämie innerhalb von 2–4 Wochen.

Diagnostik Deutlich beschleunigte BKS, meist Sturzsenkung. Leukozytose und CrP-Anstieg. Anstieg von Kreatinin nur in 25% der Fälle. Nachweis spezieller Antikörper im Serum: Immunkomplexnephritis (Antigen-Antikörper-GN), Antibasalmembran-GN (IgG-Antikörper gegen die glomeruläre Basalmembran).

Die **Serumelektrophorese** zeigt wie beim nephrotischen Syndrom typische Veränderungen: Durch das kapilläre Leck in den Glomerula gehen Proteine mit unterschiedlicher Größe verloren. Bei einer klassischen Schädigung verliert der Körper in erster Linie Albumin, bei massiven Schäden auch Moleküle mit einem Molekulargewicht von 900.000 D wie beispielsweise das α-Makrogobulin.

Eine **Nierenbiopsie** ist regelmäßig indiziert bei einem Eiweißverlust über 3 g/24 h; dient zur eindeutigen Zuordnung nach histologischem Bild.

Differenzialdiagnose Beim **Morbus Wegener** kommt es zur Ablagerung von Granulomen in Lunge, Nasenschleimhaut, aber auch Niere. Meist resultiert ein dialysepflichtiges Nierenversagen. Durch

5

die Schädigung der Glomerula kommt es zur Proteinurie, meist aber ohne Ausbildung schwerer Ödeme. Im Serum finden sich cANCA.

Bei der **Amyloidose** kommt es zur Ablagerung pathologischer Proteinprodukte in das Nierenparenchym, wodurch Glomerula oder auch Interstitium geschädigt werden. Man unterscheidet die primäre von sekundären Amyloidosen. Letztere entstehen meist als Folge von Tumorerkrankungen, aber auch bei chronisch entzündlichen Darmerkrankungen.

Beim **hämolytisch-urämischen Syndrom** findet man Fibrinthromben in den glomerulären Kapillaren.

Therapie Therapie der Grundkrankheit. Dialyse. Flüssigkeitssubstitution und Kontrolle des Volumenhaushaltes.

5.3.5 Tubulointerstitielle Nierenschädigung

Definition Die tubulointerstitiellen Erkrankungen bilden eine heterogene Gruppe akuter und chronischer Störungen der Nierentubuli. Eine Reihe von Medikamenten, aber auch chemische Substanzen schädigen den tubulointerstitiellen Apparat der Niere sehr empfindlich, bis hin zum Nierenversagen.

Pathogenese und Einteilung Man unterscheidet **akut interstitielle Nephritiden** und **chronisch interstitielle Nephrotiden**, die sich häufig nach Analgetika-Abusus manifestieren. Eine Gesamtdosis von mehr als 5–10 kg NSAR (nicht-steroidale Antirheumatika) im Laufe von 10 Jahren gilt als Grenze, jenseits der die Nieren irreversibel geschädigt werden und eine Dialyse droht. Die NSAR-Schäden betreffen typischerweise die Rinde, also das Nierenparenchym; sie fallen im Ultraschall durch Aufhellung auf.

Schließlich führen auch die intravenöse Kontrastmittelgabe bei der Röntgenaufnahme sowie die Gabe von Schwermetallen zu einer akuten interstitiellen Schädigung. Daher ist die Kenntnis des Kreatininwertes im Serum entscheidend vor jeder Anmeldung zu einer solchen Untersuchung. Ggf. muss auf die Untersuchung verzichtet oder der Patient wird durch ausreichende Spülung mit gleichzeitiger

Gabe von Theophyllinen vorbereitet werden (2×200 mg vorher und nachher in 250 ml NaCl).

Symptome Funktionell äußern sich diese Störungen als nephrogener Diabetes insipidus mit Polyurie, Azidose und Hyperkaliämie. Im Vergleich zu den Glomerulopathien ist die Proteinurie jedoch nur mäßig.

Diagnostik Anamnese der Schmerzmedikation über Jahre. Nachweis erhöhter Spiegel des β2 Mikroglobulins. Nierenbiopsie.

Therapie Vermeidung der dauerhaften Therapie mit NSAR. Vor Durchführung eines CT-Abdomens mit Kontrastmittel ausreichende Wässerung, Gabe von Theophyllin i.v. Therapie der Niereninsuffizienz mit Diuretika, Gabe von Phosphatbindern zur Verminderung der Kalziummobilisation, Substitution von Vitamin D.

5.3.6 Harnwegsinfekt, Pyelonephritis, Urosepsis

Definition
- **Harnwegsinfekt**: Entzündung nur der Harnwege
- **Zystitis**: Entzündung der Blase
- **Pyelonephritis**: Entzündung des Urogenitaltraktes mit Ausgang im Nierenbeckens
- **Urosepsis:** Sepsis durch Harnwegsinfektion nach Übertritt Erreger in die Blutbahn

Pathogenese 80 % der Infektionen sind durch E. coli verursacht. Begünstigende Faktoren sind sexuelle Aktivität, Schwangerschaft, Prostatitis, Prostatahyperplasie und Urolithiasis. Die Pyelonephritis tritt häufig nach Katheterinfektionen auf. Als spezielles Risiko gilt der ureterale Reflux.

Die **chronische Pyelonephritis** beruht auf rezidivierenden Infektionen, insbesondere bei Funktionseinschränkungen oder Nierenabflussstenosen.

Symptome Symptome des **Harnwegsinfektes** sind Dysurie, suprapubische Schmerzen, Harndrang. Bei **Pyelonephritis** treten Fieber, Schüttelfrost, Übelkeit, Erbrechen hinzu, Zeichen der **Sepsis** sind

Kreislaufinstabilität, Bewusstseinstrübung, beginnendes Organversagen, Abfall der Blutgerinnung, Anstieg des Serumkreatinins.

❗ Die Urosepsis ist ein vital bedrohliches Krankheitsbild, das oft einen fulminanten Verlauf nimmt. Eintrittspforte sind meist Nierenbeckenentzündungen. Die Penetration der Keime in die Blutbahn führt zu gefährlichen Schäden wie Kreislaufversagen, sekundäres Organversagen der Lunge, Störungen des Gerinnungssystems, Pumpversagen. Der frühe Nachweis durch Entzündungszeichen wie auch der Keimnachweis in der Blutkultur ist diagnostisch entscheidend.

Diagnostik Urologische Untersuchung durch Zystoskopie bei rezidivierenden Infektionen. Abklärung der Frage, ob eine Anomalie oder ein pathologischer Reflux vorliegt.

Therapie Bei E.-coli-Infekt einmalige Gabe von Trimethoprim/Sulfamethoxazol 2×160/800 mg/Tag, Amoxicillin 3×1000 g/Tag.

Bei einer akuten Pyelonephritis durch E. coli wird mit Cephalosporin 3×1000 mg/Tag für 10–14 Tage oral behandelt. Eine Urosepsis erfordert die rechtzeitige und hochdosierte Gabe von Breitspektrumantibiotika wie z. B. Piperacillin 3×4 g/Tag i.v.

5.3.7 Nierenarterienstenosen

Definition Der Verschluss großer oder kleiner Nierenarterien führt zu ischämischer Schädigung des Gewebes, deren Auswirkungen von Entwicklungsgeschwindigkeit und Situation abhängig ist.

Pathogenese Ein **akuter Verschluss** der Nierenarterie ist meist embolischer Genese, z. B. bei Herzklappenendokarditis oder Vorhofflimmern.

Bei **Nierenarterienstenosen** ist Hauptursache der arteriosklerotischen oder anlagebedingten Verengung der ca. 1–4 cm langen Nierenarterien.

Symptomatik Leitsymptom ist die arterielle Hypertonie, verbunden mit einer Einschränkung der Nierenfunktion. Die Hypertonie entsteht durch die Aktivierung des Renin-Angiotensin-Aldosteron-Systems (◘ Abb. 5.6).

Diagnostik Die Diagnostik erfolgt anhand der klinischen Symptome. Als orientierende Untersuchung eignet sich die Duplexsonographie der Nierengefäße. Zur Sicherung der Diagnose ist oft eine Angiographie, auch als MR-Angiographie, erforderlich.

Therapie Invasive Darstellung der Nierenarterienstenose durch Angiographie, gefolgt von Dilatation

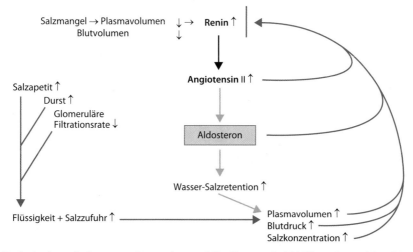

◘ **Abb. 5.6 Renin-Angiotensin-System zur Genese der arteriellen Hypertonie (Abbildung: Dr. med. Lars Dittgen)**

oder Metallstenteinlage. Operative Revision der Nierenarterienstenose. Schmerztherapie. Falls ein Harnleiterstein die Ursache der Stenose darstellt, sollte zunächst unter spasmolytischer Therapie abgewartet werden, ob der Stein spontan abgeht. Ansonsten sollte eine Endoskopie des Urogenitaltraktes mit Steinentfernung, ggf. auch Stenteinlage erfolgen.

5.3.8 Vaskulitiden

Definition Chronisch entzündliche Veränderungen der großen, mittleren und kleinen Arterien. Häufig liegt eine Nierenbeteiligung mit Nierenschädigung vor.

Pathogenese Einteilung in drei Untergruppen:
- Vaskulitiden der großen Gefäße: Takayashu-Arteriitis, Riesenzellarteriitis (▶ Kap. 2)
- Vaskulitiden der mittleren Gefäße: Polyarteriits nodosa, Thrombangiitis obliterans, M. Winiwarter-Buerger, Kawasaki-Syndrom
- Vaskulitis der kleinen Gefäße: Wegener-Granulomatose, Churg-Strauss-Syndrom, nekrotisierende Vaskulitis, mikroskopische Polyangiitis

Symptome Progredientes Nierenversagen, dabei deutliche Erhöhung entzündlicher Parameter wie BKS und CrP ohne Leukozytose. Typische Vaskulitiden mit Nierenbeteiligung sind die Polyarteriitis nodosa sowie die mikroskopische Polyangiitis. Hierbei kommt es zur Schädigung kleiner und mittlerer Gefäße, die Perfusion der Niere fällt unter einen kritischen Wert. Meist resultiert eine langsam progrediente Nierenschädigung.

Diagnostik Nachweis spezifischer Antikörper (typischerweise cANCA) sowie zirkulierender Immunkomplexe.

Therapie Gabe von Kortikoide 1 mg/kg KG.

5.3.9 Urolithiasis

Definition Steinbildung im Nierenbeckenkelchsystem sowie in den ableitenden Harnwegen.

Epidemiologie Weit verbreitetes, bei ca. 1 % der Bevölkerung auftretendes, häufig rezidivierendes Leiden.

Pathogenese Die Steinbildung setzt bei Übersättigung des Urins mit unlöslichen Substanzen ein. Je nach Substanz unterscheidet man:
- Kalziumoxalat-, Kalziumphosphatsteine (80%)
- Uratsteine (15%)
- Zystinsteine (5%)

Risikofaktoren für Nierensteine
- Unzureichende Flüssigkeitszufuhr
- Hyperkalzämie
- Hyperparathyreodismus
- Hyperphosphatämie
- Hyperurikämie
- Rezidivierende Infekte

Symptomatik Meist akut einsetzende einseitige Flankenschmerzen, von der Nierenloge ausstrahlend in den Bauchraum. Häufig begleitet von Erbrechen, Synkopen oder unklaren Bauchschmerzen. Charakteristisch ist der plötzliche Beginn in der Nierengegend mit Ausstrahlung in die Leiste.

Diagnostik Zunächst eingehende klinische Untersuchung (Flankenschmerzen?). Häufig liegt eine Mikro- oder Makrohämaturie, mitunter finden sich Kristalle im Urin. Dann erfolgt routinemäßig die Abdomen-Sonographie mit Nachweis schattengebender Konkremente und ggf. Aufstau des Nierenbeckens. Schließlich CT-Abdomen zur Darstellung der Steine im Bereich der ableitenden Harnwege wie auch des vergrößerten Ureters.

Da sich häufig spezifische Ursachen finden, sollte eine gründliche Untersuchung mit Analyse der Urinbestandteile erfolgen.

Therapie Schmerztherapie, Lösung von Spasmen mit Buscopan und stark wirksamen Analgetika und Opiaten. Meist löst sich die Symptomatik durch einen spontanen Steinabgang. Falls der Stein nicht endoskopisch geborgen werden kann, ist eine extrakorporale Stoßwellenzertrümmerung (ESWL) zu mit nachfolgender Extraktion der Fragmente erwägen.

5.3.10 Hydronephrose

Definition Stauung des Nierenbeckens, anlagebedingt, aber auch durch obstruktive Hindernisse wie Steine oder Tumoren.

Einteilung Man unterscheidet 4 Schweregrade je nach Erweiterung des Nierenbeckens (gemessen am Abgang des Ureters):
- Stadium I bis 1 cm
- Stadium II bis 2 cm
- Stadium III bis 3 cm
- Stadium IV >3cm

Epidemiologie Abgangsstenosen des Ureters am Nierenbecken sind in der Mehrzahl der Fälle angeboren und haben eine Prävalenz von 0,1 % bei Kindern. Im Erwachsenenalter ist die Nierenbeckenerweiterung meist Folge einer Obstruktion durch Steine oder Tumoren.

Symptome Meist keine klinischen Symptome bei Beginn, aber im Verlauf häufig Harnwegsinfektionen oder Sepsiszustände.

Diagnostik Ultraschalluntersuchung der Nieren (◻ Abb. 5.4), Nachweis der Keimbesiedelung im Mittelstrahlurin.

Therapie Intravenöse Therapie mit Breitspektrumantibiotika, zielgerichtete Therapie nach Resistenztestung.

5.3.11 Tumoren der Niere und Harnwege, Hypernephrom

Definition Maligne Tumoren der Nieren, die von den Parenchymzellen der Nieren ausgehen und daher als solide Verdichtung im Parenchym erscheinen. Maligne Nierenbeckentumoren gehen dagegen von den Urothelzellen im Nierenbecken aus.

> **Tumoren der Niere und Harnwege**
> - Benigne Tumoren der Harnwege: Papillom, Leiomyom, Endometriose-Herde
> - Maligne Tumoren der Harnwege: Urothelkarzinom, Adenokarzinom, Leiomyosarkom
> - Benigne Tumoren der Niere: Angiomyolipom, Hamartom, Onkozytom
> - Maligne Tumoren der Niere: Urothelkarzinom, Nierenzellkarzinom, Wilms-Tumor (Nephroblastom)

Epidemiologie 85 % aller Nierentumoren sind **Hypernephrome**. Die Tumoren treten familiär gehäuft auf. Typischerweise sind Männer im 6. Lebensjahrzehnt betroffen, Zigarettenrauchen gilt als Risikofaktor. **Harnblasenkarzinome** sind nicht vererbbar, finden sich hingegen eher bei Männern >40 Jahre, die Umgang mit Chemikalien wie beispielsweise Acryllacken hatten bzw. nach einer Cyclophosphamid-Therapie.

Symptome Mikro- und Makrohämaturie, Flankenschmerzen, palpabler Bauchtumor, Fieber, Müdigkeit, Gewichtsverlust.

Diagnostik Leitsymptom für Tumoren des Urogenitaltraktes ist die **Hämaturie**. Häufig stellen sie jedoch einen Zufallsbefund in der Sonographie dar, zur Differenzierung wird ein CT durchgeführt (◻ Abb. 5.7).

> ❶ Zur Abklärung ist eine Feinnadelpunktion wertvoll, allerdings sollte jeder suspekte Prozess der Niere primär operiert werden.

Therapie Operative Revision des Primärtumors, falls möglich. In der metastasierten Situation Einsatz von Interferonen. Metastasen des Hypernephroms finden sich in retroperitonealen Lymphknoten, aber auch im Pankreas. Dagegen metastasieren Urothelkarzinome besonders häufig in Leber, Lunge und in den Pleuraspalt.

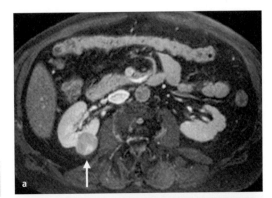

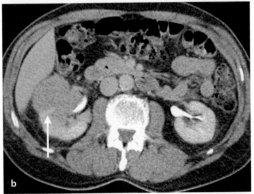

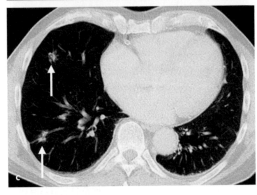

◻ Abb. 5.7a–c CT der Niere. a 6 cm großes Hypernephrom der rechten Niere. **b,c** Hypernephrom (**b**) mit Lungenmetastasen (**c**)

5.3.12 Morbus Ormond

Definition Retroperitoneale Fibrose, die zu chronischen Rückenschmerzen, aber auch zum progredienten Aufstau des Ureters mit Nierenbeteiligung führt.

Epidemiologie 1/100.000 Einwohner pro Jahr, bei Männern häufiger als bei Frauen, typischerweise 5. bis 6. Lebensdekade.

Pathogenese Unklar.

Symptome Klinisch führend sind die zunehmende Stauung des Nierenbeckens sowie eine Stenose der extrahepatischen Gallengänge.

Diagnostik Eine wegweisende Bildgebung muss erfolgen: CT-Abdomen, MR-Abdomen mit Nachweis der retroperitonealen Verdichtung.

Therapie Immunsuppressive Therapie, typischerweise mit Endoxan oder Azathioprin.

5.3.13 Mikroskopische Polyangiitis

Definition Die mikroskopische Polyangiitis (mPA) ist eine nekrotisierende Vaskulitis kleiner Gefäße (z. B. Kapillaren, Venolen, Arteriolen) mit keinen bzw. minimalen Immundepots in situ. Ferner besteht z. T. eine nekrotisierende Arteriitis der kleinen und mittelgroßen Arterien und meist eine nekrotisierende Glomerulonephritis sowie häufig eine pulmonale Kapillaritis.

Symptome Das lebensbedrohliche pulmorenale Vollbild, das oft eine intensivtherapeutische Betreuung erfordert, beruht auf der Beteiligung der Lungenkapillaren mit alveolärem Hämorrhagiesyndrom und als nekrotisierende Durch die rapid-progressive Glomerulonephritis (RPGN) kommt es zur nekrotisierenden Glomerulonephritis mit Halbmondbildung und zum rasch progredienten Nierenversagen. Weitere Symptome sind uncharakteristische Beschwerden wie Myalgien und Myositiden, Arthralgien und auch Arthritiden.

Diagnostik Labordiagnostik: Autoantikörper gegen Myeloperoxidase (MPO) als Zielstruktur im ELISA (MPO-ANCA). Immunserologisch wegweisend sind ANCA (Anti-Neutrophilen-Zytoplasma-Antikörper) mit perinukleärem Fluoreszenzmuster (pANCA) in der indirekten Immunfluoreszenz.

Differenzialdiagnose In erster Linie sind andere Kleingefäßvaskulitiden auszuschließen:

- Kutane leukozytoklastische Angiitis
- Schönlein-Henoch-Purpura (tritt im Rahmen von Infekten bei Kindern auf)
- Urtikariavaskulitis
- Nekrotisierende Venulitis bei gemischter Kryoglobulinämie
- Purpura hyperglobulinaemica Waldenström
- Primäre (ANCA-assoziierte) Vaskulitiden
- pANCA-assoziierte Autoimmunerkrankungen (SLE) und andere Ursachen eines pulmorenalen Syndroms
- Kleingefäßvaskulitiden im Gefolge einer Virusinfektion (meist Hepatitis-C- oder CMV-Infektion)
- Medikamentös ausgelöste Vaskulitiden (Thyreostatika, Antirheumatika, Antibiotika, Antihypertensiva etc.)

5.4 Leitsymptome

5.4.1 Urämie

Zeichen der chronischen Niereninsuffizienz mit Anstieg des Harnstoffs im Blut. Konsekutiv kommt es zum Ausschwitzen des Harnstoffs: Der Patient riecht nach Urin. Eine Besonderheit der Urämie stellt das hämolytisch-urämisches Syndrom nach Infektion mit darmpathogenen E.-coli-Keimen dar.

Hämolytisch-urämisches Syndrom

- Mikroangiopathische hämolytische Anämie
- Thrombozytopenie
- Häufig bei jungen Erwachsenen
- Blutige Diarrhö und Bauchschmerzen durch Infektionen mit enterohämorrhagischen E. coli
- Kreatinin-Anstieg, Hämolyse, Urämie
- Schwere Verläufe bis hin zur Dialyse

5.4.2 Oligurie, Anurie

❗ Oligurie = Harnausscheidung <500 ml/Tag
Anurie = Harnausscheidung <100 ml Urin/Tag

Die Oligurie bzw. Anurie ist nach Ausschluss eines prärenalen Nierenversagens in der Regel eine Indikation zur Dialyse.

5.4.3 Hämaturie `H08`

Ausscheidung von Blut mit dem Urin, meist sichtbar und dann dringend verdächtig auf maligne Tumoren. Häufig aber auch ein Anzeichen des M. Wegener, einer mikroskopischen Polyangiitis, eines Goodpasture-Syndroms oder des hämolytisch-urämischen Syndroms.

5.4.4 Urosepsis

Typisch für die Urosepsis ist die progrediente Verschlechterung und Eintrübung älterer Patienten durch die Bakteriämie mit Organversagen (»Sepsis«), ohne dass der eindeutige Nachweis für den Fokus im Harntrakt gelingt. Die Urinkultur erreicht den Arzt erst nach Stunden. Meist durch Stauung des Harnabflusses bedingt. Starker Schüttelfrost, Kreislauf- und Organversagen durch Übertritt der Bakterien in die Blutbahn (Sepsis). Vital bedrohlich, oft fulminanter Verlauf.

5.5 Algorithmen

Ein besonderer Algorithmus ist das Vorgehen bei chronischer Niereninsuffizienz (► Abschn. 5.3.2; ◪ Abb. 5.8). ◪ Abb. 5.9 beschreibt das therapeutische Vorgehen bei Glomerulonephritis in Abhängigkeit von der histologischen Diagnose. Die Antikörperdiagnostik bei Hämaturie ist in ◪ Abb. 5.10 dargestellt. Moderne hypertensive Medikamente und ihre Angriffspunkte im RAA-System sind in ◪ Abb. 5.11 veranschaulicht.

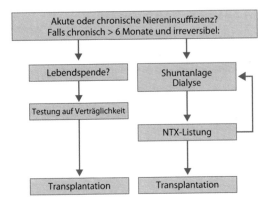

Abb. 5.8 Therapeutisches Vorgehen bei chronischer Niereninsuffizienz: Fahrplan zur Transplantation

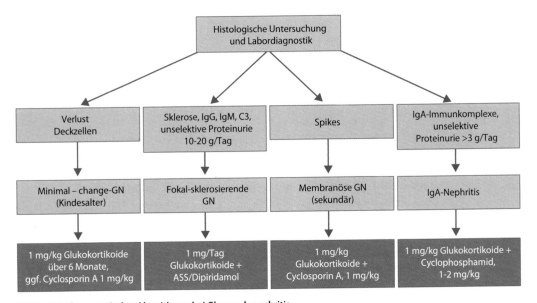

Abb. 5.9 Therapeutischer Algorithmus bei Glomerulonephritis

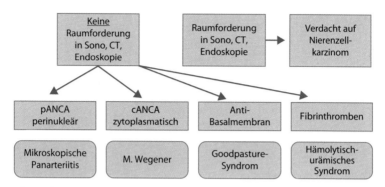

F08
H11

■ Abb. 5.10 Spezielle Antikörperdiagnostik bei Nierenerkrankungen mit Hämaturie

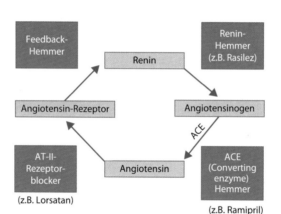

■ Abb. 5.11 Moderne antihypertensive Therapie mit Medikamenten des RAA-Systems. Die klassischen ACE-Hemmer wie Ramipril oder Enalapril wurde initial eingesetzt, um den Funktionskreislauf zu unterdrücken. ACE-Hemmer sind jedoch mit einer Reihe von Nebenwirkungen wie Husten assoziiert. Die AT-II-Rezeptorantagonisten sind ähnlich wirksam, aber weniger nebenwirkungsreich. Beide Substanzklassen führen jedoch nicht zur Ausschaltung des Renins, die Aktivierung des Kreislaufs bleibt erhalten. Erst moderne Medikamente wie Rasilez können als direkte Inhibitoren des Renins eine echte Unterbrechung des RAA-Systems bewirken

Erkrankungen der Verdauungsorgane (Gastroenterologie)

Ösophagus

Christian Prinz

❯❯ ❯ Einleitung

Erkrankungen des Ösophagus haben oft charakteristische Symptome. Spezifische Leitsymptome (Sodbrennen, Dysphagie) können rasch zur Diagnose führen. Charakteristische Erkrankungen sind:

- Anatomische Fehlbildung wie Divertikel, Hernien, Ringe, meist mit Schluckstörungen verbunden
- Spezifische Entzündungen durch Viren, Pilze etc., oft bei einer Grundkrankheit
- Chronische Schleimhautveränderungen durch Säurereflux, assoziiert mit einer charakteristischen Schleimhautmetaplasie (Barrett-Metaplasie), in westlichen Ländern sehr häufig (>10 %)
- Maligne Tumoren (Plattenepithel- oder Adenokarzinome)

Problematisch für den Arzt kann jedoch die strukturierte differenzialdiagnostische Abklärung sein. Bestimmte Erkrankungen lassen sich nur durch spezielle Verfahren wie Druckmessungen oder auch Histologie nachweisen. Der Arzt muss diese kennen und ggf. exakt durchführen. Eine entscheidende Rolle spielt die moderne Endoskopie, allerdings sollten auch andere Verfahren wie Endosonographie, Manometrie und radiologischer Breischluck jedem Zentrum zur Verfügung stehen.

> **Was kommt jetzt?**
> Zenker-Divertikel, Achalasie, entzündliche Ösophagitiden, eosinophile Ösophagitis, Refluxösophagitis, Barrett-Metaplasie, Ösophaguskarzinom.

6.1   Anatomische und physiologische Grundlagen

6.1.1   Anatomie

Der Ösophagus beginnt etwa 16–18 cm ab der Zahnreihe mit dem **oberen Ösophagussphinkter** (OÖS). An der Speiseröhre werden zervikale und thorakale Abschnitte unterschieden, sowie deren Lage ober- oder unterhalb zur Tracheabifurkation. Klinisch und operativ entscheidende Bezugspunkte sind der OÖS, ein Schließmuskel mit hohem Druck, und der **untere Ösophagussphinkter** (UÖS), der endoskopisch etwa 40 cm unterhalb der Zahnreihe lokalisiert ist (❑ Abb. 6.1). Die Kenntnis des Wandaufbaus der Speiseröhre ist wichtig bei der Bestimmung der Tumorausdehnung.

> **Aufbau des Ösophagus**
> - **Mukosa**: 2 Schichten, starke Lamina muscularis mucosae
> - **Submukosa**: reichlich glanduläre Strukturen, sezernierend
> - **Muskularis**: starke oben quergestreifte, unten glatte Muskulatur; gerichteter Transport der Speise auch bei Kopfstand
> - **Adventitia**: im thorakalen Abschnitt dünne Haut, zarte Gefäße

6.1.2   Physiologie und Motorik

Der Ösophagus verbindet die Rachenhinterwand mit dem Mageneingang. Im Hypopharynx setzt der Ösophagus mit dem OÖS direkt an der Rachenhinterwand an. Normalerweise herrscht am OÖS ein Druck von etwa 80 mmHg; beim Schluckakt wird der Sphinkter relaxiert. Die Speiseröhre hat eine starke Muskelschicht. Durch fortgeleitete Kontraktionen transportiert der Muskel die Speise in den Magen. Am unteren Ende verschließt der UÖS die Speiseröhre gegen den Magen mit einem Ruhedruck von ca. 40 mmHg. Bei der Refluxerkrankung sind intermittierende Relaxationen dieses Sphinkters typisch.

> **Motorik des Ösophagus**
> - **OÖS**: vagaler Ruhedruck von 40–80 mmHg, Relaxation des OÖS startet primäre Entspannung des UÖS.
> - **UÖS**: Ruhedruck von 10–30 mmHg, Relaxation durch Freisetzung von NO.

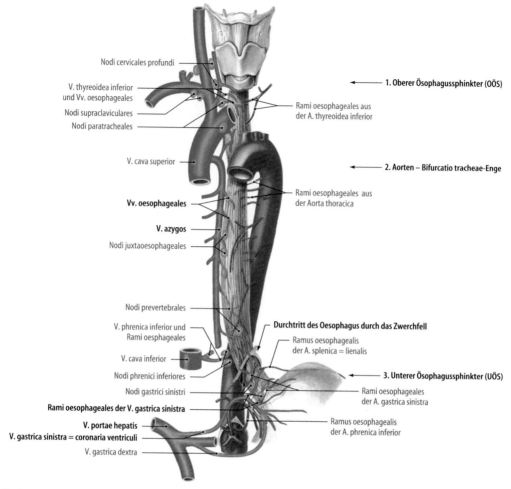

Nodi cervicales profundi

V. thyreoidea inferior
und Vv. oesophageales

Nodi supraclaviculares

Nodi paratracheales

1. Oberer Ösophagussphinkter (OÖS)

Rami oesophageales aus
der A. thyreoidea inferior

V. cava superior

2. Aorten – Bifurcatio tracheae-Enge

Rami oesophageales aus
der Aorta thoracica

Vv. oesophageales

V. azygos

Nodi juxtaoesophageales

Nodi prevertebrales

V. phrenica inferior und
Rami oesphageales

V. cava inferior

Nodi phrenici inferiores

Nodi gastrici sinistri

Rami oesophageales der V. gastrica sinistra

V. portae hepatis

V. gastrica sinistra = coronaria ventriculi

V. gastrica dextra

Durchtritt des Oesophagus durch das Zwerchfell

Ramus oesophagealis
der A. splenica = lienalis

3. Unterer Ösophagussphinkter (UÖS)

Rami oesophageales
der A. gastrica sinistra

Ramus oesophagealis
der A. phrenica inferior

◻ **Abb. 6.1 Anatomie der Speiseröhre.** Der Ösophagus wird in einen zervikalen und thorakalen Abschnitt unterteilt, wichtige Bezugspunkte sind der obere und untere Sphinkter

6.2 Diagnostische Methoden

6.2.1 Anamnese, körperliche Untersuchung

Symptome bei Ösophaguserkrankungen

- Schluckstörungen (Dysphagie), z. T. schmerzhaft, z. T. mit Regurgitation
- Sodbrennen, saures Aufstoßen (guter Vorhersagewert für Vorliegen einer Refluxösophagitis)
- Stenosesymptomatik, Bolusimpaktation

Von besonderer Bedeutung bei der Anamneseerhebung sind Fragen nach Dauer und Ausmaß der Beschwerden, da diese einen besonderen prognostischen Stellenwert besitzen. Studien haben für Patienten, die mehr als 20 Jahre unter Refluxbeschwerden täglich und auch nachts leiden, ein über 40-fach erhöhtes Risiko für die Entstehung eines Adenokarzinoms nachgewiesen.

Anamnese bei Dysphagie

- Seit wann? Wie häufig? Art des Schmerzes? Je länger bestehend, desto unwahrscheinlicher ein Malignom: Jahre → Achalasie; Wochen → Malignom
- Assoziierte Probleme wie Gewichtsabnahme, Husten, belastungsabhängige Schmerzen, Brustschmerz (Mamma), Lymphknotenschwellung: Ja → dringender Tumorverdacht
- Beschwerden seit mehr als 10 Jahren? Ja → Karzinomrisiko steigt rapide
- **Besonderheiten:**
  - Neuromuskuläre Störungen, Muskelschwäche? Ja → Myasthenie/Sklerodermie
  - Besserung durch Trinken? Nein → neuromuskuläre Störung
  - Zunahme beim Essen, Mundgeruch? Ja → Zenker-Divertikel
  - Sehr schmerzhaft, Essen bleibt stecken, Patient jung: Ja → Spasmus/eosinophile Ösophagitis

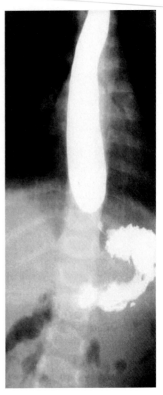

☑ **Abb. 6.2 Achalasie.** Typischer Befund in einer Röntgen-Breischluckuntersuchung: Durch die fehlende Relaxation kommt es zur konzentrischen Stenosierung des UÖS. Hier staut sich Speise auf, der Ösophagus ist dilatiert, der UÖS ist sektglasähnlich deformiert

6.2.2 Breischluckuntersuchung

Die Breischluckuntersuchung vermittelt ein Bild des Schluckaktes. Sie ist kein statisches Verfahren, vielmehr entsteht bei der Durchleuchtung nach dem Trinken von Kontrastmittel eine Videosequenz (»Kine«), die die Dynamik des Schluckaktes dokumentiert. Der Breischluck kann Stenosen, eine Perforation oder Fisteln am besten nachweisen sowie die ungefähre Höhe oder Ausdehnung einer Störung aufzeigen. Der Breischluck ist ungeeignet, Ursachen oder spezifische Krankheitsbilder zu diagnostizieren (☑ Abb. 6.2, ☑ Abb. 6.3).

6.2.3 Ösophago-Gastro-Duodenoskopie

Die Ösophago-Gastro-Duodenoskopie (ÖGD) ist die endoskopische Untersuchung von Speiseröhre, Magen und Duodenum mit einem flexiblen Endoskop. Die Untersuchung muss nüchtern durchge-

führt werden, um eine Aspiration zu vermeiden. Die Endoskopie des oberen Gastrointestinaltraktes kann neben der reinen optischen Befundung aber auch histologische Proben entnehmen sowie durch spezielle Applikationen wie Schlinge, Laser oder Argon-Beamer auch als therapeutische Prozedur eingesetzt werden. Neben entzündlichen Veränderungen in Speiseröhre und Magen werden Tumoren sehr sensitiv mit der Endoskopie festgestellt, die ein Standardverfahren in der modernen Diagnostik darstellt. In Deutschland werden pro Jahr etwa 3 Millionen ÖGD durchgeführt.

Die ÖGD hat einen besonderen Stellenwert in der Diagnostik von Ösophaguserkrankungen. Bei der Untersuchung imponiert die Schleimhaut weißlich aufgrund des Plattenepithels. Die Z-förmige Grenze zum rötlichen Epithel des Magens nennt man **Z-Linie**. Patienten mit Refluxproblemen zeigen rötliche Ent-

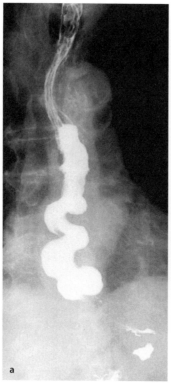
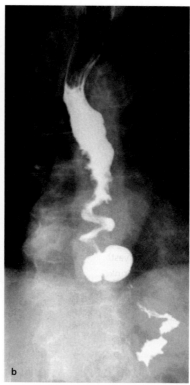

a b

Abb. 6.3a,b Diffuser Ösophagusspasmus. Typischer Befund in der Röntgen-Breischluckuntersuchung. Die starken Kontraktionen sind durch die ringartigen Kontraktionswellen sichtbar. **a** Der Patient hat das Kontrastmittel getrunken. Dieses bleibt in verschiedenen Abschnitten des Ösophagus stecken, was zu der typischen Korkenzieherform führt. Die

starke Muskelkontraktion führt zu einer konzentrischen Einengung und damit zur Passagebehinderung, obwohl das Kontrastmittel flüssig ist und eigentlich besser passieren sollte. **b** Mehrere Minuten nach Schluckbeginn hat sich etwas mehr Kontrastmittel in den Magen entleert; es verbleiben aber Kontrastmittelreste im Ösophagus

zündungsstraßen, die von der Z-Linie nach oben ziehen. Sowohl in der alten Savary-Miller-Einteilung (1–4) als auch in der Los-Angeles-Klassifikation (A–D) werden 4 Stadien unterschieden (■ Tab. 6.1).

── Für die Praxis ───────────────

Ösophago-Gastro-Duodenoskopie

Mit einem prograd blickenden, dünnkalibrigen 8–9-mm-Endoskop, das in 4 Richtungen beweglich ist, wird die Speiseröhre untersucht. Das Gerät wird in der Regel über den Mund eingeführt, passiert unter leichtem Druck und Rotation den OÖS und gelangt so in den Magen und den oberen Teil des Dünndarms. Über einen Biopsiekanal erfolgt die Entnahme von Proben, aber auch die Unterspritzung verdächtiger Bezirke.

6.2.4 Sonden-pH-Metrie, Kapsel-pH-Metrie, Manometrie `H09`

Die **24-h-pH-Metrie** ist meist ein sondenbasiertes System zur Messung des pH-Wertes in der Speiseröhre. Die Sonden haben 3–7 Messpunkte integriert, an denen in verschiedenen Abständen der pH-Wert in der Speiseröhre bestimmt werden kann und dadurch Rückschlüsse auf sauren Reflux aus dem Magen gewonnen werden. Neue Geräte können sowohl den pH-Wert als auch den Widerstand (Impedanz) messen und beide Signale getrennt angeben. Die pH-Metrie registriert den pH, die **Impedanzmessung** den erniedrigten Widerstand durch Reflux von nicht-saurem Reflux.

Mit der pH-Metrie wie auch der Impendanzmessung kann man Refluxprobleme nachweisen,

H09

◻ Tab. 6.1 Stadieneinteilung der Refluxösophagitis

Grad	Beschreibung
*Los-Angeles-Klassifikation**	
A	Erosionen beschränkt auf die Faltenkämme und weniger als 5 mm lang
B	Erosionen beschränkt auf die Faltenkämme, länger als 5 mm
C	Erosionen zwischen den Faltenkämmen
D	Mehr als 75% der Zirkumferenz sind von Erosionen verändert
Savary-Miller-Klassifikation	
0	Refluxsymptome ohne Schleimhautveränderung
1	Streifige Schleimhautläsion
2	Längs konfluierende Schleimhautläsionen
3	Zirkulär konfluierende Schleimhautläsionen
4	Komplikationen wie Ulkus, Strikturen, Barrett-Metaplasie

Barrett-Metaplasien und Strikturen werden separat beurteilt.

auch wenn sich endoskopisch keine Läsionen finden. Der sog. **saure Reflux** spricht in der Regel gut auf die Therapie mit antisekretorischen Medikamenten, also Säurehemmern wie Pantoprazol, an. Bei dem sog. **nicht-sauren Reflux** sind in der Regel Motilitätsstörungen ausschlaggebend, die auf Prokinetika ansprechen.

Um Unannehmlichkeiten mit dem kontinuierlichen Tragen der Nasensonde zu vermeiden, wurden katheterfreie pH-Metrie-Sonden entwickelt und zugelassen. Das sog. **Bravo-Kapsel-pH-Metrie-System**, bei dem eine kleine Messkapsel ca. 6 cm oberhalb des Ösophagussphinkters mit einem Clip endoskopisch platziert wird. Die Daten werden kabellos an einen Datenreceiver gesendet. Vorteil dieses System ist die Möglichkeit, 48-h-Daten zu erheben. Zur Platzierung wird keine Ösophagusmanometrie benötigt. Der transnasale Katheter mit allen Unannehmlichkeiten entfällt. Nachteil können Missempfindungen im Bereich des Ösophagus sein, die unter Umständen eine Entfernung der Kapsel notwendig machen.

> **Indikationen einer 24-h-pH-Metrie des Ösophagus**
> — Verdacht auf nicht erosive Refluxkrankheit
> — Kontrolle der Behandlungsergebnisse bei therapierefraktäre Ösophagitis
> — Verdacht auf schnellen Metabolismus bestimmter Protonenpumpenhemmer, Umsetzen geplant
> — Vor einer geplanten Antirefluxoperation
> — Bei anhaltenden säurebedingten Beschwerden nach Antirefluxoperation
> — Bei Erkrankungen wie chronische Heiserkeit, Laryngitis, Asthma bronchiale

Die **Manometrie** dient der Druckmessung im Ösophagus. Der Ösophagus ist von einer starken Muskulatur umgeben; insbesondere bei funktionellen Störungen kommt es zur vermehrten Kontraktionen und dadurch häufig zu Schluckstörungen: Das Essen bleibt stecken. Bei der Manometrie im Ösophagus werden dünne Drucksonden über die Nase in den Ösophagus eingeführt und über mehrere Stunden Werte gemessen.

> ❶ Hohe Druckwerte bis 180 mmHg sind charakteristisch für den Ösophagusspasmus, während eine fehlende Relaxation am UÖS (Ruhedruck normalerweise um 60 mmHg) für eine Achalasie spricht.

Die Ösophagusmanometrie gilt als geeignetste Methode, um Funktionsabläufe und deren Störungen exakt zu erfassen. Bestimmte Krankheitsbilder lassen sich nur monometrisch einwandfrei definieren (z. B. Nussknacker-Ösophagus). Die Ösophagusmanometrie wird nicht primär, sondern als Komplementärmethode bei Krankheitsbildern eingesetzt, die endoskopisch bzw. radiologisch nicht eingeordnet werden können.

Indikationen einer Manometrie des Ösophagus

- Verdacht auf Achalasie
- Verdacht auf idiopathisch-diffuser Ösophagospasmus
- Verdacht auf hypertensiver Ösophagus (sog. Nussknacker-Ösophagus)
- Ösophageale Beteiligung bei Kollagenosen
- Verdacht auf Myasthenia gravis, Parkinson-Krankheit
- Präoperativer Status vor geplanter Fundoplicatio (Peristaltik? UÖS-Kompetenz?) Hinweis: Die klinische Relevanz der manometrischen Befunde auf den evtl. postoperativen Verlauf ist bis heute nicht gesichert, postoperativ nach Fundoplicatio

---

Für die Praxis

pH-Metrie

Der Patient ist nüchtern. 5 Tage vor der Untersuchung sollten Protonenpumpenhemmer und Prokinetika abgesetzt werden. Dazu zählen insbesondere auch H_2-Blocker, Kalziumantagonisten, Benzodiazepine und Opiate. Durch die Nase wird eine dünne Sonde bis in den Magen vorgeschoben. Die Katheterspitze muss sicher im Magen liegen, ansonsten sollte die Platzierung unter endoskopischer Sicht erfolgen. Das Legen der Sonde ist eine invasive Tätigkeit, die grundsätzlich von einem Arzt oder unter Aufsicht eines Arztes durchgeführt werden muss. Der Katheter bleibt für 24 h Stunden in der Speiseröhre liegen. Mit einem tragbaren Computer werden die pH-Werte gespeichert.

Die Patienten bekommen ein Dokumentationsprotokoll, in dem sie ihre Beschwerden dokumentieren. Gleichzeitig wird die Einnahme von Medikamenten zeitgenau protokolliert. In demselben Protokoll wird auch dokumentiert, wann Schmerzen vorhanden waren und wann Einschlafen, Aufstehen, Frühstück und Mittagessen erfolgten. Eine Diät ist nicht vorgeschrieben, der Patient sollte ermuntert werden, einen ganz normalen Alltag zu verbringen.

6.3 Erkrankungen

6.3.1 Zenker-Divertikel

Definition Zenker-Divertikel sind Ausstülpungen von Mukosa und Submukosa des Ösophagus durch eine präformierte Muskellücke knapp unterhalb des oberen Ösophagussphinkters, also ca. 14–16 cm ab Zahnreihe. Es handelt sich um Pulsionsdivertikel im lateralen Halsdreieck, die größer als 20 mm sein können und mit Kompression des Ösophagus einhergehen. Meist wird die Einteilung nach Brombard verwendet; sie unterscheidet 4 Stadien, im Wesentlichen nach der Größe des Divertikels. **F08**

Epidemiologie Es besteht eine starke Zunahme in der Altersgruppe über 65 Jahre. Prävalenz von 0,02–0,11 % in Deutschland, in England 2/100.000 Einwohner, Männer bevorzugt.

Symptome Typisches Symptom: **Mundgeruch**, oft aufgrund fauliger Essenreste. In späten Stadien Dysphagie durch Kompression des oberen Ösophagus. Aspirationsgefahr.

Diagnostik Breischluckuntersuchung, ÖGD (◘ Abb. 6.4), CT.

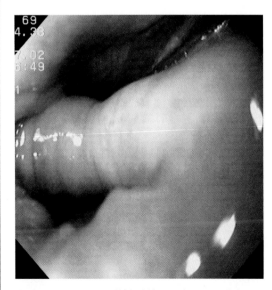

◘ **Abb. 6.4 Endoskopisches Bild bei Zenker-Divertikel.** Im Lumen des Ösophagus liegt eine Magensonde, das zweite Lumen ist ein »blindes« Divertikel. Vorsicht bei der Endoskopie!

❶ Bei der endoskopischen Erstuntersuchung besteht eine große Perforationsgefahr, da das Gerät in das Divertikel geraten und die laterale Wand verletzen kann.

Differenzialdiagnose Andere Divertikel und anatomische Fehlbildungen:

- **Epiphrenische Divertikel**: Entstehen bei intraluminaler Druckerhöhung in Nähe des UÖS, kombiniert mit Achalasie oder refluxbedingten Stenosen. Tertiäre Kontraktionen können in der Manometrie nachgewiesen werden.
- **Web**: Dünne Membran aus Mukosa/Submukosa im Lumen, obstruierend, Dysphagie. Angeboren oder erworben bei »graft-versus-host disease« (GVHD), Plummer-Vinson Syndrom.
- **Traktionsdivertikel**: Entstehen meist kongenital, Reste von Fisteln zwischen Ösophagus und Bronchien, schwierige chirurgische Therapie.
- **Schatzki-Ring**: Zirkulär einengender Prozess am Übergang Plattenepithel/Zylinderepithel (Z-Linie), entsprechende histologische Veränderungen. Meist im Rahmen einer chronischen Refluxerkrankung.

Ringe und Webs sind oft bereits durch die Gerätepassage mit dem Endoskop zu sprengen.

Therapie Therapeutische Möglichkeiten sind die endoskopische Stegspaltung mit einem Nadelmesser oder Argon-Beamer sowie die operative Durchtrennung mit einem Stapler unter starrer Ösophagoskopie.

Zenker-Divertikel – kurz zusammengefasst

- Laterales Halsdreieck
- Pulsionsdivertikel, Muskellücke
- 4 Stadien nach Brombart
- Mundgeruch, Dysphagie bei Ösophaguskompression)
- Endoskopische, operative Stegspaltung

6.3.2 Achalasie

Definition Konzentrische Einengung in Höhe des UÖS durch fehlende Relaxation (❑ Abb. 6.2).

Wichtige Differentialdiagnosen der Achalasie

- Maligne Tumoren am gastroösophagealen Übergang
- Amyloidose
- Sarkoidose
- Sklerodermie, Myasthenie, Sjögren-Syndrom
- Chagas-Krankheit: Infektion mit Trypanosoma cruzi in Südamerika
- Neurofibromatose von Recklinghausen
- Eosinophile Ösophagitis
- Anderson-Fabry-Erkrankung

Symptome Die Krankheit betrifft meist junge Patienten bis 35 Jahre mit über Jahre langsam zunehmender Dysphagie v. a. für feste Speisen. Bei langem Krankheitsverlauf ergibt sich das Bild eines Mega-Ösophagus mit stark dilatiertem Lumen bis 10 cm Breite. Oft findet man eine sekundäre Pilzbesiedelung. Nach einem Krankheitsverlauf von über 30 Jahren kann es zur Karzinogenese kommen.

Diagnostik Zunächst wird eine Breischluckuntersuchung veranlasst, um den Transport von röntgendichtem Material durch die Speiseröhre zu beobachten.

Für die Praxis

Breischluckuntersuchung des Ösophagus
Die Untersuchung beginnt im Stehen mit einer kurzen Durchleuchtung von Oberbauch und Thorax zum Ausschluss von freiem Gas. Der erste Schluck erfolgt aufrecht im frontalen Strahlengang oder in RAO-Position bei Prallfüllung. Die zweite Aufnahme in RAO-Position beinhaltet den distalen Ösophagus und die Kardia. Die dritte Aufnahme in horizontaler Lage erfasst den mittleren und distalen Ösophagus bei leicht nach links gedrehtem Patienten im Schleimhautbild, d. h. direkt nach der Boluspassage. Anschließend erfolgen Aufnahmen im Doppelkontrast, Bauchlage des Patienten, RAO und LAO. Weitere Aufnahmen in Prallfüllung und Doppel-
▼

kontrast sind abhängig von der Fragestellung und den bisher erhobenen Befunden.

Bei Verdacht auf eine Perforation oder postoperativ ist der Gastrografinschluck Mittel der Wahl. Postoperativ ist dies häufig die erste orale Flüssigkeitsaufnahme. Es ist deshalb sinnvoll, dem Patienten zuerst Wasser als Probeschluck anzubieten, um ihn wieder an das Schlucken zu gewöhnen. Der Untersuchungsgang entspricht den ersten 3 Aufnahmen des Breischlucks, der Doppelkontrast entfällt. Aufgrund der Beeinträchtigung der operierten Patienten können diese häufig nur geringe Kontrastmittelmengen auf einmal schlucken. In diesen Fällen ist es gerechtfertigt, z. B. von Anastomosen gezielt Aufnahmeserien mit 2 Bildern/s aufzunehmen und ggf. die Untersuchung zu wiederholen.

Diagnostik Initiale Diagnose oft durch Breischluck oder die ÖGD, dort Bild einer konzentrischen Stenose, die nur unter Druck passierbar ist, die Schleimhaut ist intakt. Die Manometrie zeigt einen erhöhten UÖS-Druck sowie (beweisend) eine fehlende Relaxation, d. h. Aperistaltik.

Differenzialdiagnose Im Gegensatz zur Achalasie zeigt der **diffuse Ösophagusspasmus** repetitive, starke Kontraktionen der Ösophagusmuskulatur (>20 nach Schluckakt, Dauer >6 s). Differenzialdiagnose durch Breischluck und ÖGD; die Manometrie ist beweisend.

❶ ▬ Achalasie: fehlende Relaxation des UÖS
▬ Ösophagusspasmus: repetitive starke Kontraktionen

Therapie Methode der Wahl in jungen Jahren ist die Operation, bei älteren Patienten die endoskopische Ballondilatation. Die Ballondilatation sollte bei jungen Patienten eher vermieden werden, da ggf. muskuläre Einrisse sekundär vernarben und dann eine laparoskopische Operation komplizieren.

> **Achalasie – kurz zusammengefasst**
> ▬ Meist junge Patienten bis 30 Jahre mit zunehmenden Dysphagie über Jahre
> ▬ Sektglasartige Kontur im Breischluck
> ▬ Konzentrische, passierbare Stenose im ÖGD
> ▬ Manometrie beweisend: erhöhter Druck im UÖS, fehlende Relaxation, Aperistaltik
> ▬ Operation oder endoskopische Dilatation (Cave: Perforation!)

6.3.3 Diffuser Ösophagusspasmus

Definition Durch starke muskuläre Kontraktionen kommt es zur Kompression des Ösophaguslumens und dadurch zur Schluckstörung.

Epidemiologie Inzidenz in Deutschland mit derjenigen der Achalasie vergleichbar, sie liegt bei 1–2 Neuerkrankungen/100.000 Einwohnern.

Symptome Die Patienten unterschiedlicher Altersstufen klagen über Schluckstörungen, Bolusimpaktationen, Erbrechen, verbunden mit starken thorakalen Schmerzen.

Diagnostik Charakteristisch sind die Röntgen-Breischluckuntersuchung (◘ Abb. 6.3) und die Manometrie mit den starken Kontraktionsamplituden.

Therapie Injektion von Botulinumtoxin in die muskuläre Wand durch die Endoskopie. Prognose meist günstig; die Verbesserung durch die Injektion hält meist 6–18 Monate an.

6.3.4 Entzündliche Ösophagitiden: Candida-, Zytomegalievirus-, Herpes-simplex-Ösophagitis

Definition Entzündliche Erkrankungen der Ösophagusschleimhaut, meist unter Immunsuppression und/oder langfristiger Antibiotikagabe.

Epidemiologie
- **Candida, Zytomegalievirus (CMV):** Meist im Rahmen einer Immunsuppression bei Chemotherapie, Transplantation von Leber, Niere oder Knochenmark bzw. einem Immundefekt.
- **Herpes simplex-Virus, Typ I:** Intraepitheliale Infektion ausschließlich im Zusammenhang mit Immundefekt oder Immunsuppression. Reaktivierung einer latenten Infektion in sensiblen Ganglien. Häufigste viszerale Lokalisation einer Herpes-Infektion.

Symptome Typische Klinik mit Sodbrennen, Dysphagie, Hauterscheinungen, Enzephalitis, Durchfall.

Diagnostik ÖGD. Die Candida-Ösophagitis zeigt weißliche Kolonien, die CMV-Ösophagitis floride Ulzera.

Differenzialdiagnose
- **Graft versus host disease** (GVHD): Abstoßung der gesamten Schleimhaut im Gastrointestinaltrakt nach Knochenmarktransplantation, Abschälung des gesamten Epithels, sekundäre Pilzbesiedelung, Auftreten ca. 9 Monate nach der Knochenmarktransplantation, meist spontane Regeneration.
- **Laugeningestion:** meist akzidentelle Ingestion von Laugen und Kaffeemaschinen-Entkalkern, die zu äußerst schwerwiegenden Folgen wie Strikturen und Perforation führt. Es droht eine Mediastinitis. Die Diagnosestellung erfolgt aufgrund starker Schmerzen durch die Endoskopie. Ein Erbrechen ist nicht sinnvoll. Therapie: keine Magensonde, Patient nüchtern lassen, Antibiose, Verlauf abwarten.
- **Schleimhautveränderungen durch Bisphosphonate:** Bisphosphonate sind laugenähnliche Substanzen (Seifenderivate) und können die Schleimhaut insbesondere bei vorbestehenden Stenosen schädigen. Bei Patienten mit Refluxerkrankung und Strikturen oder Passagebehinderung ist daher eine s.c. oder i.m. Gabe vorzuziehen.

Therapie Orales Antimykotikum (Amphomoronal) bzw. Ganciclovir.

6.3.5 Eosinophile Ösophagitis

Definition Allergisch bedingte Entzündung der Schleimhaut.

Epidemiologie Erst seit einigen Jahren erkannt und daher insbesondere von der Refluxösophagitis abzugrenzen. Prävalenz in neuen Studien bis zu 5 % der Ösophaguserkrankungen, insbesondere junge Patienten sind betroffen.

Symptome Ausgeprägte Schluck- und Motilitätsstörung. Die Symptomatik entsteht durch die bindegewebige Verdickung (keine Stenosenbildung).

Diagnostik In der Endoskopie finden sich manchmal eine ausgeprägte Epithelablösung, sichtbare Ringbildung v. a. im oberen Anteil, weißliche papelartige Strukturen im Ösophagus (◘ Abb. 6.5). Der histologische Nachweis von eosinophilen Zellen (>10/Gesichtsfeld) ist entscheidend. Eine Allergentestung der Haut ist sinnvoll.

Differenzialdiagnose Refluxerkrankung, durch Endoskopie oder pH-Metrie zu verifizieren. Bei Refluxerkrankung kommt es unter Protonenpumpeninhibitoren (PPI) zur deutlichen Besserung der Symptome.

Therapie Gabe von Fluticonason-Nasenspray als Schlucklösung, ggf. Budeonosid. Alternativ regel-

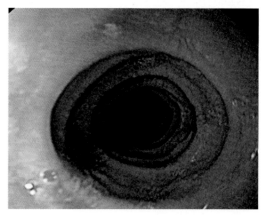

◘ **Abb. 6.5 Eosinophile Ösophagitis.** Endoskopie mit Ringen und Papeln

mäßig Bougierung bis 42 Charr. in 1- bis 2-jährlichen Abständen.

Eosinophile Ösophagitis – kurz zusammengefasst

- Junge Patienten mit Schluckstörung, Bolusimpaktation
- Fehlende Stenosierung
- Weißliche Papeln und Epithelfetzen im endoskopischen Bild
- Nachweis eosinophiler Zellen in der Biopsie
- Therapie mit oralen Kortikoiden, lokal wirksam, z. B. aus Nasenspray

---

6.3.6 Refluxösophagitis

Definition Entzündung der Speiseröhre durch Reflux des sauren Mageninhalts in den Ösophagus. Die Refluxkrankheit bezeichnet zunächst die typische Klinik mit retrosternalem Brennen, Sodbrennen oder Regurgitation von Säure.

Pathogenese Die Ursachen der Refluxerkrankung sind vielfältig. Insbesondere durch den Reflux von Säure, aber auch durch Reflux von Volumeninhalt aus dem Magen, kommt es zur Exposition von Säure sowie Gallensäuren im distalen Ösophagus. Eine wesentliche Ursache für die Refluxkrankheit sind transiente Relaxationen des unteren Ösophagusspasmus, die offensichtlich unkontrolliert verlaufen. Daneben existieren weitere Defizite in der entsprechenden Schleimsekretion aus submukösen Drüsen, so dass die Abwehrmechanismen der Speiseröhre herabgesetzt sind.

Risikofaktoren sind die Zusammensetzung der Nahrung, Übergewicht, Alkohol und Rauchen. In aktuellen Studien zeigt sich bei der erosiven Refluxösophagitis ein deutlicher Zusammenhang mit massivem Übergewicht, vor allem bei Frauen.

Epidemiologie Die Refluxkrankheit der Speiseröhre ist in Deutschland überdurchschnittlich häufig und offensichtlich ein zunehmendes Problem in den westlichen Gesellschaften. Über 10 % der westlichen Bevölkerung haben Refluxprobleme, die oft schon im Kindesalter beginnen und die Lebensqualität reduzieren können. Sie nehmen mit dem Alter zu, um nach dem 75. Lebensjahr wieder abzunehmen.

In der Endoskopie zeigen sich jedoch makroskopisch nicht die typischen Veränderungen, es besteht lediglich eine typische Klinik. Dagegen haben etwa 2–3 % der Bevölkerung typische Refluxbeschwerden bei gleichzeitig erosiven Veränderungen im Sinne einer Refluxösophagitis mit eventuellen Komplikationen, z. B. Ulzera oder Barrett-Metaplasien.

Etwa 10 % der Patienten entwickeln eine Schleimhautmetaplasie, die sog. **Barrett-Metaplasie**, die als Vorstufe für ein Karzinom (0,1–0,3%/Jahr) zu werten ist.

Einteilung Man unterscheidet die erosiven Refluxkrankheiten (1/3 der Fälle) von den nicht-erosiven (2/3 der Fälle). Die **erosiven Refluxkrankheiten** (ERD) zeigen in der Endoskopie typische Läsionen, bei den häufigeren **nicht-erosiven Refluxkrankheiten** (NERD) besteht nur eine typische Klinik, die Endoskopie ist jedoch negativ. Eine NERD sollte daher durch die pH-Metrie funktionell überprüft werden.

Symptome Typische Symptome sind Sodbrennen und Regurgitation. Die Sensitivität des Symptoms Sodbrennen liegt bei 65 %, weil ein Teil der Patienten, insbesondere mit Diabetes oder neuromuskulären Erkrankungen, die Läsionen nicht spürt. Die Spezifität liegt über 90 %, d. h. Sodbrennen lässt in der Regel auf einen Reflux in die Speiseröhre schließen. Die Refluxkrankheit ist häufig assoziiert mit anderen Symptomen wie Dysphagie, Dyspepsie, Globusgefühl und auch thorakalen Schmerzen.

Diagnostik Die Diagnose der Refluxkrankheit wird durch die Endoskopie gestellt (◘ Abb. 6.6). Sie bestimmt das Ausmaß der erosiven Läsionen, sofern Schleimhautveränderungen vorliegen. Weitere Verfahren zum Nachweis der Refluxkrankheit, insbesondere bei den Patienten mit typischen Refluxbeschwerden, sind die pH-Metrie und die Manometrie zur Diagnosesicherung. In etwa 60 % der Fälle können diese Verfahren eine nicht-erosive Refluxösophagitis nachweisen und sind daher von be-

6

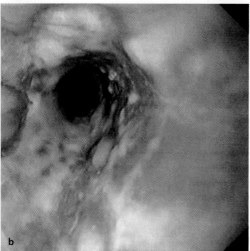

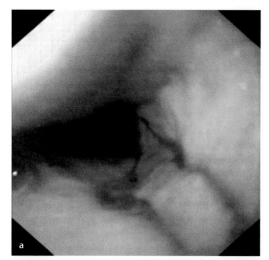

□ **Abb. 6.6 Endoskopisches Bild einer Refluxösophagitis. a** Die länglichen Erosionen (Los-Angeles-Grad A) konfluieren. **b** Los-Angeles-Grad D: konfluierende Läsionen, Ulzera, Striktur

sonderem Stellenwert. Endoskopisch werden bei der erosiven Refluxösophagitis 4 Stadien nach der Savary-Miller- oder Los-Angeles-Klassifikation unterschieden (□ Tab. 6.1).

❶ Der Nachweis einer Barrett-Metaplasie ist eine histologische Diagnose und von der Stadieneinteilung unabhängig.

Therapie Sowohl die erosiven als auch die nicht-erosiven Refluxösophagitiden sind sehr erfolgreich mit **Protonenpumpenhemmern** (PPI) in abstei-

gender Dosierung zu behandeln. Man beginnt mit 40 mg/Tag, morgens vor dem Frühstück. In fortgeschrittenen Stadien werden 2×40 mg gegeben. Bei Stenosierung ist auf die Gabe von i.v. Medikamenten zu achten. Die PPI müssen in den Dünndarm transportiert werden, um optimal resorbiert zu werden.

6.3.7 Karzinome der Speiseröhre   🅕

Definition Maligne Tumoren des Plattenepithels der oberen Speiseröhre, im unteren Anteil entstehen Adenokarzinome aus Vorstufen der Barrett-Metaplasie.

Epidemiologie Plattenepithel- wie auch Adenokarzinome sind mit einer Inzidenz von 1–5/100.000 selten, tendenziell aber zunehmend. Refluxkranke, die mehr als 20 Jahre am Tag und nachts Beschwerden haben, haben ein 20-fach erhöhtes Erkrankungsrisiko. Aus den niedrig- und hochgradig differenzierten plattenepithelialen Neoplasien können im weiteren Verlauf Adenokarzinome entstehen.

Risikofaktoren für Adenokarzinome der Speiseröhre

— Gesicherte Risikofaktoren
  – Langjähriger Refluxerkrankung
  – Männliches Geschlecht (9:1)
  – Weiße Rasse (3:1)
  – BMI >25
— Nicht gesicherte Risikofaktoren
  – Alkohol
  – Sozialer Status
  – Medikamente
  – Helicobacter-pylori-Infektion

Einteilung: Die Tumoren des gastroösophagealen Übergangs werden nach Siewert in AEG I–III (► Kap. 7.3.3) eingeteilt. Die AEG I und II gehören dabei zu den Ösophaguskarzinomen, was prognostisch und insbesondere therapeutisch von besonderer Wichtigkeit ist.

Die Einteilung der Ösophagustumoren erfolgt nach der **TNM-Klassifikation** (□ Tab. 6.2).

◻ **Tab. 6.2** TNM/R-Klassifikation der Ösophaguskarzinome	
T – Primärtumor	
T1a	Tumor limitiert auf die Mukosa (Invasion der Lamina propria)
T1b	Invasion der Submukosa
T2	Tumor infiltriert die Muscularis propria
T3	Penetration bis zur Adventitia ohne Invasion benachbarter Strukturen
T4	Tumor infiltriert benachbarte Strukturen und/oder Organe
N – Regionäre Lymphknoten	
N0	Keine Lymphknotenmetastasen
N1	Lokoregionäre Lymphknoten betroffen
N2	Entfernte Lymphknotenstation betroffen
M – Fernmetastasen	
M0	Keine Fernmetastasen
M1	Fernmetastasen (Leber, Lunge, Knochen, Gehirn, Pleura)
R – Residualtumor	
R0	Kein Residualtumor nach Resektion
R1	Mikroskopisch Residualtumor
R2	Makroskopisch Residualtumor

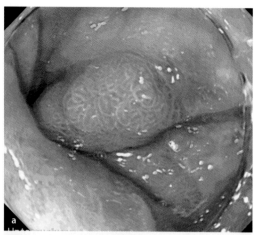

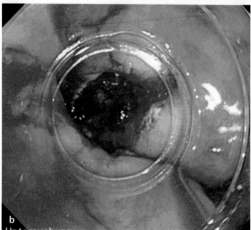

◻ **Abb. 6.7a,b Endoskopisches Bild einer Karzinomvorstufe im distalen Ösophagus.** Hochgradige Dysplasie mit endoskopischer Mukosaresektion. **a** Deutlich ist eine Schleimhautvorwölbung zu sehen. **b** Mit einer Schlinge wird die Schleimhaut lokal nach Unterspritzen abgetragen, es verbleibt ein tiefer Defekt, der aber innerhalb weniger Wochen zuheilen wird

Symptome Dysphagie, Bluterbrechen. Bei Stenosesymptomatik liegt meist ein fortgeschrittenes Stadium T3N1 vor.

Diagnostik Im Vordergrund der Untersuchungen stehen Anamnese, klinische Untersuchung und die Bestimmung von Gewicht und Größe. Es folgen Endoskopie (◻ Abb. 6.7 bis ◻ Abb. 6.9) und Sonographie des Abdomens. Bei Verdacht auf ein Karzinom werden Endosonographie und CT-Thorax mit Kontrastmittel (◻ Abb. 6.10) durchgeführt.

Therapie Plattenepithelkarzinome reagieren gut auf Bestrahlung mit gleichzeitiger Chemotherapie unter cisplatinhaltigen Substanzen.

▬ **Plattenepithelkarzinome des oberen Drittels der Speiseröhre** sollten definitiv radiochemotherapiert werden.

▬ Bei **Plattenepithelkarzinome der unteren Zweidrittel der Speiseröhre** ist bei T3Nx-Stadien zunächst eine neoadjuvante Radiochemotherapie sinnvoll, gefolgt von einer Operation. Patienten, die auf die Radiochemotherapie sehr gut ansprechen, können evtl. auch nach einem Zwischenstaging endgültig mit Radiochemotherapie versorgt werden. Entsprechende Studien sind aktuell unter Prüfung.

▬ **Adenokarzinome der unteren Speiseröhre** (meist Tumoren des gastroösophagealen Über-

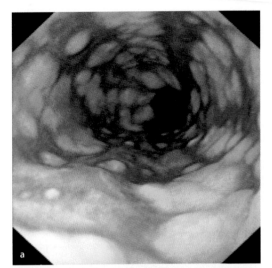

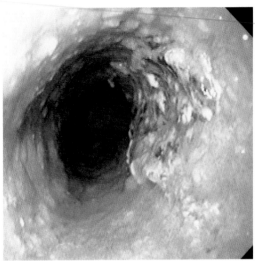

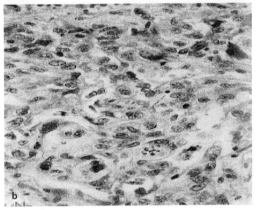

Abb. 6.8a,b Typische Befunde von Ösophaguskarzinomen. a Endoskopie: Refluxösophagitis mit Barrett-Metaplasie. **b** Histologie: invasives Adenokarzinom

Abb. 6.9 Endoskopisches Bild eines Plattenepithelkarzinoms der Speiseröhre

6.4   Leitsymptome

6.4.1 Sodbrennen

Sodbrennen ist das klassische Symptom der Refluxösophagitis. Bei der Bevölkerung westlicher Industrienationen ist Sodbrennen mit 10–20 % sehr häufig, in Asien dagegen kaum vorzufinden. Das Symptom bezeichnet schmerzhafte Sensationen hinter dem Brustbein, mit dauerhaftem brennendem Charakter. Eine Ausstrahlung in den Arm ist im Gegensatz zum Herzinfarktschmerz nicht typisch. Das Symptom Sodbrennen besitzt eine exzellente Spezifität über 90 % zur Vorhersage einer Refluxösophagitis.

6.4.2 Positiver PPI-Test

Bei Sodbrennen wird 5 Tage ein PPI verabreicht und geprüft, ob hierunter die Beschwerden besser werden. Ein positives Ansprechen wird als positiver Test und als Hinweis für eine Refluxerkrankung gewertet. Eine Besserung der Beschwerden ist typisch für die Refluxösophagitis. Trotzdem sollte immer eine ÖGD erfolgen, um eine andere Genese der Beschwerden auszuschließen.

gangs AEG I–II) werden im Stadium T3Nx neoadjuvant behandelt, allerdings reagieren Adenokarzinome schlechter auf die Bestrahlung. Adenokarzinome werden dann mit kurativem Ansatz operativ mittels Magenhochzug entfernt. Manchmal ist auch eine verkürzte perioperative Chemotherapie sinnvoll, um den Abstand zur Operation zu verkürzen.

— Bei einer **tumorbedingten Stenose**, die nicht operativ versorgt werden kann, kann ein endoskopischer Stent eingelegt werden.

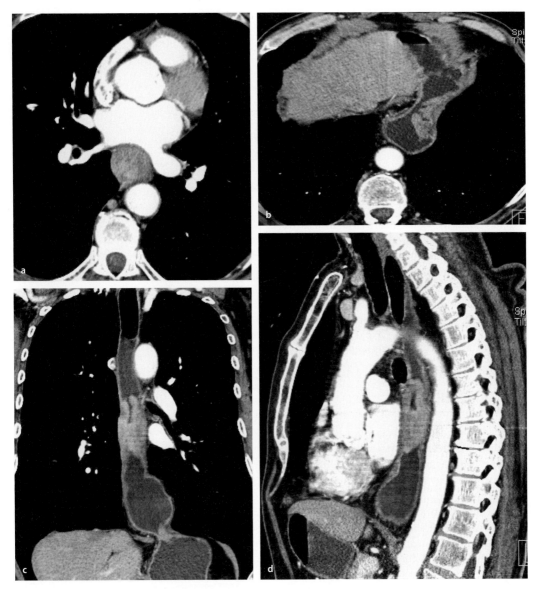

Abb. 6.10a–d Multislice-CT bei Ösophaguskarzinom oberhalb der Z-Linie (AEG I). a,b Die Thoraxorgane sind in axialer Richtung dargestellt. Dorsal liegt die Wirbelsäule, quergetroffen. Im Ösophagus zeigt sich eine semizirkuläre Wandverdickung im Sinne eines malignen Tumors. **c,d** Re-konstruktionen in koronarer und sagittaler Schnittführung, so dass der Operateur eine bessere Vorstellung über Lage und Ausdehnung des Tumors hat. Dieser Tumor liegt eindeutig oberhalb der Z-Linie im Ösophagus, ist also ein AEG-I-Tumor. Es besteht nebenbefundlich eine axiale Hiatushernie

6.4.3 Bolusimpaktation

Unter Bolusimpaktation wird das Steckenbleiben von Nahrung in der Speiseröhre verstanden. Meist liegt ein stenosierender Prozess bei Patienten mit chronischer Refluxanamnese vor, bei denen ein Tu-mor entstanden ist und durch die stenosierende Wachstum eine Passagestörung resultiert. Die Tumoren haben bei Vorhandensein einer Stenose meistens bereits die Muskularis erreicht und sind daher T3-Tumoren.

6.4.4 Dysphagie und Odynophagie

Dysphagie bezeichnet die Schluckstörung, Odynophagie die schmerzhafte Schluckstörung. Bei der Diagnose ist neben der Erhebung einer charakteristischen Anamnese die Zusammenschau von Endoskopie, Radiologie (■ Abb. 6.11) und histologischen Befunden entscheidend. Im Einzelfall kann ein CT notwendig sein.

6.4.5 Bluterbrechen (Hämatemesis)

Ulzera, aber auch Ösophagusvarizen können zu massivem Bluterbrechen führen. Bei Verdacht auf eine Varizenblutung muss daher ein rasches Vorgehen mit intensivmedizinischer Überwachung eingeleitet werden (Kreuzblut abnehmen, Blutkonserven bestellen, Intubation, stabile Zugänge). Die Varizen werden in der Regel mit Ösophagusligaturen (Gummibändern) therapiert, so dass die Notfallendoskopie das Verfahren der 1. und 2. Wahl ist.

6.5 Algorithmen

Neben den auf den Ösophagus beschränkten Erkrankungen können auch systemische Krankheiten zu einer Mitbeteiligung der Speiseröhre führen (■ Tab. 6.3). Dazu zählen insbesondere die Myasthenia gravis und die Sklerodermie. Die Schluckstörung kann hierbei so schwerwiegend sein, dass die Patienten langfristig über eine Sonde ernährt werden müssen. Einen diagnostischen Algorithmus bei Dysphagie zeigt ■ Abb. 6.13.

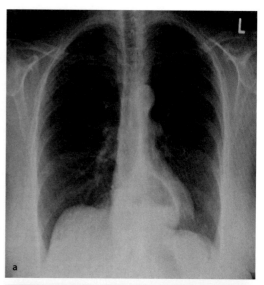

a

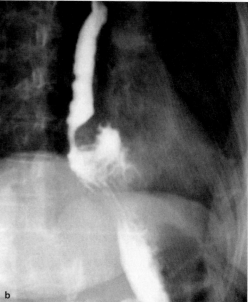

b

■ **Abb. 6.11a,b Radiologische Breischluckuntersuchung bei einer 66-jährigen Patientin mit Dysphagie.** Das Röntgenbild zeigt eine paraösophageale Hernie, ein Teil des Magenfundus ist neben dem Ösophagus in die thorakalen Abschnitte disloziert und führt so zu Schmerzen bei der Nahrungsaufnahme. Die Patientin wurde erfolgreich operiert, da eine Inkarzeration droht

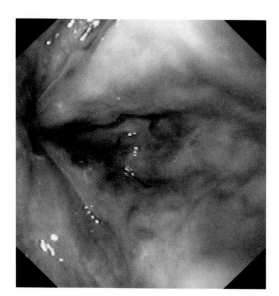

Abb. 6.12 Endoskopisches Bild von Ösophagusvarizen der Speiseröhre

Tab. 6.3 Spektrum der Ösophaguserkrankungen

Anatomische Variante	Divertikel Hernien Ringe und Webs
Motilitäts-störung	Diffuser Spasmus Achalasie
Infektiös	Candida Zytomegalie-Virus
Systemer-krankung	Myasthenie Sklerodermie
Immunologisch/toxisch	GVHD Immunsuppression Medikamentenschädigung Laugeningestion
Entzündung	Refluxösophagitis Barrett-Metaplasie Entzündliche Stenose
Benigne Tumoren	Leiomyome Gastrointestinale Stromatumoren
Maligne Tumoren	Plattenepithelkarzinom Adenokarzinom Infiltration/Metastase

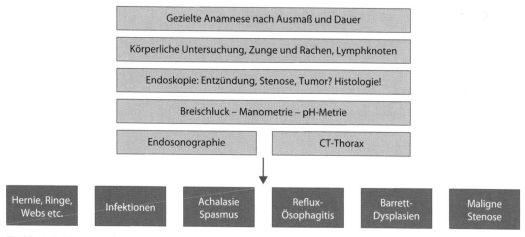

Gezielte Anamnese nach Ausmaß und Dauer

Körperliche Untersuchung, Zunge und Rachen, Lymphknoten

Endoskopie: Entzündung, Stenose, Tumor? Histologie!

Breischluck – Manometrie – pH-Metrie

Endosonographie — CT-Thorax

Hernie, Ringe, Webs etc. — Infektionen — Achalasie Spasmus — Reflux-Ösophagitis — Barrett-Dysplasien — Maligne Stenose

Abb. 6.13 Diagnostisches Vorgehen bei Dysphagie

Magen und Duodenum

Christian Prinz

❱ ❱ Einleitung

Die Entdeckung des Bakteriums Helicobacter pylori im Jahr 1983 und die spätere kausale Zuordnung dieses Keims zu den häufigen Magenkrankheiten haben Diagnostik und Therapie dieser Krankheiten entscheidend verbessert. Wurden in den 1970er-Jahren Rollkuren verordnet und Magenteilresektionen bei Ulkuskrankheiten durchgeführt, steht heute eine erfolgversprechende Eradikationstherapie aus 2 Antibiotika und einem Protonenpumpeninhibitor (PPI) zur Verfügung. Krankheiten des Magens und des funktionell assoziierten Duodenums zählen zu den häufigsten Krankheiten der westlichen Welt. Problematisch sind vor allen Dingen:

- Geschwüre (Ulzera) im Magen und Duodenum (Ulcus ventriculi, Ulcus duodeni)
- Gastritis und Bulbitis, z. T. mit Erosionen
- Submuköse Raumforderungen, v. a. gastrointestinale Stromatumoren (GIST)
- Distale und proximale Adenokarzinome

Was kommt jetzt?

Helicobacter-pylori-induzierte Ulzera, NSAR-Gastropathie und -Ulzera, Magenkarzinome, MALT-Lymphome, GIST.

7.1 Anatomische und physiologische Grundlagen

7.1.1 Anatomie

An die Speiseröhre schließt sich der Magen an: Ein bogenförmiger Schlauch mit besonderer Struktur und Funktion. Der Magen ist ein Hohlorgan, dessen kräftige Muskelwand für einen geregelten Speisetransport und eine kontrollierte Verdauung sorgt. Man unterscheidet Regionen unterschiedlicher Funktion: Kardia, Antrum, Korpus, Fundus, Pylorus (❏ Abb. 7.1).

7.1.2 Physiologie

Wesentliche Funktion des Magens ist die Bildung von Magensäure, Verdauungsenzymen (im Wesent-

lichen Pepsin) und verschiedenen Hormonen. Der Magen ist mit einer dicken Mukosaschicht ausgekleidet, die die Magenwand vor der Säureeinwirkung schützt. Bei Nahrungsaufnahme wird die Bildung von Magensaft angeregt (bis zu 1000 ml/h). ❏ Abb. 7.2 zeigt die Struktur einer Magenschleimhautdrüse.

Die wichtigsten Zellen der Magenschleimhaut

- Neuroendokrine Zellen: Ausschüttung von Hormonen wie Histamin, Gastrin und Somatostatin, die in erster Linie der Regulation der Verdauungsfunktion dienen. Der wichtigste neuroendokrine Zelltyp ist die **ECL-Zelle** (»enterochromaffine-like cell«), die das Histamin produziert.
- Parietalzellen: Säuresekretion
- Hauptzellen: Bildung von Pepsinogen
- Epithelzellen: Barrierefunktion, Bildung von Prostaglandinen

Magenschleim Der Magenschleim wird von den epithelialen, an der Oberfläche liegenden **Epithelzellen** sezerniert. Es setzt sich aus Makromolekülen wie Glykoproteinen, Mukopolysaccharide und Blutgruppensubstanzen zusammen. Je nach Gehalt an sauren Sialinsäuren werden sie in saure oder neutrale Glykoproteine unterteilt. Diese Proteine bilden eine lineare Kette, von denen Seitenketten abzweigen. Die benachbarten Seitenketten der sauren Glykoproteine bilden kovalente Bindungen, so dass es zur Vernetzung dieser Moleküle kommt und ein zäher, visköser Schleimmantel den Magen belegt. Die Epithelzellen produzieren außerdem Prostaglandin A1 und E2, die eine wichtige Schutzfunktion für die Magenschleimhaut besitzen.

Magensäure Die hochspezialisierten **Parietalzellen** im Korpus produzieren die **Salzsäure**, welche den Hauptanteil des Magensekretes ausmacht, sowie den **Intrinsic-Faktor**, der für die Resorption von Vitamin B_{12} im Ileum wichtig ist. Parietalzellen liegen im sog. oxyntischen Teil der Korpusmukosa (abgeleitet vom griechischen oxyno, d. h. säureproduzierend). Mikroskopisch lassen sich die etwa 20–25 μm großen

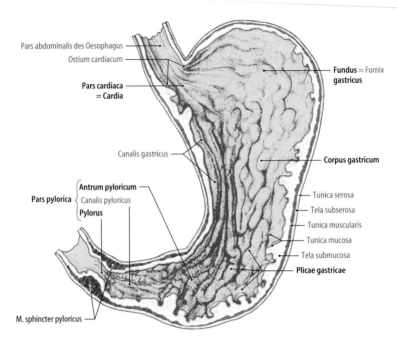

■ **Abb. 7.1 Anatomie des Magens**

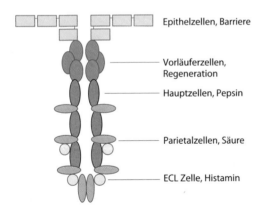

Epithelzellen, Barriere

Vorläuferzellen, Regeneration

Hauptzellen, Pepsin

Parietalzellen, Säure

ECL Zelle, Histamin

■ **Abb. 7.2 Aufbau einer Magenschleimhautdrüse.** Der Magen besteht in der oberflächlichen Schleimhautschicht aus zahlreichen kleinen Drüsen, die Verdauungssekret produzieren. Die Abbildung zeigt die wesentlichen Zelltypen einer Drüse: ECL-Zellen produzieren Histamin, Parietalzellen die Salzsäure, Hauptzellen die Protease Pepsin, Epithelzellen an der Oberfläche Prostaglandine

Zellen durch die konische Zellform und den massiven Gehalt an Mitochondrien erkennen.

Parietalzellen sezernieren **Protonen** in das Innere des Magenlumens, so dass im unteren Bereich der Magendrüsen ein pH von unter 2,0 entsteht

(■ Abb. 7.3). Daneben bilden diese Zellen den Intrinsic Faktor. Die Sekretion erfolgt durch aktiven Transport von Protonen im Austausch mit Kaliumionen, was durch die sog. Protonenpumpe, die **H$^+$-K$^+$-ATPase**, vermittelt wird. Dies erfordert viel ATP, weshalb der Magen eine sehr gute Durchblutung benötigt. Durch ATP-Spaltung und Gegentransport mit Kaliumionen werden durch die Parietalzellen Protonen bis zu einem Gradienten von 10^6 angereichert. Die Protonenpumpen liegen in den Parietalzellen in komplett exprimierter Form vor; die Stimulation der Zellen durch Nahrungs- oder vagale Reize führt zur Assoziation der Vesikel mit der Plasmamembran und zum Kontakt mit Kaliumionen. Erst durch den Kontakt mit dem Magenlumen daher eine Aktivierung erreicht.

🔴 **Die Parietalzellen werden im Wesentlichen durch den Histamin-H2-Rezeptor zur Sekretion stimuliert.**

Histamin Histamin wird im Magen im Rahmen der Verdauung aus den **ECL-Zellen** freigesetzt. ECL-Zellen sind 10 μm kleine, neuroendokrine Zellen, die an der Basis der Magendrüsen lokalisiert sind und sich nicht von den Stammzellen ableiten. Eine

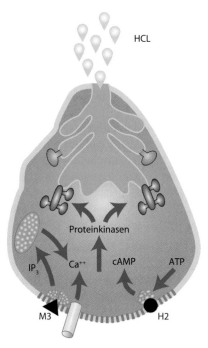

Abb. 7.3 Säuresekretion aus Parietalzellen. Magensäure (HCl) wird von den Parietalzellen des Magens nach Stimulation von muskarinergen (*M3*) oder histaminergen (*H2*) Rezeptoren in hoher Konzentration produziert. Die Protonen werden von den hochspezialisierten Parietalzellen mit einer Ionenpumpe in einen Canaliculus der Zellen sezerniert; im Austausch gelangt Kalium in das Innere der Zellen. Die Protonenpumpeninhibitoren binden an die an der Oberfläche exprimierten Ionenpumpen und schalten dadurch den Protonentransport aus

strukturelle Ähnlichkeit besteht mit den chromaffinen Zellen des Nebennierenmarkes sowie den enterochromaffinen Zellen des Ileums. Histamin ist ein direkter Stimulus der Säuresekretion.

Gastrin Gastrin wird aus den **G-Zellen** im Magenantrum durch Peptide und Distension freigesetzt. Gastrin ist damit das entscheidende Magenhormon, das neben der Säuresekretion auch die Schleimhautproliferation bzw. Differenzierung im Magen steuert. Gastrin wirkt über die ECL-Zellen im Korpus und führt langfristig zu einer Proliferation, den sog. ECL-Zell-Karzinoiden. Diese werden vermehrt unter langfristiger antisekretorischer Therapie beobachtet.

Somatostatin Ein Gegenspieler von Gastrin ist das Somatostatin, das die Freisetzung von Histamin,

Gastrin und Säure hemmt. Somatostatin wird aus den **D-Zellen** im Antrum freigesetzt. Protonen induzieren die Ausschüttung von Somatostatin, so dass über diese Zellen ein wesentlicher Regulationsschritt in der Feedback-Hemmung der Magensekretion vermittelt wird.

Pepsinogen Pepsinogen wird aus den **Hauptzellen** nach Stimulation mit Azetylcholin, Adrenalin, aber auch gastrointestinalen Hormonen freigesetzt. Pepsinogen wird im sauren Milieu des Magens (pH<3) aktiviert und zu **Pepsin** umgewandelt. Pepsin ist eine extrem potente Protease, die komplexe Proteinstrukturen in Peptide spalten kann. Dies ist für die Stimulation von G-Zellen von besonderer Bedeutung.

Regulation und Phasen der Säuresekretion

Die Säuresekretion unterliegt im Magen einer komplexen Regulation. Ziel dieses Mechanismus ist es, die Säure zur Verdauung der Speisen adäquat bereit zu stellen, während unter basalen Bedingungen nur eine minimale Sekretion erfolgt. Die Säuresekretion wird durch zephale, gastrale und intestinale Mechanismen gesteuert. Während der Nahrungsaufnahme muss die Säuresekretion zunächst angeschaltet, dann aber auch wieder heruntergeregelt werden. Die erforderlichen Vorgänge werden von verschiedenen Organen koordiniert und finden zeitlich überlappend statt.

Der **zephalen Phase** liegt eine Aktivierung der Vaguskerne im Gehirn zugrunde. Die Impulse zum Magen werden mittels Aktivierung der Vagusfasern vermittelt. Im klassischen Pavlov-Experiment kommt es im Hundemodell allein durch Blickkontakt mit dem Essen zur Sekretion von Säure aus einer Magenfistel. Ausgelöst wird die zephale Phase durch das Betrachten, Riechen und Schmecken der aufzunehmenden Nahrung. Experimentell kann die durch Vagusreiz vermittelte Säuresekretion auch durch eine Insulin-Injektion sowie durch Scheinfütterung ausgelöst werden.

Die **gastrale Phase** beginnt mit dem Nahrungseintritt in den Magen und wird im Wesentlichen durch die Distension des Magenantrums und die Freisetzung von Peptidbestandteilen vermittelt. Beide Komponenten setzen Gastrin aus den G-Zellen im Magenantrum frei. Gastrin zirkuliert über die Blutbahn und bindet Gastrinrezeptoren auf den histaminhaltigen ECL-Zellen im Magenkorpus. ECL-Zellen sezernieren Histamin auf diesen Reiz hin, dieses erreicht die Parietalzellen auf parakrinem Weg und stimuliert die Säuresekretion.

Nach erfolgter Säuresekretion erniedrigt sich konsekutiv der pH-Wert im Magen. Die Protonen erreichen das Magenantrum und führen nach luminalen Kontakt mit den G-Zellen zur Hemmung der Gastrinausschüttung, so dass ein wesentlicher Stimulus der Säuresekretion fehlt. Folglich wird nach erfolgter Säuresekretion wieder die Stimulation abgeschaltet, der Kreislauf ist geschlossen.

Im Gegensatz zu früheren Annahmen stimuliert Gastrin jedoch nicht die Funktion der Parietalzellen. Die Inkubation von isolierten Parietalzellen mit Gastrin führt nicht direkt zur Säuresekretion. Vielmehr wirkt Gastrin auf indirektem Weg über die Histaminsekretion aus den ECL-Zellen des Magens

Medikamente zur Hemmung der Säuresekretion

Histamin-H2-Rezeptorantagonisten (H2-RA) Der H2-Rezeptor auf den Parietalzellen des Magens kann durch selektive Antagonisten, die keine intrinsische Aktivität am Rezeptor besitzen, blockiert werden. James Black beschrieb 1972 als erster die Pharmakologie und den Antagonismus dieses Rezeptors, was schließlich zur Einführung des Cimetidins führte. In den letzten Jahrzehnten sind eine Reihe von H2-Antagonisten entwickelt worden, sie sich durch ihre Selektivität und Nebenwirkungen unterscheiden. Als wesentliche Vertreter sind zu nennen:

- **Cimetidin**, z. B. Cimetidin, Dosierung 200–800 mg/Tag, Anwendung auch i.v. und in der Schwangerschaft möglich, wesentliche Nebenwirkungen: Müdigkeit, zahlreiche medikamentöse Interaktionen, mittlerweile in den USA auch ohne Rezept erhältlich.
- **Ranitidin**, z. B. Zantic, Dosierung 150–300 mg/Tag, Anwendung auch i.v. und in der Schwangerschaft, wesentliche Nebenwirkungen: Kopfschmerzen und Müdigkeit, Hautausschlag, Interaktion mit Betablocker und Theophyllin.
- **Famotidin**, z. B. Pepdul, Dosierung 20–40 mg/Tag, Anwendung auch i.v., Nebenwirkungen:

geringer, Selektivität für H2 gegenüber H1-Rezeptor etwa 150-fach.
- **Nizatidin**, z. B. Nizax, 150–300 mg/Tag, Anwendung nur im Erwachsenenalter, Nebenwirkung Bradykardie, Selektivität etwa 300-fach, vor allem in Japan beliebt.

Protonenpumpeninhibitoren (PPI) 1981 wurde Omeprazol entdeckt, das kovalent an die Protonenpumpen der Parietalzellen bindet und dadurch zur Ausschaltung der Säuresekretion führt. Mittlerweile gibt es 3 weitere, ähnliche Präparate, die als irreversible Protonenpumpeninhibitoren bezeichnet werden.

❶ Durch PPI werden die Protonenpumpen irreversibel blockiert und damit die Säuresekretion vollständig ausgeschaltet. Dies hat die medikamentöse Therapie des Ulkusleidens revolutioniert, die chirurgische Therapie von Ulzera wurde zurückgedrängt.

Zurzeit sind Protonenpumpenhemmer die am häufigsten verschriebenen Medikamente in der westlichen Welt. Diese Pharmaka sind sog. Pro-Drugs, d. h. das Medikament wird erst im Körper zur aktiven Form umgewandelt. Irreversible PPI sind substituierte Benzyl-Imidazole, die eine besondere Sulfhydryl-Gruppe aufweisen. Unter normalen pH-Bedingungen ist die Protonierung des Schwefelatoms stabil. Bei einem pH-Wert <3 kommt es jedoch zum Verlust der Protonenbindung und das Schwefelatom reagiert als Anhydrid. Da es im menschlichen Körper praktisch keine anderen Bereiche mit pH-Werten <2,5 gibt, gelangt das Medikament nach der systemischen Zirkulation an Parietalzellen und bindet dort spezifisch an die Cysteine der H^+-K^+-ATPase. Die Bindung ist nicht spezifisch, die selektive Wirkung wird vielmehr über die gezielte Aktivierung im Canaliculus der Parietalzelle hergestellt.

❶ Die Inhibierung der Säuresekretion wird nicht von der Halbwertszeit der Inhibitoren, sondern von der Halbwertszeit der Pumpen bestimmt. Da diese bei etwa 20–24 h liegt, ist eine kontinuierliche Gabe von PPI als Dauerinfusion notwendig, um eine vollständige Ausschaltung der Sekretion zu erreichen.

Pathophysiologie

Die **Überproduktion von Gastrin** in neuroendokrinen Tumoren, sog. **Gastrinomen**, führt zur Hyperplasie und Tumorentstehung von ECL-Zellen sowie zur Ausbildung multipler Ulzera in Magen und Duodenum. Diese Beobachtungen unterstreichen die elementare Bedeutung von Gastrin für die Stimulation der Säuresekretion. Der Nachweis gastrinproduzierender Tumoren (Zollinger-Ellison-Syndrom) bei therapierefraktären Ulzera wird durch die Injektion von Sekretin durchgeführt (**Sekretintest**), die zu einem starken Anstieg des Plasmagastrinspiegels innerhalb weniger Minuten führt. Nach erfolgreicher Lokalisation, meist im Pankreaskopf, wird eine lokale Resektion durchgeführt.

Die **Überproduktion von Histamin**, beispielsweise in den ECL-Zell-Karzinoiden, wird selten beobachtet. Meist liegt ein genetischer Defekt zugrunde. Karzinoide sind ebenfalls gehäuft mit Ulzerationen assoziiert. ECL-Zell-Karzinoide sind typischerweise nicht metastasierend, sondern lokal infiltrierend.

Bei **ungenügendem Abbau der Säure und Pepsin** sowie bei Ausfall der inhibitorischen Mechanismen kommt es zu einer verstärkten Säuresekretion, so dass Ulzera resultieren können. Dagegen sind Parietal- und Hauptzellmasse nach operativen Eingriffen, bei der Autoimmungastritis sowie bei VIPomen (Verner-Morrison-Syndrom) reduziert, so dass entsprechende Läsionen ausbleiben.

7.2 Diagnostische Methoden

7.2.1 Anamnese, körperliche Untersuchung

Leitsymptom der **Magenerkrankung** sind Oberbauchschmerzen, die meist nüchtern auftreten. Bei Teerstuhl muss an eine Blutung gedacht werden. Die Perforation eines Magenulkus ist mit einem brettharten, akuten Abdomen verbunden. Sind bei einem Magenkarzinom Lymphknotenmetastasen im Subklavikularbereich tastbar, handelt es sich um sog. Virchow-Drüsen (▶ Abschn. 7.4.3). Sehr ungünstig ist das Vorliegen von Aszites beim sog. **Krukenberg-Tumor** (Ovarialmetastasen beim Siegelringzellkarzinom der Magenschleimhaut).

Duodenalulzera verursachen in etwa 2/3 der Fälle klinische Beschwerden wie Oberbauchschmerzen, Nüchternschmerzen oder postprandiales Völlegefühl. In 1/3 der Fälle führt jedoch erst die Komplikation den Patienten zum Arzt, z. B. der Teerstuhl durch eine Ulkusblutung. Duodenalulzera sind fast ausschließlich auf den Bulbus duodeni beschränkt; durch die dünne Wand in diesem Abschnitt sind Perforationen möglich.

> **Leitsymptome der Magenerkrankung**
> - Oberbauchschmerzen, vor allem nüchtern
> - Teerstuhl und Bluterbrechen
> - Akutes Abdomen als Zeichen eines perforierten Ulkus
> - Chronische Gewichtsabnahme, Inappetenz als Zeichen eines Malignoms
> - Aszites und Lymphknotenschwellung als Hinweis auf ein metastasiertes Karzinom

7.2.2 Helicobacter-pylori-Atemtest

Der Nachweis von H. pylori gelingt in erster Linie mit dem Helicobacter-Urease-Test (HUT) wie auch histologisch; nicht-invasiv erfolgt der Nachweis meist mit dem Atemtest. Der Atemtest ist v. a. in der Beurteilung des Eradikationserfolgs sehr hilfreich, wenn keine Kontroll-ÖGD geplant ist.

> **Helicobacter-pylori-Atemtest**
> - ^{13}C- oder ^{14}C-Atemtest
> - Massenspektrometrie oder Infrarotanalyse
> - Sensitivität: ca. 95 %
> - Spezifität: ca. 98 %
> - Indikation: Erfolgskontrolle einer Eradikation 4 Wochen nach Antibiotikagabe
> - Kosten: ca. 10–30 € pro Test
> - Problem: gleichzeitige Einnahme von PPI, diese müssen 10 Tage vor dem Test abgesetzt werden

┌─ Für die Praxis ──────────────────

Helicobacter-pylori-Atemtest

Eine mit ^{13}C markierte Harnstofflösung wird getrunken. Nach einer halben Stunde bestimmt man den Anteil des ^{13}C-markierten Kohlenstoffs in dem abgeatmeten CO_2. Bei einer Konzentration von mehr als 5 % ist eine Infektion mit H. pylori nachgewiesen.

└──────────────────────────────────

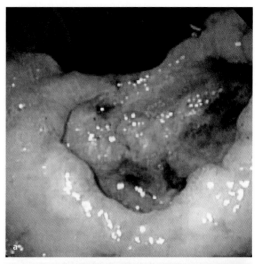

7.2.3 Ösophago-Gastro-Duodenoskopie

Die endoskopische Untersuchung des Magens erfolgt in der Regel gleichzeitig mit der Beurteilung von Magen und Duodenum. Die Untersuchung (▶ Kap. 6.2.3)

- dient der makroskopischen Beurteilung,
- bietet die Möglichkeit der Intervention bei Blutungen,
- malignitätsverdächtige Ulzera können biopsiert werden.

H10 **F11** **H11** **Ulcera ventriculi** (◻ Abb. 7.4) sind exkavierte Schleimhautdefekte im Magen, die kraterförmig über die Lamina muscularis mucosae in die Magenwand penetrieren. Typischerweise zeigt sich eine fibrinbelegte Läsion mit einem leicht erhabenen Randwall. Magenulzera finden sich v. a. im Antrum, im Bereich der Angulusfalte und entlang der kleinen Kurvatur; der Fundus ist selten (<5 %) betroffen.

Unkomplizierte Magenulzera sind meist solitär und kleiner als 2 cm. Multiple Läsionen deuten eher auf systemische oder medikamentenassoziierte Genese hin.

❶ Läsionen, die größer als 2 cm und unregelmäßig begrenzt sind sowie nur langsam abheilen, sind malignitätsverdächtig. Ein Ulcus ventriculi sollte so lange endoskopisch kontrolliert werden, bis es komplett abgeheilt ist, um einen malignen Prozess nicht zu übersehen.

Im aktiven Stadium zeigt sich ein stark geröteter Gewebedefekt, teilweise mit frischem Blutungsstigmata. Die **Blutungen** werden nach der Forrest-Klassifikation (◻ Tab. 7.1) eingeteilt, die die Blu

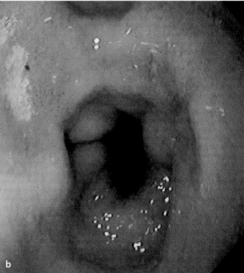

◻ **Abb. 7.4a,b Ösophago-Gastro-Duodenoskopie mit Ulcus ventriculi. a** Unmittelbar vor dem Pylorus (dunkle Zone) erkennt man einen fibrinbelegten Defekt sowie eine fleckige Rötung der Antrumschleimhaut. Dieser Befund ist typisch für Helicobacter-pylori-induzierte Ulzera. **b** Endoskopische Aufnahme kleiner oberflächlicher Erosionen. Dagegen sind Ulzera definitionsgemäß Schleimhautdefekte über die Mukosa hinaus sind; hier kommt es zu tieferen Krater als bei den Erosionen

tungsaktivität von Magen- und Duodenalulzera beurteilt.

Ulcera duodeni sind scharf begrenzte Schleimhautdefekte. Typischerweise zeigt sich ein solitärer, fibrinbelegter Schleimhautdefekt an der Vorder

◨ Tab. 7.1 Forrest-Klassifikation

Stadium		Beschreibung	Blutungs-rezidiv
I		Aktive Blutung	
	Ia	Spritzende arterielle Blutung	70%
	Ib	Sickernde arterielle Blutung	42%
II		Stattgehabte Blutung	
	IIa	Keine aktive Blutung, aber sichtbarer Gefäßstumpf	30%
	IIb	Ulkus mit Koagel bedeckt	24%
	IIc	Ulkus mit Hämatin bedeckt	8%
III		Ulkus ohne Blutungs-zeichen, fibrinbelegt	6%

wand des Bulbus duodeni, der die Lamina muscularis mucosae überschreitet. Im Gegensatz zum Ulkus ist bei der **Erosion** nur die oberflächliche Mukosa betroffen. Die L. muscularis mucosae bleibt intakt, es liegt kein tiefer Defekt mit Randwall vor.

Bei einem Großteil der Patienten beobachtet man eine **gastrale Metaplasie** in diesem Abschnitt. Innerhalb dieser Metaplasien lässt sich das Bakterium Helicobacter pylori nachweisen.

Wie im Magen sind auch unkomplizierte Duodenalulzera meist solitär und kleiner als 2 cm. Multiple Läsionen deuten eher auf systemische oder medikamentenassoziierte Genese hin.

❶ Bei starker Entzündungsreaktion können Faltenschwellungen die Ulzerationen verdecken, insbesondere unmittelbar postpylorisch und im Bulbusknie. Wiederholte Spülungen des Bulbus duodeni und vollständige endoskopische Darstellung (»Rundumblick«) sind daher wichtig.

◀110 7.2.4 Endosonographie

Die Endosonographie (endoskopischer Ultraschall, EUS) erfolgt mit prograder Optik und einem speziellen Endoskop, auf dessen Spitze ein kleiner Ultra-

schallkopf (Schallstärke 4–10 MHz) angebracht ist. Mit dieser Sonde können die Dicke der Magenwand, die unterschiedlichen Wandschichten und benachbarte Lymphknoten beurteilt sowie Aszites festgestellt werden. Zur Bestimmung der Progression bestimmter maligner Tumoren im Magen, v. a. der Adenokarzinome und MALT-Lymphome (▶ Abschn. 7.3.5) ist die EUS sehr hilfreich. Die Geräte können auch mit einem Punktionskanal zur Biopsieentnahme ausgestattet sein.

❶ Die EUS des Magens ist ein wichtiges Tool zum lokalen Staging, insbesondere beim MALT-Lymphom.

7.2.5 CT-Abdomen

Beim Magenkarzinom wie beim MALT-Lymphom (▶ Abschn. 7.3.5) stellt die CT-Abdomenuntersuchung die entscheidende Staging-Untersuchung dar. Mit dem Verfahren wird die Ausdehnung von Lymphknotenmetastasten, Lebermetastasen, aber auch die lokale Progression bestimmt.

┌─ **Für die Praxis** ─────────────

CT-Abdomen

In der Regel führt man zur Staging-Untersuchung bei gastrointestinalen Tumoren eine Multislice-3-Phasen-CT durch. Dabei liegt der Patient auf einem Untersuchungstisch und wird durch eine komplette oder halbverschlossene Röhre gefahren. Der Untersucher gibt ein Kontrastmittel i.v., zuvor hat der Patient orales Kontrastmittel zur Kontrastierung des Lumen von innen getrunken. Man unterscheidet bei diesem Verfahren 3 Phasen: venös, arteriell, nativ. Die unterschiedliche Perfusion ist v. a. im Hinblick auf die Lebermetastasierung wichtig.

7.2.6 Protonenpumpeninhibitoren-Test

Der PPI-Test stellt einen diagnostischen Test bei Patienten mit Refluxbeschwerden dar. Hierbei verordnet der Arzt über mehrere Tage einen PPI. Bei

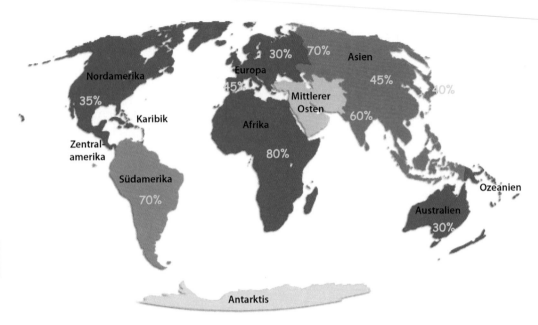

□ **Abb. 7.5** Prävalenz der Helicobacter-pylori-induzierten Gastritis

7

einer Refluxkrankheit wird die pathogenetisch wichtige Säuresekretion unterdrückt, der Schmerz lässt nach, was ein Zeichen auf die Erkrankung ist. Dieser Test besitzt daher einen guten Vorhersagewert für das Vorliegen einer Refluxerkrankung, nicht jedoch für das Vorliegen von dyspeptischen Schmerzen.

7.3 Erkrankungen

7.3.1 Helicobacter-pylori-induzierte Ulzerationen

F08 H08 F09 H09 F10 H10 F11

Infektion mit Helicobacter pylori

- Prävalenz in Deutschland im Mittel bei 32 %, abhängig vom Alter
- Disposition durch verändertes pH-Milieu
- Kolonisation der Mund- oder Duodenalschleimhaut
- Wird im Kindesalter erworben, Kontakt mit anderen Geschwistern und Eltern
- Spezifisch für den Menschen, Übertragung vom Tier auf den Mensch unwahrscheinlich

▼

- Höhere Infektionsquoten: gemeinsame Schlafstätte, begrenzte Wohnfläche, inadäquate sanitäre Anlagen
- Niedrige Prävalenz im Kindesalter in westlichen Ländern: 6–8 % bei unter 10-Jährigen

Definition Infektion mit dem gram-negativen Bakterium Helicobacter pylori.

Epidemiologie Die Prävalenz einer Infektion mit H. pylori liegt in Deutschland im Mittel bei 32%, abhängig vom Alter (□ Abb. 7.5). So liegt die Prävalenz im Kindesalter (<10 Jahre) bei 6–8 %, bei den 70- bis 80-Jährigen bei über 60 %. Etwa 5 % der deutschen Bevölkerung leidet im Laufe des Lebens mindestens einmal an einem durch H. pylori hervorgerufenen Geschwür. Im Durchschnitt entwickeln etwa 20–25 % der Infizierten im Laufe ihres Lebens ein Ulkus.

Pathogenese H. pylori wird in der Kindheit durch fäkal-oralen Kontakt akquiriert. Höhere Infektionsquoten sind in gemeinsamen Schlafstätten, bei begrenzter Wohnfläche und inadäquaten sanitären An-

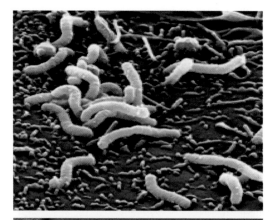

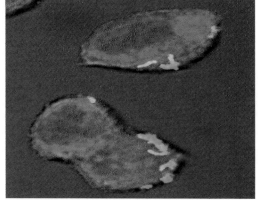

Abb. 7.6 Helicobacter pylori. *Rechts*: Der Keim nutzt spezielle Harnstoffkanäle, um in Gegenwart von Protonen Ammoniumionen als Puffer herzustellen. Die Harnstoffkanäle werden pH-abhängig ab einem pH von unter 3,5 geöffnet, NH_4^+ entsteht und wird in der extrazellulären Schicht als Schutzschild eingesetzt. Auf diese Weise kann der Keim im extrem sauren Milieu überleben und gleichzeitig Protonengradienten und damit Energie gewinnen. *Oben links*: elektronenmikroskopische Abbildung von Helicobacter-Bakterien in der Schleimhaut. *Unten links*: An einer Epithelzelle (mit großem Kern) haftet ein Helicobacter-Bakterium (grün markiert) – Nachweis, dass die Keime tatsächlich an das Epithel binden können

lagen zu beobachten. Helicobacter pylori ist spezifisch für den Menschen, Tiere haben andere Helicobacter-Spezies. Damit ist auch die Übertragung vom Tier auf den Mensch unwahrscheinlich.

Helicobacter pylori ist kein azidophiles Bakterium, sondern besitzt einen normalen intrazellulären pH-Wert. Das Enzym Urease ermöglicht ihm ein Überleben im sauren Milieu des Magens (**■** Abb. 7.6).

Der Keim bildet Bakterienkolonien, die der Magen- oder Duodenalschleimhaut anhaften. Durch die Übertragung bakterieller Produkte wird eine unspezifische Immunantwort hervorgerufen.

Eine chronische Entzündung mit Ulzeration ist die Folge (**■** Abb. 7.6).

Die Bedeutung der Infektion mit H. pylori für die Entstehung peptischer Ulzera im Magen und Duodenum wurde durch klinische Studien nachgewiesen, in denen es nach einer **Eradikationstherapie** zu einer Verhinderung des chronisch-rezidivierenden Verlaufes der peptischen Ulzera kam. Nach Entfernung dieses Bakteriums kam es in einer unbehandelten Kontrollgruppe innerhalb eines Jahres in über 80% zu einem Ulkusrezidiv, während die erfolgreich Behandelten in mehr als 95 % der Fälle von der Ulkuskrankheit befreit wurden.

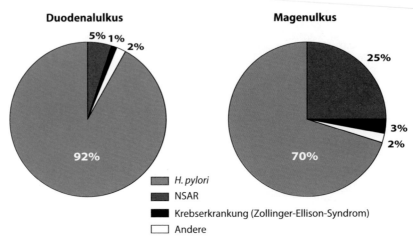

Duodenalulkus

5% 1% 2%

92%

Magenulkus

25%

3%
2%

70%

- ☐ *H. pylori*
- ■ NSAR
- ■ Krebserkrankung (Zollinger-Ellison-Syndrom)
- ☐ Andere

☐ Abb. 7.7 Helicobacter pylori: entscheidender Auslöser der peptischen Ulkuserkrankung. Wesentlich seltener tragen die ASS/NSAR-Medikationen zur Ulkusentstehung bei; bei Magenulzera ist die Häufigkeit jedoch deutlich höher

Typ der Gastritis	Magen-Pathologie	Säure-Output	Duodenal-Pathologie
Antrum-gastritis	• Granulozyten, Lymphozyten	Vermehrt	• Gastrische Metaplasie • Entzündung: Bulbitis • Duodenalulkus
Pangastritis	• Multifokale Gastritis • Magenulkus • Atrophie • Intestinale Metaplasie	Reduziert	Normal

☐ Abb. 7.8 Formen der Helicobacter-pylori-induzierten Gastritis. Man unterscheidet zwei Formen der Gastritis, die offensichtlich durch verschiedene Keimtypen hervorgerufen werden. Bei der Antrumgastritis überwiegt die Entzündung im Antrum; diese ist mit der Entstehung von Duodenalulzera assoziiert. Bei der Pangastritis wird das gesamte Epithel angegriffen, dies ist mit vermehrter Karzinogenese assoziiert

H1

🛈 Über 90 % der Patienten mit Duodenalulzera und ungefähr 70 % der Patienten mit Magenulzera sind mit dem Bakterium H. pylori infiziert (☐ Abb. 7.7). Während die Duodenalulzera daher überwiegend durch Infektion mit H. pylori bedingt sind, werden die Magengeschwüre in bis zu 30 % der Fälle auch als Nebenwirkung der ASS- und NSAR-Therapie diagnostiziert (▶ Abschn. 7.3.2).

Symptome Magenulzera verursachen ähnlich wie Duodenalulzera nur in etwa 2/3 der Fälle klinische Beschwerden wie Schmerzen, Erbrechen oder Völlegefühl. Wegen ihrer starken Durchblutung neigen Magenulzera zu Blutungen. Ein beträchtlicher Teil der Patienten kommt erst mit der akuten Blutung in die Klinik, ohne vorher Beschwerden gehabt zu haben (▶ Abschn. 7.2.3).

Duodenalulkus

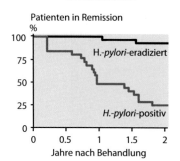

Magenulkus

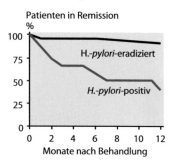

☐ **Abb. 7.9 Eradikation der Helicobacter-pylori-Infektion verhindert Ulkusrezidive**

Diagnostik Endoskopie mit Biopsie. Histologischer Nachweis sowie Schnelltest aus der Biopsie. Der Nachweis von H. pylori in gastralen Metaplasien weist auf die Genese eines unkomplizierten Duodenalulkus hin. Helicobacter-Atemtest (► Abschn. 7.2.2) sowie Stuhltests auf H. pylori.

> **Diagnostik der Helicobacter-pylori-Infektion**
> - ¹³C- oder ¹⁴C-Atemtest
> - Helicobacter-pylori-Stuhltest
> - Serologische Testverfahren (ELISA)
> - Fingertip-Western-Blot
> - Histologie, Kultur und Helicobacter-Schnelltest aus der Biopsie (HUT)

Therapie Bei Nachweis einer Infektion mit H. pylori und Ulzera im Magen oder Duodenum wird grundsätzlich eine sog. **Triple-Therapie** durchgeführt (☐ Abb. 7.9). **Indikationen zur Eradikation** von H. pylori sind:
- Ulkus im Magen oder Duodenum (akut, Narbe oder blutendes Ulkus)
- MALT-Lymphom des Magens in frühen Stadien E1, N0 ohne Penetration der Lamina muscularis mucosae
- Riesenfaltenmagen
- Chronische Oberflächengastritis, v. a. mit Beteiligung des Korpus
- Resektion eines Magenfrühkarzinoms
- Verwandte 1. Grades von Magenkarzinompatienten

- Optional:
  - Vor Beginn einer Therapie mit NSAR/ASS 300
  - Idiopathische thrombozytopenische Purpura (ITP)
  - Eisenmangelanämie
  - Erosive Oberflächengastritis

> **Helicobacter-pylori-Infektion – kurz zusammengefasst**
> - Wird im Kindesalter durch engen Kontakt mit Geschwistern und Eltern erworben
> - Fäkal-orale Übertragung
> - Zunächst Kolonisation der Mundschleimhaut im Kleinkindalter, dann Kolonisation des Magens
> - Bakterienkolonien haften der Magenschleimhaut an
> - Führt zu einer chronischen Entzündung im Magen
> - Behandlung durch Eradikationstherapie

7.3.2 NSAR-Gastropathie und NSAR-Ulzera

H09
F10
H10
F11

Definition Ulzera und Gastritis infolge langfristiger Einnahme von NSAR (nicht-steroidaler Antirheumatika).

Pathogenese ASS und NSAR führen durch unterschiedliche Mechanismen zur Schädigung der Magenschleimhaut. ASS und NSAR hemmen verschie-

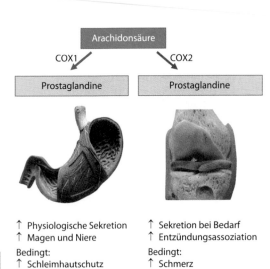

↑ Physiologische Sekretion   ↑ Sekretion bei Bedarf
↑ Magen und Niere   ↑ Entzündungsassoziation

Bedingt: Bedingt:
↑ Schleimhautschutz   ↑ Schmerz
↑ Mukussekretion   ↑ Entzündung
↑ Bikarbonatsekretion   ↑ Schwellung

◻ **Abb. 7.10 Prostaglandine: zwei Cyclooxygenasen, zwei Wirkungen**

dene Isoenzyme der Cyclooxygenasen (COX), ASS hemmt darüber hinaus auch noch die Thrombozytenaggregation. COX sind membranständige Enzyme, die aus der ungesättigten Fettsäure Arachidonsäure Prostaglandine synthetisieren. Diese Enzyme regulieren den lokalen Blutfluss, schützen Zellen vor Apoptose und rufen Entzündungsreaktionen hervor. Die bisherigen NSAR hemmen die Isoenzyme mit etwa gleicher Potenz und Sensitivität; dadurch kommt es zwar zur erwünschten Entzündungshemmung und Schmerzstillung, aber auch zur Ausschaltung des COX-1-Enzyms in Magen und Niere, so dass Magenläsionen und Nierenschäden entstehen können. Die Toxizität der einzelnen Medikamente steht daher mit der unselektiven Hemmung der COX-1 in Zusammenhang (◻ Tab. 7.2).

❶ Die Einnahme von NSAR ist mit beträchtlichen Nebenwirkungen im Magen assoziiert.

Epidemiologie Unter den häufigsten NSAR beträgt die Wahrscheinlichkeit des Auftretens von Ulzera etwa 10–20 %, die Häufigkeit von klinisch relevanten Blutungen liegt bei 1–3 %.

Etwa 10 % der Patienten entwickeln unter NSAR-Dauertherapie ein Ulkusleiden, wiederum

◻ **Tab. 7.2** Relative Hemmung der COX-Isoenzyme durch NSAR

Präparat	COX-1/COX-2 Hemmung
Diclofenac	1:2
Indomethacin	1:1,5
Sulindac	1:4
Naproxen	1:3
Celecoxib	1:50
Etoricoxib	1:220
Rofecoxib	1:330

10 % hiervon zeigen klinisch relevante Blutungen. Einer von 1.000 behandelten Patienten stirbt an den Nebenwirkungen der Therapie. Untersuchungen haben nachgewiesen, dass es durch die Nebenwirkungen der NSAR-Therapie zu mehr als 4.000 Todesfällen pro Jahr in Deutschland kommt. Damit ist die Todesursache NSAR-Nebenwirkung unter den 15 häufigsten Todesursachen in Deutschland und auch den USA. Die Verordnung von NSAR ist besonders problematisch bei der gleichzeitigen Einnahme von ASS und/oder Marcumar, die die Blutungsneigung verstärken. Ein erhöhtes Risiko besteht auch bei Patienten, die ein Ulkus in der Vorgeschichte haben, älter als 70 Jahre sind und evtl. gleichzeitig Steroidderivate einnehmen.

COX-2-selektive NSAR reduzieren die Ulkusinzidenz im Vergleich zu nicht-selektiven NSAR; allerdings besitzen Patienten mit Risikofaktoren oder unter gleichzeitiger Einnahme von niedrig dosiertem ASS dasselbe Risiko.

Risikofaktoren der Ulkusentstehung bei NSAR-Therapie
- Ulkusleiden in der Vorgeschichte
- Alter über 60 Jahre
- Komedikation mit Plavix, Marcumar, Kortikosteroiden
- Primärprophylaxe mit einem PPI in 20-mg-Dosierung zur Vorbeugung von Komplikationen

Symptome Bereits 3 Tage nach der Einnahme von ASS, Voltaren, Diclofenac und anderen NSAR kommt es bei der Mehrzahl der Patienten (>50%) zu Oberbauchschmerzen. Diese sog. **dyspeptischen Beschwerden** stehen jedoch nicht in unmittelbaren Zusammenhang mit der Entstehung von Ulzera. Vielmehr hat ein Teil der Patienten, die unter kontinuierlicher Therapie Ulzera entwickeln, zunächst keine Beschwerden (5–10 %). Erst die Komplikation durch Blutung oder Perforation führt die Patienten zum Arzt.

Diagnostik Anamnese mit Klärung von Dauer und Dosis der NSAR-Einnahme und Comedikation. Sonographie zum Ausschluss freier Flüssigkeit. Endoskopie zur Klärung von Läsionen (❏ Abb. 7.11). Eine PE-Entnahme unterstützt die Diagnose.

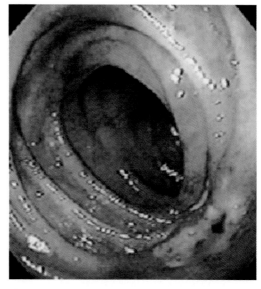

❏ **Abb. 7.11** NSAR-assoziierte peptische Ulzerationen

Differenzialdiagnose **Zollinger-Ellison-Syndrom**: massive Ulzera durch gastrinproduzierende endokrine Tumoren im Magenantrum. 0,1 % der Fälle mit Ulkus, 0,3 Fälle auf 1.000.000 Einwohner pro Jahr. Typisch sind deutlich erhöhte Gastrinspiegel nach der Gabe von Sekretin. Klinisch fallen auch häufig therapieresistente Diarrhöen auf. Therapie: Resektion der Tumoren.

Therapie Primäre Prophylaxe mit einem PPI in einer Dosierung von 20 mg.

7.3.3 Magenkarzinom

Definition Maligner Tumor von der Magenschleimhaut ausgehend.

Epidemiologie Die Anzahl der Neuerkrankung in Deutschland liegt bei 20.000 Einwohnern pro Jahr, davon 10.500 Männer und 9.500 Frauen. Damit ist das Magenkarzinom unter den 5 häufigsten Krebserkrankungen in Deutschland. Das mittlere Erkrankungsalter liegt bei Männern bei 70, bei Frauen bei 74 Jahren. Die Inzidenz von Magenkarzinomen ist rückläufig, da die Prävalenz der Helicobacter-pylori-Infektion in den letzten Jahren abgenommen hat und die Endoskopie bei Alarmzeichen wie Dyspepsie, Gewichtsabnahme oder Blutung frühzeitig eingesetzt wird. Dadurch werden Magenkarzinome häufiger in einem frühen Stadium entdeckt.

Als Risikofaktoren werden insbesondere stark gesalzene Speisen angeschuldigt, so dass in Ländern wie Grönland Magenkarzinome besonders häufig sind. Salzhaltige Kost erscheint besonders risikoreich, weil durch die hohen Salzkonzentrationen im Magen die Schutzschicht verletzt wird.

Symptome Gewichtsabnahme, Bluterbrechen, Bauchschmerzen. Pathologischer Virchow-Lymphknoten in der Supraklavikulargrube (▸ Abschn. 7.4.3).

Einteilung Unterschieden werden:
- **Adenokarzinome** und **diffuse (zirrhöse) Karzinome**
- **Frühe Karzinome** (meist genetisch bedingt) und **Karzinome des Alters**
- **Distale Adenokarzinome** (in der Regel H.-pylori-assoziiert) und **proximale Adenokarzinome**

Zu den Magentumoren zählen auch Karzinome des Pylorus sowie Karzinome des gastroösophagealen Übergangs, die im proximalen Magendrittel lokalisiert sind und bis zur Z-Linie reichen. Die **Karzi-**

nome des gastroösophagealen Übergangs (AEG, »adenocarcinoma of the esophago-gastric junction«) werden nach Siewert unterteilt in AEG I–III:
- Tumoren des **proximalen Magendrittels** (AEG Typ III)
- Die eigentlichen **Kardiakarzinome** (AEG Typ II)
- Adenokarzinome des **distalen Ösophagus** (sog. **Barrett-Karzinom**, AEG Typ I)

Nach dem **Tumorprogress** werden differenziert:
- **Magenfrühkarzinome** (Mukosakarzinome)
- **Lokalisierte** Magenkarzinome (Infiltration in Submukosa oder tiefere Schichten)
- **Lokal fortgeschrittene** Magenkarzinome (Infiltration in Nachbarorgane)
- **Fernmetastasierte** Tumoren

◘ Tab. 7.3 zeigt die TNM/R-Klassifikation der Magenkarzinome.

Diagnostik Entscheidendes Ziel der prätherapeutischen Diagnostik ist es, nicht nur den malignen Tumor histologisch nachzuweisen, sondern v. a. auch diejenigen Patienten zu identifizieren, die mit Hilfe einer adäquaten Operationstechnik tumorfrei reseziert werden können (UICC R0). Dies betrifft nicht nur den Primärtumor, sondern auch sein Lymphabflussgebiet.

Zum **prätherapeutischen Staging** gehören CT-Abdomen, EUS und Sonographie, um über Infiltrationstiefe, Lymphknoten- und Fernmetastasen Klarheit zu gewinnen. Bei der Endoskopie sollte die Lokalisation des Tumors und seine makroskopische Oberflächenbeschaffenheit klassifiziert werden. Die Lokalisation des Tumors ist wichtig, da sie unterschiedliche operative Strategien impliziert.

Therapie T1-Karzinome, die eine gute Differenzierung aufweisen und keine Lymphknotenmetastasen haben, können lokal entfernt werden.

Alle anderen Tumorstadien sollten, soweit möglich, kurativ durch eine Magenresektion entfernt werden. Das Ausmaß der Resektion hängt vom Tumor ab.

In den meisten Fällen liegt eine Lymphknotenmetastasierung vor; hier sollte eine Gastrektomie mit einer erweiterten **D2-Lymphknotendissektion**

◘ **Tab. 7.3** TNM/R-Klassifikation der Magenkarzinome

T – Primärtumor	
T1a	Limitiert auf die Mukosa (Invasion der Lamina propria)
T1b	Invasion der Submukosa
T2a	Tumor infiltriert die Muscularis propria
T2b	Tumor infiltriert die Subserosa
T3	Penetration der Serosa ohne Invasion benachbarter Strukturen
T4	Tumor infiltriert benachbarte Strukturen und/oder Organe
N – Regionäre Lymphknoten	
N0	Keine Lymphknotenmetastasen
N1	1–6 Lymphknoten betroffen
N2	7–15 Lymphknoten betroffen
N3	>15 Lymphknoten betroffen
N-Ratio	Quotient von betroffenen zu entfernten Lymphknoten
M – Fernmetastasen	
M0	Keine Fernmetastasen
M1	Fernmetastasen (Lymphknoten [Virchow-Drüse], Peritoneum, Leber, Lunge etc.)
R – Residualtumor	
R0	Kein Residualtumor nach Resektion
R1	Mikroskopischer Residualtumor
R2	Makroskopischer Residualtumor

erfolgen. D2 bedeutet in diesem Zusammenhang die Entfernung von Lymphknoten, die auch entfernt vom Magen liegen und nicht unmittelbar an den Magen grenzen.

Bei einer **R0-Resektion** (makroskopisch und mikroskopisch sind die Tumorränder frei von malignen Zellen) kann dann die Prognose eines Patienten mit einem Magenkarzinom signifikant verbessert werden. Die mittlere 5-Jahres-Überlebenszeit liegt dann meist über 65 %.

Ist das Ziel der R0-Resektion primär nicht oder auch nur unsicher zu erreichen, müssen multimodale Therapiestrategien in die therapeutischen Überlegungen mit einbezogen werden. In den meisten Ländern wird eine **perioperative Chemothera-pie** beim Magenkarzinom wie auch bei den AEG-III-Tumoren empfohlen. Meist werden 1–2 Zyklen durchgeführt.

AEG-III-Tumoren werden wie Magenkarzinome behandelt; AEG I und II zählen zu den Ösophaguskarzinome und werden wie diese meist neoadjuvant oder definitiv mit Radio-Chemotherapie behandelt.

❶ Beim Magenkarzinom ist die kurative Gastrektomie mit einer erweiterten D2-Lymphadenektomie die Methode der Wahl. Sie kann von einer perioperativen Chemotherapie begleitet sein.

◘ Tab. 7.4 Inzidenz der verschiedenen Ursachen der oberen gastrointestinalen Blutung und ihre Mortalität

Blutungsursache	Inzidenz (%)	Mortalität (%)
Ösophagusvarizen	15–20	22–30%
Ulcus ventriculi und duodeni	16–26	2–11%
Gastroduodenale Erosionen	6–29	2–7
Ösophagitis	5–20	1–2
Mallory-Weiss-Syndrom	5–15	1–3
Ulcus Dieulafoy	0,2–1,2	1–2
Malignome	1–5	10–37

7.3.4 Obere gastrointestinale Blutung

Definition Blutung aus Läsionen im oberen Gastrointestinaltrakt, d. h. aus Ösophagus, Magen und Duodenum.

Epidemiologie Die obere gastrointestinale Blutung hat in den westlichen Industrienationen eine Prävalenz von ca. 50–100 Fällen/100.000 Einwohner. Die Kosten für Diagnostik und Therapie liegen in den Vereinigten Staaten bei etwa 750 Mio. US-Dollar/Jahr.

Pathogenese Ursachen sind neben Ösophagusvarizenblutung und Ulzerationen auch gastroduodenale und ösophageale Erosionen, Ösophagitis, Mallory-Weiss-Syndrom, Ulcus-Dieulafoy, Angiodysplasien und andere Gefäßmalformationen, Malignome sowie seltene Entitäten wie Hämobilie, aortoduodenale Fisteln und Ulcus pepticum jejuni nach Magenresektionen (◘ Tab. 7.4).

Obwohl das vertiefte Verständnis der Ulkusgenese, die verbesserten Möglichkeiten der medikamentösen Therapie und die flächendeckende Einführung der diagnostischen und interventionellen Endoskopie zu erheblichen Verbesserungen in der Behandlung der peptischen Ulkuskrankheit geführt haben, blieb die Inzidenz der oberen gastrointestinalen Blutung nahezu unverändert, während die Inzidenz der Ulkuskrankheit abgenommen hat. Dies kann damit erklärt werden, dass die Patienten in neueren Serien älter sind, eine größere Komorbi-

dität aufweisen und der Einsatz der interventionellen Notfallendoskopie noch immer sehr unterschiedlich gehandhabt wird. Darüber hinaus führt die zunehmende Einnahme von nichtsteroidalen Antirheumatika und Antikoagulanzien zu vermehrten Blutungen und einer signifikanten Erhöhung des Blutungsrisikos. Generell weisen die Patienten mit oberer gastrointestinaler Blutung gegenüber einem Vergleichskollektiv aus anderen Gründen endoskopierter Patienten folgende Charakteristika auf:
- Männlich > weiblich
- Durchschnittsalter um 5 Jahre höher
- Höherer Nikotin- und Alkoholgenuss
- In einem höheren Prozentsatz Einnahme von nichtsteroidale Antirheumatika und Antikoagulanzien

Symptome Das klinische Erscheinungsbild der oberen gastrointestinalen Blutung hängt von der Grunderkrankung, der Lokalisation der blutenden Läsion und der Blutungsintensität ab. Bei der **Ulkusblutung** präsentieren sich 20 % der Patienten mit Meläna, 30 % mit Hämatemesis und 50 % weisen beide Symptome auf. Ob transrektal frisches Blut oder Teerstuhl auftreten, hängt vom Blutungsvolumen und der Blutungsintensität ab. Teerstuhl kann schon bei einem Blutungsvolumen von 50–100 ml beobachtet werden, während für die Hämatochezie 1000 ml oder mehr Blutverlust notwendig sind.

Das typische Symptom der **Mallory-Weiss-Blutung** ist das wiederholte, heftige Erbrechen frisch-

7

roten Blutes, das durch einen intrakardialen Schleimhauteinriss verursacht wird.

Das **Ulcus Dieulafoy** kann sich, je nach Blutungsintensität, als Hämatemesis und/oder Meläna bemerkbar machen. Charakteristisch ist das Fehlen einer Ulkusanamnese und der dazugehörigen klinischen Zeichen.

Etwa 1/3 aller Patienten mit einer oberen gastrointestinalen Blutung sind bei Aufnahme hämodynamisch instabil, 2/3 haben einen Hb-Wert <10 g/dl und 3/4 zeigen laborchemisch eine Anämie.

Diagnostik und Erstversorgung Umgehend wird eine Endoskopie mit Bereitschaft zur Blutstillung durchgeführt. Zur Blutstillung stehen folgende endoskopische Verfahren zur Verfügung:
- Unterspritzen mit Suprarenin, Kochsalz
- Unterspritzen mit sklerosierenden Substanzen wie Äthoxasklerol
- Verschluss durch mechanisches Clippen (Positionierung von kleinen Klemmzangen)
- Verödung durch Laserstrahl, Verschweißen mit einem Argon-Plasma-Strahl

Therapie

❗ Die wichtigste Aufgabe im Management der gastroduodenalen Blutung besteht darin, die Risikogruppen frühzeitig zu erkennen und einer sicheren und effektiven Therapie zuzuführen.

Für den Verlauf der Erkrankung spielen medizinische, aber auch organisatorische Parameter eine wesentliche Rolle. Nach eindeutigen Hinweisen aus der Literatur wird die Prognose der Patienten mit einer oberen gastrointestinalen Blutung von folgenden organisatorischen Faktoren beeinflusst:
- Existenz eines standardisierten, gastroenterologisch/chirurgischen Konzeptes zur Behandlung dieser Entität
- Verfügbarkeit einer interventionellen Endoskopie in erfahrener Hand für 24 h/Tag
- Möglichkeit der Unterbringung von Patienten mit substitutionspflichtiger Blutung auf einer Intensiv- oder Wachstation
- Verfügbarkeit einer leistungsfähigen Blutbank über 24 h/Tag

Die Art der **Primärversorgung** von Patienten mit einer akuten gastroduodenalen Blutung richtet sich im Wesentlichen nach dem Schweregrad des Blutverlustes und der häufig von den Begleiterkrankungen bestimmten klinischen Gesamtsituation. Alle Patienten sollten, unabhängig vom Schweregrad der Blutung bei Aufnahme, einen peripher-venösen Zugang erhalten. Bei dieser Gelegenheit sollten auch die Notfall-Laboruntersuchungen eingeleitet werden.

> **Notwendige Notfall-Laboruntersuchungen bei der gastroduodenalen Blutung**
> - Blutbild
> - Hämoglobin im Serum
> - Elektrolyte inkl. Serumkreatinin
> - Gerinnung inkl. Quick-Test (Leberfunktion!)
> - Kreuzprobe/ggf. Erythrozytenkonzentrate

Weiterhin gehört eine sorgfältige Anamnese, die die Fragen nach Vorerkrankungen, stattgehabten Operationen, Genussmittelkonsum, Medikamenteneinnahme und Gerinnungsstörungen beinhalten sollte, ganz an den Anfang der Exploration. Die körperliche Untersuchung sollte, vor allem bei nicht geschäftsfähigen Patienten, unbedingt auf Operationsnarben, die Zeichen der portalen Hypertension oder einer Tumorerkrankung achten.

❗ Eine digitale, rektale Untersuchung auf Blutungsstigmata ist obligatorisch!

7.3.5 MALT-Lymphome Ⓗ

Definition Lymphome des mukosaassoziierten lymphatischen Gewebes (»mucosa associated lymphoid tissue«). Klonaler B-Zell-Tumor im Magen, durch Antigenexposition mit H. pylori entstanden.

Epidemiologie Seltene Erkrankung der Gesamtbevölkerung, in Deutschland insgesamt weniger als 1.000 Fälle. Die Prävalenz liegt bei 1–2 Fällen auf 100.000 Einwohner, das Prädilektionsalter bei 50–60 Jahren.

Einteilung Stadieneinteilung ähnlich der Hodgkin-Lymphome.

Symptome Ähnlich wie bei Adenokarzinomen: Oberbauchschmerzen, Völlegefühl, Teerstuhl, Gewichtsabnahme.

Diagnostik Insbesondere die Endosonographie ist wichtig, um lokal befallene Lymphknoten, ggf. auch mit einer Biopsie nachzuweisen. In einem Staging-CT des Abdomens und des Thorax muss die Ausdehnung von Lymphknotenmetastasen abgeklärt werden.

Therapie

❗ In frühen Stadien können die Tumoren durch eine antibiotische Therapie kurativ beseitigt werden.

7.3.6 GIST

Definition GIST-Tumoren (gastrointestinale Stromatumoren) sollten operativ entfernt werden. Mit zunehmender Tumorgröße steigt das Malignitätsrisiko, die Prognose korreliert nicht nur mit der Größe, sondern auch mit der Mitoserate.

Epidemiologie Mit 1–2 Fällen auf 100.000 Einwohner sind die GIST die häufigsten subepithelialen Raumforderungen des oberen Gastrointestinaltrakts. Sie entstehen zu etwa 50–70 % am häufigsten im Magen und stellen 1–3 % aller Magentumoren dar.

Symptome Meist keine spezifischen Symptome. Bei ulzerierten Tumoren meist Blutungszeichen.

Diagnostik Zur endoskopischen Gewebegewinnung kann auf die **endosonographiegesteuerte Feinnadelaspiration (EUS-FNA)** und die **endoskopische Enukleation** zurückgegriffen werden. Bei der EUS-FNA wird unter endosonographischer Sicht eine 22-G-(19-G-)Nadel in die subepitheliale Raumforderung vorgeschoben und unter Sog mehrfach Material aspiriert, das überwiegend zytologisch und nur selten histologisch aufgearbeitet wird.

Therapie Die **endoskopische Entfernung** eines in der Muscularis propria lokalisierten Tumors bietet insbesondere bei GIST den Vorteil der Materialge-

winnung zur histologischen und immunhistochemischen Aufarbeitung. Dabei wird der Tumor nach endoskopischer Abtragung der Mukosa und Submukosa oder durch Präparation mit Hilfe eines elektrochirurgischen endoskopischen Messers aus der Muscularis propria herausgeschält. Da ein GIST allerdings in der Regel aus der äußersten Muskelschicht, die nach peritoneal nur von der hauchfeinen Serosa überzogen ist, entspringt, ist eine komplette endoskopische Entfernung ohne ein deutlich erhöhtes Perforationsrisiko nicht möglich. Nach Nutzen-Risiko-Abwägung können kleinere subepitheliale Magenpolypen endoskopisch entfernt werden.

Die **operative Entfernung** hingegen ist Methode der Wahl bei subepithelialen Tumoren ab einer Größe von 2 cm.

❗ Eine generelle Lymphknotendissektion ist bei lokalisierter Erkrankung nicht notwendig.

Bei Verdacht auf GIST muss die Entscheidung über das weitere diagnostische oder therapeutische Vorgehen auch die klinische Gesamtsituation des Patienten (Alter, Komorbidität, Patientenwunsch) berücksichtigen.

7.4 Leitsymptome

7.4.1 Oberbauchschmerzen bei Ulkus

Die Oberbauchschmerzen treten häufig im Nüchternzustand auf, sind im Epigastrium lokalisiert, strahlen kaum aus. Nach Nahrungsaufnahme bessert sich der Zustand vorübergehend. Die Differenzialdiagnosen der Oberbauchschmerzen reichen von Gallenblasenproblemen bis hin zur Perforation (◻ Tab. 7.5).

7.4.2 Bluterbrechen, Teerstuhl   ◄H11

Etwa 1/3 aller Patienten mit Ulzera im oberen Gastrointestinaltrakt stellt sich initial mit Zeichen einer Blutung vor. Dies kann Bluterbrechen, aber auch Teerstuhl sein. Bei Teerstuhl ist der Stuhlgang richtig dunkelschwarz verfärbt und übelriechend. Daher sollte bei Teerstuhl neben der Gastroskopie auch regelmäßig eine Koloskopie erfolgen. Sind beide

◘ Tab. 7.5 Ursachen des Oberbauchschmerzes

Hernien	Axiale Hiatushernie Paraösophageale Hernie Gemischte Hernie
Motilitäts-störungen	Magenentleerungsstörung Pylorusspasmus
Gastritis	Helicobacter-pylori-Gastritis Gastritis durch ASS/NSAR
Ulzera	Helicobacter pylori Ulcus duodeni Ulcus ventriculi
Toxisch	Medikamentenschädigung Laugeningestion
Karzinome	Magenkarzinome Karzinome des gastroösophagealen Übergangs
Tumoren	Leiomyome Gastrointestinale Stromatumoren
Andere Differenzial-diagnosen	Cholezystitis Herzinfarkt Lungenembolie Diabetes mellitus etc.

Untersuchungen negativ, ist eine Kapselendoskopie zu erwägen (► Kap. 8.2).

❶ Teerstuhl ist häufig ein Zeichen von Blutungen im oberen Gastrointestinal-trakt, kann aber auch durch ein Kolon-karzinom hervorgerufen sein.

7.4.3 Virchow-Drüse

Mit Virchow-Drüse wird ein Lymphknoten in der Klavikula bezeichnet. Dieser Lymphknoten ist bei bösartigen Tumoren der Bauchhöhle meist über 1 cm groß, sicht- und tastbar, verschieblich und druckdolent. Gilt als Zeichen für ein **metastasier-tes Magenkarzinom**.

7.4.4 Maligner Aszites beim Magenkarzinom

Sog. Abtropfmetastasen bei einem zirrhösen Ma-genkarzinom führen zum Aszites, z. T. mit Vergrö-

ßerung beider Ovarien. Häufig führt erst die gynä-kologische Untersuchung zum Verdacht: **Kruken-berg-Tumor** (► Abschn. 7.2.1). Nicht selten muss die Magenspiegelung wiederholt werden, um die sub-muköse Infiltration durch den zirrhösen Tumor nachzuweisen.

7.5   Algorithmen

◘ Abb. 7.12 zeigt den therapeutischen Algorithmus bei Magenkarzinomen. **◘ Abb.** 7.13 zeigt das Vorge-hen bei oberer gastrointestinaler Blutung, entspre-chend den Leitlinien.

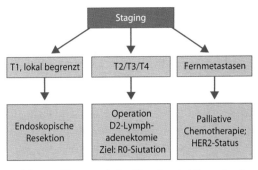

◘ Abb. 7.12 Therapeutisches Vorgehen bei Magenkarzi-nomen in Abhängigkeit vom Staging

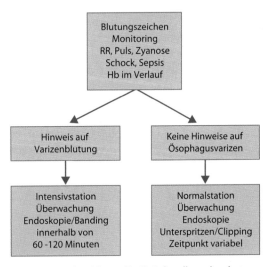

◘ Abb. 7.13 Algorithmus für die Behandlung der akuten oberen gastrointestinalen Blutung (entsprechend den Leit-linien der British Society of Gastroenterology Endoscopy Committee 2002)

Dünndarm

Christian Prinz

⟫ ⟩ Einleitung

Krankheiten des Dünndarms zeigen eine eindrucksvolle klinische Symptomatik, die von Bauchschmerzen, Diarrhö bis hin zur lebensbedrohlichen Blutung reicht. Die Diagnostik ist schwierig, weil neben der speziellen Labor- und Funktionsanalytik die endoskopische Untersuchung auch spezielle Apparaturen erfordert, die nicht in jeder Praxis verfügbar sind. Sowohl Diagnostik als auch Therapie der Dünndarmerkrankungen verlangen eine interdisziplinäre Auseinandersetzung mit Innere Medizin, Radiologie und Chirurgie.

Was kommt jetzt?

Sprue, Nahrungsmittelallergien, Morbus Crohn, heimische Infektionserkrankungen, Infektionserkrankungen der Tropen, Angiodysplasien, Karzinoide.

8.1 Anatomische und physiologische Grundlagen

8.1.1 Anatomie

Der Dünndarm ist ein 5–6 m langer, wenige Zentimeter breiter, elastischer Schlauch, der für die Verdauung entscheidend ist und kontrolliert die Speisereste in den Dickdarm transportiert. Das **Duodenum**, der Anfangsteil, ist retroperitoneal fixiert (◘ Abb. 8.1). Der Aufhängeapparat des Dünndarms wird **Mesenterium** genannt. Das Mesenterium besteht aus fettreichem Bindegewebe, enthält Gefäße, Lymphknoten und Nerven. Über diese Gefäße, in erster Linie die A. mesenterica superior, wird der Dünndarm ausreichend mit Blut versorgt; Stenosen oder Embolien in diesem wichtigen Gefäß können oft letale Ischämien auslösen. Das Mesenterium heftet an der hinteren Bauchwand fest an und verläuft schräg von links oben (Nähe Treitz-Band) nach rechts unten (Nähe Ileozökalpol). Die dabei entstehende Linie beträgt nur etwa 16 cm und wird **Mesenterialwurzel** genannt. Das Mesenterium legt sich in zahlreiche, leicht verschiebbare kleine Falten. Durch die starke Fälte-

lung wird eine enorme Vergrößerung der Dünndarmlänge erreicht.

Die Schleimhaut des Dünndarms enthält zirkulär angeordnete Falten, die **Plicae**, die jeweils **Zotten** und **Krypten** tragen (◘ Abb. 8.2). Die Zotten sind endoskopisch bereits mit Vergrößerungsendoskopen sichtbar, welche die Oberfläche wiederum sehr stark vergrößern. Das die Zotten überziehende, einschichtige Epithel besteht aus **Enterozyten,** die auf der apikalen Oberfläche einen **Bürstensaum** besitzen. Dieser ist aus kleinen **Mikrovilli** aufgebaut.

8.1.2 Physiologie

Entscheidende Aufgabe des Dünndarms ist die **Spaltung von Nahrungsbestandteilen** sowie die **Resorption lebenswichtiger Nahrungsstoffe**. Die Spaltung von Kohlenhydraten (Laktose, Fruktose, Disaccharide) erfolgt mittels Enzymen in den Epithelzellen. Beim Fehlen dieser Enzyme resultieren meist nahrungsabhängige Durchfälle.

Die Aufnahme gelöster Substanzen durch die Dünndarmepithelien erfolgt zum Teil passiv, größtenteils aber über spezielle Transporter. Beispielsweise werden Kalzium- und Eisenionen durch Transporter im oberen Dünndarmabschnitt aufgenommen, Vitamine wie B_6 oder B_{12} im unteren Abschnitt. Durch die Ausbildung von Falten, Zotten und Mikrovilli ist die Oberfläche des Dünndarms auf fast 200 m^2 vergrößert, dies ist wichtig für die Resorption von Nahrungsbestandteilen. Beim **Kurzdarmsyndrom** unter 1 m Dünndarmlänge entwickeln sich Zeichen einer Malabsorption mit Kachexie, Protein- und Knochenkatabolismus sowie Fettstühlen aufgrund des Fehlens des Fettstoffwechsels.

8.2 Diagnostische Methoden

8.2.1 Endoskopie

Moderne Verfahren, wie die Kapselendoskopie oder die Push-and-Pull-Enteroskopie, haben die Darstellung von Tumoren und Ulzerationen bei der Untersuchung des Dünndarms seit etwa 2005 revolutioniert.

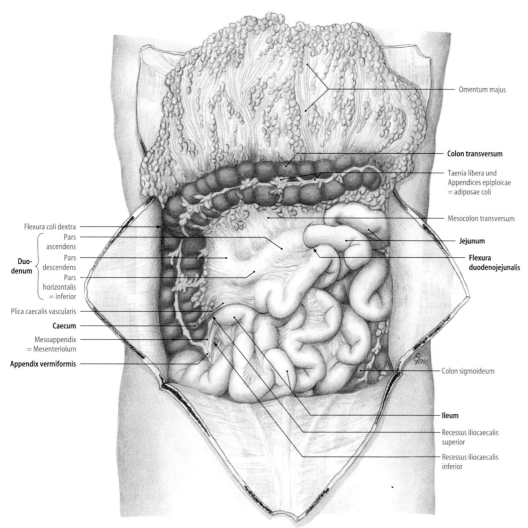

Omentum majus

Colon transversum

Taenia libera und
Appendices epiploicae
= adiposae coli

Mesocolon transversum

Jejunum

**Flexura
duodenojejunalis**

Flexura coli dextra
Pars
ascendens
Pars
descendens
Pars
horizontalis
= inferior

Duo-
denum

Plica caecalis vascularis

Caecum

Mesoappendix
= Mesenteriolum

Appendix vermiformis

Colon sigmoideum

Ileum

Recessus iliocaecalis
superior

Recessus iliocaecalis
inferior

◨ Abb. 8.1 Anatomie des Dünndarms

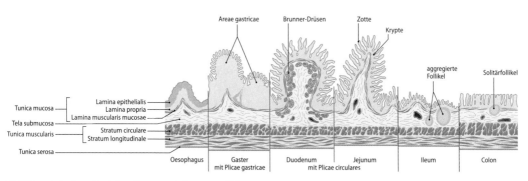

Areae gastricae   Brunner-Drüsen   Zotte
                                    Krypte

aggregierte
Follikel

Solitärfollikel

Tunica mucosa
Lamina epithelialis
Lamina propria
Lamina muscularis mucosae
Tela submucosa
Tunica muscularis
Stratum circulare
Stratum longitudinale
Tunica serosa

Oesophagus   Gaster
              mit Plicae gastricae
Duodenum   Jejunum
mit Plicae circulares
Ileum   Colon

◨ Abb. 8.2 Aufbau der Dünndarmwand. Zotten und Krypten

a

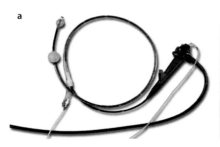

b

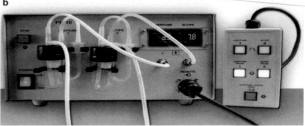

◻ Abb. 8.3a,b Doppelballonenteroskopie zur Dünndarm-diagnostik. a Enteroskop mit Overtube (Plastikhülle auf dem Endoskop zum Vorschieben). **b** Balloncontroller-Druckpumpe zum Aufblasen und kontrolliertem Ablassen des Ballons

Bei der **Kapselendoskopie** sitzen in einer tablettengroßen Struktur eine Batterie, eine Lichtquelle und ein kleiner CCD-Chip. Die aufgenommenen Bilder werden nach außen in einen Transformator gefunkt und aufgezeichnet. Die Dauer der Aufnahme richtet sich meist nach der Leistungskraft der Batterie, beträgt im Schnitt aber etwa 6 h. Besonders für die Detektion roter Blutungsbereiche bei der Suche nach okkulten Blutungsquellen kann eine spezielle Software installiert werden.

Bei der **Push-and-Pull-Enteroskopie** (Doppelballonenteroskopie, DBE, ◻ Abb. 8.3) wird auf ein langes Dünndarmendoskop ein Plastikschlauch mit aufblasbarem Ballon an der Spitze (Overtube) aufgesteckt und unter kontinuierlichem Vorschieben platziert. Die DBE vermittelt Bilder sowohl von Tumoren als auch von Ulzera und Angiodysplasien.

8.2.2 Funktionstests

Mithilfe der sog. Funktionstests kann die Funktion des Dünndarms hinsichtlich der Spaltung von Fetten und Zuckermolekülen oder einer Fehlbesiedelung z. B. mit Pilzen oder pathogenen Bakterien näher überprüft werden. Diese Verfahren besitzen einen hohen Stellenwert bei der Diagnostik einer **osmotischen Diarrhö**, die durch das Fehlen spezieller Enzyme im Dünndarmepithel hervorgerufen wird. Oft ist die Störung Folge einer vorausgegangenen Infektion, z. B. mit Lamblien, oder eine bakteriellen Fehlbesiedelung. In Deutschland zeigen etwa 2–4 % der Erwachsene eine Milch- und/oder Fruchtzuckerunverträglichkeit, die durch Funktionstest (meist H_2-Atemtests) näher bestimmt werden kann.

— **H_2-Atemtest:** Bei gesunden Menschen werden Frucht- und Milchzucker im Dünndarm durch Enzyme (Aldolase/Laktase) gespalten. Fehlt bei einer Erkrankung eines dieser Enzyme, kommt der jeweilige Zucker unverdaut in den Dickdarm, wo er dann durch Bakterien gespalten wird. Dabei entsteht unter anderem Wasserstoff (H_2), der zunächst in die Blutbahn gelangt, von dort in die Lunge transportiert und schließlich abgeatmet wird. Die dabei entstehende H_2-Konzentration kann dann durch ein H_2-Messgerät gemessen und ausgewertet werden. Beim **Laktose-H_2-Atemtest** wird mit Kohlenstoff- oder Wasserstoff markierte Laktose (z. B. ^{13}C) angeboten und die abgeatmete Menge an markiertem Wasserstoff in der Ausatemluft gemessen. So wird überprüft, ob das laktosespaltende Enzym Laktase fehlt oder nur in geringen Mengen in der Dünndarmschleimhaut vorhanden ist (Laktasemangel, ▶ Abschn. 8.3.3).

— **Fruktosetoleranztest:** Der Test wird bei Unverträglichkeit von Fruktose durchgeführt. Fruktose ist als Fruchtzucker beispielsweise in Orangen enthalten, wird aber auch als Sorbit (ein Fruktosealkohol) in Limonaden als Süßstoff eingesetzt. Man unterscheidet die hereditäre Fruktoseintoleranz, die auf einem Enzymdefekt der Aldolase B beruht, von der Fruktosemalabsorption, bei der die Funktion des Fruktosetransporters GLUT-5 in der Dünndarmschleimhaut gestört ist. Sowohl bei der Fruktoseintoleranz als auch bei der Fruktosemalabsorption ist der Test pathologisch. Zuerst wird der Nüchtern-Blutzuckerspiegel bestimmt, anschließend nimmt der Patient eine bestimmte Menge

Fruchtzucker zu sich. Der Blutzuckerspiegel wird alle 30 min gemessen. Bei Fruktoseunverträglichkeit bleibt der normale Blutzuckeranstieg aus. Analog kann man auch eine Laktoseintoleranz nachweisen.

- **Pankreolauryltest**: Nachweis von fluoreszierenden Molekülen im Urin. Der Test diente früher zum Nachweis einer fehlenden Fettverdauung (Test mit Butter); aufgrund der schlechten Spezifität wird er meist jedoch nicht mehr verwendet. Stattdessen bestimmt man meist direkt die Pankreasenzyme im Stuhl, z. B. die Pankreaselastase.

8.2.3 CT-Abdomen, PET-CT

Das CT-Abdomen in einer 3-Pasen-Form ist heute das Standardverfahren zur Untersuchung von viszeralen Prozessen in der Bauchhöhle. Durch die unterschiedliche Kontrastierung von Gefäßen und Darminhalt gelingt eine Abgrenzung von Darmstrukturen gegenüber Lymphknoten und gleichzeitig ein Bezug zu den arteriellen Gefäßen. Dies ist wichtig zur Planung operativer Eingriffe, zur Lokalisation infarzierter Abschnitte (Luft in der Darmwand!) und zur Lokalisation einer Blutung. Die unterschiedliche Perfusion ist auch im Hinblick auf die Lebermetastasierung von Tumoren bedeutsam.

Für die Praxis

3-Phasen-Angio-CT des Abdomens

In der Regel wird im Rahmen der Staging-Untersuchungen bei gastrointestinalen Tumoren eine Multislice-3-Phasen-CT mit intravenöser Kontrastierung durchgeführt. Dabei liegt der Patient auf dem Untersuchungstisch in Rückenlage und wird durch eine komplette oder halbverschlossene Röhre eingefahren. Der Untersucher gibt ein Kontrastmittel i.v.; zuvor hat der Patient ein orales Kontrastmittel zur Kontrastierung des Lumen von innen getrunken. Man unterscheidet bei diesem Verfahren 3 Phasen: venös, arteriell, nativ. Die Untersuchung ist auch beim intubierten Patienten möglich. Der Zeitaufwand beträgt lediglich 10–15 min.

8.2.4 MRT-Sellink

- Es handelt sich um ein modernes Verfahren zur Untersuchung der Dünndarmstruktur, ähnlich der bekannten Dünndarmdoppelkontrastdarstellung mittels Durchleuchtung (Sellink-Untersuchung). Der Patient trinkt eine ausreichende Flüssigkeitsmenge, die als positiver Kontrast für das Kernspintomogramm dient. Die Emission der Protonen im Wasser erzeugt im Kernspin ein positives, also signalintenses Verhalten und ist daher weiß. Die Tomographie kann dynamisch aufgezeichnet werden, hierdurch können Stenosen oder Tumoren wie auch entzündliche Veränderungen genau lokalisiert werden. Der Zeitaufwand beträgt ca. 30 min. Eine typische MRT-Sellink-Untersuchung ist in Abbildung 8.8 dargestellt.

MRT-Sellink

- Dünndarmkontrastdarstellung mittels Kernspintomographie
- Indikation: Stenosesymptomatik (cave: Ileus)
- Fragestellungen: Stenose, Briden, Tumoren

8.3 Erkrankungen

8.3.1 Sprue, Zöliakie   H09 H10

Definition **Sprue** bezeichnet ein immunologisches Krankheitsbild, das auf der Bildung von Antikörpern gegen Gliadin (Bestandteil von Gluten) beruht (glutensensitive Enteropathie). **Zöliakie** wird die Krankheit im Kindesalter genannt.

Epidemiologie Häufige Erkrankung in Westeuropa, ca. 0,5–1 % der Bevölkerung sind betroffen. Während die glutensensitive Enteropathie früher als eine Erkrankung des Kindesalters angesehen wurde, kann aufgrund neuerer Daten ein zweiter Altersgipfel im Erwachsenenalter beschrieben werden.

Pathogenese Bei Patienten mit glutensensitiver Enteropathie induzieren glutenhaltige Nahrungsmittel eine Entzündung der Dünndarmschleimhaut. Das im Endomysium lokalisierte Enzym Gewebstransglutaminase modifiziert die Gliadinpeptide, die bei den betroffenen Patienten eine lokale Immunreaktion auslösen. Die spezifische Antikörper gegen Gliadin und Gewebstransglutaminase lassen sich im Serum nachweisen (◘ Tab. 8.1).

Das Risiko für die Manifestation maligner Erkrankungen ist bei Sprue-Patienten >40 Jahre erhöht. Insbesondere das Risiko, an einem Non-Hodgkin-Lymphom des Dünndarms (EATL) zu erkranken, ist bei einer unbehandelten Sprue ca. 40-fach erhöht.

Symptome Typischerweise zeigen die Patienten eine ausgeprägte Unverträglichkeit gegenüber Nahrungsmitteln mit Weizenbestandteilen, die Gluten enthalten, wie Brot, Nudeln, Bier oder Schokolade. Folge ist eine chronische Diarrhö, langfristig eine Unterernährung (Malnutrition). Die wichtigsten Symptome der Sprue sind:
- Blähungen nach Aufnahme glutenhaltiger Nahrung
- Durchfälle, Fettstühle (Stearrhö)
- Malabsorption, Gewichtsverlust
- Eisenmangelanämie (Besserung nach i.v. Therapie)
- Kleinwuchs
- Zahnschmelzhypoplasie
- Arthritis, Arthralgien
- Chronische Hepatitis, Transaminasenerhöhung
- Osteoporose
- Neurologische Symptome

! Eine isolierte Anämie ohne Nachweis einer Blutungsquelle ist verdächtig auf das Vorliegen einer Sprue, insbesondere im Kindesalter.

Klinisch lässt sich die Sprue folgendermaßen einteilen:
- Typische Klinik: Diarrhö, Malabsorption, Wachstumsstörungen
- Atypische Klinik: kaum Symptome
- Latente Sprue: keine Klinik, keine Malabsorption, aber Serologie und Histologie positiv
- Silente Sprue: keine Klinik, aber Malabsorption, positive Serologie und Histologie

8

◘ **Tab. 8.1** Spezifische Antikörper im Serum bei Sprue

Antikörper	Sensitivität	Spezifität
Gliadin-IgA	75–90%	82–95%
Endomysium-IgA	85–98%	97–100%
Gewebstrans-glutaminase-IgA	95–98%	94–95%
Bei IgA-Mangel Gliadin-IgG	69–85%	73–90%

Diagnostik

Diagnostik der Sprue
- Klinik
- Endoskopie mit Biopsie
- Histologischer Nachweis des atrophischen Duodenalepithels (Marsh-Klassifikation I–III)
- Antikörpernachweis im Serum
- Profil der Leberwerte
- Assoziation mit neurologischen Symptomen

Entscheidend in der Diagnostik ist neben der Histologie aus dem Dünndarm die **Antikörperbestimmung**. Wichtig ist, dass viele der Antikörper IgA-Antikörper sind, bei den Sprue-Patienten jedoch häufig ein vollständiger Mangel an IgA vorherrscht. Daher müssen die Immunglobuline auch quantitativ geprüft werden.

In der klinischen Routinediagnostik wird die glutensensitive Enteropathie aufgrund des histopathologisch verifizierbaren Ausbreitungsmuster in die **Typen 1–4 nach Marsh** eingeteilt (◘ Tab. 8.2). Die Anzahl der intraepithelialen Lymphozyten (IEL) spielt dabei eine besondere Rolle. Eine Anzahl von mehr als 40 IEL pro 100 Enterozyten führt zur Diagnose. Allerdings können niedrige IEL-Spiegel auch durch Infektionen wie Lamblien bedingt sein. Liegt zusätzlich zur der Vermehrung der IEL eine Kryptenhyperplasie vor, ist ein Typ 2 zu diagnostizieren. Finden sich mehr als 40 IEL und eine Zottenatrophie, liegt ein Stadium 3 vor. Beim Typ 4 ist das

Tab. 8.2 Marsh-Klassifikation

Typ	IEL/100 Enterozyten	Krypten	Zotten
0	<40	Normal	Normal
1	>40	Normal	Normal
2	>40	Hyperplastisch	Normal
3a	>40	Hyperplastisch	Leicht verkürzt
3b	>40	Hyperplastisch	Stark verkürzt
3c	>40	Hyperplastisch	Fehlen ganz
4	>40	Zerstörung des Dünndarmepithels	
IEL intraepitheliale Lymphozyten			

Dünndarmepithel komplett zerstört, dies ist dringend therapiepflichtig.

Antikörpernachweis bei Sprue
- Gliadin-Antikörper (IgA, ELISA): >14 U/ml
- DPG-Gliadin Antikörper, IgG
- Endomysium (IgA, IFL): positiv
- Endomysium (IgA, ELISA): >8 U/ml = positiv
- Anti-Gewebstransglutaminase: 4–8 U/ml, <4 U/ml = negativ
- Gesamt-IgA immer mitbestimmen!

Therapie Glutenfreie Ernährung, Diätberatung. Verboten sind Weizen, Roggen, Gerste, Dinkel; erlaubt sind Reis, Mais. Zu vermeiden ist auch sog. verstecktes Gluten in Emulgatoren und Bindemitteln, wie z. B. in Schokolade, Wurst, Cornflakes.

Initial evtl. zusätzlich Gabe von Multivitamin-Präparaten. Substitution von Eisen, Folsäure und Kalzium am besten i.v.

> ❗ Patienten mit einer therapierefraktären Sprue vom Typ MARSH 4 haben ein über 50 %iges Risiko für Enteropathie-assoziierte T-Zell-Lymphome des Dünndarms, den sog. EATL. Sie müssen dauerhaft therapiert und regelmäßig endoskopisch überwacht werden.

Sprue – kurz zusammengefasst
- Glutensensitive Enteropathie
- Auslösung von Durchfällen durch Nahrungsmittel mit Weizenbestandteilen wie Brot, Nudeln, Eier, Bier oder Schokolade
- Konsekutiv Fehlentwicklung im Kindesalter
- Atrophisches Duodenalepithel (Marsh-Klassifikation 1–4)
- Glutenfreie Ernährung

8.3.2 Nahrungsmittelallergie

Definition Allergische Reaktion im Gastrointestinaltrakt auf Nahrungsmittelallergene.

Epidemiologie Bis zu 20 % der Bevölkerung haben Nahrungsmittelallergien: Am häufigsten sind Allergien gegen Mehl, Nüsse, Früchte wie Ananas oder Äpfel, Gemüse wie Tomaten. Eine spezielle Unverträglichkeit besteht gegenüber glutamathaltigen Nahrungsmitteln, häufig als Geschmacksverstärker in asiatischen Speisen zugesetzt (China-Restaurant-Syndrom).

Symptome Starke Durchfälle nach Einnahme bestimmter Speisen, begleitet von heftigen Bauchkrämpfen (Tenesmen). Teilweise Kopfschmerzen, Atemnot bis hin zur Intubationspflichtigkeit bei allergischem Schock.

Diagnostik Anamnese, Klinik. Hauttests.

Therapie Allergenkarzenz. Ein Verfahren zur Desensibilisierung existiert nicht. Im Notfall Prednisolon 100 mg i.v.

8.3.3 Nahrungsmittel-unverträglichkeit

Laktoseintoleranz

Definition Angeborene oder nach Bakterien- oder Virusinfektion erworbene Unverträglichkeit gegenüber Laktose in Milch und Milchprodukten, häufig im Kindesalter beginnend.

Pathogenese Die Laktase ist im Epithel des Dünndarms lokalisiert, bei Zufuhr zu großer Mengen der Laktose kommt es zur bakteriellen Vergärung. Ursache ist ein Mangel des Enzyms Laktase in der Dünndarmschleimhaut.

Symptome Bauchschmerzen und Durchfälle nach Laktoseaufnahme mit der Nahrung. Man unterscheidet die primäre von der sekundären Laktoseintoleranz: Die **primäre Laktoseintoleranz** ist angeboren und betrifft etwa 3–5 % der Bevölkerung in Europa und weit mehr als 30 % der Bevölkerung in Asien. **Sekundäre Intoleranzen** entstehen meist als Folge eines schweren bakteriellen Infektes und sind dann reversibel.

Diagnostik Zum einen stehen Atemtests zur Verfügung, die eine vermehrte Abatmung von markiertem H_2 nach Laktoseaufnahme zeigen (▶ Abschn. 8.2.2). Zum anderen besteht die Möglichkeit, in Schleimhautbiopsien molekularbiologisch die Expression des Enzyms nachzuweisen. Schließlich spielt auch die typische Klinik nach Exposition mit Laktose eine wichtige Rolle bei der Diagnose.

Therapie Laktosekarenz, Laktasezusätze oder Milch auf Sojabasis, ggf. Antibiotika bei persistierender bakterieller Infektion, beispielsweise durch Lamblien. Hier ist Metronidazol das Mittel der Wahl.

Fruktoseintoleranz

Definition Unverträglichkeit von Fruchtzucker (Fruktose).

Pathogenese Man unterscheidet die hereditäre Fruktoseintoleranz von der Fruktosemalabsorption.

Die **hereditäre Fruktoseintoleranz** ist eine angeborene Störung des Fruktosestoffwechsels, die den Fruktoseabbau in der Leber betrifft, und meist mit einer Störung der Leberfunktion assoziiert ist. Die Aldolase B, die normalerweise das Fructose-1-Phosphat in Dihydroxyacetonphosphat und Glycerinaldehyd spaltet, fehlt. Stattdessen ist nur die Aldolase A vorhanden, ein Enzym der Glykolyse, dessen Substrat Fruktose-1,6-Bisphosphat ist und das Fructose-1-Phosphat nur mit fünfzigfach geringerer Geschwindigkeit spaltet. Folglich kann Fruktose nicht schnell genug abgebaut werden.

Bei der **Fruktosemalabsorption** liegt ein Defekt des **Glukosetransporter Glut-5** vor, so dass die Fruktose aus der Nahrung schlecht aufgenommen werden kann. Der Transporter schleust Fruchtzucker aus dem Dünndarm in die Zellen. Glukose beansprucht denselben Transporter. Dadurch erklärt sich, dass Saccharose häufig relativ gut vertragen wird, da mit jedem Molekül Fruktose ein Molekül Glukose angeboten wird. Die Glukose stimuliert dabei die Restkapazität des Glut-5-Transporters. Auch Obst- und Gemüsesorten mit hohem Anteil an Glukose (wie Bananen, Spinat und Möhren) werden häufig besser vertragen als solche mit weniger Glukose.

Symptome Bauchschmerzen, Durchfälle nach Genuss von Obst, Gemüse oder Fruchtsäften. Das Beschwerdebild kann variieren und hängt von der Menge der aufgenommenen Fruktose sowie der gleichzeitigen Aufnahme von Glukose ab.

Diagnostik Diagnose durch die typische Klinik nach Fruktoseaufnahme. Nachweis der Intoleranz durch den Fruktose-H_2-Atemtest (▶ Abschn. 8.2.2). Eine hereditäre Fruktoseintoleranz wird durch einen Gentest nachgewiesen, der vor der klinischen Testung erfolgen muss.

Therapie Strikte Karenz von fruchtzucker-haltigen Produkten (z. B. Fruchtsaft) beseitigt die Beschwerden. Ein detaillierter Ernährungsplan sollte aufgestellt werden.

8.3.4 Exokrine Pankreasinsuffizienz

Definition Fehlen von Pankreasenzymen, meist im Rahmen einer chronischen Pankreatitis, was die Resorption von Gallensäuren und Fett verhindert.

Symptome Fettig-breiige Stühle

Diagnostik Nachweis fluoreszierender Moleküle im Urin (▶ Abschn. 8.2.2).

Therapie Orale Substitution von Pankreasenzymen, meist vom Schwein.

8.3.5 Morbus Crohn

Definition Chronisch entzündliche Erkrankung insbesondere des terminalen Ileum, die den gesamten Verdauungstrakt befallen kann (Mund bis Anus). Synonyme: Enteritis regionalis Crohn, Enteritis terminalis.

Epidemiologie Inzidenz 150–300/100.000 Einwohner in Deutschland. Man findet die Erkrankung gehäuft in der jüdischen Bevölkerung; dies legt einen genetischen Hintergrund nahe.

Pathogenese Ursache der subakuten oder chronischen, meist in Schüben verlaufenden Entzündung, sind überschießende Abwehrreaktionen des Patienten auf bakterielle Antigene, meist durch Mutationen im NOD2-Signalweg. Dieser Signalweg besitzt als wichtiges Kopplungsmolekül das NOD-Protein. NOD-Proteine sind intrazelluläre Rezeptoren zur Erkennung von Bakterienwandbestandteilen und ein wichtiger Teil der immunologischen Abwehr. NOD2 sensiviert intestinale Epithelzellen und führt schließlich zur Aktivierung von Entzündungsfaktoren. Die Schleimhaut wird von T-Zellen infiltriert, die ablaufende immunologische Kaskade führt zur Schleimhautzerstörung.

Symptome Typisch ist die chronische Diarrhö über mehr als 4 Wochen, teilweise mit Blutbeimengungen, mehr als 3- bis 4-mal pro Tag, gefolgt von Gewichtsabnahme. Häufig sind die Durchfälle von krampfartigen Bauchschmerzen (Tenesmen) und Fieber begleitet.

❗ Folge der Crohn-Entzündung können Dünndarmstenosen mit Subileus-Symptomatik sein.

Bei bis zu 15 % der Patienten finden sich Fisteln unterschiedlicher Lokalisation, über die sich Stuhl entleeren kann und die meist nur langsam abheilen. Die Fisteln können enterovesikal, enteroenterisch, enterorektal verlaufen oder in den freien Bauchraum münden.

Diagnostik In der **Ileokoloskopie** (◘ Abb. 8.4) wird meist ein typisches Bild im terminalen Ileum sichtbar: Es finden sich längliche, fissurale Ulzerationen, die tief in die Wandschichten reichen. Meist liegt eine transmurale Entzündung vor, die alle Wandschichten erfasst. Daneben sind Dünndarmstenosen und Fisteln zu finden.

In der **histologischen Untersuchung** lassen sich Granulome und transmurale Ulzerationen nachweisen.

Differenzialdiagnose Die Differenzierung zwischen Colitis ulcerosa und Morbus Crohn ist in ◘ Tab. 8.3 dargestellt.

Therapie Ein entscheidender Ansatz in der Therapie ist die Unterdrückung einer suffizienten T-Zell-Antwort durch Kortison (führt zur Apoptose der T-Zellen) sowie durch Azathioprin. In frühen Stadien lokal wirksame Kortikoide wie Budenosid 3×3 mg. Bei höherer Aktivität Prednisolon 1 mg/kg KG. Azathioprin bei chronisch rezidivierendem Verlauf, anfangs 1,5–2 mg/kg Kg. Für Präparate wie Salofalk gibt es keinen gesicherten Erfolgsnachweis. Die immunsuppressive Therapie mit TNF-Antikörpern wird erfolgreich eingesetzt, ist aber durch zahlreiche Nebenwirkungen belastet. Diese Therapie sollte erst bei Versagen der Standardtherapie mit Kortikoiden und Azathioprin erfolgen. Im Gegensatz zum Kortison fördern die TNF-Antikörper aber eine vollständige, transmurale Abheilung der Entzündungsprozesse.

Adalimumab und **Infliximab** sind chimäre oder humane Antikörper am TNF-Rezeptor. Beide sind für die Therapie des M. Crohn zugelassen. Adalimumab erscheint günstiger bei jüngeren Patienten, die sich die Substanz selbst spritzen könne. Infliximab dagegen kann bei schneller Infusion zu schweren Anaphylaxien und Hautreaktionen füh-

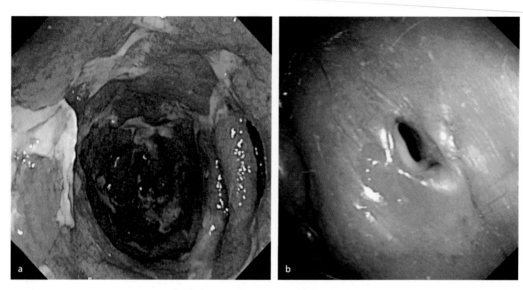

8

◻ **Abb. 8.4 Endoskopie bei Morbus Crohn. a** Ulzera im terminalen Ileum. **b** Perianale Fistel

◻ **Tab. 8.3** Differenzialdiagnose zwischen Colitis ulcerosa und Morbus Crohn

Colitis ulcerosa	Morbus Crohn
Rezidivierende entzündliche und ulzerierende Erkrankung des Kolons und Rektums, meist mit kontinuierlicher Ausbreitung von distal	Prädilektionsstelle terminales Ileum, aber auch subakute oder chronische Entzündungen des gesamten Verdauungstraktes (Mund bis Anus), transmurale Ulzerationen, Pflastersteinrelief
Blutige Diarrhö, geringe Schmerzen, Appetitlosigkeit und Gewichtsverlust	Krampfartige Schmerzen, Gewichtsverlust, Diarrhö, Fieber
Diffuse Entzündung mit Ulzera, Kryptenabszessen, Infiltraten und verminderter Becherzellzahl	Fistelbildung, Fissuren, Ulzera, Granulomen, Infiltraten und Lymphangiektasien; transmurale Entzündung
Cave: toxisches Megakolon, Perforation, Sepsis, Schock	Cave: Konglomerattumor, Stenose, Subileus, Perforation

ren, daher sollte die i.v. Gabe nur unter ärztlicher Aufsicht erfolgen. Infliximab muss in der Erhaltungstherapie alle 8 Wochen infundiert werden.

> **Morbus Crohn – kurz zusammengefasst**
> ▬ Junge Patienten mit chronischer Diarrhö, Bauchschmerzen, Fieber, Gewichtsabnahme
> ▬ Ulzera im terminalen Ileum, transmurale Wandverdickung, Stenose
> ▬ Ileokoloskopie zur Sicherung der Diagnose
> ▬ Therapie mit Kortikoiden/TNF-Antikörpern/Azathioprin/TNF-Inhibitoren

8.3.6 Infektionserkrankungen

Infektion mit enterohämorrhagischen E. coli

Erreger Enterohämorrhagische Escherichia-coli-Stämme (EHEC) produzieren im Gegensatz zu normalen E. coli Toxine, die im Darm freigesetzt werden. Die Übertragung erfolgt fäkal-oral durch Ausscheider oder durch den Genuss kontaminierter tierischer Lebensmittel, z. B. verunreinigtes Gemüse, nicht pasteurisierte Milch und rohes Fleisch. EHEC-Infektionen treten gehäuft bei Kindern und älteren Menschen auf. EHEC-Bakterien sind hochinfektiös, wahrscheinlich reichen

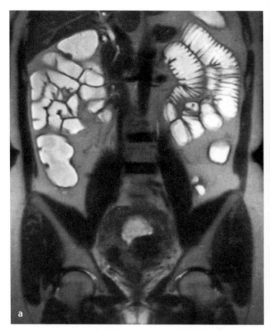
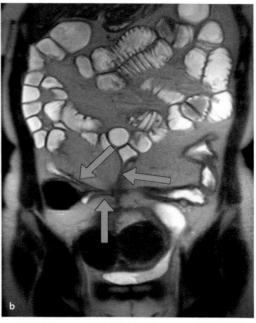

◘ Abb. 8.5a,b MRT-Sellink bei M. Crohn. Nachweis einer Stenose im Bereich des distalen Ileums in zwei verschie- denen Perspektiven. **a** und **b** zeigen jeweils unterschiedliche Perspektiven

100 Keime für eine Infektion. Die Inkubationszeit beträgt 4–7 Tage.

Symptome Bei immunkompetenten Erwachsenen häufig nur geringe Symptomatik, wenig Durchfälle. Bei Kindern und älteren Erwachsenen können blutig-wässrige Durchfälle auftreten. In bis zu 30 % der Fälle treten systemische Probleme auf. Die Bildung von Fibrinthromben führt zum hämoly- tisch-urämischen Syndrom (HUS). Weitere Kom- plikationen können sein: schwere hämorrhagische Kolitis, Anämie, Thrombozytopenie, akutes Nieren- versagen, thrombotisch-thrombozytopenische Purpura (Moschcowitz-Syndrom), zerebrale Sym- ptomatik (Krampfanfälle).

Diagnostik Es existiert ein Schnelltest. Erregeriso- lierung aus Stuhlkulturen, Serotypisierung, Nach- weis von Shiga-Toxin. Differenzialdiagnose: Colitis ulcerosa.

Therapie Symptomatische Therapie mit Flüssig- keits- und Elektrolytsubstitution, i.v. Gabe, keine Antibiotikatherapie, keine Motilitätshemmer bei

hämolytischen/urämischen Beschwerden Dialyse und ggf. Plasmapherese.

Salmonellen-Infektion und Salmonellen-Enteritis

F10 F11

Erreger Salmonella enteritidis wird fäkal-oral übertragen, meist durch Tiere oder tierische Lebensmittel, z. B. rohe Eier, Geflügel, Muscheln, Mettwurst. Die Salmonella-enteritidis-Fälle treten meist in den Sommermonaten auf. Die Inkubations- zeit beträgt wenige Stunden bis 3 Tage.

Epidemiologie Häufige Infektionskrankheit in Deutschland durch die Kontamination von Lebens- mitteln mit S. enteritidis.

Symptome Leitsymptom ist die Gastroenteritis mit wässrigen Durchfällen, Erbrechen, abdomi- nellen Krämpfen und Exsikkose bis hin zum Kreis- laufkollaps. Häufig kommt es auch zu septischem Fieber und Kopfschmerzen.

Diagnostik Klinik. Leukozytose, CrP-Anstieg, normale BSG. Keimnachweis aus Stuhl und Blutkultur. Serologischer Nachweis zeigt sich innerhalb einer Woche, meist nicht von Anfang an sensitiv. Bei Enteritis-Erregern zeigt sich jedoch meist kein Antikörperanstieg, da nur eine lokale Infektion des Dünndarms vorliegt.

❗ Bei in der Gastronomie tätigen Patienten, die zum Dauerausscheider werden, wird ein vorübergehendes Berufsverbot ausgesprochen.

Differenzialdiagnose Morbus Whipple und eosinophile Enteritis (s. unten).

Therapie Ciprobay.

Yersinia-Enteritis

Erreger Infektionen durch Yersinia enterocolitica und Y. pseudotuberculosis verursachen beim Menschen eine Durchfallerkrankung. Orale Übertragung durch Tierkontakte. Häufigkeitsgipfel in den Wintermonaten. Die Inkubationszeit beträgt 7 Tage.

Symptome Bei Kleinkindern häufig Gastroenteritis, Fieber, abdominelle Beschwerden.

Diagnostik Isolierung des Erregers aus dem Stuhl, serologischer Nachweis von Antikörpern gegen Y. Enterocolitica O9 bzw. O3.

Therapie Flüssigkeits- und Elektrolytsubstitution, nur bei schwerem Verlauf Fluorchinolone.

M. Whipple

Erreger Morbus Whipple wird hervorgerufen durch Tropheryma whipplei, einem kommaförmigen Bakterium, das in der Dünndarmschleimhaut persistiert. Der Übertragungsweg ist unklar.

Epidemiologie Seltene Infektionskrankheit in Deutschland, ca. 400 Fälle in Deutschland beschrieben.

Symptome Wässrige Durchfälle, Krämpfe, Exsikkose. Typisch sind ZNS-Beteiligung, Endokarditis, Aszites, Uveitis und Lymphknotenschwellung.

Diagnostik Klinik. Keimnachweis in Stuhl, Blutkultur. Serologischer Nachweis meist nicht von An-

fang an sensitiv. Nachweis durch spezielle Histologie und PCR, PAS-positive Makrophagen.

Differenzialdiagnose Campylobacter-Enteritis, Yersinien-Enteritis und eosinophile Enteritis.

❗ Eosinophile Enteritis: Infiltration der Darmwand mit eosinophilen Zellen bei allergischer Disposition, Nahrungsmittelunverträglichkeit. Durchfälle, Dysphagie, Gewichtsverlust, Aszites. Nachweis histologisch. Therapie mit Kortikoiden.

Therapie Langdauernde Antibiose mit Ciprobay.

8.3.7   Weitere Infektionserkrankungen

▶ Kap. 20.

8.3.8   Angiodysplasien

Definition Gefäßmissbildung im Gastrointestinaltrakt, die vergrößerte oder veränderte kleine Gefäße zeigt und leicht zu Blutungen neigt.

Epidemiologie Etwa 50 % der Dünndarmblutungen beruhen auf Angiodysplasien, die plötzlich rupturieren und zu einem massiven Blutverlust führen können. Manchmal müssen mehrere Erythrozytenkonzentrate gegeben werden, bis die Blutung gestillt ist.

Symptome Plötzlich einsetzende Darmblutung, meist ohne jegliche Schmerzen, aber starke Hb-relevante Blutung.

Diagnostik Zunächst ÖGD und Koloskopie zum Ausschluss einer anderen Blutungsursache (◻ Abb. 8.6). Dann folgt die Kapselendoskopie, die sehr empfindlich Blutungen im Dünndarm nachweisen kann. Hier liegt die Prädilektionsstelle für Angiodysplasien.

Therapie Versuch einer lokalen Therapie mit endoskopischer Verödung der Angiodysplasien mit Laser oder Argon-Beamer.

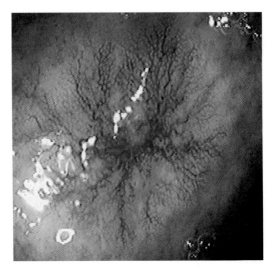

Abb. 8.6 Angiodysplasie im Dünndarm

F08
H09

8.3.9 Neoplasien

Definition Der Begriff **Karzinoid** bezeichnet im Allgemeinen einen neuroendokrinen Tumor des Magen-Darm-Traktes oder der Lunge. Am häufigsten treten diese im Ileum und Rektum auf.

Karzinoide

- **Appendixkarzinoide**: meist klein, Zufallsbefund, Metastasierung nur bei Tumoren >2 cm
- **Rektale Karzinoide**: meist früh entdeckt, Metastasierung bei 1 cm 3 %, ca. 2 cm 20%
- **Ileumkarzinoide**: Durchfälle, Flush bei Leberbeteiligung, frühe Metastasierung auch bei kleinen Tumoren, genetische Instabilität
- **Duodenalkarzinoide**: 4 % aller Karzinoide, häufig bei Diagnose hepatisch metastasiert

---

H10 **EC-Zell-Karzinoide** (enterochromaffine Zellen, EC-Zellen) sind maligne Neoplasien im terminalen Ileum, die häufig aggressiv metastasieren.

Das **Karzinoidsyndrom** tritt bei 6–10 % aller Patienten mit Karzinoiden des Ileums auf und zeigt eine aggressive hepatische Metastasierung sowie Metastasen in Lunge, Ovar und Retroperitoneum, d. h. außerhalb des portalvenösen Stromfeldes, so dass die Tumorprodukte nicht durch einen First-pass-Effekt in der Leber abgebaut werden.

Epidemiologie 1–2 Fälle auf 100.000 Einwohner. Aufgrund der moderneren Diagnostik sind Tumoren im Dünndarm heute besser zu differenzieren. Im Duodenum treten vorwiegend Adenokarzinome auf (Abb. 8.7).

Symptome Die entarteten EC-Zellen produzieren neben biogenen Aminen wie Serotonin, Bradykinin oder Histamin auch Peptide wie Substanz P und führen zu einer typischen Symptomatik mit Durchfällen, Atemnot durch Bronchokonstriktion, Flush mit Endokardfibrose, evtl. Trikuspidalklappenstenose.

Symptome des Karzinoidsyndroms H10

- Meist hepatische Filiae
- Durchfälle (70–80 %)
- Flush (80 %)
- Endomyokardfibrose (30%)
- Bronchokonstriktion (20 %)
- Kolikartige Bauchschmerzen (50 %)

Diagnostik Lokalisiert wird der Tumor mittels Ileokoloskopie, ggf. durch ein spezielles Somatostatin-PET-CT oder eine Somatostatin-Rezeptor-szintigraphie (Octreotid-Scan). Schließlich kann ein Metajodbenzylguanidin (MIBG)-Szintigramm bei negativem Octreotid-Scan hilfreich sein. Die Diagnostik erfolgt bei Serotonin-produzierenden Karzinoiden durch die Bestimmung der 5-Hydroxyindolessigsäure, des Serotoninabbauproduktes im Urin. Wichtig zu wissen ist, dass dieser Test durch bestimmte Nahrungsmittel stark verfälscht werden kann, z. B. Bananen oder Schokolade.

Zur Verlaufskontrolle unter Therapie dient die Bestimmung des Chromogranin-A-Spiegels im Blut.

Therapie Kurative Exzision in frühen Stadien; hepatische Embolisation bei Filiae der Leber.

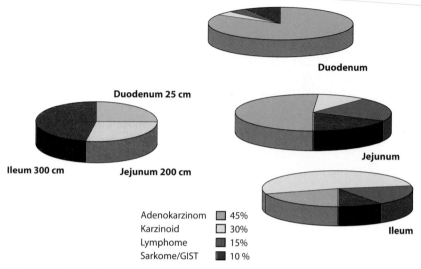

Adenokarzinom ☐ 45%
Karzinoid ☐ 30%
Lymphome ■ 15%
Sarkome/GIST ■ 10 %

▫ **Abb. 8.7 Neoplasien des Dünndarms.** Der Dünndarm besteht aus 3 Anteilen, die offensichtlich eine unterschiedliche Disposition zur malignen Entartung haben. Im distalen Anteil des Dünndarms, dem Ileum, finden sich überwiegend neuroendokrine Tumoren, sog. Karzinoide. Im oberen Anteil des Dünndarms, dem Jejunum, sind dagegen Adenokarzinome häufig. Der mittlere Anteil, das Duodenum, zeigt Adenokarzinome, aber auch Lymphome

8.4   Leitsymptome

❶ **Leitsymptome bei Dünndarmerkrankungen**
  ▬ Durchfälle
  ▬ Blutungen
  ▬ Koliken, Stenosesymptomatik, Ileus

8.4.1 Diarrhö

Entscheidendes Leitsymptom der Patienten mit Dünndarmerkrankungen sind die Durchfälle. Differenziert werden muss, zu welchem Zeitpunkt die Diarrhö auftritt, wie lange sie anhält und was sie auslöst. Typische Fragen sind:
  ▬ Bestehen die Durchfälle auch nachts, sistieren die Durchfälle durch Fasten? → Osmotische Diarrhön, wie die Laktose- oder Fruktoseintoleranz sistieren ohne Nahrungsaufnahme.
  ▬ Seit wann bestehen die Durchfälle: Progredienz, intermittierende Besserung? → >4 Wochen spricht gegen ein akut infektiöses Geschehen.
  ▬ Assoziierte Probleme: Fieber, Gewichtsabnahme; Husten; Schmerzen, blutige Stühle, Lymphknotenschwellung? → Dies deutet auf eine systemische Infektion hin, wie z. B. Typhus.
  ▬ Auslandsaufenthalt: Tropen, Indien, Südamerika? → Besondere Keime wurden akquiriert, bedürfen einer speziellen Diagnostik und Therapie.
  ▬ Anstieg des Kreatininwertes? → Nierenversagen, typisch für EHEC-Infektion, teilweise mit einem hämolytisch-urämischen Syndrom.

8.4.2 Darmblutung   H09

Etwa 1/3 aller Patienten mit Ulzera im oberen Gastrointestinaltrakt stellt sich initial mit Zeichen einer Blutung vor. Dies kann Bluterbrechen, aber auch Teerstuhl sein. Bei Teerstuhl ist der übelriechende Stuhlgang richtig dunkelschwarz verfärbt. Teerstuhl ist häufig ein Zeichen von Blutungen im oberen Gastrointestinaltrakt (Magen/Duodenum/Jejunum); kann aber auch durch Kolonkarzinome hervorgerufen sein.

Bei einer Gastrointestinalblutung muss neben der Gastroskopie bis ins tiefe Duodenum (Dünndarmulzera) auch eine Koloskopie erfolgen. Sind beide Untersuchungen negativ, ist eine Kapselendo-

skopie sinnvoll und ggf. einer Doppelballonenteroskopie notwendig, da die Blutungsquelle mit herkömmlichen Geräten meist nicht erreicht werden
kann. Ein operatives Verfahren zur Lokalisation der
Blutung ist im Gegensatz zu alten Lehrmeinungen
primär nicht sinnvoll.

**Strukturiertes Vorgehen bei
Dünndarmblutungen**

- A: Ileokoloskopie nach Vorbereitung
- B: Ösophagogastroduodenoskopie (am
  gleichen Tag, auf Grund des Aspirations-
  risikos aber erst nach der Koloskopie)
- C: Falls keine Blutung ersichtlich ist:
  Kapselendoskopie am gleichen Tag
- D: Doppelballonenteroskopie, falls sich in
  der Kapsel Blut nachweisen lässt.

8.4.3 Tastbarer Tumor

Gerade GIST-Tumoren des Dünndarms können
palpabel sein: Sie imponieren in Höhe des Nabels
mit einem tastbaren, indolenten Volumen von bis
zu 10 cm. Abzugrenzen sind sie von einer Verdickung des Sigmas bei Divertikulitis (Walze im
linken Unterbauch), von der schmerzhaften Vergrößerung der Gallenblase bei Cholezystitis
(Murphy-Zeichen) oder einer Raumforderung im
Pankreasschwanz (linker Mittel- oder Oberbauch).

8.4.4 Postprandiale Bauchschmerzen

Tritt bei Patienten etwa 0,5–4 h nach dem Essen
starker Bauchschmerz auf, ist an eine intestinale Ischämie oder eine lokale Obstruktion des Dünndarms zu denken. Die mesenteriale Ischämie ist
häufig bei älteren Patienten mit generalisierter arterieller Verschlusskrankheit. Stenosen finden sich
häufig nach Operationen durch Verwachsungen,
aber auch bei Patienten mit M. Crohn. Gezielte Diagnostik durch CT, MRT-Sellink und ggf. Doppelballonenteroskopie.

8.4.5 Plastersteinrelief

Charakteristisches Zeichen der Schleimhautkontur
im Röntgen-Doppelkontrast bei einem Patienten
mit M. Crohn. Durch die tiefen fissuralen Ulzerationen entstehen Furchen, während die dazwischen-
liegende Oberfläche zum Teil intakt ist. Das Vorliegen von schweren Läsionen neben intakter Schleimhaut ist ein typisches Zeichen für den M. Crohn; es
ist in der Endoskopie verifizierbar.

8.5 Algorithmen

Zum diagnostischen Vorgehen gibt ◻ Abb. 8.8 einen
Überblick über die Differenzialdiagnosen der chronischen Diarrhö. ◻ Tab. 8.4 und ◻ Abb. 8.9 zeigen
das diagnostische Vorgehen bei Verdacht auf Dünn-
darmblutung.

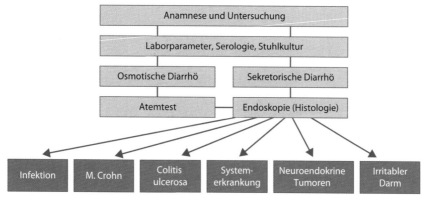

◻ **Abb. 8.8 Diagnostisches Vorgehen bei Diarrhö**

◘ Tab. 8.4 Differenzialdiagnosen der chronischen Diarrhö

Heimische Infektions- krankheiten	Salmonellen Typhus Campylobacter jejuni
Infektions- krankheiten der Tropen	Shigellen Amöbenruhr Lamblien Cholera
Osmotische Diarrhö	Laktasemangel Fruktoseintoleranz Exokrine Pankreasinsuffizienz
System- erkrankungen	Morbus Whipple Sklerodermie AIDS Eosinophile Enteritis
Entzündungen	Morbus Crohn Colitis ulcerosa Kollagene Kolitis
Immunologisch	Allergien Sprue (Zöliakie) GVHD
Motilitäts- störungen	Irritables Kolon
Endokrine Tumoren	Karzinoid VIPom Gastrinom Medulläres Schilddrüsenkarzinom

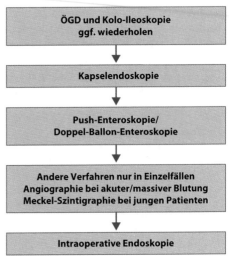

ÖGD und Kolo-Ileoskopie
ggf. wiederholen

↓

Kapselendoskopie

↓

Push-Enteroskopie/
Doppel-Ballon-Enteroskopie

↓

Andere Verfahren nur in Einzelfällen
Angiographie bei akuter/massiver Blutung
Meckel-Szintigraphie bei jungen Patienten

↓

Intraoperative Endoskopie

◘ Abb. 8.9 Vorgehen bei okkulten Blutungen im Dünndarm

8

Dickdarm

Christian Prinz

❯❯ ❯ Einleitung

Neben den chronisch-entzündlichen Erkrankungen des Dickdarms (Kolons), vor allem der Colitis ulcerosa, sind insbesondere die Kolonkarzinome von enormer klinischer und volkswirtschaftlicher Bedeutung. Diese Erkrankungen haben in den westlichen Ländern Europas an Bedeutung gewonnen, zum einen weil deren Prävalenz ansteigend ist, zum anderen weil sie durch verbesserte Diagnostik frühzeitig erkannt und erfolgreich therapiert werden können. Allein in Deutschland versterben etwa 30.000 Patienten pro Jahr an einem Kolonkarzinom. Für den Patienten ist es sehr wichtig, neben einer korrekten Diagnostik bei typischen klinischen Symptomen auch frühzeitig der Entstehung dieser Karzinome vorzubeugen.

Was kommt jetzt?

Divertikel, akute Appendizitis, lymphozytäre, kollagene und pseudomembranöse Kolitis, Colitis ulcerosa, Kolonpolyp, Kolonkarzinom, Rektumkarzinom.

9.1 Anatomische und physiologische Grundlagen

9.1.1 Anatomie

Das Kolon ist ein etwa 90 cm langer Abschnitt zwischen dem Dünndarm und dem Analbereich. Man unterscheidet 6 Abschnitte, die unterschiedliche Funktionen, aber auch unterschiedliche klinische Relevanz besitzen:

- Rechtsseitig liegt der **Zökalpol**, an dem die Ileozökalklappe und damit das terminale Ileum angeschlossen sind.
- Analwärts folgt auf den Zökalpol das **Colon ascendens**, das rechtsseitige Kolon bis zur rechten Kolonflexur. Dieser Abschnitt liegt intraperitoneal; Perforationen oder perforierende Tumoren führen zu freier Flüssigkeit im Abdomen.
- Von der rechten Flexur bis zur linken Flexur verläuft das **Colon transversum**, etwa 20–40 cm lang, meist durchhängend bis in den Unter-

bauch, mit typischen Kerckring-Falten. Auch dieser Abschnitt verläuft intraperitoneal.

- Von der linken Flexur aus absteigend verläuft das **Colon descendens**, das sich im weiteren Verlauf über das **Colon sigmoideum** im Retroperitoneum an das Rektum anschließt. Insbesondere das Sigmoid zeigt einen stark geschlängelten und leicht verdrehten Verlauf, bis es in das etwa 12–14 cm lange **Rektum** übergeht. In der Rektumampulle wird der Stuhl gesammelt und durch den komplizierten Apparat des Analsphinkters kontrolliert freigesetzt. Der obere Abschnitt des Sigmas liegt intraperitoneal, während der untere Sigmaabschnitt sowie das Rektum retroperitoneal verlaufen (◻ Abb. 9.1).

Die wesentliche Erkrankung des Dickdarms sind die Kolonkarzinome. Neben diesen Karzinomen werden die Rektumkarzinome als eigene Entität geführt. Dies liegt vor allem an der besonderen Anatomie: Das Rektum verläuft retroperitoneal, und bei einer operativen Entfernung ist insbesondere der Abstand zum Analbereich wichtig. Ein Mindestabstand von etwa 4 cm muss erhalten bleiben, um die Funktion des analen Schließmuskels zu erhalten. Auch können die Rektumkarzinome (im Gegensatz zu den Kolonkarzinomen) gut bestrahlt werden, da das umgebende Fettgewebe strahlenresistent ist.

9.1.2 Physiologie

Die Hauptfunktion des Kolons besteht in dem geregelten Transport der verdauten Speise zum Rektum, wo es kontrolliert entleert wird. Die Länge des gesamten Dickdarms beträgt 90 cm. In diesem Abschnitt kommt es zur Rückresorption von Flüssigkeit, darunter Elektrolyte wie Natrium, Kalium und Chlorid, und indirekt dadurch Flüssigkeit (H_2O). Die besondere Transportleistung des Kolons zeigt sich bei Patienten nach Kolektomie. Sie haben meist breiige, voluminöse Durchfälle 8- bis 10-mal am Tag. Häufig bestehen übelriechende Stühle mit bakterieller Fehlbesiedelung und Vergärungsprozessen.

> ❗ Die Hauptfunktion des Dickdarms besteht in der Rückresorption von Flüssigkeiten aus dem Speisebrei, so dass ein fester Stuhl ausgeschieden werden kann.

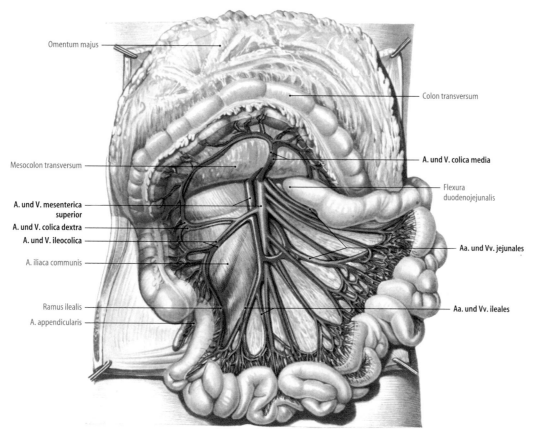

Abb. 9.1 Anatomie des Dickdarms

Daneben besiedeln das Kolon über 100 Mio. Bakterien, die neben der Verdauung auch immunologische Prozesse steuern. Physiologisch besonders interessant ist, dass das Immunsystem des Darms offensichtlich zwischen fremden Bakterien und körpereigenen Strukturen sehr gut unterscheiden kann. Bei den entzündlichen Dickdarmerkrankungen ist die Barriere zwischen bakterieller Kolonisation und den oberflächlichen Epithelzellen so beeinträchtigt, dass es zu überschießenden, chronischen Entzündungsreaktionen kommt. Die Folge ist die Selbstzerstörung des Epithels durch immunologische Prozesse. Dazu zählen vor allem T-Zell-vermittelte Prozesse, wobei der Tumornekrosefaktor-α eine besondere Vermittlerfunktion hat. TNF-α führt zur zellulären Destruktion durch Aktivierung von Makrophagen und spielt in der Pathogenese des M. Crohn eine wesentliche Rolle. Daher können Biologika, die die Wirkung von TNF-α unterdrücken, den Verlauf dieser Erkrankung sehr positiv beeinflussen.

9.2 Diagnostische Methoden

9.2.1 Stuhlkultur

Nachweis pathogener Keime im Stuhl. Dazu zählen: Salmonellen, Shigellen, enteropathogene E.-coli-Stämme, Amöben sowie Lamblien. Stuhlkulturen aus dem Darm sind insbesondere angezeigt bei systemischen infektiösen Erkrankungen, wie Salmonellen-, Amöben- oder bestimmten E.-coli-Infektionen. Auch bei immunsupprimierten Patienten (HIV-Erkrankung, Nieren- oder Lebertransplantation) und bei Patienten mit chronisch-entzündlichen Darmerkrankungen sind zusätzliche

Infektionen von Bedeutung, v. a. mit Zytomegalie-Virus (CMV). In der Routinediagnostik der Diarrhö ist die Untersuchung relativ teuer und liegt meist erst dann vor, wenn akute Durchfälle wieder verschwunden sind. Daher sollte die Stuhlkultur erst bei der chronischen Diarrhö zum Einsatz kommen.

❶ Die CMV-Infektion spielt vor allem bei Patienten mit chronisch-entzündlicher Darmentzündung eine pathogene Rolle, ebenso bei transplantierten Patienten. Die CED-Patienten infizieren sich offensichtlich leichter, es kommt zur Superinfektion. Eine Immunsuppression kann dann den Verlauf ungünstig beeinflussen. Die CMV-Infektion lässt sich vor allem in der Biopsie, aber auch im Stuhl nachweisen. Es existiert ein Antigennachweis im Urin mit reduzierter Sensitivität.

9.2.2 Kolonkontrasteinlauf

Der Kolonkontrasteinlauf wird in der Regel mit Barium, bei Verdacht auf Perforation auch mit Gastrografin durchgeführt. Indikationen sind stenosierende Prozesse im Darm, deren Ausdehnung endoskopisch nicht sicher beurteilt werden kann. Der Kolonkontrasteinlauf hat einen besonderen Stellenwert in der Diagnostik von entzündlichen Stenosen, aber auch von divertikelartigen Ausstülpungen. Für den Operateur sind Lokalisation und Ausdehnung der Divertikelkrankheit hier besonders eindrucksvoll darstellbar. Zur Tumorsuche sollte diese Untersuchung nicht mehr verwendet werden, mittlerweile kann die CT-Untersuchung in 3D-Technik auch innere Strukturen der Darmwand darstellen und damit eine bessere Auflösung liefern.

┌─ Für die Praxis ──────────

Kolonkontrasteinlauf

Für diese Untersuchung werden etwa 150 ml kontrastmittelhaltige Flüssigkeit (z. B. Barium) in den Afterbereich eingespritzt, der Ausgang wird durch einen Ballon geblockt. Bei anschließender Luftinsufflation wird das Kontrastmittel verteilt und so eine Doppelkontrastierung des Dickdarms erreicht (◻ Abb. 9.2).

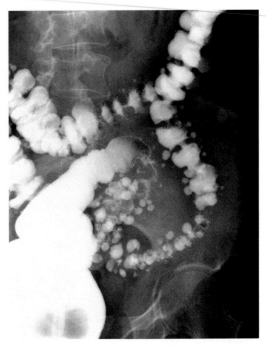

◻ **Abb. 9.2** Kolonkontrasteinlauf bei multiplen Divertikeln im Sigma

9.2.3 MR- und CT-Kolonographie

Durch neue radiologische Verfahren ist es möglich, aus einer Schnittbilduntersuchung wie dem CT- oder MR-Abdomen durch dreidimensionale Berechnung das Kolon in seiner räumlichen Struktur darzustellen. Diese Verfahren können auch die internen Schleimhautverläufe in einem virtuellen System darstellen, so dass Polypen, insbesondere gestielte Polypen, zum Vorschein kommen.

Nachteil einer **3D-CT-Kolonographie** (◻ Abb. 9.3) ist die hohe Strahlenbelastung der Patienten. Diese Form der CT-Untersuchung hat etwa eine 180-fach höhere Strahlenbelastung gegenüber einer Standard-Röntgenuntersuchung der Lunge in p.a. Technik. Bei wiederholten CT in einem Jahr wird rasch der Grenzwert einer Strahlenbelastung überschritten. Die Indikation sollte daher auf Patienten beschränkt sein, die endoskopisch nicht vollständig untersucht werden können.

Bei der **MR-Kolongraphie** wird ebenfalls mit einer entsprechenden Computerberechnung das Lumen des Darminneren dargestellt, die Bildqualität

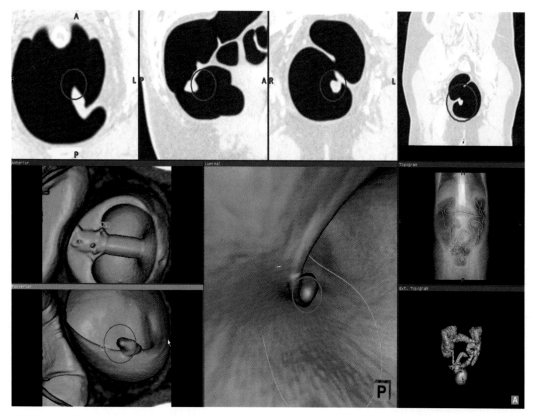

◻ Abb. 9.3 Polyp in der virtuellen CT-Koloskopie. Durch computergesteuerte Berechnung wird die Innenfläche des Kolons sichtbar gemacht. Man erkennt den sessilen Polypen, der sich vom übrigen Gewebe deutlich abhebt

ist jedoch zurzeit noch verbesserungswürdig. Neue Studien werden zeigen, ob dies wirklich eine konkurrierende Technik zur Koloskopie darstellt.

In beiden Fällen (CT- oder MR-Kolonographie) müssen die Patienten wie bei einer Koloskopie mit einer Spüllösung vorbereitet sein, so dass im Falle von Polypen eine zweite Vorbereitung notwendig wird.

In ◻ Abb. 9.3 zeigt eine dreidimensionale CT-Kolonographie, die einen kleinen Polypen im rechtsseitigen Colon ascendens lokalisiert.

9.2.4 Endoskopische Diagnostik des Dickdarms

❗ Die Endoskopie des Dickdarms stellt die Standuntersuchung und die Methode der 1. Wahl zur Beurteilung der Darmschleimhaut dar.

Die Sensitivität und die Spezifität zur Detektion von Polypen und Tumoren werden durch kein anderes radiologisches Verfahren und auch nicht durch die Kapselendoskopie ersetzt. Zudem ist die Koloskopie das einzige Verfahren, das während der Untersuchung auch gleichzeitig zur Abtragung von Polypen oder zur Biopsie gezielt eingesetzt werden kann.

Die Technik der Koloskopie wie auch die Qualität der Endoskope haben sich in den letzten 30 Jahren ständig verbessert und besitzen heute regelmäßig neben hochauflösender HDTV-Technologie auch Arbeitskanäle zur Spülung, Biopsieentnahme oder Polypenabtragung.

Die endoskopische Untersuchung des jeweiligen Darmabschnittes erfolgt mit unterschiedlich langen Geräten.

Bei der **Rekto-Sigmoidoskopie** wird der Enddarm mit einem ca. 60 cm langen Koloskop gespiegelt. Das Gerät ist etwas steifer als die Standardkoloskope und daher auch praktischer bei der Untersuchung. Man erreicht mit dieser Gerätelänge aber meist nur die linke Darmseite. Die Sigmoideoskopie ist daher kein Standardverfahren zur Diagnostik von Kolonkarzinomen (es muss immer der gesamte Darm im Rahmen der Vorsorge beurteilt werden). Vorteilhaft ist jedoch, dass zur Vorbereitung meist nur ein Einlauf mittels Klistier notwendig ist, was für die Patienten angenehmer ist. Indikationen zur Sigmoidoskopie sind Prozesse im Rektum und Analbereich wie Hämorrhoiden, Rektumpolypen, Fissuren etc.

Die **Ileo-Koloskopie** ist ein Standardverfahren, das mit etwa 130–160 cm langen Geräten durchgeführt wird. Man inspiziert den gesamten Kolonabschnitt und nach Passage der Ileozäkalklappe auch den distalen Abschnitt des Ileums. Mit dieser Untersuchung können Polypen und Kolonkarzinome im Frühstadium festgestellt und beseitigt werden. Die Ileoskopie erlaubt wichtige Aussagen über entzündliche Veränderungen wie beim M. Crohn. Die Koloskopie sollte daher rechtzeitig erfolgen, ab dem 55. Lebensjahr wird sie von den Krankenkassen als Vorsorgemaßnahme bezahlt.

❗ Bei Risikopatienten mit familiärer Belastung sollte die Koloskopie 10 Jahre vor dem Erkrankungsalter des Indexpatienten erfolgen.

Beispiel: Der Vater einer Familie (= Indexpatient) mit 3 Kindern ist bereits mit 58 Jahren an einem Kolonkarzinom erkrankt. Der Tumor war lokal begrenzt und konnte operativ entfernt werden. Offensichtlich liegt eine genetische Belastung zu Grunde, ohne dass der Gendefekt im Einzelnen ersichtlich war. Die Familie ist gefährdet; eine Vorsorgestrategie sollte für sie geplant werden. Außerdem ist eine genetische Beratung und Testung sinnvoll. Wichtige Fragen klären den Hintergrund, ob andere Karzinome wie Brustkrebs, Ovarialkarzinome oder Magenkarzinome gehäuft in der Familie auftraten. Eine totale Koloskopie sollte als Vorsorgemaßnahme 10 Jahre vor dem Auftreten der Erkrankung beim Vater, also mit 48 Jahren, bei den Nachkommen durchgeführt werden. Der mittlerweile 52 Jahre alte Sohn und die 48 Jahre alte Tochter sollten nun zur Darmspiegelung einbestellt werden. Die jüngere Tochter (42 Jahre) sollte in 6 Jahren vorstellig

werden. Ein alleiniger Haemoccult-Test kann ein Kolonkarzinom nicht ausschließen, da er falschnegativ sein kann (s. unten).

Die totale Koloskopie muss bis zum Zökalpol erfolgen. Zur korrekten Abrechnung einer totalen Koloskopie/Ileoskopie muss eine Dokumentation des Appendixabgangs und der sog. Triangel sowie der Ileozökalklappe erfolgen.

❗ Nur eine vollständige Koloskopie mit guter Vorbereitung ist eine adäquate Vorsorgemaßnahme.

┌─ **Für die Praxis** ─────────────

Koloskopie

Am Tag vor der Untersuchung bleibt der Patient nüchtern, die Vorbereitung beginnt am Abend vorher mit 1–2 l phosphathaltiger Vorbereitungslösung wie Moviprep, die den kompletten Darm entleert und so dem Untersucher die Sicht auf alle Schleimhautabschnitte ermöglicht. Morgens werden erneut 1–2 l getrunken und der Darm entleert. 4–6 h nach dem letzten Trinken kann die Untersuchung durchgeführt werden.

Über den After und das Rektum wird das Koloskop vorsichtig durch das Sigma vorgeschoben. Beurteilt werden Colon descendens, transversum und ascendens. Auch der Zökalpol muss vollständig eingesehen werden. Das Ileum wird retrograd intubiert. Während der Vorschub rasch und ohne wesentliche Luftinsufflation durchgeführt wird, werden beim Rückzug langsam alle Falten beurteilt und dabei Luft insuffliert und wieder abgelassen. Dies kann zu Blähungen nach der Untersuchung führen. Moderne Geräte arbeiten mit einer CO_2-Insufflation; Das CO_2 wird von der Darmschleimhaut etwa 300mal schneller resorbiert und dadurch schneller abgeatmet als Luft.

└──────────────────────────

9.2.5 Haemoccult-Test

Der Haemoccult-Test weist okkultes Blut im Stuhl nach. Bei älteren Testverfahren werden Eisenpartikel, die durch das Hämoglobin freigesetzt werden, im Stuhl nachgewiesen. Daher ist dieser Test häufig falsch-positiv bei gesteigerter Eisenaufnahme.

Bei neueren Verfahren wird eine Antikörperreaktion eingesetzt, die spezifisch humanes Hämoglobin nachweist. Hier sind Sensitivität und Spezifität deutlich besser.

Nachdem aber nicht alle kolorektalen Karzinome durch oberflächliche Ulzerationen bluten, stellen beide Tests keine sicheren Tumorausschluss dar. Allerdings sind sie aufgrund der einfachen Praktikabilität flächendeckend sinnvoll, um als preiswertes Screening-Programm zur Detektion von okkulten Blutungen ggf. weitere Untersuchungen zu veranlassen.

9.3 Erkrankungen

9.3.1 Kolondivertikel/Divertikulitis

Kolondivertikel
- Meist reizlos ohne Beschwerden, wird dann als Divertikulose bezeichnet
- Zunahme im Alter
- Risikofaktoren: Übergewicht, ballaststoffarme Ernährung
- bei Infektion durch Inkarzeration: Divertikulitis
- Komplikationen: Blutung, Perforation
- bei intraperitonealer Perforation freie Flüssigkeit, bei retroperitonealer Perforation Schmerzen

Definition Ausstülpungen der Darmschleimhaut durch Muskellücken. Dabei bilden Mukosa und Submukosa fingerförmige Ausstülpungen durch die muskuläre Darmwand.

Epidemiologie Häufige Erkrankung in Deutschland, mit dem Alter zunehmend. Ab dem 60. Lebensjahr etwa 40–60 Fälle pro 100.000 Einwohner.

Symptome Während die **blande Divertikulose** meist klinisch inapparent verläuft und daher auch keinen klinischen Krankheitswert besitzt, kommt es insbesondere bei den älteren Patienten zunehmend

zu einer lokalen Infektion. Aufgrund der muskulären Hochdruckzone am rektosigmoidalen Übergang ist der Transport des Stuhlinhalts in tiefer gelegene Abschnitte gestört, die Hochdruckzone führt zu einem Aufstau des Stuhls und damit zu den Divertikelbildungen. In der Folge wird Stuhl inkarzeriert, in den Divertikeln erfolgt eine Arrosion, die Durchblutung ist verändert; schließlich resultiert eine bakterielle Infektion. Bei Fortschreiten der Krankheit kommt es häufig zu gedeckten Mikroperforationen, manchmal auch zu freien **Perforationen** in die Bauchhöhle und/oder in das Retroperitoneum, je nach Ort der Perforation.

❗ Eine Perforation innerhalb der Bauchhöhle imponiert klinisch als akutes Abdomen. Retroperitoneale Perforationen im unteren Sigma- und oberen Rektumabschnitt können relativ blande Verläufen, zeigen jedoch auch Leukozytose, CrP-Anstieg und Schmerzen mit Ausstrahlung in die untere Extremität.

Diagnostik
- Initial Sonographie, Messung der Darmwanddicke, evtl. Entzündungsherde, Abszesse
- Kolonkontrasteinlauf (◨ Abb. 9.2) insbesondere im blanden Intervall zu Messung der Ausdehnung der Divertikel
- Labor: erhöhte Entzündungsparameter wie Leukozyten und CrP
- CT-Abdomen zur Lokalisation der Divertikel sowie zur Beschreibung von Stenosen, Abszessen und gedeckten Perforationen. Die CT-Untersuchung kann das Ausmaß der Divertikelkrankheit und der Entzündung genau verifizieren.
- Koloskopie (◨ Abb. 9.4) mit der Frage »Stenose und gleichzeitiges Karzinom?«
- CT-Abdomen mit Kontrastmittel mit der Frage »Perforation und mesenteriale Injektion?«

❗ Die Koloskopie ist bei der akuten Sigmadivertikulitis kontraindiziert, da es hierbei zu Perforation kommen kann. Hier sind vielmehr Sonographie und CT-Abdomen von Bedeutung.

Bei akuter Entzündung wird mindestens über 10 Tage antibiotisch therapiert und der Darm erst im

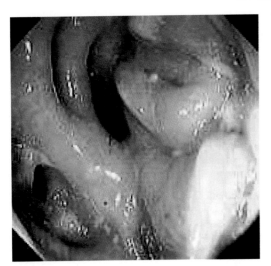

Abb. 9.4 Koloskopie bei stenosierender Sigmadivertikulitis. Man erkennt die schlitzförmige Einengung des Lumens; eitrige Flüssigkeit im Lumen zeigt eine Infektion an. Die Koloskopie sollte abgebrochen werden, um eine weitere Perforation nicht zu riskieren

Anschluss an die Antibiose untersucht. Manchmal ist im Vorfeld nicht klar, ob eine Entzündung vorliegt. Eine Stenose wird dann differenzialdiagnostisch nicht durch externe Bildgebung zu klären sein. In diesem Fall wird die Koloskopie (nach Vorlage des Blutbildes und des Entzündungszeichens CrP) vorsichtig durchgeführt, um eine Aussage machen zu können.

Therapie Bei ersten Schüben in der Regel konservative Therapie mit Nahrungskarenz, Antibiose z.B. mit Ciprofloxacin 2×500 mg, Metronidazolt 3×400 mg. Bei weiteren rezidivierenden Schüben, insbesondere in jungen Jahren, laproskopische Sigmaresektion.

F09 H09 9.3.2 Akute Appendizitis

Definition Entzündung des Wurmfortsatzes.

Epidemiologie Häufigste chirurgische Erkrankung des Gastrointestinaltrakts, Gipfel 5.–25. Lebensjahr.

Symptome Zunächst Oberbauchschmerzen, die sich innerhalb von Stunden in den rechten Unter-

bauch verlagern. Druckschmerzhaftigkeit am **Mc-Burney-Punkt**, Erbrechen, Übelkeit, Temperaturerhöhung, Leukozytose. Schwierigkeiten beim Laufen, Stehen, Hüpfen, Anheben des Beins im Liegen (**Psoasschmerz**). Mit fortschreitender Entzündung und u. U. mit Perforation ergibt sich das Bild eines akuten Abdomens mit Abwehrspannung, peritonealer Reizung (**Loslassschmerz**), Fieber und Leukozytose.

Diagnostik Körperliche Untersuchung mit Druckdolenz, Zeichen der Peritonismus, Loslassschmerz. Temperaturmessung, Leukozytose.

> ❶ Die Diagnosestellung einer Appendizitis basiert auf klinischen Zeichen, nicht auf Laborparametern.

Therapie Laparoskopische Resektion des Appendix. Prä- und postinterventionelle Antibiose. Im akuten Krankheitsstadium muss der Patient nüchtern bleiben. Bei Verdacht auf Perforation zunächst Sonographie (freie Flüssigkeit, Abzedierung), ggf. auch Notfall-CT-Abdomen bei schlechter Übersicht.

9.3.3 Lymphozytäre und kollagene Kolitis

Definition Immunologisch bedingte entzündliche Veränderungen des Kolons, assoziiert mit chronischen Durchfällen. Häufigkeit 1/4000 Einwohner.

Pathogenese Die eigentlichen Auslöser der Erkrankung bleiben unklar, es werden infektiöse bzw. auch allergische Ursachen diskutiert. Bei der lymphozytären Kolitis findet man vermehrt Lymphozyten in der histologischen Untersuchung der Schleimhautproben, bei der kollagenen Kolitis sind kollagene Bänder verdickt.

Symptome Beide Formen äußern sich in chronischer Diarrhö, meist schmerzlos, assoziiert mit Gewichtsabnahme. Die Diarrhöen zeigen keine feste Assoziation mit Nahrungsaufnahme. Ein typischer Laborparameter kann nicht bestimmt werden.

Diagnostik Die Diagnostik besteht darin, eine Ileokolskopie mit Entnahme von Stufenbiopsien aus allen Teilen des Dickdarms zu entnehmen. Die Diagnose stellt der Pathologe.

Therapie Gabe von topisch wirksamen Koritkoide wie Budenosid 3×3 mg, mindestens über 2 Jahre.

08

9.3.4 Pseudomembranöse Kolitis

Definition Entzündung des Kolons bei Infektion mit Clostridium difficile. Es existieren verschiedene Subtypen, die toxinbildend sein können und unterschiedlich gut auf die Antibiose ansprechen. Oft sind chronische Verläufe zu beobachten.

Pathogenese Typischer Befund nach längerfristiger oder wiederholter Antibiotikatherapie oder säuresuppressiver Behandlung mit Protonenpumpenhemmern. Bei verminderter natürlicher Bakterienkolonisation kann sich Clostridium difficile stark vermehren und Toxine produzieren, die eine Durchfallerkrankung hervorrufen. Neben Schleimhautveränderungen mit Ulzerationen können Komplikationen wie Stenosen, toxischen Megakolon, Perforationen und Sepsis auftreten.

Symptome Leitsymptom ist der **Durchfall** nach vorangegangen Antibiotikaeinnahme. Die akute Durchfallerkrankung zeigt klinisch eine deutliche Verschlechterung des Allgemeinzustandes, selten Fieber, aber starke linksseitige Schmerzen. Der Durchfall ist eher wässrig. Endoskopisch zeigen sich weißlich-fadenartige Schleimhautveränderungen mit Ulzerationen auch Blutbeimengungen.

Diagnostik Nachweis des Toxins im Stuhl, Koloskopie mit Biopsie.

Therapie Systemische Therapie mit Metronidazol 3×400–500 mg oral oder i.v. bzw. Vancomycin oral in einem Stufenschema, beginnend mit 4×125 mg, abfallend über 6 Wochen. Neues Therapeutikum ist Xifaxan (Rifaximin), das bisher aber erst in Österreich zugelassen ist.

9.3.5 Colitis ulcerosa

F08 H08 F09 H09 F10 F11

Definition Chronisch-entzündliche Erkrankung des Kolons.

Epidemiologie Männer sind häufiger als Frauen betroffen. Die Zahl der Neuerkrankungen in Deutschland liegt bei 5–10/100.000 Einwohnern/Jahr, Prävalenz in Deutschland 150–180/100.000 Einwohner.

Pathogenese Barrierestörung des Kolonepithels, vermehrte immunologische Reaktion, unspezifische Abwehrreaktion auf bakterielle Antigene. Die Krankheit beginnt im Rektum und breitet sich nach oral aus.

> **!** **Als besondere Komplikation gilt die akut fulminante Verlaufsform mit toxischem Megakolon (Kolondilatation bis zu 10 cm Breite), Fieber und hohem Perforationsrisiko.**

Symptome Typisch sind häufige, blutig-schleimige Durchfälle, bis zu 20-mal/Tag. Hinzu können kommen: Verschlechterung des Ernährungszustands, subfebrile Temperaturen, Tenesmen, Arthralgien mit Erythema nodosum pyoderma sowie Augenerkrankungen wie Uveitis, Episkleritis, bei langfristigem Verlauf Osteoporose.

Diagnostik Koloskopie (Abb. 9.5) mit Biopsie: Gerade in frühen Stadien sind flächige Ulzerationen in der Rektoskopie typisch. Nach mehreren entzündlichen Schüben können Pseudopolypen aus Granulationsgewebe, das sich leicht polypös ins Lumen vorwölbt, auftreten.

> **!** **Im Gegensatz zu Morbus Crohn (▶ Kap. 8.3.5) ist die Mukosa und Submukosa in der Regel betroffen, die Muskularis jedoch nicht.**

Der Kolonkontrasteinlauf zeigt typische Stenosen und im Spätstadium ein Röntgenbild wie ein Fahrradschlauch, da das Oberflächenrelief komplett verloren ist. Die Ultraschalluntersuchung zeigt eine deutlich verdickte Kolonwand.

Therapie Konservative Therapie mit 5-Amino-Salicylsäure lokal oder als Tablette (31 g), Immunsuppressiva wie Azathioprin. Bei schweren Ver-

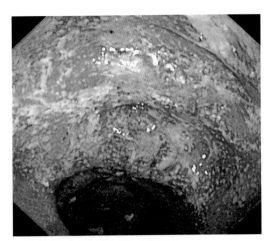

läufen ist die intravenösen Gabe von Cyclosproin (1–2 mg/kg KG) zusammen mit einer Breitspektrumantibiose sinnvoll.

> ❶ In einigen Ländern gilt die Colitis ulcerosa, insbesondere bei langjährigem Verlauf über 10 Jahre, als Präkanzerose.

9.3.6 Toxisches Megakolon

Definition Fieberhafte Infektion durch massive Dilatation des Kolons, verbunden mit einer Barrierestörung bzw. mit einer geschwächten Immunabwehr, z. B. als Krise einer Colitis ulcerosa, aber auch als schwere Nebenwirkung einer systemischen Chemotherapie.

Symptome »Toxisches« Megakolon wegen der Invasion der Keime und der Aufnahme von bakteriellen Toxinen aus dem Darm. Klinisch liegt meist eine Kolondilatation mit Aufblähung, Abwehrspannung, starkem Schüttelfrost, Kreislauf- und Organversagen durch Übertritt der Bakterien in die Blutbahn (Sepsis) vor.

Diagnostik Nachweis der Kolondilatation sowie der Sepsiszeichen.

Therapie Antibiose, Operation. Insbesondere bei massiver Kolondilatation empfiehlt sich die endo-skopische Drainage von Luft und Flüssigkeit aus dem Kolon, in der Regel durch Positionierung einer Dekompressionssonde nach Drahtführung.

9.3.7 Kolonpolypen

Definition Neubildungen in der Schleimhaut des Dickdarms, die durch aktives Wachstum eine pilzartige oder flache Vorwölbung oder Erhabenheit bilden. Histologisch unterscheidet man hyperplastische, adenomatöse und serratierte Polypen.

Epidemiologie Kolonpoylpen sind in der westlichen Bevölkerung extrem häufig und finden sich bei bis zu 30 % der Patienten, mit dem Alter zunehmend.

Pathogenese
— **Bekannter genetischer Hintergrund**: Durch genetische Fehlentwicklungen kommt es bei der **familiären adenomatösen Polyposis** (FAP, ▶ Abschn. 9.3.10) zu multiplen Kolonpolypen. Unbehandelt entwickeln die Patienten oft mehr als 100 Polypen und bis zum 25. Lebensjahr regelmäßig Kolonkarzinome. Diese frühen multiplen Polypen sollten, wenn möglich, lokal exzidiert werden. Bis zum 20. Lebensjahr sollte eine Kolektomie zur Karzinomprävention durchgeführt sein.
— **Nicht bekannter genetischer Hintergrund:** sporadisch auftretend. Bei den sporadischen Kolonpolypen, die meist erst im Alter ab dem 45. Lebensjahr auftreten, kommt es im Lauf von etwa 10 Jahren zur malignen Entwicklung. Bei serratierten Polypen (zahnartige Oberfläche, meist flacher Natur, häufig im Colon ascendens) ist die Zeit bis zur Entwicklung von Karzinomen wahrscheinlich kürzer und wird mit 3–5 Jahren geschätzt. Große Studien haben gezeigt, dass die Polypentfernung die Krebsentstehung verhindern kann. Dies ist Aufgabe des Gastroenterologen.

> ❶ Insbesondere adenomatöse und serratierte Polypen können Vorstufen für Karzinome im Dickdarm sein und sollten entfernt werden.

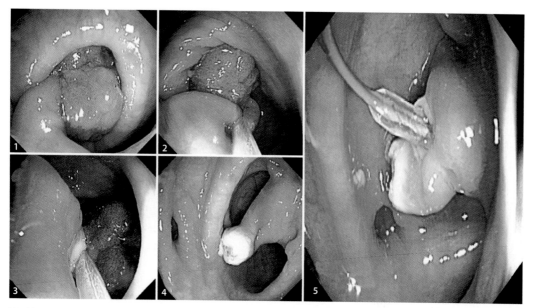

◘ Abb. 9.6 Schlingenabtragung eines gestielten Polypen mittels Endo-Loop. Der gestielte Polyp mit einem sehr langen Stiel besitzt zentral im Inneren ein arterielles Gefäß, das den Polypenkopf versorgt und daher beim Abtragen zur Blutung neigt. Nach der endoskopischen Abtragung mit einer elektrischen Schlinge (initiale Bilder links) wird daher ein lokaler Verschluss des Polypenstumpfes mit einer fest anziehbaren Plastikschlinge, dem Endo-Loop durchgeführt: Die Abtragungsstelle ist gegen Nachbluten gesichert

Diagnostik Die totale Endoskopie des gesamten Dickdarms mit adäquater Vorbereitung ist die Methode der Wahl zur Detektion und zur gleichzeitigen Abtragung der Polypen. Zur kompletten Ileokoloskopie sollten Einverständniserklärung, Blutbild, Gerinnungsstatus, Nieren- und Leberwerte sowie ggf. eine Blutungszeit vorliegen (falls es anamnestisch Episode mit verlängerter Blutungszeit gab), um einen hereditären Mangel an Gerinnungsfaktoren (z. B. von-Willebrand-Faktor) vorher zu erkennen.

Therapie Abtragung der Polypen mit einer elektrischen Schlinge, histologische Kontrolle auf Vollständigkeit. In Abhängigkeit von dem Resektionsstatus werden folgende Kontrollen empfohlen:
- Unvollständige Resektion R1, Kontrolle nach 3 Monaten
- Vollständige Resektion von 1–3 Adenomen <1 cm: Kontrolle nach 3 Jahren
- Vollständige Resektion von großen Adenomen oder mehr als 3 Adenomen: Kontrolle nach 1 Jahr

9.3.8 Kolonkarzinom

H08 **F09** **F10** **F11**

Definition Adenokarzinom des Kolons.

Einteilung
- **Sporadische Karzinome**: ohne familiäre Häufung auftretend, etwa 70 % der Kolonkarzinome. Altersgipfel liegt bei 65. Lebensjahren.
- **Familiär gehäufte Kolonkarzinome**: genetische Defekte, wie
  - **Familiäre adenomatöse Polyposis** (FAP, >100 Polypen schon ab dem Kindesalter, ► Abschn. 9.3.10)
  - **Hereditäres nichtpolypöses Kolokarzinom** (HNPCC), meist um das 45. Lebensjahr entsteht und oft mit anderen Malignomen assoziiert

Histologisch wird zwischen tubulären, villösen, gemischten und serratierten Adenokarzinomen unterschieden.

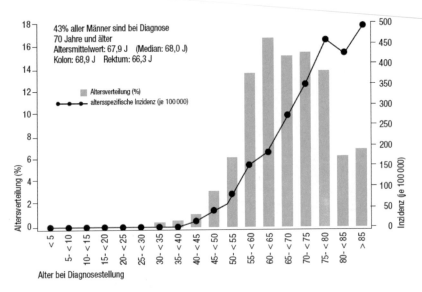

□ Abb. 9.7 Häufigkeit des kolorektalen Karzinoms (Tumorregister München, 1999)

9

Epidemiologie Dritthäufigste Krebserkrankung der westlichen Welt (Europa und USA). In Deutschland erkranken pro Jahr 60.000 Patienten, etwa 30.000 Patienten versterben pro Jahr an einem Kolonkarzinom. 6 % der Bevölkerung werden damit ein Kolonkarzinom entwickeln, 3 % werden an dem Tumor versterben. 14 % aller neu diagnostizierten Krebserkrankungen sind im Kolon lokalisiert (□ Abb. 9.7).

❶ Ausdauersport senkt das Risiko von Kolonkarzinomen.

Symptome Kolonkarzinome sind auffallend inapparent, meist kommt es erst in späten Stadien zu einer Stenosesymptomatik mit Schmerzen oder Blutungen (□ Abb. 9.8).

❶ Die Diagnose wird häufig zu spät gestellt. Früherkennungsmaßnahmen, ähnlich wie beim Mamma- oder Prostatakarzinom, erfolgen meist nicht rechtzeitig.

Diagnostik Zunächst spielt die **Endoskopie** die entscheidende Rolle in der Tumordetektion. Besonders wichtig ist die Früherkennung der Tumoren bereits im frühen Stadium flacher oder gestielter Polypen (▶ Abschn. 9.3.3). Die Entfernung der Polypen kann das Karzinomrisiko senken (□ Abb. 9.9). Die Koloskopie sollte frühzeitig erfolgen, ab dem

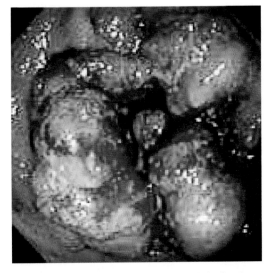

□ Abb. 9.8 Koloskopie mit Nachweis eines Kolonkarzinoms. Kolonkarzinom mit mechanischer Stenose im rechtsseitigen Colon ascendens

50. Lebensjahr, in Risikofamilien 10 Jahren vor dem Erkrankungsalters der Indexpatienten (▶ Abschn. 9.2.4).

Die Tumorausbreitung wird nach dem **TNM-System** (□ Tab. 9.1), das Größe und örtliche Ausdehnung des Tumors (T), Lymphknotenbefall (N) und Metastasen (M) berücksichtigt, beschrieben.

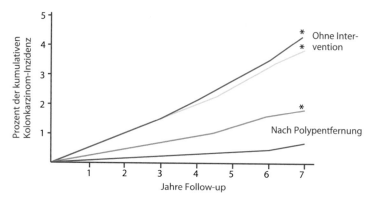

◘ Abb. 9.9 Die endoskopische Polypektomie senkt das Karzinomrisiko. (Nach National Polyp Study, USA)

Ziffern hinter den Buchstaben stehen für Größe und Ausdehnung (T1–4), Zahl und Lage der befallenen Lymphknoten (N0–3) und das Vorhandensein oder Fehlen von Metastasen (M0, M1). T1N0M0 beschreibt z. B. einen kleinen Tumor ohne Lymphknotenbefall und ohne Metastasen.

Die Stadieneinteilung oder Klassifikation ist die wesentliche Grundlage für die Behandlungsplanung. Eine ganz exakte Beurteilung des TNM-Stadiums ist nur nach operativer Entfernung des Tumors möglich. In der Dokumentation wird die TNM-Einteilung dann durch ein vorangestelltes »p« ergänzt, z. B. pT1pN0pM0.

Wichtig für die Diagnostik und die Prognose durch das Ansprechen auf Therapien ist der **kras-Status**. Hierbei werden genetische Mutationen im kras-Gen bestimmt. Falls keine Mutationen vorliegen, ist ein positives Ansprechen auf Therapien gegen den EGF-Rezeptor vorhersehbar.

Die Untersuchungen haben das Ziel, eine mögliche Krebserkrankung auszuschließen oder festzustellen, im letzteren Fall auch die Art des Tumors und seine Ausbreitung zu ermitteln. Beides ist für die Behandlungsplanung unerlässlich. Mit der Sonographie sowie dem CT-Abdomen (◘ Abb. 9.10) können der Tumor und ggf. der Lymphknotenbefall lokalisiert werden. Eine qualifizierte Sonographie ist ausreichend zum initialen Staging.

◘ Tab. 9.1 TNM/R-Klassifikation der Kolonkarzinome   `F11`

T – Primärtumor	
T0	Keine Infiltration
T1	Infiltration der Tela submucosa
T2	Infiltration der Tunica muscularis
T3	Infiltration der Subserosa
T4	Infiltration von Nachbarorganen oder des Bauchfells (Peritoneum viscerale)
T0	Keine Infiltration
N – Regionäre Lymphknoten	
N0	Keine Metastasen in den Lymphknoten
N1	Metastasen in ein bis drei perikolischen (perirektalen) Lymphknoten
N2	Metastasen in mehr als drei perikolischen (perirektalen) Lymphknoten
N3	Metastasen entlang eines benannten Gefäßstamms und/oder apikale Lymphknotenmetastasen
M – Fernmetastasen	
M0	Keine Fernmetastasen
M1	Fernmetastasen (meist Leber und Lymphknoten gefolgt von Peritoneum, Lunge, seltener Skelett, Nebennieren oder Gehirn)

Therapie Kolonkarzinome im fortgeschrittenen Stadium bedürfen in der Regel einer operativen Therapie, begleitet von einer Chemotherapie, wenn Lymphknotenmetastasten vorliegen (◘ Tab. 9.2). Bedingung für eine korrekte Operation ist neben dem eigentlichen Resektionsverfahren die Entfernung der drainierenden Lymphflusswege entlang der versorgenden Arterienäste sowie des tumortragenden Darmsegments en bloc unter Beachtung

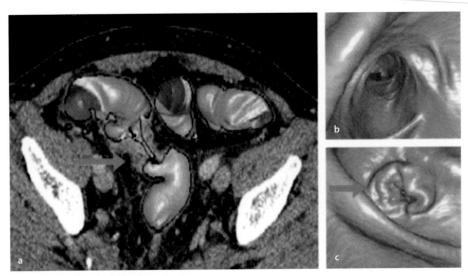

☑ **Abb. 9.10a–c** Virtuelles CT-Abdomen mit Nachweis eines stenosierenden Kolonkarzinoms. Kolonkarzinom (pT3N2R0) mit mechanischer Stenose im rechtsseitigen Colon ascendens (*Pfeil*)

9

☑ **Tab. 9.2** Stadiengerechte Therapie der Kolonkarzinome

Dukes-Stadium	UICC-Stadium	Vorgehen
Dukes A	UICC Ia: Lokalbefund T1N0 UICC Ib: Lokalbefund T2N0	Resektion, keine Vorbehandlung, Nachsorge
Dukes B	UICC II: T3 oder T4N0	Resektion, Nachsorge
Dukes C	UICC III: jedes T + mesenterialer Lymphknotenbefall	Operation, adjuvante Chemotherapie
Dukes D	UICC IV: Fernmetastasen	Palliative Chemotherapie, ggf. spätere Operation mit Metastasenchirurgie

einer adäquaten Gefäßversorgung zur Sicherung der Vitalität der zurückgelassenen Strukturen. Mögliche operative Techniken sind

— die **Hemikolektomie rechts** mit Anschluss des terminalen Ileums bis zur rechten Flexur,
— die **Ileozökalresektion**, die sich auf die Resektion des terminalen Ileums und des Zökumabschnittes beschränkt,
— die **Hemikolektomie links**, die Colon descendens und Colon sigmoideum reseziert.
— Die **Sigmaresektion**, die ggf. laparoskopisch erfolgen kann, stellt eine Diskontinuitätsresektion dar. Die Darmkontinuität kann dabei nach Abklingen der Peritonitis wiederhergestellt werden.

Tumormarker spielen insbesondere zur Verlaufsbeobachtung in der Nachsorge nach Tumorentfernung eine wichtige Rolle. Von besonderer Bedeutung ist das **karzinoembryonale Antigen** (CEA). Bei erhöhtem CEA-Wert präoperativ kann ein Wiederansteigen nach der Operation eine Metastasierung andeuten.

Wenn sich der Tumor noch nicht in benachbarte Lymphknoten ausgebreitet hat (**Stadium UICC II** oder **Dukes B**), kann die Krankheit durch eine Operation geheilt werden. Ziel der Operation ist es, den Tumor einschließlich der Lymphknoten vollständig zu entfernen. Eine unterstützende (adjuvante) Chemotherapie wird in diesen Fällen nicht grundsätzlich empfohlen.

Bei Tumoren in den Stadien **UICC III** oder **Dukes C** (jede Tumorgröße und Befall von Lymphknoten im Mesenterium) sollte sich, so die neuesten Empfehlungen der ASCO und der S3-Leitlinie, eine die Heilung unterstützende adjuvante Chemotherapie an die Operation anschließen, sofern nicht Begleiterkrankungen oder Komplikationen die Chemotherapie diese nach der Operation verbieten. Untersuchungen haben ergeben, dass eine Chemotherapie die Fünfjahresüberlebensrate von Patienten deutlich verbessern kann.

Sollte der Tumor bereits Metastasen in andere Organe gesetzt haben (**Stadium UICC IV** oder **Dukes D**), ist primär eine Operation nicht sinnvoll. In solchen Fällen wird eine palliative Chemotherapie bei ausgewählten Patienten mit FOLFOX/FOLFIRI (zielgerichteten Chemotherapie) mit oder ohne eine antikörperbasierten Therapien (Bevacizumab) empfohlen. Bei Patienten mit nachgewiesener EGFR-Mutation im Tumor in allen Therapielinien, also im fortgeschrittenen Stadium zuerst oder auch nach vorangegangener Chemotherapie, können Tyrosinkinase-Inhibitoren eingesetzt werden.

In der ersten Therapie nach Diagnosestellung wird eine Kombination aus verschiedenen (in der Regel 2–3) Zytostatika über 4–6 Behandlungszyklen eingesetzt. Bei einem Rückfall (Rezidiv) nach Tumorstabilisierung über 4–6 Monate im Anschluss an die erste Behandlung kann eine sog. Second-line-Chemotherapie eingesetzt werden, die neue Substanzen zur Anwendung bringt. Bei gutem Ansprechen auf die Chemotherapie kann eine spätere Chirurgie zur Metastasenentfernung möglich werden.

Darmkrebszentren sollen Patienten eine optimale Behandlung entsprechend den neuesten wissenschaftlichen Erkenntnissen und Therapierichtlinien garantieren. Neben der Erfüllung bestimmter Qualitätsmerkmale führt dies zu mehr Transparenz, aber auch mehr Nachhaltigkeit in der Therapie. Darmkrebszentren müssen in verschiedenen Disziplinen und Strukturen eng zusammenarbeiten und strukturierte Abläufe und Therapie garantieren. Wichtig ist der Nachweis einer Mindestanzahl von speziell qualifizierten Fachärzten und der Nachweis von mehr als 50 primär diagnostizierten und behandelten Fällen von Darmkrebs, davon mehr als 20 Fällen mit Rektumkarzinomen. Die Behandlung erfolgt interdisziplinär durch Gastroenterologen, Viszeralchirurgen, Strahlentherapeuten, Onkologen, Pathologen und Radiologen. Sie nehmen regelmäßig an einer mindestens wöchentlich stattfindenden Tumorkonferenz teil, in der für jeden Patienten ein individueller Behandlungsplan erarbeitet wird. Patienten werden vor und nach den Therapieverfahren im zentralen Tumorboard vorgestellt und Behandlungspläne wie Ergebnisse diskutiert.

9.3.9 Rektumkarzinom   `H08` `F11`

Definition Adenokarzinom des Enddarms.

Epidemiologie Inzidenz 15/100.000 Einwohner.

Pathogenese Häufig lymphatische Metastasierung entlang der A. rectalis superior, Fernmetastasen durch hämatogene Aussaat.

Symptomatik Meist klinisch unauffällig in frühen Stadien. Blutabgang bei ulzerierenden Prozessen, dann positiver Haemoccult-Test. Tastbare Resistenz bei digitaler Untersuchung. Schmerzen bei der Stuhlentleerung bis hin zur Obstruktion bis Ileus.

Diagnostik Digitale Untersuchung mit hartem Widerstand bei 8–10 cm ab Analbereich, gemessen mit einem starren Rektoskop. Die Rektoskopie identifiziert Karzinome im unteren und mittleren Drittel. Rektoskopie und Koloskopie erfolgen regelmäßig zum Ausschluss von Zweitkarzinomen. Die Endosonographie des Rektums erfasst die lokale Ausdehnung am sensitivsten. MR und CT zur Diagnostik von Lymphknotenstatus und zur Definition des Lokalbefundes.

Therapie Neoadjuvante Chemotherapie ab Stadium UICC II und UICC III T3/Nx mit 40 Gray Strahlendosis zur Senkung der Lokalrezidive. Operative Therapie mit distalem Sicherheitsabstand von mindestens 2 cm, in der Regel wird eine totale mesorektale oder eine laterale Rektumresektion durchgeführt. Adjuvante Chemotherapie bei lymphknotenpositiven Tumorstadien mit 5-FU und Leukovorin.

9.3.10 Familiäre adenomatosis Polyposis

Definition Die familiäre adenomatöse Polyposis ist eine seltene, aber obligate Präkanzerose des Dickdarms. Bereits im jugendlichen Alter treten multiple adenomatöse Darmpolypen auf (>100), die mit zunehmendem Alter entarten.

Pathogenese Ursache für die Polypenentstehung ist eine Mutation des APC-Tumorsuppressorgens auf Chromosom 5. Es kommt zur Störung des Zellzyklus und zur unkontrollierten Zellteilung.

> **Weitere genetische Syndrome mit multiplen Darmpolypen neben FAP**
> - **Gardner-Syndrom**: neben vielen Darmpolypen Ausbildung von gutartigen Tumoren von Haut, Subkutis, Knochen und Bindegewebe
> - **Turcot-Syndrom**: neben Polypen im Darm auch Hirntumoren
> - **Peutz-Jeghers-Syndrom**: multiple Adenome im Gastrointestinaltrakt, vor allem im Dickdarm und Dünndarm sowie an der Papille; Pigmentflecken im Gesicht und der Mundschleimhaut
> - **Juvenile Polyposis**: häufigste Polypenart im Kindesalter, Polypen meist im Enddarm lokalisiert

Symptome Die jungen Patienten haben meist keine typischen Beschwerden, gelegentlich fallen blutige Stühle auf.

Diagnostik Die Koloskopie zeigt den richtungsweisenden Befund. Zudem muss eine explizite Familienanamnese durchgeführt werden, um den dominanten Erbgang in der Familie nachzuvollziehen.

Therapie Operative Entfernung des gesamten Kolons vor dem 20. Lebensjahr.

9.3.11 Hereditäres non-polypöses Kolonkarzinom

Definition Beim hereditären non-polypösen Kolonkarzinom (HNPCC) handelt es sich um eine autosomal-dominante Erkrankung mit deutlich erhöhtem Risiko für Darm-, Brust-, Endometrium- und Ovarialkarzinome. Der Darmkrebs tritt meist schon vor dem 45. Lebensjahr auf.

Pathogenese Ausfall des Mismatch-Reparaturgene MLH1 und MSH2, d. h. genetische Fehler werden nicht repariert.

Symptome und Diagnostik Das Fallbeispiel eines Patienten mit Kolonkarzinom bei HNPCC (49 Jahren, deutlich unter dem Alter von sporadischen Kolonkarzinomen) beruht auf genetische Defekte in Mismatch-Reparaturgenen. In der Vorgeschichte des Patienten fallen neben Kolonkarzinomen auch andere assoziierte Malignome auf (◘ Abb. 9.11).

> ❶ Die HNPCC ist eine klinische Diagnose! Sie wird anhand der Amsterdam-Kriterien gestellt.

> **Amsterdam-II-Kriterien des HNPCC (3-2-1-Regel)**
> - Mindestens **3** Verwandte mit histologisch gesichertem HNPCC-Tumor (Kolon, Endometrium, Magen, Ovar)
> - Mindestens **2** aufeinanderfolgende Generationen betroffen
> - **1** Erkrankte/r vor dem 50. Lebensjahr
> - **1** Erkrankte/r erstgradig verwandt mit den beiden anderen
> - Ausschluss FAP

Bei klinischem Verdacht sollte eine genetische Analyse anhand der Biopsien, ggf. auch eine humangenetische Beratung erfolgen. Genetische Untersuchungen an Patienten (egal an welchem Material) bedürfen vorher der schriftlichen Zustimmung des Patienten!

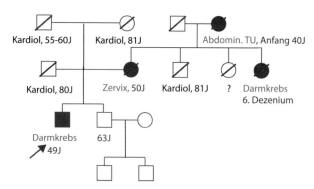

· Keimbahnmutationen in DNA-Reparaturgenen (MLH1, MSH2, MSH6)
· Anteil von 2-5% an allen kolorektalen Karzinomen
· Autosomal dominanter Erbgang

☐ **Abb. 9.11 Fallbeispiel des Erbgangs von HNPCC.** Die Dokumentation des Erbgangs gehört mittlerweile zur klinischen Routine in einem Darmkrebszentrum

9.4 Leitsymptome

9.4.1 Positive Familienanamnese

Kolonkarzinome beruhen in etwa 30 % der Fälle auf einer genetischen Fehlentwicklung, deren molekularbiologische Ursache nur z. T. bekannt ist. Die wichtigste genetische Erkrankung ist das HNPCC, das auf Mutation in Mismatch-Reparaturgenen beruht.

❶ Die detaillierte Anamneseerhebung der familiären Vorgeschichte ist von entscheidender Bedeutung für die Risikoabschätzung und die rechtzeitige Vorstellung zur Koloskopie.

9.4.2 Tastbare Walze im linken Unterbauch

Akute Verdickung im Sigma, z. B. bei Divertikulitis mit entzündlicher Wandschwellung. Die Schwellung wird dabei häufig im linken Unterbauch, aber auch am Übergang vom Sigma zum Rektum im mittleren Abdomen unterhalb des Nabels verspürt. Hier besteht deutlicher Schmerz bis hin zur Abwehrspannung. Die Ultraschalluntersuchung kann empfindlich klären, ob Flüssigkeit oder Verhalte neben dem Darm liegen. Notfalls muss eine externe Drainage eingelegt werden, um Verhalte zu drainieren. Die akute Operation ist im Stadium der frischen Entzündung mit Perforation ungünstig, da die Anastomosenheilung beeinträchtigt ist.

9.4.3 Umschriebener Peritonismus, 4-Quadranten-Peritonismus

Tumoren, infiltrative Prozesse, entzündliche Veränderungen, aber auch lokale Perforation können zu einer lokalen bis generalisierten Reizung der Bauchdecke führen. Bereits bei leichtem Druck mit den Fingern reagieren die Patienten mit Schmerzen. Lässt sich dieses Symptom in allen 4 Quadraten des Bauchraums auslösen, spricht man von einer 4-Quadranten-Peritonitis. Dies spricht für ein operatives Vorgehen.

9.4.4 Hämatochezie

Abgang von frischem Blut mit dem Stuhlgang, typischerweise bei bakterieller Infektion mit Shigellen, Amöbenruhr und chronisch bei Colitis ulceroa mit Rektumulzerationen. Häufig auch bei benignen Hämorrhoiden oder Fissuren, z. T. auch iatrogen. Kolonkarzinome können ebenfalls durch Blutabgang auffallen, allerdings auch Teerstühle verursachen.

❶ Die unklare Gastrointestinalblutung, ob frisch- oder alt-blutig, verpflichtet zur Tumorsuche, insbesondere zu Gastroskopie und vollständigen Koloskopie.

9.5   Algorithmen

Ähnlich wie bei den anderen Erkrankungen des Gastrointestinaltraktes sind neben anatomisch bedingten Varianten typischerweise entzündlich-inflammatorische Ursachen, immunologische Prozesse, aber auch maligne Veränderungen häufig und manchmal schwierig zu differenzieren. Neben den typischen Endoskopiebefunden zeigen entzündliche Erkrankungen auch klinische Veränderungen wie Fieber, Schmerzen, Blutbild- und Laborveränderungen. Die Adenokarzinome des Dickdarms stellen quantitativ die häufigste Diagnose dar. Kolon- und Rektumkarzinome sind in Deutschland in der Tendenz ansteigend, die Mortalität an der Erkrankung ist jedoch rückläufig: Hier greifen erste bundesweite Vorsorgemaßnahmen, weil die Erkrankungen in früher Stadien erkannt werden und dadurch besser behandelbar sind.

In ◘ Abb. 9.12 ist das klinische Vorgehen bei Verdacht auf kolorektale Karzinome illustriert. Zwei Kernfragen leiten den Weg:

— Gibt es einen genetischen Hintergrund, sind in der Familie gehäuft Karzinome aufgetreten? Die Krankenkassen erstatten Vorsorgekoloskopien ab dem 55. Lebensjahr. Wenn allerdings in der Familie gehäuft Karzinome auftreten, ist an einen genetischen Hintergrund zu denken und entsprechend zu handeln. Entscheidend ist hier das Erkrankungsalter des Indexpatienten.
— Gibt es Alarmzeichen wie Blutung, Gewichtsabnahme oder Schmerzen? Hier kann die Koloskopie in jedem Zusammenhang und in jedem Alter klären, welche spezielle Erkrankung vorliegt.

In ◘ Abb. 9.13 ist die spezielle Chemotherapie bei Kolonkarzinomen in der adjuvanten und palliativen Situation dargestellt. In der **adjuvanten Situation** wird nach erfolgter Operation durch eine weitere Chemotherapie verhindert, dass sich Metastasen aus befallenen Lymphknoten ausbreiten. In der **palliativen Situation**, also bei Vorliegen von Leber-, Lungen oder Knochenmetastasen, wird eine Chemotherapie durchgeführt. Moderne Protokolle verwenden dabei neben dem FOLFOX- oder FOLFIRI-

Schema gleichzeitig Antikörper. Die Wahl des Medikamentes hängt hier von dem Status der **kras-Mutation** in den Tumoren ab, der heute regelmäßig in den Biopsien und Operationspräparaten erhoben werden muss.

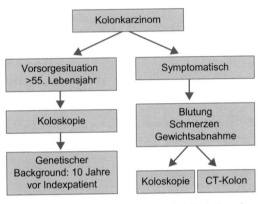

◘ **Abb. 9.12 Diagnostisches Vorgehen bei Verdacht auf Kolonkarzinom**

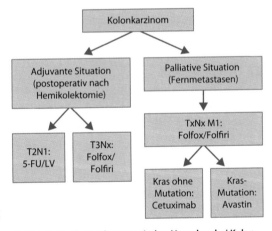

◘ **Abb. 9.13 Chemotherapeutisches Vorgehen bei Kolonkarzinomen**

Leber

Andreas Umgelter, Christian Prinz

⟫ ⟩ Einleitung

Die Leber ist das zentrale Organ der Stoffwechselhomöostase und Entgiftung. Darüber hinaus erfüllt sie wichtige immunologische Funktionen. Unter den Lebererkrankungen haben hierzulande vor allem nutritiv-toxische Schädigungen als Folge von Alkoholmissbrauch oder im Zusammenhang mit dem metabolischen Syndrom Bedeutung. Häufige Ursachen für chronische Lebererkrankungen, und weltweit zahlenmäßig am bedeutendsten, sind die chronischen Virushepatitiden B und C, für die in den letzten 20 Jahren zunehmend effektive Therapien entwickelt wurden. Chronische Lebererkrankungen können zu einer dauerhaften Schädigung mit Ausbildung einer Zirrhose des Organs führen. Sie erhöhen außerdem das Risiko für ein Leberzellkarzinom.

Was kommt jetzt?

Virale Hepatitiden, Leberzirrhose, akutes Leberversagen, Morbus Wilson, Hämochromatose, Autoimmunhepatitis, primär biliäre Zirrhose, primär sklerosierende Cholangitis, Budd-Chiari-Syndrom, nichtalkoholische Fettlebererkrankung, nichtalkoholische Fettleberhepatitis, hepatozelluläres Karzinom, weitere Raumforderungen der Leber.

10.1 Anatomische und physiologische Grundlagen

10.1.1 Anatomie

Die Leber befindet sich im rechten oberen Quadranten des Abdomens. Sie besteht anatomisch aus rechtem und linken Leberlappen. Mit 1200–1500 g ist sie das größte parenchymatöse Organ des menschlichen Körpers. Die Leber wird auf zwei Wegen mit Blut versorgt: Die **Pfortader** führt nährstoffreiches, relativ sauerstoffarmes Blut aus Milz und Intestinum, während die **A. hepatica** die Leber mit sauerstoffreichem Blut versorgt.

Anhand der Gefäßversorgung der Leber lässt sich eine funktionelle Anatomie beschreiben, die nicht mit der oben genannten Aufteilung überein-

stimmt. Der linke Pfortaderast versorgt einen **funktionellen** oder **chirurgischen linken Leberlappen**, der größer ist als der anhand der Oberflächenanatomie definierte. Dementsprechend ist der **funktionelle rechte Leberlappen** kleiner. Anhand der nächst kleineren Pfortaderaufzweigungen lassen sich 4 **Sektoren** unterscheiden: medial und lateral im linken Leberlappen sowie anterior und posterior im rechten. Der laterale Sektor entspricht hierbei dem oberflächenanatomisch definierten linken Leberlappen. Jeder dieser Sektoren lässt sich anhand der portalen Aufzweigungen der nächsten Generation weiter in **Segmente** unterteilen:
- Der laterale Sektor in die Segmente II und III,
- der mediale Sektor in die Segmente I (Lob. caudatus, dorsal) und IV (ventral),
- der posteriore Sektor in die Segmente VI und VII,
- der anteriore Sektor in die Segmente V und VIII.

Die segmentale Anatomie der Leber hat große Bedeutung in der Tumor- und Transplantationschirurgie (◻ Abb. 10.1).

Histologie Die kleinste funktionelle Einheit der Leber ist das **Leberläppchen** (Acinus), das um die portale Triade
- mit ihrem portalen Terminalast,
- einem Ast der A. hepatica und
- einem Gallengang angeordnet ist.

In meist lotrechter Anordnung sind die portalen Triaden mit den terminalen Ästen der Lebervenen verzahnt.

Blut fließt über terminale Pfortaderäste und aus terminalen Arteriolen in die **Sinusoide**, der lebertypischen Entsprechung von Kapillaren. Im Gegensatz zu letzteren sind die sinusoidalen Endothelzellen fenestriert und weisen keine Basalmembran auf. Stattdessen liegt zwischen ihnen und den Hepatozyten der **Dissé-Raum**, der Komponenten der extrazellulären Matrix enthält. Er ist für die Vermittlung des Stoffaustausches zwischen Plasma und Hepatozyten wichtig und dient mit eingelagerten Retikulinfasern als Parenchymstütze bzw. als Leitstruktur der Leberregeneration.

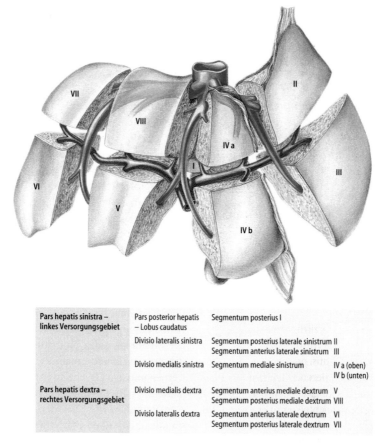

Pars hepatis sinistra – linkes Versorgungsgebiet	Pars posterior hepatis – Lobus caudatus	Segmentum posterius I	
	Divisio lateralis sinistra	Segmentum posterius laterale sinistrum II Segmentum anterius laterale sinistrum III	
	Divisio medialis sinistra	Segmentum mediale sinistrum	IV a (oben) IV b (unten)
Pars hepatis dextra – rechtes Versorgungsgebiet	Divisio medialis dextra	Segmentum anterius mediale dextrum V Segmentum posterius mediale dextrum VIII	
	Divisio lateralis dextra	Segmentum anterius laterale dextrum VI Segmentum posterius laterale dextrum VII	

▫ Abb. 10.1 Anatomie der Leber

Als phagozytotische Zellen des endoplasmatischen Retikulums finden sich in den sinusoiden **Kupffer-Zellen**. Im Dissé-Raum befinden sich **Stern-Zellen** (Ito-Zellen), die kontraktile Elemente aufweisen und sich unter bestimmten Umständen in Myofibroblasten verwandeln können. Eine lebertypische Variante natürlicher Killerzellen sind die **Pit-Zellen**, die ebenfalls im Dissé-Raum anzutreffen sind.

10.1.2 Physiologie

Entsprechend den Zonen des Leberläppchens lassen sich in der Leberfunktion 3 Stoffwechselleistungen in unterschiedlichen Bereichen feststellen:
- Glukoneogenese und Glykolyse
- Produktion von Gallensäuren
- Zytochrom-P-450-abhängige Metabolisierung

Glukosehomöostase Die Leber ist das wesentliche Organ der **Glukoneogenese** und kann hierfür nicht ersetzt werden. Gleichzeitig ist die Leber in der Lage, überschüssige Glukose in Glykogen umzuwandeln und bei Bedarf als rasch mobilisierbare Reserve zur Verfügung zu stellen. Etwa ein Drittel des Glykogenvorrates des Körpers befindet sich in der Leber, der Rest im Muskel. Enge Beziehungen bestehen zwischen dem Stoffwechsel der Muskulatur und dem der Leber auch durch die energieverbrauchenden Stoffwechselschritte, mit denen die Leber anflutendes **Laktat** aus dem anaeroben Stoffwechsel belasteter Muskulatur zur Glukoneogenese verwendet.

Proteine, Aminosäuren und Ammoniak Eine ebenso zentrale Position nimmt die Leber im Proteinstoffwechsel ein. Etwa 50 % der in der Leber syn-

◻ Tab. 10.1 Plasmaproteine der Leber

Protein	Funktion
Albumin	Osmoregulation, Antioxidans, Trägermolekül, Puffer
Coeruloplasmin	Kupfertransport
C-reaktives Protein	Akut-Phase-Protein
Gerinnungsfaktoren I–VII und IX–XIII	Koagulation
Protein C und S, Plasmin, Antithrombin	Antikoagulatorische Regulation
Hepcidin	Regulation der Eisenresorption
Apoproteine	Lipidtransport
α1-Antitrypsin	Proteaseinhibitor
Thyroxinbindendes Globulin	Thyroxintransport

10

thetisierten Proteine werden sezerniert, mit Ausnahme der Immunglobuline werden fast alle Plasmaproteine von der Leber hergestellt (◻ Tab. 10.1). Quantitativ am bedeutendsten ist mit etwa 12 g/Tag das **Albumin**.

Mit Ausnahme der verzweigtkettigen Aminosäuren, die in der Muskulatur abgebaut werden, werden auch alle Aminosäuren in der Leber abgebaut. Das bei der oxidativen Desaminierung entstehende toxische **Ammoniak** kann auf 3 Wegen entgiftet werden: Durch Übertragung auf eine 3-Oxosäure unter Entstehung von Glutamat, durch Übertragung auf Glutamat unter Bildung von Glutamin (Leber, Nieren, Astroglia, Muskulatur) oder, quantitativ mit einer täglichen Menge von 20–30 g am bedeutendsten und Weg der tatsächlichen Elimination, durch die Bildung von Harnstoff im strikt lebergebundenen Harnstoffzyklus.

Fette Die Fette sind eine heterogene Stoffklasse, die durch die gemeinsame Ausgangssubstanz ihrer Biosynthese verbunden sind: der aktivierten Essigsäure oder Acetyl-CoA. Biologische Bedeutung haben:
- **Triacylglyzerole** (oder terminologisch nicht korrekt: Triglyzeride), die keine Ladung aufweisen und deshalb als Neutralfette bezeichnet werden,
- **Fettsäuren**, die z. T. obligat mit der Nahrung zugeführt werden müssen,
- **Phospho-** und **Glykolipide** als Bestandteile von Zellmembranen und
- **Steroide**, quantitativ am bedeutendsten das Cholesterol.

Die Leber nimmt eine zentrale Stellung im Lipidstoffwechsel ein: Sie synthetisiert die meisten Plasmalipoproteine und ihre Apoproteine. Die Bildung von Gallensäuren aus Cholesterin und die Bildung von Ketonkörpern sind auf die Leber beschränkte Leistungen. An der Produktion von Triacylglyzerolen, Fettsäuren und Cholesterolestern hat sie wesentlichen Anteil.

Immunologische Funktion der Leber Die Leber unterliegt einer beständigen immunologischen Herausforderung durch harmlose antigene Bestandteile der Ernährung oder Produkte von Kommensalen, die zwar als fremd erkannt werden, aber toleriert werden müssen. Gleichzeitig können große Mengen pathogener Faktoren beigemischt sein, die eine rasche Immunantwort erfordern. Es ist deshalb verständlich, dass die Leber einerseits ein extrem gut ausgestattetes Organ der Immunabwehr, andererseits ein wichtiges Regulativ der immunologischen Toleranzentwicklung ist. Das regionale Immunsystem der Leber wird von Mechanismen der angeborenen Immunität dominiert, die in der Lage sind, antigenes Material fremder infektiöser Organismen oder veränderter eigener Zellen schnell zu erkennen.

Komponenten der angeborenen Immunität sind:
- Kupffer-Zellen
- Dendritische Zellen
- Natürliche Killerzellen (NK-Zellen)
- Natürliche Killer-T-Zellen (NKT-Zellen)

❶ Über die Produktion von Zytokinen, Komplement, Akut-Phase-Proteinen und Chemokinen regelt das Immunsystem der Leber die systemischen inflammatorischen Antworten des gesamten Organismus.

Durchblutung der Leber Ein Viertel des Herzzeitvolumens durchströmt die Leber, etwa ein Viertel davon über die A. hepatica, auf die wegen der höheren Sauerstoffsättigung etwa 50 % der Sauerstoffversorgung der Leber entfallen. Arterielle Gefäße versorgen zunächst die Strukturen der Portalfelder, bevor sie in die Sinusoide münden. Demgegenüber versorgen die Portalgefäße direkt und ausschließlich die Sinusoide. Das portale System stellt hierbei einen **Niederdruckbereich** dar. Der normale Pfortaderdruck beträgt etwa 7 mmHg, der normale Druck in der unteren Hohlvene ca. 2 mmHg, was in einem Druckgradienten von weniger als 6 mmHg resultiert. Der portale Fluss ist deswegen von niedrigen Widerständen in den Sinusoiden abhängig.

Die Regulation der Leberdurchblutung wird über vasoaktive Substanzen, wie Stickstoffmonoxid, Endothelin, Kohlenmonoxid und Adenosin gesteuert, wobei spezialisierte Bereiche der Sinusoide als Sphinkteren wirken. Darüber hinaus können Ito-Zellen eine Bedeutung für den sinusoidalen Flusswiderstand erlangen. Die Äste der A. hepatica unterliegen insbesondere einer Regulation über das sympathische Nervensystem.

10.2 Diagnostische Methoden

10.2.1 Labordiagnostik

Lebererkrankungen verlaufen oft lange klinisch inapparent und mit uncharakteristischen Symptomen wie Müdigkeit oder abdominellem Unwohlsein. Zur Früherkennung spielt die Labordiagnostik mit häufig typischen Veränderungen eine große Rolle.

Serum-Aminotransferasen Im klinischen Alltag spielen hier vor allem die **Alaninaminotransferase** (ALT, Glutamatpyruvattransaminase, GPT) und die **Aspartataminotransferase** (AST, Glutamatoxalacetattransaminase, GOT) eine Rolle.

❶ Besonders ausgeprägte Anstiege der Serum-Aminotransferasen auf über das 10-fache der Norm sind bei fulminanten Virushepatitiden, Ischämien der Leber und toxischen Leberzellnekrosen zu finden.

Differenzialdiagnostische Bedeutung hat der sog. **de-Ritis-Quotient** (AST/ALT):

- ▬ Ein Quotient <1 zeigt eine leichtere Leberzellschädigung an.
- ▬ Ein Quotient >2 wird bei Leberzellnekrosen und alkoholtoxischen Schäden gefunden.

Alkalische Phosphatase Als alkalische Phosphatase (AP) wird eine Gruppe von Isoenzymen bezeichnet, die bei einem alkalischen pH organische Phosphatester hydrolysieren. Die Serum-AP stammt im Wesentlichen aus der Leber und den Knochen. Erhöhungen der AP werden bei vermehrtem Knochenstoffwechsel und im 3. Trimester der Schwangerschaft als Resultat der ossären bzw. plazentaren Stoffwechselstimulation gefunden. Bei cholestatischen Lebererkrankungen ist die hepatozelluläre Synthese der AP erhöht und es kommt zu einem Übertritt des Enzyms in die Blutbahn.

Bei Erhöhungen der AP sollte zunächst der hepatische Ursprung des Enzyms durch eine Bestimmung der Gamma-Glutamyltranspeptidase (γ-GT) bestätigt werden. Diese ist ein sehr sensitiver, aber unspezifischer Indikator für Leberzellschäden, weshalb ihr wesentlicher Nutzen in dem hohen negativ prädiktiven Wert einer normalen γ-GT liegt.

Glutamatdehydrogenase Die Glutamatdehydrogenase (GLDH) findet sich in der Leber überwiegend in den Mitochondrien der Zone 3 der Leberläppchen, weshalb sie besonders bei ischämischen Parenchymnekrosen erhöht ist.

Bilirubin Im klinischen Alltag wird die Hyperbilirubinämie in Erhöhungen des konjugierten (direkten) und unkonjugierten (indirekten) Bilirubins eingeteilt:
- ▬ Erhöhungen des **unkonjugierten Bilirubins** sind auf eine Überproduktion von Bilirubin, eine fehlende Aufnahme in die Hepatozyten oder eine gestörte Konjugation zurückzuführen.
- ▬ **Konjugierte Hyperbilirubinämien** haben intra- oder posthepatische Ursachen.

Der resultierende Ikterus wird klinisch in einen obstruktiven und einen nicht-obstruktiven Ikterus unterteilt (◘ Abb. 10.2).

Ammoniak Bei fortgeschrittener Einschränkung der Leberfunktion kann Ammoniak als Endprodukt

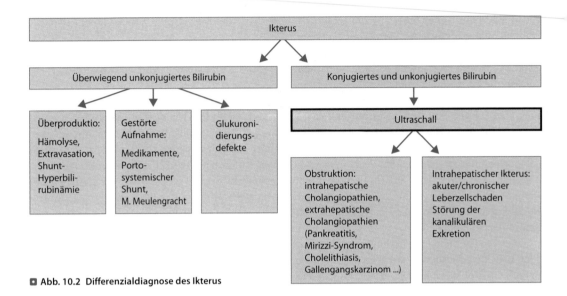

◼ Abb. 10.2 Differenzialdiagnose des Ikterus

des Aminosäurestoffwechsels nicht mehr ausreichend entgiftet werden. Im zentralen Nervensystem wirkt Ammoniak zytotoxisch. Die Astroglia entgiftet Ammoniak durch die Bildung von Glutamin, das sich intrazellulär anreichert und über osmotische Effekte zum Hirnödem beiträgt.

Beim akuten Leberversagen steigt das Risiko für ein Hirnödem bei arteriellen Ammoniakspiegeln über 200 µmol/l deutlich an. Beim akut-auf-chronischen Leberversagen besteht dagegen wegen zahlreicher zusätzlicher Faktoren wie Inflammation und Hyponatriämie keine enge Korrelation zwischen Enzephalopathie, Hirnödem und arteriellen Ammoniakspiegeln. Venöse Ammoniakspiegel sind wegen der erheblichen Rolle der Muskulatur im Ammoniakstoffwechsel nicht verwertbar.

10.2.2 Sonographie

Der **abdominelle Ultraschall** ist eine nebenwirkungsfreie Standardmethode zur Beurteilung der Leber. Beurteilt werden die Echogenität und Homogenität des Parenchyms, die Organgröße und Form, Zeichen der Hypertrophie oder Zirrhose. Bei ikterischen Patienten liefert der Ultraschall die Differenzierung zwischen posthepatischem, obstruktivem Ikterus und anderen Formen.

Die abdominelle Sonographie wird regelmäßig zum Tumor-Screening zirrhotischer Patienten eingesetzt. Auch Komplikationen der Leberzirrhose wie Aszites und Splenomegalie können sonographisch gut beurteilt werden. Eingriffe wie Parazentese und Leberbiopsie können ultraschallgezielt vorgenommen werden.

Im **Doppler-Ultraschall** lässt sich die Leberperfusion exzellent darstellen mit der Beurteilung der Flussprofile in Arterien und Venen bzw. der Flussgeschwindigkeit in der V. portae.

Für die Praxis

Sonographie Abdomen
Zur Sonographie des Abdomens sollten die Patienten vorzugsweise nüchtern untersucht werden, vor allem um Überlagerungen durch Darmgas zu vermeiden. Nach entsprechender Positionierung auf dem Rücken wird der Patient mit einer Liege rechts neben dem Ultraschallgerät positioniert. Mit der rechten Hand nimmt der Untersucher den Schallkopf, mit der linken wird das Ultraschallgerät gleichzeitig bedient. Dabei reguliert der Untersucher die Tiefenausdehnung des Schalls und damit die Ausschnittvergrößerung, aber auch die Schallintensität und damit die Helligkeit des Bildes.

▼

Das Untersuchungsvorgehen ist standardisiert. Zunächst wird in einer Längsachse zwischen Bauchnabel und Xiphoid die Aorta abdominalis aufgesucht und der Verlauf dieses etwa 2 cm weiten Gefäßes dargestellt. Geachtet wird auf Aussackung der Aorta, sog. Aneurysmen und den Abgang der großen Abdominalgefäße: Truncus coeliacus, A. mesenterica sup. (AMS) und A. mesenterica inf. (AMI).

Als zweiten Schritt stellt der Untersucher dann die Leber im Längsschnitt dar. Dabei muss der Patient tief einatmen und die Luft anhalten, der Schallkopf gleitet von innen nach außen und beurteilt damit linke und rechte Lebersegmente sowie die Gallenblase.

Dann wird der Schallkopf gedreht in eine subkostal/schräge Position und die Leber im Schrägschnitt beurteilt. Nur so können insbesondere die apikalen Lebersegmente S7/8 sowie die Gallenblase und die Gallengänge beurteilt werden.

Als nächsten wichtigen Schritt stellt der Untersucher die Strukturen im Ligamentum hepatoduodenale dar. Diese sind:

- V. portae mit einem Blutfluss vom Abdomen in Richtung Leber
- A. hepatica, meist mit einem gekreuzten Verlauf und pulsierendem Fluss
- Ductus hepatocholedochus in seinem extrahepatischen Verlauf

Nach diesem Untersuchungsschritt erfolgt die Größenmessung der Nieren, die stets über 10 cm groß sein sollten, sowie die Beurteilung des Markrindenverhältnisses.

Daraufhin wird das Pankreas untersucht, wobei das Organ im Querschnitt durch den Oberbauch entlang der Leitstruktur, der V. lienalis dargestellt wird.

Schließlich folgt in einem weiteren Schritt die Größenbestimmung der Milz (normal bis 11 cm Länge, 7 cm Breite, 4 cm Tiefe).

Als Zusatzinformationen können aus der Sonographie die Füllung der Blase, die Größe der Prostata, Vorhandensein von Aszites (intraperitoneale Flüssigkeit, »Bauchwasser«) sowie die Dicke der Darmwand bestimmt werden.

Bei der **Elastographie** der Leber wird mit einem sonographischen Verfahren die Verformung des Lebergewebes während eines mechanischen Impulses untersucht. Hierdurch lässt sich ein Anhalt über die Steifigkeit des Lebergewebes gewinnen. Das Verfahren wird derzeit hauptsächlich zur Verlaufsbeurteilung bei chronischen Lebererkrankungen verwendet und erlaubt eine Abschätzung des Fibrosegrades oder des Vorliegens einer Zirrhose. Dies hilft, die Zahl notwendiger Leberbiopsien zu reduzieren.

10.2.3 Computertomographie, Kernspintomographie

Während die Bedeutung der Kernspintomographie zunimmt, hat die Entwicklung moderner Vielzeilengeräte auch einen deutlichen Fortschritt für die Wertigkeit der **Computertomographie** (CT) mit sich gebracht. Die schnelle Datenakquisition erlaubt mehrphasige Kontrastmittelstudien, in denen arterielle und portale Perfusion dargestellt werden können. In der CT führt ein höherer Fettgehalt der Leber zu **hypodenseren**, ein erhöhter Glykogengehalt zu **hyperdenseren** Darstellungen. Normales Leberparenchym hat eine Dichte von 40–80 Hounsfield-Einheiten. Leberraumforderungen lassen sich in der CT gut darstellen, gefäßreiche Herde werden in der arteriellen Phase besser, gefäßarme Herde in der portalen Phase besser erfasst.

Die **Magnetresonanztomographie** (MRT) ist eine empfindliche Methode zum Nachweis vermehrter Eiseneinlagerung in der Leber. In schnellen T2-gewichteten Sequenzen lassen sich biliäre und pankreatische Gangstrukturen gut darstellen, wobei die Methode mit zunehmender Auflösung der Geräte der rein diagnostischen endoskopisch retrograden Cholangiopankreatikographie (ERCP) in vielen Fragestellungen den Rang abläuft. Die Differenzierung von intrahepatischen Raumforderungen mit der MRT ist der mit der CT mindestens gleichwertig, in der zirrhotischen Leber ist die MRT der CT zur Diagnose von Leberzellkarzinomen überlegen.

10.2.4 Leberbiopsie

Trotz der Vielzahl bildgebender und biochemischer Untersuchungsmethoden, die heute zur Verfügung stehen, wird in der hepatologischen Diagnostik die Leberbiopsie weiterhin eine wichtige Rolle behalten. Diese wird heute, in Modifikation der Menghini-Technik, meist nach sonographischer Festlegung des Stichkanals perkutan durchgeführt.

❗ Die diagnostische Zuverlässigkeit der Leberbiopsie hängt vor allem bei der Leberzirrhose von der Länge des gewonnenen Zylinders ab. Da manche Leberveränderungen nicht homogen das ganze Leberparenchym betreffen und die Biopsie nur einen winzigen Bruchteil der Leber erfasst, kann es zu einem so genannten »sampling error« kommen.

Kontraindikationen für eine perkutane Leberbiopsie sind eine Thrombozytenzahl unter 60 G/l oder eine TPZ (Thromboplastinzeit) <50 %. Bei Patienten mit einer eingeschränkten Gerinnung kann die Biopsie radiologisch von endovasal über einen jugulären Zugang und die Lebervenen erfolgen (»transjuguläre Leberbiopsie«).

10.2.5 Parazentese

Die Punktion der freien Bauchhöhle bei Aszites ist sowohl Diagnostik als auch Therapie. Jeder neu aufgetretener Aszites sollte zur diagnostischen Punktion führen. Kontraindikationen existieren hierfür kaum, auch stark eingeschränkte Gerinnungsparameter sind keine absolute Kontraindikation einer diagnostischen Parazentese. Auf eine korrekte Durchführung muss allerdings unbedingt geachtet werden (◨ Abb. 10.3).

> **Für die Praxis**
>
> **Parazentese (◨ Abb. 10.3)**
> Die Parazentese wird heute üblicher Weise nach sonographischer Kontrolle durchgeführt, um eine Verletzung parenchymatöser Organe zu vermeiden. Die Vasa epigastrica (rote und blaue Linien), deren Verlauf variabel ist, müssen unbedingt ausgespart werden, ebenso Bauchwandkollateralen oder die infolge des portalen Hochdruckes rekanalisierte Umbilikalvene (blaue Linie). Üblicherweise erfolgt die Punktion in den Flanken, jeweils kranial der Spina iliaca anterior oder zwischen Umbilikus und Symphyse (rote Areale).

10.3   Erkrankungen

10.3.1 Virale Hepatitiden

Die Forschung der letzten Jahrzehnte hat nicht nur das Verständnis der viralen Infektionen mit den Hepatitis-C-Viren revolutioniert, auch die Therapie und die Prophylaxe der Infektion sind zu einer wahren Erfolgsgeschichte geworden. Zunächst werden daher die Viren im Einzelnen abgehandelt, bevor die Konsequenzen aus der chronischen Infektion diskutiert werden (◨ Tab. 10.2).

Hepatitis A und E

Definition Die **Hepatitis A** ist durch eine Infektion mit dem Hepatitis-A-Virus, einem RNA-Virus, verursacht (◨ Tab. 10.2). Vom klinischen Verlauf her ähnlich ist die **Hepatitis E**, die ebenfalls durch ein RNA-Virus hervorgerufen wird.

Pathogenese Die Übertragung der **Hepatitis A** erfolgt fäkal-oral durch kontaminierte Lebensmittel wie Meeresfrüchte oder Obst oder durch Kontakt mit Erkrankten. Die Hepatitis A wird häufig durch

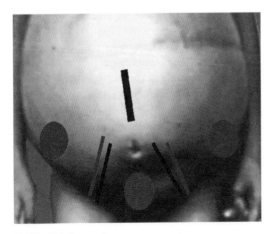

◨ Abb. 10.3 Parazentese

◻ Tab. 10.2 Übersicht über die Virushepatitiden

Hepatitisvirus	Genom	Übertragung	Verlauf
A	RNA	Enteral	Akut
B	DNA	Vertikal parenteral sexuell	Akut/chronisch
C	RNA	Vertikal parenteral andere	Akut/chronisch
D	RNA (inkomplett)	Parenteral	Chronisch
E	RNA	Enteral	Akut

Meeresfrüchte bzw. als fäkal-orale Schmierinfektion übertragen. Die Hepatitis A verläuft nach einer Inkubationszeit von 15–50 Tagen vor allem bei jungen Patienten häufig als inapparente Infektion. Mit höherem Alter kommt es sehr selten zu schweren Verlaufsformen bis hin zum akuten Leberversagen (0,01 % der Fälle) bei massivem Anstieg der Parameter der zellulären Integrität wie ALT/AST. Etwa 10 % der Erkrankungen nehmen einen längeren cholestatischen Verlauf.

Die **Hepatitis E** war bisher eine endemische Erkrankung, z. B. in Südostasien und dem subsaharischen Afrika, aber auch in Mittelamerika. Neuere Daten zeigen aber nun, dass die Hepatitis E auch in Europa auf dem Vormarsch ist. Infektionsweg sind vor allem infizierte Schweine und Wildschweine. Der Genuss von rohem Schweinefleisch, z. B. in Mettwurst, Leberwurst und Wildschweinsülze muss daher als Übertragungsweg angesehen werden. Auch die Hepatitis E verläuft meist inapparent. Vor allem bei Schwangeren kann die Hepatitis E zu einem fulminanten Leberversagen mit hoher Letalität führen. Chronische Infektionen sind bei immuninkompetenten Patienten möglich.

❶ Bei Schwangeren kann die Hepatitis A und die Hepatitis E zu fulminanten Verläufen führen, schwerwiegende Verläufe der Hepatitis A sind allerdings sehr selten.

Symptome Die häufigsten Symptome sind Dunkelfärbung des Urins, Ikterus, Abgeschlagenheit und Fieber. Dazu kommen oft Erbrechen, seltener Diarrhö, Gelenkschmerzen und Halsschmerzen.

Diagnostik Nachweis der Hepatitis A durch spezifische **Anti-HAV-IgM-Antikörper** im Blut bei frischer Infektion. Nach Überwinden der Infektion kommt es zur Ausbildung schützender Antikörper.

Die Diagnose der Hepatitis E erfolgt bei Anti-HAV-IgM-negativen Patienten durch den Nachweis von **Anti-HEV-IgM** bzw. durch Nachweis der viralen RNA in der PCR (Polymerasekettenreaktion).

Therapie Die aktive Impfung bietet einen zuverlässigen Schutz gegen Hepatitis A.

❶ Aktive und passive Impfung gegen Hepatitis A ist möglich, gegen Hepatitis E existiert aktuell noch keine Impfung.

Hepatitis B und D

Definition Die **Hepatitis B** wird durch Infektion mit dem Hepatitis-B-Virus (HBV), einem DNA-Virus, verursacht.

Das **Hepatitis-D-Virus**, ein RNA-Virus (HDV) ist mit 1.700 Basenpaaren das kleinste Virus im Tierreich. Es benötigt zur Replikation Genprodukte des HBV und ist nur bei gleichzeitiger Infektion mit beiden Viren oder Infektion mit dem HDV bei vorbestehender chronischer Hepatitis B pathogen.

Epidemiologie Bei ca. 350 Mio. Infizierten, 75 % davon in Asien, ist die Hepatitis B weltweit die neunthäufigste Todesursache. In Deutschland wird von einer Prävalenz der chronischen Hepatitis B von 0,5 % und jährlich ca. 50.000 Neuinfektionen ausgegangen.

Pathogenese Wichtigste Infektionswege in den Industrienationen sind die sexuelle und die parenterale Übertragung. Weltweit spielt die vertikale

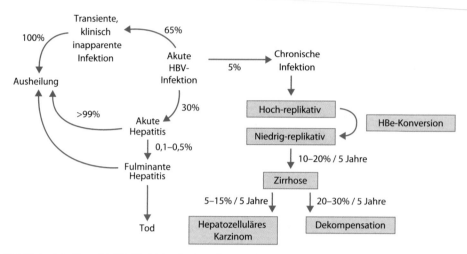

☐ Abb. 10.4 **Verlauf der Hepatitis B bei Infektion im Erwachsenenalter**

Transmission von der Mutter auf das Kind eine entscheidende Rolle.

❶ Die Aktivimpfung gegen Hepatitis B bietet einen zuverlässigen Infektionsschutz.

Die Mehrzahl der Hepatitis-B-Infektionen heilt inapparent aus, es kommt zu sog. **HBsAb-Konversion** durch die Produktion von Anti-HBs-Antikörpern im Serum. Die **akute Hepatitis B** kann zu fulminanten Verläufen führen, was durch Ko-Infektion mit HDV begünstigt wird.

Je nach Lebensalter, in dem die Infektion auftritt, kommt es mit abnehmender Häufigkeit zur **Chronifizierung** der Erkrankung (☐ Abb. 10.4, ☐ Abb. 10.5).

Mit zunehmender immunologischer Kontrolle der Infektion, wird die Replikation des Virus immer mehr unterdrückt. Ein Meilenstein ist die **Konversion von HBe-Positivität** zum Verlust von HBe-Ag und Erscheinen von Anti-HBe. Folgende serologische Stadien lassen sich prototypisch beschreiben (☐ Tab. 10.3):

— HBe-positive Patienten, Anti-HBe-negativ. Meist relativ hohe Replikationsrate.
— HBe-negative Patienten mit Konversion zu positivem Anti-HBe: Niedrigere Replikationsrate. Häufig niedrigere Transaminasen und geringere Zellschädigung.
— Verlust von HBs-Ag und Konversion zu Anti-HBs: »Ausheilung« der Hepatitis B. Fehlende Zellschädigung.

— Beim Vorliegen von sog. **Pre-core-Mutanten** wird HBe nicht produziert, die Viruslast kann trotz Fehlen von HBe-Antigen und Nachweis von Anti-HBe hoch sein.

Das Genom des Hepatitis-B-Virus kann auch nach dem Verlust von HBs-Ag und Auftreten von Anti-HBs in Hepatozyten persistieren. Unter starker Immunsuppression sind deshalb auch nach Ausheilung Reaktivierungen möglich.

❶ Die chronische Hepatitis B ist ein Risikofaktor für die Entwicklung einer Zirrhose und eines hepatozellulären Karzinoms (HCC).

Symptome Nach einer Inkubationszeit von 1–6 Monaten kommt es bei ca. 35 % der Infizierten zu klinischen Symptomen, zunächst zu einem Prodromalstadium mit Abgeschlagenheit, rechtsseitigen

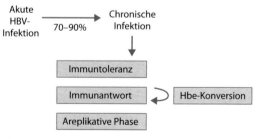

☐ Abb. 10.5 **Verlauf der HBV-Infektion im Kindesalter**

◘ Tab. 10.3 Serologische Muster unterschiedlicher Stadien der HBV-Infektion

	aHB	Zustand nach aHB	cHB immun-tolerant	cHB hoch-replikativ	cHB HBeAg-Serokonversion	cHB Pre-core-Mutante	Impfung
HBV-DNA	+	–	+++	++	–/+	++	–
ALT	↑	Norm	Norm	↑↑	Norm/↑	↑	Norm
HBeAg	+	–	+	+	–	–	–
Anti-HBe	–	–/+	–	–	+	+	–
HBsAg	+	–	+	+	+	+	–
Anti-HBs	–	+	–	–	–	–	+
Anti-HBc	IgM	IgG	IgG	IgG	IgG	IgG	–

aHB akute Hepatitis B; *cHB* chronische Hepatitis B; *ALT* Alaninaminotransferase; *HBeAg* Hepatitis-B-e-Antigen; *HBsAg* Hepatitis-B-surface-Antigen; *HBc* Hepatitis-B-core-Antigen

Oberbauchschmerzen, Fieber und Appetitverlust. Häufig nach subjektiver Besserung entwickelt sich der Ikterus.

Diagnostik

❶ Der Nachweis von Anti-HBc-Antikörpern beweist eine erfolgte Infektion, der Nachweis von Anti-HBc-IgM spricht für eine akute Infektion oder eine Reaktivierung.

Viruslast und Transaminasen erlauben Aufschlüsse über die Intensität der Infektion, in Zweifelsfällen ist bei der chronischen Hepatitis B eine Leberbiopsie zur Beurteilung der Therapienotwendigkeit angezeigt.

Therapie Eine Therapie der **akuten Hepatitis B** ist gewöhnlich nicht indiziert. Bei fulminantem Leberversagen kann die Therapie mit einem Polymeraseinhibitor erwogen werden. Handelt es sich um prinzipiell transplantable Patienten, sollte die Verlegung in ein Transplantationszentrum erfolgen.

Die Therapieindikation bei **chronischer Hepatitis B** stellt sich vorwiegend anhand des Ausmaßes der entzündlichen Reaktion der Leber. Als messbare Parameter hierfür werden eine Erhöhung der Transaminasen und eine hohe Viruslast herangezogen. Eine Leberbiopsie ist zur Indikationsstellung nur in Zweifelsfällen erforderlich. Je nach serologischem Befund können unterschiedliche Therapieziele definiert werden:

- Die antivirale Therapie kann mit Interferon-α oder mit Nukleosid- (Lamivudin, Telbivudin, Entecavir) bzw. Nukleotid-Analoga (Adefovir, Tenofovir), welche die virale Polymerase hemmen, erfolgen.
- Bei HBe-Ag-positiven Patienten wird durch Therapie mit **Interferon**-α über einen festen Zeitraum (6–12 Monate) in bis zu 30% der Patienten eine Konversion zu HBe-Negativität und Anti-HBe-Positivität oder eine deutliche Suppression der Virusreplikation erreicht. Bei einem Teil dieser Patienten kann auch ein HBs-Verlust mit Nachweis von Anti-HBs eintreten. Auch bei HBe-negativen Patienten mit hoher entzündlicher Aktivität kann eine Interferontherapie erwogen werden.
- Auch unter Therapie mit **Polymerasehemmern** kann es zu einer HBe-Serokonversion kommen. Die Therapie kann dann nach weiteren 6–12 Monaten beendet werden. Bei fehlender Serokonversion wird die Therapie dauerhaft fortgeführt.
- **Virustatische Therapieansätze** bei HBe-negativen Patienten haben prinzipiell keinen definierten zeitlichen Rahmen, sondern sind als Dauertherapie angelegt. Ziel ist eine möglichst weitgehende Suppression der Virusreplikation.

Nach dem Absetzen derartiger Therapien nimmt die virale Replikation wieder zu, häufig gefolgt von einer klinischen oder laborchemischen Exazerbation der Hepatitis.

❗ Patienten mit einer dekompensierten Leberzirrhose sollten immer virustatisch behandelt werden. Eine Interferontherapie ist hier kontraindiziert.

- Kriterien für die Entscheidung zur Therapie einer chronischen Hepatitis-B-Virusinfektion sind die Viruslast, die in IU pro ml bestimmt wird (1 IU = ca. 5 DNA-Kopien/ml), und eine Erhöhung der Transaminasen. Ab einer Viruslast von mehr als 2.000 IU HBV-DNA/ml oder einer wiederholten Erhöhung der Transaminasen wird eine antivirale Therapie empfohlen. In Zweifelsfällen wird die entzündliche Aktivität bzw. der Grad der Fibrose in einer Leberbiopsie zur Entscheidung herangezogen. Modernen Polymeraseinhibitoren wie Tenofovir oder Entecavir wird heute aufgrund ihrer höheren Wirksamkeit und der geringeren Resistenzraten gegenüber älteren Präparaten wie Lamivudin oder Adefovir der Vorzug gegeben.

❗ Die zeitgemäße Therapie einer chronischen Hepatitis B besteht in der meist dauerhaften Gabe von Polymeraseinhibitoren mit hoher Wirksamkeit und niedriger Resistenzrate. Bei HBe-positiven Patienten und Patienten mit hoher entzündlicher Aktivität und niedriger Viruslast kann eine Therapie mit Interferon-α erwogen werden.

Hepatitis C

Definition Infektion mit dem Hepatitis-C-Virus, einem RNA-Virus, das sich durch eine extrem hohe Replikationsrate mit häufigem Auftreten von Spontanmutationen auszeichnet. Es sind 6 Hauptgenotypen mit einer Anzahl von Subtypen beschrieben, die unterschiedlich gut auf Therapien ansprechen.

Epidemiologie/Pathogenese Weltweit sind etwa 170 Mio. Menschen infiziert. In etwa 80 % der Fälle verläuft die Infektion chronisch. Das Fortschreiten der Erkrankung über eine Fibrose der Leber hin

zur Zirrhose wird von verschiedenen Faktoren beeinflusst. Eine wichtige Rolle spielt ein begleitender Alkoholkonsum. Weitere Faktoren, die mit einer rascheren Progression einhergehen, sind genetische Faktoren des Wirtes, die Koinfektion mit HIV und vermutlich das metabolische Syndrom bzw. eine Fettleber. Im Durchschnitt entwickeln etwa 20 % der Patienten mit chronischer Hepatitis C nach 20 Jahren eine Leberzirrhose. Beim Vorliegen einer kompensierten Leberzirrhose beträgt das Risiko einer Dekompensation (z. B. Aszites oder Blutung) ca. 5 % pro Jahr. Im Gegensatz zur Hepatitis B scheint das Risiko einer Leberzellkarzinoms nur bei Patienten mit Zirrhose erhöht zu sein (ca. 3 % pro Jahr).

❗ Bislang wurde keine wirksame Schutzimpfung gegen Hepatitis C entwickelt.

Symptome Die meisten Patienten mit chronischer Hepatitis C sind asymptomatisch. Ein Teil weist unspezifische Symptome wie Müdigkeit, Schwäche oder Gewichtsverlust auf.

> **Extrahepatische Manifestationen der Hepatitis C**
> - Hämatologische Erkrankungen: essenzielle gemischte Kryoglobulinämie, erhöhtes Risiko für B-Zell-Lymphome
> - Nierenerkrankungen (vor allem membranoproliferative Glomerulonephritis)
> - Autoimmune Schilddrüsenerkrankungen
> - Diabetes mellitus
> - Dermatologische Erkrankungen (Lichen planus, Porphyria cutanea tarda)

Diagnostik Nach immunologischem Kontakt mit dem Virus bleiben Anti-HCV-Antikörper im Serum nachweisbar. Bei chronischer Infektion ist HCV-RNA nachweisbar. Der Genotyp sowie das Ausmaß einer etwaigen Leberfibrose oder Zirrhose sind für die Beurteilung der Wahrscheinlichkeit eines Therapieerfolges bzw. der Therapiedringlichkeit wichtig.

Therapie Jede chronische Infektion mit HCV stellt prinzipiell eine Therapieindikation dar. Limitierend können Kontraindikationen und das ausgeprägte Nebenwirkungsprofil der Therapeutika sein. Der Therapieerfolg ist höher bei Patienten mit günstigem Genotyp, niedriger Viruslast, fehlender Fibrose und kaukasischer/asiatischer Herkunft. Zuletzt wurden Polymorphismen des Interleukin-28B-Gens als bedeutsam für das Therapieansprechen festgestellt. Sie erklären aufgrund ihrer unterschiedlichen geographischen Häufigkeit zumindest teilweise die rassebedingten Unterschiede im Therapieansprechen.

Seit der Einführung der **Kombinationstherapie** mit pegyliertem Interferon-α-2a/b und Ribavirin haben sich die Erfolgsraten der Therapie der Hepatitis C positiv entwickelt: So können Patienten mit Infektionen durch die Genotypen 1 und 4–6 nach 48 Wochen Therapie zu etwa 50 % mit einer dauernden Viruselimination rechnen (»sustained viral response«, SVR), während diese bei Patienten mit Infektionen durch die Genotypen 2/3 nach 24 Wochen Therapie in bis zu 80 % der Fälle erreicht wird.

Peg-Interferon-α-2a wird in einer festen Dosis von 180 µg/Woche verabreicht, Peg-Interferon-α-2b in einer Dosis von 1,5 µg/kg KG. Ribavirin wird körpergewichtsadaptiert verordnet (13–15mg/kg KG).

Fällt die Viruslast bis zur Woche 12 der Therapie nicht um mindestens den Faktor hundert ab (2 Log-Stufen), soll die Therapie abgebrochen werden, da die Erfolgsaussichten dann verschwindend gering sind.

Bei niedriger Ausgangsviruslast kann die Therapiedauer bei den Genotypen 1 und 4–6, wenn zu Woche 4 der Therapie keine Virämie mehr nachweisbar ist (»rapid viral response«, RVR), auf 24 Wochen verkürzt werden.

Bei Patienten, die zu Woche 24 noch eine Virämie aufweisen (aber zu Woche 12 einen Abfall der Viruslast um mindestens 2 Log-Stufen erreicht hatten), sollte eine Therapieverlängerung auf 72 Wochen erfolgen.

Ähnlich kann die Therapiedauer bei Patienten mit Genotyp-2/3-Infektionen, ausgehend von der Standarddauer von 24 Wochen, je nach Ansprechen individualisiert werden.

> ❶ Die gegenwärtige Standardtherapie der chronischen HCV-Hepatitis besteht in der Gabe von pegyliertem Interferon-α2a/b in Kombination mit Ribavirin. Neue Proteaseinhibitoren (Boceprevir und Telaprevir) werden die Erfolgsraten der Therapie noch einmal deutlich erhöhen.

Kontraindikationen für eine Interferon-Therapie

- Autoimmunerkrankung
- Schilddrüsenerkrankungen
- Depression, Suizidversuche
- Thrombopenie, Anämie
- Frische Infekte, Pneumonie
- Hepatozelläres Karzinom, Kolonkarzinom
- Schwangerschaft

10.3.2 Leberzirrhose   `F08` `H08`

Definition Histologisch wird die Leberzirrhose durch das Auftreten von sog. **Brückenfibrosen**, d. h. von fibrotischen Bändern, die von Portalfeld zu Portalfeld reichen, definiert. Hierdurch geht die normale Läppchenarchitektur verloren, das Organ wird knotig umgebaut.   `F09` `F10` `H10` `H11`

Epidemiologie Schätzungen gehen für Deutschland von einer jährlichen Inzidenz von 1 Fall/40 Einwohner aus.

Pathogenese Die häufigste Ursache hierzulande ist mit etwa in der Hälfte der Fälle der **chronische Alkoholkonsum**. **Chronische Virushepatitiden** bedingen etwa ein weiteres Drittel der Zirrhosen. Zum Zeitpunkt der Diagnose einer Zirrhose kann die Ätiologie in etwa 10 % der Fälle nicht mehr geklärt werden (kryptogene Zirrhose). Häufig liegen mehrere Ursachen vor, die sich unter Umständen gegenseitig erheblich verstärken. Dies gilt z. B. für die hereditäre Hämochromatose und den chronischen Alkoholkonsum sowie für den chronischen Alkoholkonsum und die Hepatitis C.

Weltweit stellen die Virushepatitiden die weitaus häufigste Ursache der Leberzirrhose dar.

Pathogenetische Mechanismen der Leberzirrhose sind Leberzelluntergang und Regeneration sowie Inflammation und Fibrose. Die entstehenden Bindegewebssepten führen zu Störungen der Durchblutung, die funktionelle Shunts, d. h. einen fehlenden Kontakt des portalen Blutes mit Parenchymzellen auf dem Weg von portalen zu zentralvenösen Gefäßen, bedingen und zu einer Widerstandserhöhung im sinusoidalen Stromgebiet mit nachfolgender Druckerhöhung im Pfortadersystem führen.

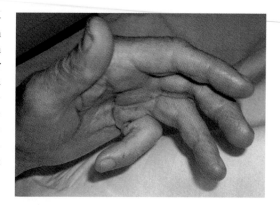

◘ Abb. 10.6 Dupuytren-Kontraktur Stadium III bei Leberzirrhose

Symptome Klinisch bleibt die Zirrhose oft lange Jahre unbemerkt. Bei etwa einem Drittel der Patienten wird sie im asymptomatischen Stadium diagnostiziert, bei der Mehrzahl der Patienten auf Grund von uncharakteristischen Symptomen, wie Müdigkeit und mangelnde Leistungsfähigkeit oder zufällig festgestellter Veränderungen von Laborwerten, wie Bilirubin oder Thromboplastinzeit. Ein Teil der Patienten wird durch eine Komplikation der Leberzirrhose erstmals auffällig.

Die körperlichen Zeichen der voll ausgeprägten **dekompensierten Zirrhose** sind kaum zu übersehen (◘ Abb. 10.6 und ◘ Abb. 10.7).

Diagnostik Neben den klinischen Zeichen beruht die Diagnose der Leberzirrhose insbesondere auf dem **Ultraschall**. Hier zeigen sich charakteristische Oberflächenveränderungen. Die Oberfläche ist höckrig, entweder mit groben oder feineren Knoten. Bei starker Vergrößerung zeigt sich ein Treppenphänomen, weil der Schall durch die Vorbuckelung unterschiedlich reflektiert wird. Schließlich lässt sich bei starker Vergrößerung ein Strich unter die Oberfläche zeichnen und die äußeren Variation der Leberdicke bemessen: Die Leberoberfläche ist nicht mehr glatt, sondern gebuckelt. Daneben fällt im Binnenmuster einer extreme Verdichtung des Parenchyms, eine Rarefizierung der Gefäßstrukturen und ein geschnörkelter Verlauf der großen Lebervenen auf. Der Lobus caudatus ist vergrößert auf über 3 cm. Im finalen Stadium erkennt man meist eine verkleinerte, extrem verhärtete Leber, die im Aszites schwimmt.

Die **Prognose** zirrhotischer Patienten wird häufig anhand von Scores abgeschätzt. Ursprünglich zur Beurteilung der perioperativen Mortalität bei Shunt-

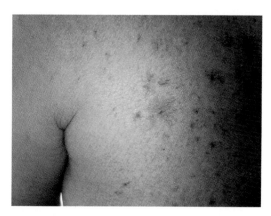

◘ Abb. 10.7 Spider naevus und Ikterus bei Leberzirrhose

operationen entwickelt wurde der **Child-Pugh-Turcotte-Score (CPT,** ◘ Tab. 10.4). Der **Model-of-End-Stage-Liver-Disease-Score (MELD-Score)** wurde zur Vorhersage der 3-Monats-Letalität entwickelt und basiert auf den Serumkonzentrationen von Kreatinin, Bilirubin und der INR als Parameter der plasmatischen Gerinnung. Er spielt heute als Kriterium für die Organzuteilung bei der Lebertransplantation eine entscheidende Rolle.

Therapie Eine Beseitigung bzw. Therapie der Zirrhoseursachen steht im Vordergrund. Ist dies möglich, so ist häufig eine gewisse klinische Besserung zu verzeichnen, die sich über Jahre fortsetzen kann.

Eine eigentliche Therapie der Leberzirrhose existiert nur in Form der Lebertransplantation.

11 ▶

◼ **Tab. 10.4** Child-Pugh-Klassifikation			
	1 Punkt	2 Punkte	3 Punkte
Bilirubin (mg/dl)	<2	2–3	<3
Albumin (g/dl)	<3,5	3,5–2,8	<2,8
Aszites	Keiner	Mäßig (therapiert)	Ausgeprägt (therapierefraktär)
INR	<1,7	1,7–2,2	<2,2
Enzephalopathie	Keine	I°–II° (therapiert)	III°–IV° (refraktär)
Punkte	Stadium/Class	1-Jahres-Überleben	Operationsletalität
5–6	A	100%	10%
7–9	B	80%	30%
10–15	C	45%	82%
INR International Normalized Ratio			

10.3.3 Komplikationen der Leberzirrhose

Portaler Hypertonus, zirkulatorische Dysfunktion, Aszites, hepatorenales Syndrom

Definition

- **Portaler Hypertonus**: Hochdruck im Pfortadersystem, der hierzulande meist als Folge einer Leberzirrhose auftritt. Weitere mögliche Ursachen sind prähepatische Obstruktionen im Pfortadersystem (z. B. Bilharziose, Pfortaderthrombose)
- **Zirkulatorische Dysfunktion**: Hyperdyname Kreislaufsituation bei niedrigem peripherem Gefäßwiderstand und niedrigem zentralem Blutvolumen bei vermehrtem abdominellen Blutgehalt
- **Aszites:** Flüssigkeit in der freien Bauchhöhle
- **Hepatorenales Syndrom**: Störung der Nierenfunktion, die bis zum Nierenversagen führen kann. Ursache ist eine Mangeldurchblutung der Nieren infolge des portalen Hochdrucks und der daraus resultierenden Kreislaufdysregulation. Pathomorphologisch sind die Nieren unverändert.

Pathogenese Die Leberzirrhose gehört zur Gruppe der ödematösen Erkrankungen. Durch den erhöhten Flusswiderstand im sinusoidalen Gefäßbett

der Leber erhöht sich der Druck im Pfortadersystem (**portaler Hypertonus**).

Im Rahmen einer **zirkulatorischen Dysfunktion** erweitern sich die splanchnischen Gefäße, der globale Gefäßwiderstand sinkt und dementsprechend sinkt auch der mittlere arterielle Druck. Das Splanchnikussystem enthält nun einen abnorm großen Teil des Blutvolumens, das zentrale Blutvolumen und dementsprechend die kardiale Vorlast sind erniedrigt. Dies begrenzt die Möglichkeit einer kardialen Kompensation des erniedrigten peripheren Gefäßwiderstandes durch eine Erhöhung des Herzzeitvolumens. Niedriger arterieller Mitteldruck und verringertes zentrales Blutvolumen führen zur reflektorischen Aktivierung von Vasopressorsystemen, u. a. dem sympathischen Nervensystem und dem Renin-Angiotensin-Aldosteron-System. Klinisch bedeutsame Effekte an den Nieren sind eine Drosselung der Nierenperfusion und eine ausgeprägte Retention von Natrium und freiem Wasser am distalen Tubulus und Sammelrohr.

Aszites entsteht als Folge einer Kombination von

- Flüssigkeitsretention,
- erhöhtem portalem Druck,
- erniedrigtem intravaskulärem onkotischem Druck aufgrund der Hypoalbuminämie und
- begrenzter Kapazität des Lymphsystems zur Resorption von Flüssigkeit aus dem Peritoneum.

Mit Fortschreiten der hämodynamischen Störung wird die renale Perfusion kritisch eingeschränkt. Schließlich kommt es zum Abfall der glomerulären Filtrationsrate und letztendlich zum Anstieg der Retentionsparameter. Sind andere Ursachen des Nierenversagens ausgeschlossen, spricht man von einem **hepatorenalen Syndrom** (HRS).

Symptome Klinische Zeichen der hyperdynamen Kreislaufstörung zirrhotischer Patienten sind eine akrale Überperfusion sowie eine erhöhte Blutdruck- bzw. Pulsamplitude. Aszites und Ödeme sind Zeichen des erhöhten Plasmavolumens.

Diagnostik Methoden des invasiven Kreislaufmonitorings können in schwerwiegenden Situationen, z. B. beim akuten Nierenversagen, helfen, die hämodynamischen Störungen und deren Reaktion auf therapeutische Interventionen zu analysieren.

❗ Jeder neu aufgetretene Aszites sollte zur diagnostischen Punktion führen.

Serumkreatinin, Urinnatrium, fraktionelle Natriumexkretion und 24-h-Natriumexkretion helfen bei der Beurteilung der renalen Funktionseinschränkung.

Therapie Die Therapie des **unkomplizierten Aszites** besteht zunächst in einer Reduktion der Kochsalzaufnahme (unter 5 g/Tag) und pharmakologisch in der Gabe von Aldosteronantagonisten wie Spironolacton. Da diese leicht zu einer Hyperkaliämie führen, werden sie üblicherweise mit Schleifendiuretika kombiniert. Häufig werden fixe Kombinationen wie 100 mg Spironolacton plus 40 mg Furosemid oder Vielfache hiervon bis zu einer Maximaldosis von 400 mg Spironolacton plus 160 mg Furosemid verwendet.

Von einem **refraktären Aszites** spricht man dann, wenn bei ausreichender Kochsalzrestriktion keine ausreichende Mobilisierung des Aszites erfolgt oder aber ein Anstieg der renalen Retentionsparameter oder eine ausgeprägte Hyponatriämie die weitere Therapie unmöglich machen. Therapeutische Alternativen bestehen dann in der regelmäßigen Parazentese bzw. in der Anlage eines Shunts, heutzutage in der Regel auf nicht chirurgischem Weg als transjugulärer portosystemischer Stent-Shunt (TIPS).

In besonderen Fällen, so z. B. beim **etablierten hepatorenalen Syndrom**, erfolgt die Therapie mit Plasmaexpansion durch Gabe von Albumin und Vasokonstriktoren, v. a. Vasopressinanaloga wie Tri-Glycyl-Lysin-Vasopressin (Terlipressin).

❗ Kaffeegenuss und die Gabe von Pentoxyphyllin sind bei der Leberzirrhose von positiver Bedeutung. Insbesondere zeigen epidemiologische Studien, dass ein Kaffeegenuss von mindestens 2 Tassen täglich mit einer geringeren Fibrose assoziiert ist.

Spontan-bakterielle Peritonitis (SBP) und andere Infektionen

Definition Die spontanbakterielle Peritonitis tritt bei Patienten mit vorbestehendem Aszites infolge einer hämatogenen Streuung enterischer Keime auf. Von dieser zu unterscheiden ist die sekundär bakterielle Peritonitis z. B. als Folge einer Hohlorganperforation.

Epidemiologie und Pathogenese Aufgrund ihrer eingeschränkten Immunkompetenz sind Zirrhotiker infektgefährdet. Etwa 30 % der Krankenhausaufnahmen erfolgen wegen Infektionen, 25 % der aus anderen Gründen hospitalisierten Zirrhotiker erleiden eine nosokomiale Infektion. In der Häufigkeit führt die sekundär-bakterielle Peritonitis, gefolgt von Harnwegsinfekten, Pneumonien und Bakteriämien mit unklarer Ursache.

Symptome Infektionen verlaufen bei zirrhotischen Patienten oft oligosymptomatisch und afebril und äußern sich häufig lediglich als Verschlechterung des Allgemeinzustandes oder der Organfunktionen, hier vor allem der Nierenfunktion bzw. als Vigilanzstörung. Zeichen der spontan-bakteriellen Peritonitis können Schmerzen und eine rasche Zunahme des Bauchumfanges sein.

Diagnostik Die Diagnose wird durch den Nachweis von >250 Granulozyten/µl Aszites gestellt. Bei der diagnostischen Punktion, die bei jedem Zirrhotiker mit Aszites und klinischer Verschlechterung durchgeführt werden muss, werden zusätzlich Blutkulturflaschen beimpft (jeweils 10 ml Aszites), die allerdings nur in etwa 50 % der Fälle positive Kulturen ergeben.

⊘ Jede Verschlechterung des Allgemeinzustandes eines Patienten mit Zirrhose kann durch eine Infektion verursacht werden und sollte zur dementsprechenden Diagnostik führen:
  ▬ Röntgen-Thorax
  ▬ Urin-Teststreifen und ggf. Kulturen
  ▬ Diagnostische Parazentese

Die Prognose von Infektionen wird durch das Vorliegen einer Zirrhose verschlechtert.

Therapie Cephalosporine der 3. Generation stellen den Standard der empirischen antibiotischen Therapie der SBP dar. Alternativen sind Amoxicillin/Clavulansäure. Die zunehmende Häufigkeit von resistenten Erregern bei der SBP lässt ja nach Verlauf oder Risikoprofil des Patienten die Verwendung breiterer antibiotischer Regimes für sinnvoll erscheinen.

Nach 48 h sollte mit Hilfe einer erneuten Parazentese eine Überprüfung der Strategie erfolgen. Ist die Granulozytenzellzahl bis dahin nicht um mehr als 25 % abgefallen, sollte das Antibiotikaregime umgestellt werden. Die hohe Inzidenz an Nierenversagen im Gefolge der SBP lässt sich durch die Plasmaexpansion mit Albuminlösung verringern, die deshalb zur Standardtherapie gehört.

Ösophagusvarizen, Ösophagusvarizenblutung

`F09` `F10` `H11`

Definition Ösophagusvarizen sind varikös erweiterte venöse Gefäße in der Speiseröhre, die als portokavale Kollateralen aufgrund des portalen Hochdruckes entstehen und zu lebensbedrohlichen Blutung führen können.

Epidemiologie und Pathogenese Ösphagusvarizen entwickeln sich aus submukosalen Venen im Bereich des unteren Ösophagussphinkters. Aufgrund des erhöhten portalvenös-zentralvenösen Druckgradienten werden sie varikös erweitert und

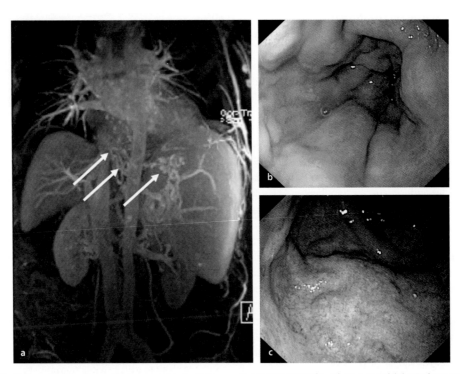

☐ **Abb. 10.8a–c Kollateralen. a** MR-tomographische Rekonstruktion des portalen Gefäßsystems: Neben der kleinen Leber und der stark vergrößerten Milz fallen korkenzieherartige Kollateralgefäße auf, die vom Milzhilus Richtung Magenfundus bzw. Richtung Ösophagus ziehen. **b** Ösophagusvarizen. **c** Rektumvarizen

fungieren als Kollateralkreisläufe (■ Abb. 10.8). Sie bestehen bei ca. 50 % aller Zirrhotiker und treten mit zunehmendem Child-Pugh-Score häufiger auf. Mit zunehmendem Durchmesser der Gefäße steigt die Blutungsgefahr. Portale Druckerhöhungen nach Nahrungsaufnahme oder Alkoholgenuss können zur Ruptur der Gefäße beitragen Auch im Rektum können sich blutungsgefährdete Varizen bilden.

> **H11** ❶ Die Letalität einer unbehandelten Ösophagusvarizenblutung liegt bei etwa 30–40 %, bei Ausschöpfen aller therapeutischen Optionen immer noch bei 10–20 %. Eine sofortige intensivmedizinische Überwachung ist angezeigt.

Symptome Ösophagusvarizen verursachen keine Symptome, solange es nicht zu einer Blutung kommt. Zeichen der Blutung sind Bluterbrechen, Teerstuhl oder Hämatochezie und Kreislaufinstabilität. Bei starken Blutungen sollte eine Schutzintubation erfolgen, um eine Aspiration von Blut zu verhindern.

Diagnose Alle Patienten mit neu diagnostizierter Zirrhose sollten eine **Gastroskopie** zur Feststellung von Ösophagusvarizen erhalten. Zur Blutung prädisponieren:
- Große Varizen
- Endoskopische Zeichen des Blutungsrisikos (»red cherry spots«: kirschrote Flecken auf dilatierten Varizen) sowie kleine Ulzera
- Child-Pugh-Klasse B oder C

Therapie Die **Primärprophylaxe** gegen Blutungen erfolgt durch die Gabe von nichtselektiven β-Blockern oder endoskopischer Bandligatur. Die **akute Ösophagusvarizenblutung** wird multimodal mit der Gabe von Triglycyl-Lysin-Vasopressin (Terlipressin) oder Somatostatin, endoskopischer Intervention und der Gabe von Antibiotika behandelt. Instrumente zur notfallmäßigen Blutungstherapie sind die Sengstaken-Blakemore-Sonde und die Lynton-Sonde, Ballonsonden, die nach Einführen in Ösophagus und Magen und Insufflation Druck auf die blutenden Areale ausüben (■ Abb. 10.9).

Hepatische Enzephalopathie

Definition Die hepatische Enzephalopathie (HE) bezeichnet ein neuropsychiatrisches Syndrom, das

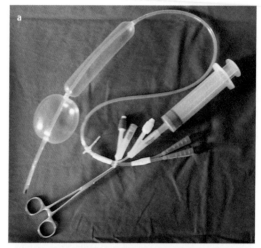
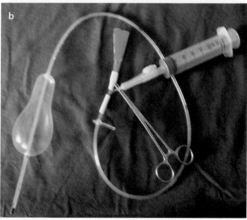

■ Abb. 10.9a,b Instrumente zur Therapie einer Ösophagusvarizenblutung. a Sengstaken-Blakemore-Sonde mit getrennten Ballons für Fundus- und Ösophaguskompression. **b** Linton-Sonde mit einem birnenförmigen Ballon für die Kompression von Fundus- und Ösophagusvarizen

zunächst zu subklinischen Veränderungen, dann zu Persönlichkeitsveränderungen, Störung des Tag-Nacht-Rhythmus und der Merkfähigkeit, situativen Verkennungen, Desorientiertheit und schließlich zu einem Koma zunehmender Schwere führt.

Pathogenese Eine gestörte **Ammoniakelimination** durch die zirrhosebedingte Störung des Harnstoffzyklus scheint eine wesentliche Ursache der HE zu sein. Ammoniak ist für sich genommen zelltoxisch, seine Neutralisierung in der Neuroglia durch Übertragung auf Glutamat führt zur Anreicherung des osmotisch wirksamen Glutamins in den Astrozyten und zur Hirnschwellung. Etwa ein Drittel des Ammoniakaufkommens im menschlichen Organismus stammt aus dem Stoffwechsel enterischer Kommensalen. Weitere hypothetische Faktoren sind

- die bei Zirrhotikern häufige Hyponatriämie,
- eine Interaktion von Ammoniak mit der GABA-ergen Übertragung im ZNS,
- die Stimulation proentzündlicher Zytokine,
- die vermehrte Bildung von Monoamin-Neurotransmittern durch das gestörte Verhältnis zwischen aromatischen und verzweigtkettigen Aminosäuren.

HE-Episoden werden häufig durch identifizierbare Auslöser, wie z. B. Infekte, gastrointestinale Blutungen wie z. B. die Ösophagusvarizenblutung, Urämie oder Medikamente angestoßen. Nach derartigen Auslösern sollte aktiv gesucht werden.

Symptome Störungen des Tag-Nacht Rhythmus sind häufig eine frühe Manifestation der HE. Neurologische Zeichen der fortgeschrittenen HE sind Bradykinesie, Dysarthrie, Asterixis (»flapping tremor«) und eine Hyperreflexie der Muskeleigenreflexe. Fokal-neurologische Störungen können auftreten. Parallel zu den neurologischen Auffälligkeiten entwickeln sich Persönlichkeitsstörungen und zunehmende Desorientiertheit, gefolgt von einer Vigilanzstörung bis hin zum Koma.

Diagnostik Die Diagnose wird anhand einer klinischen Untersuchung des Patienten gestellt, wobei die HE in 5 Schweregrade eingeteilt wird (◙ Tab. 10.5). Gelegentlich werden neuropsychiatrische oder psychometrische Testverfahren eingesetzt.

Therapie Laktulose, ein nicht resorbierbares Disaccharid, wird im Darm bakteriell verstoffwechselt, wodurch es zur Ansäuerung des Darminhaltes kommt. Hierdurch wird Ammoniak als Ammoniumionen im Darm gebunden.

> ❶ Laktulose stellt den Hauptpfeiler der Therapie und Prophylaxe der hepatischen Enzephalopathie dar. Daneben ist eiweißreiche Kost bis zu einer Eiweißaufnahme von 60 g/Tag wichtig.

◙ **Tab. 10.5** Schweregrade der hepatischen Enzephalopathie

Grad	Klinik
0, subklinische hepatische Enzephalopathie	Normale Bewusstseinslage
	Psychometrische Tests evtl. gestört
1	Gestörter Tag-Nacht-Rhythmus
	Konzentrationsschwierigkeiten
	Tremor, Dysgraphie
2	Verlangsamt
	Desorientiert, inadäquates Verhalten, Nesteln
	Asterixis, Dysarthrie, Reflexabschwächung
3	Somnolent, erweckbar
	Desorientiert, ängstlich, aggressiv
	Asterixis, Hyperreflexie, Pyramidenzeichen
4, Verwendung der Glasgow-Coma-Scale zur weiteren Differenzierung	Koma

Nichtresorbierbare Antibiotika wie Rifaximin oder Neomycin stellen therapeutische Alternativen dar. Ein weiterer Therapieansatz besteht in der Stimulation des Harnstoffzyklus durch die Gabe von L-Ornithin-L-Aspartat.

10.3.4 Akutes Leberversagen `H10`

Definition Lebensbedrohlicher Notfall bei Ausfall der detoxifizierenden, synthetischen und immunologischen Funktion der Leber, definiert durch das Zusammentreffen von Ikterus, Koagulopathie und Enzephalopathie innerhalb eines halben Jahres.

Pathogenese Wichtige Auslöser des akuten Leberversagens (ALV) in Deutschland sind Medikamentenüberdosierungen oder -unverträglichkeiten sowie fulminante Virushepatitiden (◙ Abb. 10.10). Häufig bleibt die Ursache ungeklärt.

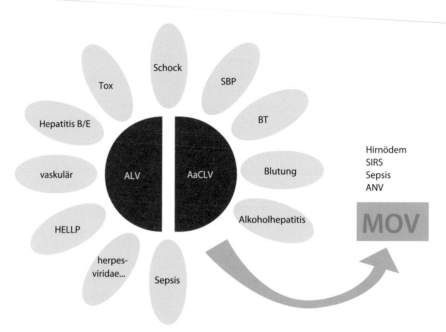

◘ **Abb. 10.10 Ursachen des akuten (ALV) und des akut-auf-chronischen Leberversagens (AaCLV).** *HELLP* »haemolysis, elevated liver enzymes, low platelets«; *BT* bakterielle Translokation; *SBP* spontanbakterielle Peritonitis; *SIRS* systemische Entzündungsreaktion; *ANV* akutes Nierenversagen; *MOV* Multiorganversagen; *Tox* toxisch

Symptome Per definitionem liegen Ikterus, Blutgerinnungsstörung und hepatische Enzephalopathie vor. Dementsprechend erfolgt die Vorstellung der Patienten häufig wegen gastrointestinaler Blutungen, subkutaner Einblutungen (Sugillationen) oder einer Vigilanzstörung bis hin zum hepatischen Koma.

Die hohe Letalität des akuten Leberversagens ist vor allem durch das komplizierende Hirnödem und die Gefahr der Hirnstammeinklemmung bedingt. Bei subakuten Verläufen können septische und Blutungskomplikationen im Vordergrund stehen.

Diagnostik Anamnese (Arzneimittelexposition, Drogenabusus, Pilzgenuss, Kontakt mit Hepatitispatienten, Schwangerschaft) und klinische Untersuchung können Hinweise auf die Genese des Leberversagens liefern. Eine akute Virushepatitis muss ausgeschlossen werden.

❶ Paracetamolintoxikationen müssen erkannt werden, die erfolgreich mit hochdosiertem Acetylcystein behandelt werden können. Schon bei Verdacht sollte die Therapie frühzeitig erfolgen.

Differenzialdiagnose Abgegrenzt werden muss das **akut-auf-chronische Leberversagen** (AaCLV, ◘ Abb. 10.10), das als akute Funktionsverschlechterung bei vorbestehender Leberzirrhose auftritt: Beide Erkrankungen münden in ein Multiorganversagen. Beim akuten Leberversagen steht die vitale Bedrohung durch ein mit unberechenbarer Dynamik auftretendes Hirnödem im Vordergrund, gefolgt von infektiösen Komplikationen. Beim akut-auf-chronischen Leberversagen sind die Patienten vor allem durch Sepsis und Blutungen bedroht.

Therapie In Abhängigkeit von der Art des Auslösers sind ggf. kausale Therapieansätze möglich. Die Gabe von n-Acetylcystein hat sich auch für nicht-paracetamolinduzierte akute Leberversagen mit noch niedriggradiger HE etabliert. Davon abgesehen besteht die Hauptaufgabe im Monitoring sowie Management des sich entwickelnden Organversagens. Eine große Rolle spielt hierbei die Therapie des Hirnödems und die Bekämpfung septischer Komplikationen. Die Rolle von Bridgingverfahren, wie z. B. Albumindialyseverfahren oder Plasmaseparation/-adsorptionsverfahren ist noch nicht abschließend geklärt. Entscheidend ist die rechtzeitige Indikationsstellung zur Transplantation.

> ❗ Alle Patienten mit akutem Leberversagen sollten in einem Transplantationszentrum betreut werden.

10.3.5 Morbus Wilson

Definition Seltene, auf unterschiedliche Mutationen einer kupfertransportierenden ATPase (ATP7B) zurückzuführende autosomal-rezessive Erkrankung, die zu einer Kupferüberladung des Organismus führt.

Epidemiologie Die Erkrankung wird häufig im Kindesalter manifest und selten im Alter von über 40 Jahren diagnostiziert.

Pathogenese Die Störung von ATP7B beeinträchtigt die Bindung von Kupfer an Coeruloplasmin und führt aufgrund einer reduzierten Halbwertszeit des kupferfreien Apocoeruloplasmins zu erniedrigten Serumspiegeln von Kupfer und Coeruloplasmin.

Symptome

Symptome des Morbus Wilson

- Hepatisch
  - Akutes Leberversagen
  - Leberfunktionseinschränkung
  - Zirrhose
- Neurologisch
  - Dysarthrie, Dysgraphie
  - Rigor, Tremor
  - Krampfanfälle
  - Pseudobulbäre Lähmung
- Psychiatrisch
  - Persönlichkeitsveränderungen
  - Depression, Angstzustände, Psychosen
- Hämatologisch
  - Coombs-negative hämolytische Anämie
- Renal
  - Nephrolithiasis
  - Aminoazidurie

Zeichen der akuten oder chronischen Lebererkrankung, neurologische und neuropsychiatrische Auffälligkeiten, Blutungen, renale Störungen und eine episodische Hämolyse können zur Verdachtsdiagnose eines M. Wilson führen. Bei Patienten mit akutem Leberversagen, typischerweise in Verbindung mit Hämolyse und ausgeprägter Gerinnungsstörung, muss daher an M. Wilson gedacht werden.

Diagnostik Der typische **Kayser-Fleischer-Ring** der Kornea wird v. a. bei Patienten mit neurologischer Beteiligung gesehen.

Laborchemisch unterstützen ein erniedrigtes Serumcoeruloplasmin und Serumkupfer die Diagnose:

- Serum-Coeruloplasmin <20 µg/dl
- Freie Serumkupferkonzentration >25 µg/dl; freies Serumkupfer (µg/dl) = totales Serumkupfer (µg/dl) – Serumcoeruloplasmin (µg/dl) × 3,15

Bei Patienten mit akutem Leberversagen ist das Serumkupfer allerdings erhöht, da Kupfer aus untergehenden Hepatozyten freigesetzt wird. Die Kupferausscheidung im Urin ist bei Patienten mit M. Wilson häufig erhöht.

> ❗ Der Goldstandard der Diagnose besteht im Nachweis erhöhter Kupferkonzentrationen in einer Leberbiopsie.

Ist die Diagnose gestellt, sollte nach den häufigeren genetischen Mutationen gesucht werden. Lässt sich der Gendefekt ermitteln, können Angehörige genetisch gescreent werden.

Therapie Die Therapie beruht auf der Chelierung von Kupfer mit D-Penicillamin oder Trientin sowie in der Hemmung der Kupferresorption mit Zink. Eine Erhaltungstherapie muss lebenslang durchgeführt werden. Auch asymptomatische Träger des Gendefektes werden behandelt. Eine Lebertransplantation ist meist die einzige Therapieoption beim akuten Leberversagen durch einen M. Wilson.

⬛ Tab. 10.6 Klassifikation der Hämochromatose

Typ	Chromosom	Gen	Vererbung	Prävalenz
1	6	HFE	Autosomal-rezessiv	Häufig, adulter Typ
2a	1	Hämojuvelin	Autosomal-rezessiv	Juvenil
2b	19	Hepcidin	Autosomal-rezessiv	Juvenil
3	7	TFR 2	Autosomal-rezessiv	Italien
4	2	Ferroportin 1	Autosomal-dominant	Italien

F09 10.3.6 Hämochromatose

Definition Autosomal-rezessiv bzw. autosomal-dominant vererbte Eisenspeichererkrankung.

Epidemiologie In kaukasischen Populationen erreicht die Prävalenz homozygoter C282Y-Genotypen 0,5 % der Bevölkerung. Nur ein kleiner Teil der betroffenen Männer entwickelt eine manifeste Eisenspeichererkrankung, bei Frauen ist die Penetranz wegen des Eisenverlustes durch die Regelblutungen sehr gering.

Pathogenese Hämochromatose ist die häufigste angeborene Stoffwechselerkrankung und die erste, deren Genetik bekannt wurde. Vier klinische Typen sind beschrieben, von denen lediglich der Typ 1 mit Mutationen im Bereich des HFE-Gens auf Chromosom 6 zahlenmäßig relevant ist (⬛ Tab. 10.6).

Die häufigste Mutation des HFE-Gens, die 90 % der Hämochromatose-Fälle bedingt, ist das homozygote Vorliegen einer C282Y-Substitution. Etwa 8 % der klinisch manifesten Hämochromatosen werden durch ein gemeinsames, jeweils heterozygotes Auftreten der C282Y-Substitution und einer H63D-Substitution (»compound heterozygotes«) verursacht. Das normale HFE-Genprodukt führt vermutlich zur vermehrten Bildung von Hepcidin, das eine negative Rückkoppelung auf Ferroportin ausübt, das wiederum den Eisentransport über die basale Membran der Zellen der Duodenalmukosa regelt. Ein defektes HFE-Genprodukt schwächt somit diesen Rückkoppelungsmechanismus (⬛ Abb. 10.11).

Der Weg, auf dem die HFE-Mutationen zur Eisenüberladung führen, ist nicht bekannt. Unter physiologischen Bedingungen ist die Eisenresorption präzise reguliert, wohingegen – abgesehen vom Verlust über Gewebsabschilferungen, Urin und Blut – keine Ausscheidungsmechanismen für Eisen existieren. Die Regulation des Eisenstoffwechsels findet also über eine Begrenzung der Eisenaufnah-

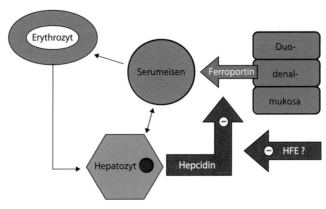

⬛ Abb. 10.11 Eisenhomöostase

me statt, die bei Patienten mit Hämochromatose nicht strikt genug ist. Erst bei einem Gesamtspeichereisen von 10–30 g treten klinische Symptome auf, eine Menge, die bei durchschnittlicher täglicher Resorption von 1–2 mg erst nach Jahrzehnten erreicht wird.

Symptome Typisch für die Typ-1-Hämochromatose ist das Auftreten einer Hepatopathie mit den Leitsymptomen Müdigkeit, Arthropathien und Diabetes mellitus. Weitere häufige Organmanifestationen sind Kardiomyopathie und Hypogonadismus. Das Risiko für ein hepatozelluläres Karzinom ist stark erhöht.

Diagnostik Meist stellt sich der Verdacht auf eine Hämochromatose bei der diagnostischen Abklärung auffälliger Leberwerte.

Eine ungefähre Abschätzung des Speichereisens kann an Hand des Serumferritinwertes erfolgen. Unter einem Wert von 1000 ng/ml treten klinische Symptome nicht auf. Bei einem Serumferritin >300 ng/ml sollte dann eine Bestimmung der Transferrinsättigung erfolgen. Liegt diese über 60 % wird eine genetische Untersuchung zur Feststellung einer homozygoten C282Y-Mutation durchgeführt. Bei positivem Befund steht die Diagnose fest, bei negativem genetischem Befund sollte eine Leberbiopsie zum Nachweis einer, dann auf anderem Weg verursachten Hämochromatose erfolgen.

Differenzialdiagnose Differenzialdiagnostisch ist die Abgrenzung von einer **Hämosiderose**, einer exogenen Eisenüberladung, wichtig. Sie tritt beispielsweise bei Patienten mit myelodysplastischem Syndrom oder anderen Blutbildungsstörungen nach häufigen Bluttransfusionen auf.

Bei Patienten mit **Zirrhose** kommt es regelmäßig zu einer sekundären Eisenüberladung, da in Folge der Zirrhose auch der negative Rückkoppelungsmechanismus zur Begrenzung der Eisenresorption gestört ist.

Therapie Die Therapie der Wahl besteht in der **Phlebotomie** (Aderlass), mit der rasch klinisch relevante Mengen an Eisen entfernt werden können: Bei **symptomatischen** Patienten werden zunächst 1–2 Phlebotomien wöchentlich über ca. 1 Jahr durchgeführt, bis ein Serumferritinwert zwischen 20 und 50 ng/ml erreicht ist. Bei **asymptomatischen** Trägern der homozygoten HFE-Mutation werden ab 200 ng/ml (Kinder und Frauen) bzw. ab 300 ng/ml (Männer) oder 500 ng/ml (schwangere Frauen) Phlebotomien durchgeführt.

Bei **Hämosiderosen** infolge einer exogenen Eisenüberladung verbietet sich die Phlebotomie meist, da ohnehin eine Blutbildungsstörung als Grunderkrankung besteht. Hier wird eine medikamentöse Chelierung durchgeführt.

DIOS (Dysmetabolic Iron Overload Syndrome): vermehrte Eisenablagerung in Hepatozyten bei ca. 15 % der Patienten mit Diabetes mellitus.

10.3.7 Autoimmunhepatitis   `F08`

Definition Chronisch entzündliche Erkrankung, bei der ein Verlust der immunologischen Toleranz für Hepatozyten besteht, meist durch eine Erhöhung der γ-Globuline und das Vorkommen typischer Autoantikörper charakterisiert.

Epidemiologie Die Erkrankung ist selten und betrifft überwiegend Frauen.

Pathogenese Die Autoimmunhepatitis (AIH) ist eine multifaktorielle Erkrankung. Am überzeugendsten belegt ist eine Verbindung mit Allelen des »major histocompatibility complex« (MHC). Peptide der MHC-Klassen I und II sind notwendig zur Präsentation kurzer Peptide an antigenspezifischen T-Zellen und sind entscheidende Faktoren in der Entwicklung der zellulären erworbenen Immunität. Polymorphismen in diesem Bereich können die Veranlagung für autoimmune Erkrankungen über die Selektion bestimmter T-Zellpopulationen beeinflussen.

Virale Auslöser für die AIH werden diskutiert. Möglicherweise spielen beide Faktoren im Sinne einer Kreuzimmunisierung zusammen. Auch Assoziationen mit Polymorphismen im Bereich T-Zell-modulierender Systeme wurden nachgewiesen.

Symptome Viele Patienten sind asymptomatisch und fallen bei der Abklärung erhöhter Leberwerte auf. Häufig sind unspezifische Symptome wie Lethargie, Müdigkeit, Appetitlosigkeit oder Juckreiz. Selten treten fulminante Verläufen bis hin zum akuten Leberversagen auf.

Diagnostik Die Diagnose der AIH beruht nicht auf spezifischen Tests. Auch ein typischer histologischer Befund einer Leberbiopsie kann die Diagnose alleine nicht sichern. Wichtig sind der differenzialdiagnostische Ausschluss anderer Ursachen, v. a. viraler Hepatitiden und cholestatischer Erkrankungen.

Der Nachweis zirkulierender Autoantikörper ist ein wesentlicher Baustein in der Diagnose der AIH, auch wenn ihre pathogenetische Bedeutung vermutlich gering ist. Er erlaubt eine Subklassifikation der AIH in klinisch unterschiedliche Typen (◘ Abb. 10.12):

- Die **AIH vom Typ I** ist mit antinukleären Antikörpern (ANA) und Antikörpern gegen glatte Muskelzellen (SMA) assoziiert. In 70 % der Fälle handelt es sich um Patientinnen, der Erkrankungsgipfel liegt zwischen dem 16. und 30. Lebensjahr. Eine Assoziation mit anderen Autoimmunerkrankungen ist häufig.
- Die **AIH vom Typ II** ist mit Liver-Kidney-Microsomal-Antikörpern Typ I assoziiert (LKM-I), häufig werden auch Liver-Cytosol-Antikörper Typ I (LC-I) gefunden. Die Erkrankung betrifft meist Kinder, ist wesentlich seltener als die AIH I und spricht schlechter auf eine medikamentöse Therapie an.
- In einem Teil der Patienten mit ansonsten typischen Kennzeichen der Autoimmunhepatitis werden lediglich Antikörper gegen Soluble-Liver-Antigen (SLA) gefunden. Diese Erkrankungen werden häufig als **AIH III** klassifiziert. Bei einem Teil der Patienten treten im Verlauf typische Antikörperbefunde eines der beiden anderen Typen hinzu.

◘ Tab. 10.7 Diagnostischer Score der Autoimmunhepatitis (AIH)

Merkmal	1 Punkt	2 Punkte
IgG	>16 g/l	>18 g/l
ANA, SMA	>1:40	>1:80
SLA		Positiv
Histologie Typisch		Positiv
Virushepatitis B/C		Negativ

6 Punkte: AIH wahrscheinlich, 7 Punkte: AIH sicher

In der Diagnostik der AIH werden, wie bei Erkrankungen aus dem rheumatischen Formenkreis, Scoring-Systeme (◘ Tab. 10.7) benutzt, um anhand der erhobenen Befunde und der ausgeschlossenen Differenzialdiagnosen eine diagnostische Wahrscheinlichkeit zu ermitteln.

Zur Interpretation der erhobenen Antikörperbefunde ist ein Verständnis der unterschiedlichen Testmethoden hilfreich. Die **Antikörperdiagnostik** beruht zunächst auf dem Prinzip der indirekten Immunfluoreszenz. Hierbei wird das zu untersuchende Patientenserum mit Kryostatschnitten aus Leber, Niere und Magen von Nagetieren und mit immortalisierten Leberzellkulturen in Kontakt gebracht. Nach Auswaschen des überständigen Plasmas werden evtl. gebundene Antikörper des Patienten mit fluoreszierenden Anti-IgG-Antikörpern nachgewiesen. Aus dem hierbei festgestellten Fluoreszenzmuster ergibt sich die Nomenklatur der Autoantikörper. Die Zielantigene sind hierbei häufig nicht eindeutig definiert. Es kann sich auch um verschiedene Zielantigene handeln. Es wurden mittlerweile für einige der in der indirekten Immunfluoreszenz definierten Autoantikörper Zielantigene ermittelt und molekularbiologische Nachweismethoden etabliert.

Therapie Bei einer gesicherten Diagnose einer AIH sollte grundsätzlich eine Therapie erfolgen und der Abfall der Transaminasen regelmäßig überwacht werden. Die Therapie der AIH erfolgt mit Steroiden als Monotherapie oder in Kombination mit Azathioprin. Nach initial höherer Dosierung, werden Erhaltungsdosen der Medikamente üblicherweise über einen Zeitraum von 2–4 Jahren

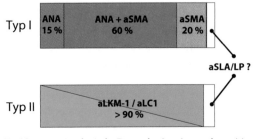

◘ **Abb. 10.12** Serologische Typen der Autoimmunhepatitis

verabreicht. Neue Studien zeigen, dass auch ein topisches Steroid (Budenosid 9 mg) in Kombination mit Azathioprin zu einer Besserung führen kann, wobei deutlich weniger Nebenwirkungen auftreten. Etwa 2/3 der Patienten erreichen nach 2 Jahren eine vollständige Remission. Vor Beendigung der Therapie sollte die Remission auch histologisch nachgewiesen werden.

Etwa die Hälfte dieser Patienten erleidet einen Rückfall, worauf eine erneute Standardtherapie, häufig gefolgt von einer lebenslangen Erhaltungstherapie, begonnen werden muss. Ein kleiner Teil der Patienten spricht auf die Standardtherapie nicht vollständig (Stabilisierung) oder gar nicht (Therapieversagen) an.

10.3.8 Primär biliäre Zirrhose, primär sklerosierende Cholangitis

Definition Die **primär biliäre Zirrhose** (PBC) ist eine chronisch-entzündliche, cholestatische Erkrankung der Leber, die zu einer Destruktion der kleinen Gallenwege führt und zu etwa 90 % Frauen betrifft.

Die **primär sklerosierende Cholangitis** (PSC) ist eine nicht eitrig-destruktive Entzündung der großen intra- und extrahepatischen Gallenwege. Die PSC betrifft überwiegend Männer und ist in hohem Maß mit entzündlichen Darmerkrankungen assoziiert.

Pathogenese Eine autoimmune Genese beider Erkrankungen wird vermutet.

Begleiterkrankungen der **PBC** sind Fettstoffwechselstörungen und Osteoporose, die nicht nur durch die aus dem Gallensäuremangel resultierende Resorptionsstörung für fettlösliche Medikamente resultiert. Komplikationen der PSC sind bakterielle Gallenwegsentzündungen. Das Risiko für ein Gallenwegskarzinom ist deutlich erhöht und erfordert eine entsprechende diagnostische Wachsamkeit vor allem bei Patienten mit Stenosen der großen Hauptgallengänge.

❶ Die PSC ist eine Präkanzerose mit hohem Risiko, ein Gallenwegskarzinom zu entwickeln.

Symptome Frühe, aber uncharakteristische Symptome der **PBC** sind Müdigkeit und Pruritus. Häufig tritt sie in Assoziation mit anderen Autoimmunerkrankungen (Autoimmunthyreoiditis, Sicca-Syndrom, rheumatoide Arthritis u. a.) auf. Bei Diagnosestellung besteht häufig bereits eine Zirrhose. Besonders früh entsteht bei der PBC ein portaler Hypertonus mit der Ausbildung von Ösophagusvarizen.

Die **PSC** bleibt häufig über lange Zeit asymptomatisch und manifestiert sich dann mit der Komplikation einer aszendierenden bakteriellen Cholangitis oder einem rasch fortschreitenden Ikterus.

Diagnostik Typisch für die **PBC** ist der Nachweis antimitochondrialer Antikörper (AMA). Eine Fraktion dieser Autoantikörper gegen die E2-Subgruppe der Pyruvatdehydrogenase ist hochspezifisch für die Erkrankung. AMA-negative Fälle kommen zu etwa 5 % vor. Hier finden sich häufig ANA mit bestimmten Zielantigenen, gelegentlich muss die Diagnose dann bioptisch geklärt werden.

❶ Ein frühzeitiges Screening auf Ösophagusvarizen ist bei der PBC wichtig.

Die Diagnose der **PSC** beruht auf typischen Bildgebungs- bzw. Biopsiebefunden im entsprechenden klinischen Kontext (männlicher Patient, entzündliche Darmerkrankung). Hier zeigen sich sog. **Perlschnurphänome** in der MRCP oder der ERCP: mehrere kleine Stenosen mit sequenziell aufgereiht kugeligen Dilatationen der Gallengänge.

Therapie Die **PBC** wird mit Ursodeoxycholsäure (UDCA) in einer Dosis von 13–15 mg/kg KG behandelt. Diese Therapie scheint die entzündliche Aktivität zu reduzieren und die Fibrosierung der Leber zu bremsen. Auf Osteoporose und Müdigkeit hat die Behandlung keinen Effekt. Eine Osteoporoseprophylaxe mit Vitamin D und Kalzium gehört zur Therapie. Einen hohen Stellenwert hat die Therapie des häufig quälenden Juckreizes. Sie erfolgt z. B. mit Gallensäurebindern (Cholestyramin), Rifampicin oder Opioid-Antagonisten wie Naloxon oder Naltrexon.

Die einzig wirksame Therapie der fortgeschrittenen **PSC** besteht in der Lebertransplantation, medikamentöse Therapiestrategien zeigten bislang keinen entscheidenden Effekt auf das Fortschreiten der Erkrankung. Ursodeoxycholsäure wird häufig im Zusammenhang mit der endoskopischen Therapie besonders ausgeprägter (dominanter) Strikturen eingesetzt.

10.3.9   Budd-Chiari-Syndrom

Definition Die Bezeichnung Budd-Chiari-Syndrom wird unscharf für Erkrankungen verwendet, die mit einer Abflussstörung der hepatischen Durchblutung einhergehen. Das Budd-Chiari-Syndrom im engeren Sinn bezeichnet eine Thrombose im Bereich der großen Lebervenen oder der intra- bzw. suprahepatischen V. cava.

Pathogenese Bei den meisten Erkrankten lassen sich eine oder mehrere Störungen der Blutgerinnung feststellen. Bis zu 50 % der Erkrankungen sind durch chronische myeloproliferative Erkrankungen verursacht. Weitere Ursachen können Raumforderungen im Bereich der Lebervenen sein. Auch die Colitis ulcerosa, die Zöliakie und systemische Erkrankungen sind mit dem Budd-Chiari-Syndrom assoziiert.

Symptome Überwiegend sind Frauen in einem weiten Altersspektrum betroffen. Die häufigsten Beschwerden sind Aszites und Hepatomegalie.
- **Akute** Verläufe können zum akuten Leberversagen führen und gehen oft mit starken rechtsseitigen Oberbauchschmerzen einher.
- Als **subakut** bezeichnet man Verläufe über weniger als 6 Monate und ohne Zirrhose.
- **Chronische** Verläufe sind bei Diagnosestellung mehr als 6 Monate symptomatisch und weisen Zeichen der Leberzirrhose und portalen Hypertension auf. Bei chronischen Verläufen hypertrophiert gelegentlich der Lobus caudatus erheblich, wenn dessen eigene Vene nicht verschlossen ist. Dies kann zur Obstruktion der V. cava und ausgeprägten Ödemen der unteren Körperhälfte führen.

Diagnostik Bereits im Doppler-Ultraschall kann häufig die Diagnose gestellt werden; einen ähnlichen Stellenwert haben Computer- und Magnetresonanztomographie. In Zweifelsfällen kann die direkte transjuguläre oder transfemorale Venographie die Diagnose sichern und die Therapieentscheidung leiten.

Therapie Die Therapie des Budd-Chiari-Syndroms ist multimodal und hat zum Ziel,
- das Fortschreiten der Thrombosierung zu verhindern,
- die geschwollene Leber zu dekomprimieren und
- Komplikationen wie Flüssigkeitsretention und Aszites, Malnutrition und portale Hypertension zu kontrollieren.

Bei frischen Thrombosen ist die lokale Thrombolyse eine Option. Angioplastieverfahren werden zur Wiederherstellung des venösen Abflusses eingesetzt, die Anlage eines chirurgischen oder transjugulären Stent-Shunts kann durch Druckentlastung zu einer Verbesserung der Leberfunktion führen.

10.3.10   Nichtalkoholische Fettlebererkrankung, nichtalkoholische Fettleberhepatitis

Definition Die nichtalkoholische Fettlebererkrankung (NAFLD) und die nichtalkoholische Fettleberhepatitis (NASH) sind Erkrankungen, die mit einer Verfettung der Hepatozyten einhergehen. Sie sind mit Fettleibigkeit und Diabetes mellitus assoziiert. Bei der NAFLD kommt es zu einer Verfettung des Leberparenchyms, die bei der NASH zusätzlich eine entzündliche Komponente aufweist. Aufgrund der Inflammation kann die NASH zu Fibrose und Zirrhose der Leber führen.

Pathogenese Die Erkrankung tritt gehäuft bei Patienten mit metabolischem Syndrom auf. Die Patienten leiden an Übergewicht, Diabetes mellitus und insbesondere einer Stammfettsucht. Der sog. Taille-Hüfte-Quotient ist ein etablierter Parameter zur Beurteilung des Risikos. Neue Studien sprechen dafür, dass eine Eisenüberlagerung die Insulinresistenz bei der NAFLD verstärken kann. Da die Eisenablagerung nicht mit den Mutationen für den Eisentransporter korreliert, möglicherweise aber mit dem Serumferritin, ist eine übermäßige Eisenzufuhr ungünstig. Ebenso ist der Genuss von fruktosehaltigen Getränken wie Fruchtsäften bei der NAFLD ungünstig, da dies die weitere Entwicklung einer Fibrose aus der NAFLD begünstigt.

Gängigen Hypothesen zufolge führt bei diesen Patienten eine Insulinresistenz zu einem vermehrten Anstrom von freien Fettsäuren im portalen Blut und damit zu einer Akkumulation von Triglyzeriden und freien Fettsäuren in den Hepatozyten. Freie Fettsäuren induzieren mitochondriale Lipoxygenasen. Dies kann zu einem vermehrten Anfall freier Sauerstoffradikale führen, Zytokinbildung und Lipidperoxidation mit apoptotischen, fibrogenetischen und inflammatorischen Effekten sind die Folgen. Eine genetische Disposition und insbesondere zivilisatorische Effekte scheinen wesentliche Kofaktoren der Pathogenese zu sein.

Symptome Klinisch meist inapparent, ohne wesentliche klinische Auffälligkeiten. Die Diagnose wird häufig im Rahmen der Abklärung zufällig festgestellter erhöhter Leberwerte erhoben.

Diagnostik ALT, AST und γ-GT sind häufig in unterschiedlichem Ausmaß erhöht. Der Ultraschall der Leber ist ein sensitives Instrument zur Diagnose einer Leberverfettung. Allerdings können NAFLD und NASH nur histologisch, d. h. nach Leberbiopsie voneinander abgegrenzt werden. Ein relevanter Alkoholkonsum (>20 g/Tag) darf nicht vorliegen. Differenzialdiagnostisch müssen andere Ursachen einer Leberwerterhöhung, v. a. chronische Virushepatiden, ausgeschlossen werden.

Therapie

❗ Die am besten belegte Therapie ist die moderate und langsame Reduktion des Körpergewichtes, verbunden mit einer Intensivierung der körperlichen Aktivität.

Hoffnungen bezüglich einer pharmakologischen Therapie richten sich auf Metformin und Antioxidanzien wie Vitamin E und Vitamin C. Studien mit Vitamin E sind vielversprechend: Eine Therapie mit Vitamin E führt über einen Zeitraum von 2 Jahren zum Rückgang der Leberzellverfettung und der lobulären Entzündung bei einer NASH.

10.3.11 Hepatozelluläres Karzinom   H08 F09 H09

Definition Beim hepatozellulärem Karzinom (HCC) handelt es sich um ein primäres Malignom der Leber, das meist bei chronischer Schädigung der Leber, z. B. viraler Hepatitis, und/oder auf dem Boden einer Leberzirrhose entsteht.

Einteilung Die Klassifikation der Tumoren berücksichtigt den funktionellen Zustand der Leber und den Allgemeinzustand des Patienten, was für die therapeutischen Optionen entscheidend ist (◘ Tab. 10.8).

Symptome Im Vordergrund stehen meist die Symptome einer gleichzeitig bestehenden Leberzirrhose wie Aszites, Ikterus oder Enzephalopathie. Die rasche Dekompensation einer bislang stabilen chronischen Lebererkrankung kann ein Hinweis auf ein sich entwickelndes HCC sein. Weitere Symp-

◘ **Tab. 10.8** Barcelona-Clinic-Liver-Cancer-Klassifikation (BCLC)

Tumorstadium	Allgemeinzustand	Tumorcharakteristika	Child-Pugh-Stadium
0, sehr früh	Gut	Einzelne Knoten <2 cm	A/B
A, früh	Gut	Ein Knoten <5 cm, 3 Knoten <3 cm	A/B
B, intermediär	Gut	Große multiple Knoten	A/B
C, fortgeschritten	Reduziert	Gefäßinvasion, extrahepatische Metastasen	A/B
D, terminal	Stark eingeschränkt	Jede Ausdehnung	C

tome können Oberbauchschmerzen, Gewichtsverlust oder ein verringertes Magenvolumen aufgrund von Masseneffekten des Tumors sein.

Diagnostik Die Diagnose erfolgt meist aufgrund typischer **Bildgebungsbefunde** oder histologisch nach Biopsie einer verdächtigen Raumforderung. Zur Überwachung von Patienten mit Risikofaktoren (Zirrhose, chronische Hepatitis B etc.) werden halbjährliche Ultraschalluntersuchungen zur Früherkennung durchgeführt. Der **Schnittbildgebung** kommt eine entscheidende Rolle in der Diagnostik des HCC zu:

- Sowohl moderne Mehrzeilencomputertomographen als auch Magnetresonanzuntersuchungen weisen bei Läsionen mit einem Durchmesser >2 cm eine hohe Sensitivität und Spezifität auf.
- Bei Veränderungen mit einer Größe zwischen 1 und 2 cm sind 2 typische Befunde in unterschiedlichen Bildgebungsmodalitäten erforderlich. Sind die Ergebnisse dieser Untersuchungen diskrepant, muss die Diagnose durch eine Biopsie gesichert werden.
- Noch kleinere Läsionen werden üblicherweise nur einem sonographischen Follow-up unterworfen.

Als spezifischer Tumormarker des HCC wird α-**Fetoprotein** verwendet, das allerdings auf Grund seiner niedrigen Sensitivität und Spezifität nicht mehr als Screening-Instrument empfohlen wird. Serumwerte >500 µg/l (normal 10–20 µg/l) werden allerdings als diagnostisch für ein HCC betrachtet.

Bei Erkrankungen mit einem erhöhten HCC-Risiko werden 6-monatliche Ultraschalluntersuchungen zur Überwachung und Früherkennung eines HCC empfohlen.

Therapie

❶ Die BCLC-Stadien 0 und A sind potenziell kurativ therapierbar.

Bei guter Leberfunktion und fehlendem portalen Hypertonus ist die Prognose nach **chirurgischer Resektion** kleiner (<2 cm) Raumforderungen exzellent. Auch größere (<5 cm) oder multiple Raumforderungen können bei günstiger Lage und entsprechend guter Leberfunktion mit guten Heilungsraten reseziert werden.

Die **Lebertransplantation** bietet eine kurative Aussicht für Patienten, deren Leberfunktion für eine kurative Resektion zu schlecht ist. Als Obergrenze für eine Listung zur Transplantation wurden in Deutschland die sog. Mailand-Kriterien festgelegt (1 Tumor bis 5 cm oder 3 Tumoren bis maximal je 3 cm Durchmesser).

Für alte Patienten oder solche, die aus anderen Gründen ein hohes Operationsrisiko aufweisen, stellen die **Radiofrequenzablation** und die **Ethanolinjektion** lokale Therapieverfahren dar, die zu ähnlich guten 5-Jahres-Ergebnissen führen wie Resektion oder Lebertransplantation. Dabei ist die Radiofrequenzablation der Ethonalinjektion bei größeren Tumoren überlegen.

In den **BLCL-Stadien B und C** wird häufig die **arterielle Chemoembolisation** als regionales Therapieverfahren eingesetzt. Hierbei wird Lipiodol mit einem Zytostatikum und einem Embolisierungsmittel gemischt und in die, den Tumor versorgende Arterie appliziert. Mit dieser Therapie kann eine Lebensverlängerung erreicht werden.

Während das Leberzellkarzinom herkömmlichen Chemotherapien nicht zugänglich ist, ruht die Hoffnung bezüglich systemischer Therapien auf Medikamenten, die zelluläre Signalwege blockieren, wie z. B. Sorafenib, einem Multi-Kinase-Inhibitor, mit dem eine gewisse Lebensverlängerung zu erreichen ist.

10.3.12   Andere maligne Leberraumforderungen

Bösartige Leberraumforderungen sind häufiger als gutartige Veränderungen.

Cholangiozelluläres Karzinom

Patienten mit chronischen cholestatischen Lebererkrankungen, primär sklerosierender Cholangitis und parasitären Gallenwegserkrankungen haben ein erhöhtes Risiko für Cholangiokarzinome. Es werden intrahepatische Cholangiokarzinome, ausgehend von den kleinen Gallenwegen, sowie perihiläre (»Klatskin-Tumoren«) und distale Gallengangskarzinome unterschieden.

Intrahepatische Cholangiokarzinome werden als fokale Raumforderungen üblicherweise sonographisch oder in der Schnittbildgebung diagnostiziert.

Häufig ist die Diagnose perihilärer und distaler Gallengangskarzinome auch mit Hilfe der endoskopisch-retrograden Cholangiographie und der Entnahme von Bürstenzytologien schwer zu stellen. Bei der PSC können maligne Veränderungen schwer von narbigen Strikturen unterschieden werden.

In günstigen Fällen bieten die Resektion oder, bei fehlendem Lymphknotenbefall, die Lebertransplantation nach Chemotherapie und Bestrahlung Aussichten auf Heilung. In der weit überwiegenden Zahl der Fälle sind die Tumoren bei Diagnosestellung nicht mehr kurativ therapierbar. Chemotherapie und endoskopische Verfahren werden zur Palliation eingesetzt.

Metastasen

Die meisten bösartigen Veränderungen in der Leber sind metastatische Tumoren. Je nach klinischer Konstellation können gezielte, Ultraschall- oder CT-gesteuerte Biopsien zur genauen Zuordnung nötig werden.

10.3.13 Andere benigne Raumforderungen

Zystische Raumforderungen

Einfache **Leberzysten** sind ohne klinische Bedeutung und können sonographisch eindeutig diagnostiziert werden.

Seltene zystische Tumore sind **Zystadenome**, die enukleiert werden müssen, und die gelegentlich daraus hervorgehenden **Zystadenokarzinome**.

Ein charakteristisches sonographisches Bild bieten die, durch Echinococcus granulosus hervorgerufenen **Hydatidenzysten**. Die Diagnose erfolgt in Zusammenschau von Bildgebungs- und serologischen Befunden. Sie werden meist nach Vortherapie mit Albendazol chirurgisch reseziert.

Kavernöse Hämangiome

Kavernöse Hämangiome sind die häufigsten gutartigen Leberraumforderungen. Sie lassen sich üblicher Weise sonographisch eindeutig identifizieren. Selten können sehr große Hämangiome mechanische Probleme verursachen.

Adenome

Leberadenome sind gutartige epitheliale Tumoren, die gelegentlich schwer von hochdifferenzierten Leberzellkarzinomen zu unterscheiden sind. Sie treten im Zusammenhang mit der Einnahme oraler Kontrazeptiva, anaboler Steroide und mit Glykogenspeicherkrankheiten auf. Meist handelt es sich um singuläre Geschwülste, die zufällig oder bei der Suche nach Ursachen für Schmerzen im rechten Oberbauch oder Epigastrium gefunden werden. Gelegentlich kommt es zu Einblutungen, die zu episodenartigen Schmerzen führen können. Anhand von zytogenetischen Besonderheiten, histopathologischer Morphologie und klinischen Eigenschaften lassen sich mehrere Subtypen unterscheiden, die zum Teil ein geringes Entartungsrisiko aufweisen.

Die Diagnose wird meist durch eine Kombination mehrerer Bildgebungsverfahren gestellt. Adenome führen aufgrund ihres hohen Fett- oder Glykogengehaltes zu einer typischen Erscheinung in der MRT.

Bei Frauen, die Kontrazeptiva einnehmen, können kleine asymptomatische Adenome (<5 cm) nach Absetzen der Kontrazeptiva im Verlauf beobachtet werden; sie bilden sich dann häufig zurück. Große Adenome über 5 cm Durchmesser sollten wegen der Gefahr von spontanen Blutungen und maligner Transformation reseziert werden.

Fokal-noduläre Hyperplasie

Auch dieser Tumor tritt überwiegend bei Frauen auf. Sie entstehen vermutlich als Reaktion auf eine lokale Hyperperfusion in Folge einer Gefäßmissbildung, dementsprechend umschließen sie typischerweise ein großes Zentralgefäß, das in der Bildgebung zu einer charakteristischen Kontrastmitteldynamik führt.

Eine Biopsie ist meist nicht nötig. Bei eindeutiger Diagnose ist keine Therapie erforderlich.

10.4   Leitsymptome

10.4.1 Müdigkeit, Abgeschlagenheit und Antriebsarmut

Häufige, aber unspezifische Symptome einer Lebererkrankung. Oft bedingen sie eine deutliche Einschränkung der Lebensqualität. Besonders ausgeprägt können sie bei der primär biliären Zirrhose sein.

10.4.2 Juckreiz

Juckreiz tritt besonders bei cholestatischen Lebererkrankungen auf, kann aber alle Hepatopathien begleiten.

10.4.3 Zunahme des Bauchumfanges

Entweder als Folge von Meteorismus aufgrund der beim portalen Hypertonus gestörten Darmfunktion und bakteriellen Überbesiedelung, oder als Hinweis auf Aszites. Das zusätzliche Auftreten von Ödemen weist auf letzteren hin.

10.4.4 Kachexie, Malnutrition

Häufiges Symptom fortgeschrittener Lebererkrankungen aufgrund des gestörten Eiweiß- und Kaloristoffwechsels sowie des Appetitverlustes.

10.4.5 Haut und Schleimhäute, Haut anhangsgebilde und Bindegewebe

- **Ikterus**: Gelbfärbung der Haut. Erkennbar etwa ab einem Serum-Bilirubinwert von 2 mg/dl, zunächst an den Skleren, wo diese gewöhnlich von den Augenliedern bedeckt sind.
- **Gefäßspinnen** (»spider naevi«): Kleine arterielle Gefäßsysteme, die von einer zentralen Arteriole ausgehend sternfömig nach außen laufen.

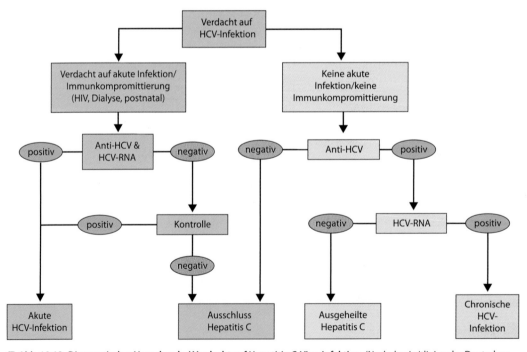

◻ Abb. 10.13 Diagnostisches Vorgehen bei Verdacht auf Hepatitis-C-Virusinfektion. (Nach den Leitlinien der Deutschen Gesellschaft für Verdauungs- und Stoffwechselkrankheiten)

- **Palmarerythem**: Mehrdurchblutung der Hand- oder Fußballen. Nicht spezifisch für die Leberzirrhose.
- **»Bauchglatze«**: Rückgang der Körperbehaarung als Folge des gestörten Hormonstoffwechsels bei der Zirrhose.
- **Lackzunge**: Durch Papillenatrophie und Hyperämie bedingtes tiefrotes Aussehen der Zunge.
- **Blutungszeichen**: »Blaue Flecken« nach Bagatelltraumen als Zeichen der gestörten plasmatischen Gerinnung oder petechiale Einblutungen als Zeichen einer Thrombozytopenie.
- **Dupuytren-Kontraktur**: (◨ Abb. 10.6): Verdickung und Verkürzung der Palmarfaszie, die zu einer Flexion der Finger (vor allem V und IV) führt. Häufig bei der alkoholischen Zirrhose.

Die Ursache ist unklar, die Dupuytren-Kontraktur tritt auch bei Patienten ohne Lebererkrankung auf.

- **Weißnägel**: Trophische Störung, häufig im Zusammenhang mit einem gestörten Stoffwechsel und Albuminmangel bei Zirrhose.

10.5 Algorithmen

In ◨ Abb. 10.13 ist die Diagnostik der Hepatitis-C-Virusinfektion nach den Leitlinien der Deutschen Gesellschaft für Verdauungs- und Stoffwechselkrankheiten (DGVS) nach aktuellem Standard dargestellt. ◨ Abb. 10.14 fasst das diagnostische Vorgehen bei erhöhten Leberwerten zusammen. ◨ Abb. 10.15 gibt einen Überblick über das diagnostische und therapeutische Vorgehen bei Aszites.

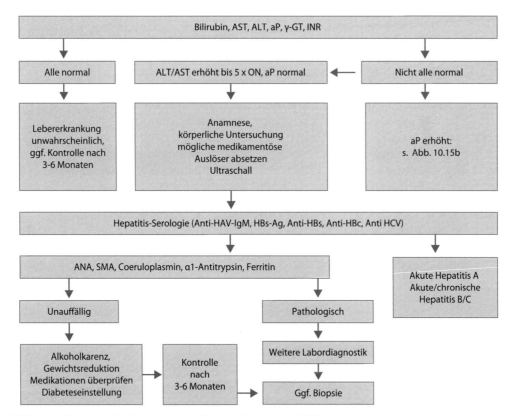

◨ **Abb. 10.14 Diagnostisches Vorgehen bei erhöhten Leberwerten. a** Alkalische Phosphatase normal, sonstige Leberwerte normal bis erhöht

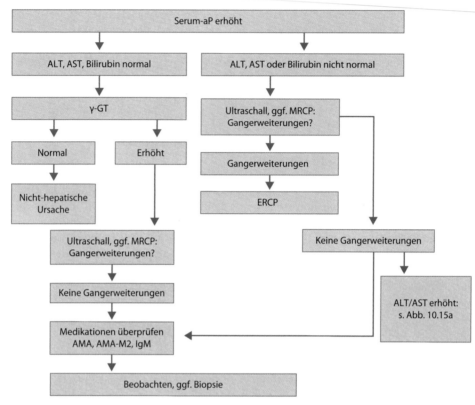

■ **Abb. 10.14 Diagnostisches Vorgehen bei erhöhten Leberwerten. b** Alkalische Phosphatase erhöht

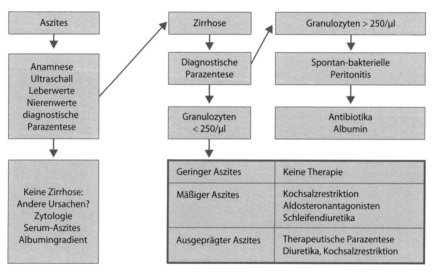

■ **Abb. 10.15 Diagnostisches und therapeutisches Vorgehen bei Aszites**

Fallquiz Innere Medizin

Christian Prinz, bearbeitet von Cornelia Wilde

Liebe Leserin, lieber Leser,

passend zur Approbationsordnung ist im Lehrbuch »Prinz – Basiswissen Innere Medizin« ein Fallquiz mit 25 authentischen Fällen aus einer Medizinischen Universitätsklinik enthalten, wie sie Ihnen im PJ oder während der ärztlichen Tätigkeit täglich begegnen können.

Jeder Fall gliedert sich in 3 Schritte. Auf der **ersten Seite** finden Sie die **Anamnese** des Falles. Auf der **zweiten Seite** werden die primären und weiterführenden **diagnostischen Schritte** erklärt. Die Fallbeschreibung schließt auf der **dritten Seite** mit den Möglichkeiten zur **Therapie**. So können Sie den Ablauf, den Sie später in jeder Klinik oder Praxis im Schlaf beherrschen müssen, üben und Ihr Wissen anwenden und vertiefen. Nachfolgend 3 typische Seiten zur Orientierung:

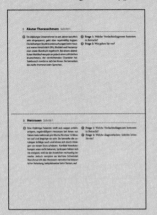 → 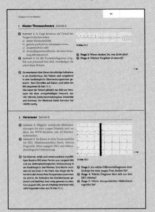 →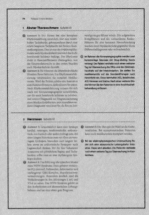

Schritt I:
- Erstkontakt mit dem Patienten, Anamnese.
- Welche Differentialdiagnosen kommen in Frage, welche weiteren diagnostischen Schritte werden eingeleitet?

Schritt II:
- Antworten zur Diagnostik und Diagnosestellung.
- Darstellung der Diagnose.
- Welche Therapie ist jetzt angebracht?

Schritt III:
- Antworten zur Therapie.
- Darstellung des weiteren Vorgehens und Abschluss des Falls.

Erklärung der Symbole:

- Frage
- Antwort
- Befunde und weitere Informationen zum Fall

Wir wünschen viel Spaß und Erfolg!

Ihr
Springer Lehrbuch-Team

1   Akuter Thoraxschmerz Schritt I

Ein 58jähriger Unternehmer ist seit Jahren beruflich sehr eingespannt, geht aber regelmäßig Joggen. Die bisherigen Routineuntersuchungen beim Hausarzt waren hinsichtlich EKG, Blutbild und Herzenzymen sowie Blutdruck regelrecht. Bei einem abendlichen Waldlauf verspürt er jedoch einen plötzlichen Brustschmerz, der vernichtenden Charakter hat. Telefonisch meldet er sich bei Ihnen. Sie bemerken die starke Atemnot beim Sprechen.

Frage 1: Welche Verdachtsdiagnosen kommen in Betracht?

Frage 2: Wie gehen Sie vor?

2   Herzrasen Schritt I

Eine 45jährige Patientin stellt sich wegen anfallsartigem, regelmäßigem Herzrasen bei Ihnen vor. Dieses trete mehrmals pro Woche für etwa 15 Minuten auf und ängstige sie sehr. Sie bemerke die unruhigen Schläge rasch und könne sich durch Hinlegen vor einem Sturz schützen. Kardiale Vorerkrankungen seien nicht bekannt, Synkopen hätten sich nie ereignet, weil sie die Anzeichen rechtzeitig bemerke. Jedoch verspüre sie leichten Schwindel. Manchmal tritt das Herzrasen vermehrt bei körperlicher Belastung, beispielsweise beim Tanzen, auf.

Frage 1: Welche Verdachtsdiagnosen kommen in Betracht?

Frage 2: Welche diagnostischen Schritte leiten Sie ein?

1 Akuter Thoraxschmerz Schritt II

❶ **Antwort 1:** In Frage kommen auf Grund der Vorgeschichte besonders:
a) akuter Myokardinfarkt,
b) gedeckt perforiertes Aortenaneurysma,
c) Lungenembolie oder
d) Aortenklappeninsuffizienz, die unter Belastung dekompensiert.

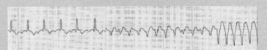

◻ **Abb. F1.1**

❷ **Antwort 2:** Da alle Verdachtsdiagnosen möglich und potenziell letal sind, verständigen Sie sofort einen Notarzt.

❓ **Frage 3:** Woran denken Sie, was droht akut?
❓ **Frage 4:** Welches Vorgehen ist sinnvoll?

🔄 Sie veranlassen über diesen die sofortige Aufnahme in ein Krankenhaus. Der Patient wird umgehend in eine kardiologische Überwachungseinheit gebracht. Beim Eintreffen auf Station wird sofort ein EKG abgeleitet (◻ Abb. F1.1).
Hier bietet der Patient plötzlich das Bild von Herzrasen mit einer unregelmäßigen Frequenz von 140–160/min, breite Kammerkomplexe, Schwindel und Atemnot. Der Blutdruck bleibt konstant bei 140/90 mmHg.

2 Herzrasen Schritt II

❶ **Antwort 1:** Mögliche tachykarde Rhythmusstörungen bei einer jungen Patientin sind vor allem das WPW-Syndrom und AV-Reentrytachykardien.

❷ **Antwort 2:** Sie führen in ihrer Praxis zunächst ein EKG (Rhythmusstreifen) durch. Weitere Diagnostik wären Langzeit-EKG und elektrophysiologische Untersuchung.

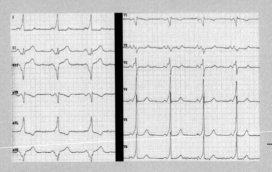

◻ **Abb. F2.1**

🔄 Die Patientin erhält nach einem zunächst unauffälligen Routine-EKG einen Termin zum Langzeit-EKG und zur elektrophysiologischen Untersuchung in der Kardiologie in drei Wochen. Eine Woche nachdem sie bei Ihnen in der Praxis war, klappt die Patientin in den Armen ihres Tanzpartners zusammen. Sie wird in die Ambulanz des Krankenhauses gebracht und berichtet, kurz »weg gewesen zu sein«. Das Langzeit-EKG, das am Folgetag veranlasst wird, sieht folgendermaßen aus (◻ Abb. F2.1).

❓ **Frage 3:** An welche Differentialdiagnosen einer Synkope bei einer jungen Frau denken Sie?
❓ **Frage 4:** Welche Diagnose lässt sich aus dem EKG ableiten?
❓ **Frage 5:** Welche therapeutischen Maßnahmen ergreifen Sie?

1 Akuter Thoraxschmerz Schritt III

❗ **Antwort 3:** Der Patient hat eine komplexe Rhythmusstörung entwickelt, hier eine ventrikuläre Tachykardie, gekennzeichnet durch eine relativ langsame Tachykardie mit breiten Kammerkomplexen. Dies ist eine der Frühkomplikationen nach Myokardinfarkt und wird durch die bestehende Ischämie bedingt. Der Rhythmus droht in Kammerflimmern überzugehen, was die Haupttodesursache in den ersten Stunden nach Myokardinfarkt darstellt.

❗ **Antwort 4:** Sie erkennen die lebensbedrohliche Situation Ihres Patienten. Zur Rhythmusstabilisierung verabreichen Sie zunächst Medikamente. Wird der Patient pulslos oder kommt es zum Kammerflimmern, defibrillieren Sie sofort. Nach Rhythmusstabilisierung müssen Sie sich rasch zur Koronarangiographie entschließen, um die noch bestehende Ischämie zu beheben. Auf weitere Diagnostik zur Diagnosesicherung eines Myokardinfarkts bzw. zum Ausschluss anderer Diagnosen verzichten Sie, da dies zu Zeitverzögerungen führen würde. Die aufgetretene Komplikation und die vorhandenen Risikofaktoren für eine koronare Herzerkrankung machen einen Myokardinfarkt gegenüber Ihren Differentialdiagnosen sehr wahrscheinlich.

❸ Im Rahmen der Koronarangiographie werden zwei kurzstreckige Stenosen mit Drug-eluting Stents versorgt. Der Patient verbleibt noch einen weiteren Tag zur Überwachung des EKGs und des Elektrolythaushalts auf der Intensivstation. Sie stellen ihn medikamentös auf die Standardtherapie nach Herzinfarkt ein. Diese beinhaltet ASS, Betablocker, ACE-Hemmer und Statine. Nach einer weiteren Woche können Sie den Patienten in eine Anschlussheilbehandlung entlassen.

2 Herzrasen Schritt III

❗ **Antwort 3:** Grundsätzlich kann eine Synkope kardial, neurogen, zerebrovaskulär, orthostatisch, mechanisch oder anders bedingt sein. Bei einer jungen Frau muss man vor allem an vasovagale Synkopen, besonders nach langem Stehen sowie an orthostatische Synkopen nach Lagewechsel denken. Bei der hier bekannten Anamnese mit plötzlichem Beginn und Tachykardien sollte man an eine rhythmogene Synkope denken.

❗ **Antwort 4:** Das EKG zeigt die typischen Muster eines WPW-Syndroms. Dazu gehören verkürztes PQ-Intervall, Deltawellen, deformierter und verlängerter QRS-Komplex, Repolarisationsveränderungen. Besonders deutlich sind die Veränderungen in den Ableitungen I, avL und V3-6 zu sehen. Das WPW-Syndrom gehört zu den Arrhythmien mit akzessorischen Leitungsbahnen und hat eine relativ gute Prognose.

❗ **Antwort 5:** Die Therapie der Wahl ist die Katheterablation. Bei asymptomatischen Patienten kann auch medikamentös therapiert werden.

❸ Bei der elektrophysiologischen Untersuchung findet sich eine akzessorische Leitungsbahn linksatrial. Diese wird abladiert. Die Patientin verbleibt noch einen weiteren Tag zur Überwachung im Krankenhaus.

3 **Fieber** Schritt I

Ein 53jähriger Landwirt stellt sich mit einer undulierenden, fieberhaften, seit ca. 8 Wochen dauernden Erkrankung vor. Der Hausarzt stellte eine Leukozytose von 15.000 x 10E-6/l fest und verordnete bei Verdacht auf einen Harnwegsinfekt für 2 Wochen ein Breitspektrumantibiotikum, worunter es auch zunächst zu einer Entfieberung kam. Anamnestisch gibt der Patient an, dass bei ihm vor 20 Jahren eine bikuspide Aortenklappe mit leichter Insuffizienz diagnostiziert wurde. Bei inzwischen wieder ansteigendem Fieber stellt sich der Patient bei Ihnen erneut vor.

Frage 1: Was ist die wahrscheinlichste Verdachtsdiagnose in diesem Fall?

Frage 2: Welche Untersuchungen führen Sie durch?

4 **Eine alte Dame** Schritt I

Sie betreuen seit einigen Jahren eine 80jährige Dame wegen einer Linksherzinsuffizienz. Die Patientin wurde bisher mit einem Schleifendiuretikum, einem ACE-Hemmer, einem Betablocker und einem Aldosteron-Antagonisten behandelt. Nun stellt sich die Patientin zu einer Kontrolle vor. Bei der Vorstellung zeigt sich eine beschwerdefreie Patientin. Sie führen ein Ruhe-EKG, ein Routinelabor und eine Echokardiographie durch. Im Labor stellen Sie ein Kalium von 6,4 mmol/l fest. In der Echokardiographie ist die linksventrikuläre Ejektionsfraktion 20% (vor 12 Monaten 30 %). Im EKG ist Vorhofflimmern mit einer mittleren Frequenz von 95/min festzustellen.

Frage 1: Welche Überlegungen sollten Sie bezüglich der aktuellen Medikation anstellen?

Frage 2: Welches besondere Risiko liegt bei der Patientin vor?

3 **Fieber** Schritt II

❶ **Antwort 1:** Bei dem Patienten liegt der Verdacht auf eine Endokarditis vor. Ein besonderes Risiko für Endokarditiden ist die vorgeschädigte Klappe.

❶ **Antwort 2:** Zunächst kultieren Sie das Herz aus und führen eine körperliche Untersuchung durch. Außerdem nehmen Sie Blut zur Routinediagnostik sowie für Blutkulturen ab. Weiterführend ist die Echokardiographie.

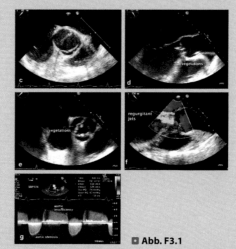

○ Die Auskultation des Herzens ergibt ein 1/6 Decrescendo-Diastolikum über dem 4. ICR links parasternal. Die anschließend durchgeführte Echokardiographie zeigt eine kleine Vegetation an der Aortenklappe und eine Regurgitation über der Aortenklappe (◻ Abb. F3.1).
Ein Abszess an der Klappe konnte ausgeschlossen werden. Septische Embolieherde in der Peripherie liegen nicht vor.

◻ **Abb. F3.1**

❓ **Frage 3:** Welche Therapie leiten Sie ein?
❓ **Frage 4:** Was muss zukünftig beachtet werden?

---

4 **Eine alte Dame** Schritt II

❶ **Antwort 1:** Bei der Patientin liegt eine Linksherzinsuffizienz vor. Diese wird mit Diuretika, ACE-Hemmern und Aldosteron-Antagonisten behandelt. Dies kann zur Hyperkaliämie führen und muss ggf. modifiziert werden. Ein begleitendes Vorhofflimmern kann durch Digitalis in der Frequenz kontrolliert werden.

❶ **Antwort 2:** Aufgrund der niedrigen EF (Ejektionsfraktion) bei Linksherzinsuffizienz besteht ein erhöhtes Risiko für Thrombembolien bei Vorhofflimmern. Es sollte daher eine Antikoagulation überdacht werden. Seit 2011 stehen mit Dabigatran (Pradaxa) und anderen direkten Thrombininhibitoren neue Substanzen zur Verfügung, die zur Embolieprophylaxe im Rahmen von Vorhofflimmern zugelassen sind.

○ Die Patientin kommt zwei Wochen nach Ihrer medikamentösen Einstellung mit Digitalis mit seit 5 Stunden bestehenden Brustschmerzen in die Aufnahme. Der Notarzt hat ein Ruhe-EKG geschrieben, welches unauffällig war. Auch Sie schreiben ein Ruhe-EKG, das keine ST-Hebungen oder ST-Senkungen zeigt. Im Notfall-Labor wird ein Troponin von 1,5 ng/ml (Normwert 0,1 ng/ml) nachgewiesen. Die CK beträgt 520 U/l (Normwert 160 U/l), die CK-MB 56 U/l.

❓ **Frage 3:** Welche Diagnose stellen Sie?
❓ **Frage 4:** Wie erklären Sie sich die Ereignisse?
❓ **Frage 5:** Welche therapeutischen Maßnahmen ergreifen Sie?

3 **Fieber** Schritt III

Antwort 3: Wichtig ist wieder, mit einer kalkulierten Antibiose zu beginnen, bis aus der Blutkultur ein Erreger mit Resistenzspektrum bestimmt werden kann. Unter dem Verdacht auf eine Endocarditis lenta ist Penicillin G in erster Linie Mittel der Wahl, das ggf. mit einem Aminoglykosid kombiniert werden kann. Unbedingt sollte die Antibiose nach Keimbestimmung angepasst werden. Der Aortenklappenersatz kommt nur dann in Frage, wenn die Antibiose nicht erfolgreich war oder die Klappe mechanisch destruiert ist, weil die Ansatzfäden reißen.

Antwort 4: Leitliniengerecht sollte bei künftigen Eingriffen auf eine Endokarditisprophylaxe geachtet werden.

Das Ergebnis der Blutkultur liegt nun vor. Das Antibiogramm ergibt Streptokokken. Ihre Kombination aus Penicillin und Gentamicin deckt dies ab. Daher erhält der Patient die antibiotische Therapie weiterhin. Außerdem überwachen Sie den Patienten engmaschig, um die mögliche Entwicklung einer Herzinsuffizienz frühzeitig zu erkennen und septische Embolien direkt adäquat zu therapieren.

4 **Eine alte Dame** Schritt III

Antwort 3: Die Patienten hat einen Nicht-ST-Hebungsinfarkt.

Antwort 4: Wir müssen als Ursache für die Verschlechterung der Linksherzinsuffizienz ein bereits länger als den ersten Arztbesuch vor 14 Tagen zurückliegendes thrombembolisches Ereignis annehmen. Scheinbar hat das Vorhofflimmern noch nicht sistiert, die Antikoagulation war nicht ausreichend, und es kam nun zu einer erneuten Thrombembolie.

Antwort 5: Eine Koronarangiographie mit Intervention sollte erfolgen. In kleineren Häusern ist diese jedoch nicht unmittelbar verfügbar, weshalb auch die sofortige Fibrinolyse nach Ausschluss von Kontraindikationen sinnvoll ist. Insbesondere die vorherige Antikoagulation stellt dann Probleme dar.

Die Patientin erhält eine fibrinolytische Therapie, da in ihrem Kreiskrankenhaus kein Herzkatheterlabor zur Verfügung steht und ein Transport über 50 Kilometer aufgrund des Zustands der Patientin nicht möglich erscheint. Nach einiger Zeit im Krankenhaus kann die Patientin entlassen werden. Ihre Herzinsuffizienz hat sich nochmals stark verschlechtert, so dass sie aktuell im Alltag pflegerische Hilfe benötigt, die separat verordnet wird.

5   So ein Theater Schritt I

Eine 52jährige Theaterangestellte klagt seit mehreren Wochen über schweren nächtlichen Husten, verbunden mit Fieber. Beruflich ist sie in der Maske zahlreichen Chemikalien und Färbemitteln exponiert. Bis dato war sie immer gesund. Rauchen wird strikt verneint. Die Mutter der Patientin (mit chronischem Nikotinabusus) ist an einer schweren COPD mit fulminanter Lungenembolie verstorben.

Frage 1: Welche Differentialdiagnosen ziehen Sie in Betracht?

Frage 2: Welcher anamnestische Hinweis ist wegweisend für die Diagnose?

6   Dicke Luft Schritt I

Bei einem 16jährigen Jugendlichen kommt es plötzlich zu schwerer Atemnot. Der Junge saß während der Erledigung seiner Hausaufgaben im Garten. Es ist ein windiger Frühlingstag, und die Autos sind schon dick mit dem gelben Blütenstaub der Birken bedeckt. Laut dem Bericht der Mutter kam es durch den Kontakt mit Birkenpollen zum Auftreten von schwerer Atemnot. Der Junge »japst« nach Luft, hat einen schweren Stridor.

Frage 1: Was ist die wahrscheinlichste Diagnose?

Frage 2: Welche Maßnahmen ergreifen Sie als Notarzt?

5 So ein Theater Schritt II

❗ **Antwort 1:** In Betracht kommen im Prinzip alle Erkrankungen, die zu Husten führen. Zu nennen sind insbesondere allergisches Asthma, Pneumonie, COPD und exogen-allergisches Asthma.

❗ **Antwort 2:** Typisch für die hier vorliegende Erkrankung sind das undulierende Fieber, das nächtliche Husten sowie die Exposition gegenüber bestimmten Färbemitteln im beruflichen Umfeld. Diese typische Konstellation macht die Diagnose einer exogen allergischen Alveolitis (EAA) wahrscheinlich. Leitsymptom in dieser Konstellation ist das Fieber.

🔄 Trotz der deutlichen Hinweise möchten Sie Ihre Diagnose sichern und nehmen die Patientin zunächst stationär auf. Sie untersuchen die Patientin körperlich.

❓ **Frage 3:** Welchen Auskultationsbefund erwarten Sie?

❓ **Frage 4:** Welche weitere Diagnostik zur differentialdiagnostischen Abklärung schließen Sie an?

➡

6 Dicke Luft Schritt II

❗ **Antwort 1:** Bei dem 16jährigen Jugendlichen kommt es nach dem Kontakt mit Birkenpollen – einem sehr potenten Allergen – zum Auftreten eines klassisch allergischen Asthmaanfalls.

❗ **Antwort 2:** Eine umgehende Kortison-Medikation wie auch die O_2-Gabe ist bei entsprechender klinischer Diagnose sinnvoll. Darüber hinaus geben Sie bei Verdacht auf eine allergische Genese Antihistaminika. Sollte keine Besserung eintreten, kann außerdem Adrenalin vernebelt werden. Bei Entwicklung eines allergischen Schocks müssen Sie diesen entsprechend therapieren. Zur Überwachung und weiteren Diagnostik nehmen Sie den Jungen mit ins Krankenhaus.

😵 Auf dem Weg ins Krankenhaus berichtet der Patient, dass er als Kind Neurodermitis gehabt habe und seit der Pubertät vermehrt mit Heuschnupfen zu kämpfen habe. Bisher sei dies aber auszuhalten gewesen.

❓ **Frage 3:** Welche Untersuchungen führen Sie durch?

❓ **Frage 4:** Welche typischen Befunde erwarten Sie? Beachten Sie hierzu das folgende Bild der Lungenfunktionsprüfung (◩ Abb. F6.1).

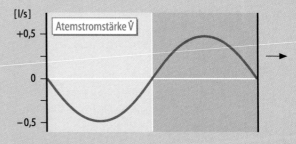

◩ **Abb. F6.1**

❓ **Frage 5:** Welche therapeutischen Empfehlungen sprechen Sie aus?

5 So ein Theater Schritt III

❗ **Antwort 3:** Als Auskultationsbefund wäre im akuten Stadium dieser Erkrankung ein feines inspiratorisches Knisterrasseln charakteristisch und nicht das verlängerte Expirium bei Asthma-bronchiale oder den feuchten Nebengeräuschen bei einer Pneumonie. Grobblasige Nebengeräusche mit Erhöhung der Atemfrequenz passen zu einem Infektgeschehen. Meist liegt jedoch bei dieser Erkrankung keine Infektkonstellation vor.

❗ **Antwort 4:** Sie führen eine BAL (broncho-alveoläre Lavage) mit Bestimmung des CD4/CD8-Quotienten durch. Dabei zeigt der CD4/CD8-Quotient bei der EAA typischerweise Werte unter 0,5. Dagegen gibt ein erhöhter CD4/CD8-Quotient von mehr als 5 einen eindeutigen Hinweis auf einen Morbus Boeck (Sarkoidose).

🔄 Die Patientin erhält Kortikoide und kann nach kurzer Zeit wieder entlassen werden. Sie raten ihr an, wenn möglich, ihren Arbeitsplatz zu wechseln oder zumindest zusammen mit dem Betriebsarzt ihren Arbeitsplatz ihrer Krankheit anzupassen. Kortison bleibt Dauermedikation.

6 Dicke Luft Schritt III

❗ **Antwort 3:** Um die Diagnose zu sichern, sind eine Lungenfunktionsprüfung und eine Allergietestung notwendig. Darüber hinaus können Sie einen Bronchospasmolysetest durchführen.

❗ **Antwort 4:** Bei der Lungenfunktionsprüfung ist die relative 1-Sekunden-Kapazität FEV1 bei obstruktiven Erkrankungen typischerweise reduziert, da der Patient nicht mehr forciert ausatmen kann. Indirekt kann über die Bodyplethysmographie auch der Atemwegswiderstand bestimmt werden. Dieser ist exspiratorisch erhöht. Typisch ist auch die Besserung der Bronchialobstruktion nach Durchführung einer Bronchospasmolyse. Der Allergietest wird bei dem Patienten vermutlich nicht nur eine Sensiblisierung für Birkenpollen ergeben. Zum einen gibt es hier viele Kreuzreaktivitäten, andererseits legt die Anamnese eine Atopie nahe, bei der multiple Sensibilisierungen zu erwarten sind.

❗ **Antwort 5:** Wichtig für den Patienten ist zunächst die Therapie des Asthma bronchiale. Hier orientieren Sie sich an den Leitlinien und führen eine Stufentherapie durch. Im vorliegenden Fall erhält der Patient dauerhaft ein Cortison-Spray und ein Betamimetikum zur Bronchodilatation bei Bedarf. Darüber hinaus kann es ggf. symptomlindernd sein, in Allergiezeiten Antihistaminika oral einzunehmen. Da in diesem Fall bereits ein »Etagenwechsel« vom Nasenrachenraum mit Heuschnupfen zu den Bronchien mit Asthma erfolgt ist, empfehlen Sie eine Hypersensibilisierung.

🔄 Der Patient hat weitere Sensibilisierungen gegen Frühblüher, Gräserpollen und Hausstaubmilben. Er nimmt seine Asthmamedikamente wie empfohlen und stellt sich bei einem Allergologen zur weiteren Behandlung vor.

7 Reiseandenken Schritt I

Die 42jährige Inderin klagt über Nachtschweiß, Fieber und produktiven Husten. Erst vor wenigen Wochen ist sie aus Ihrer ursprünglichen Heimat in Nordindien zurückgekehrt.

Frage 1: Woran denken Sie differentialdiagnostisch?

Frage 2: Welche Untersuchungen führen Sie durch?

Frage 3: Was müssen Sie beim weiteren Vorgehen beachten?

8 Blutiger Auswurf Schritt I

Ein 56jähriger Mann mit chronischem Nikotinabusus klagt plötzlich über blutiges Sputum. Zudem verspüre er eine Muskelschwäche, die sich insbesondere an den Oberarmen, beispielsweise beim Schneeschaufeln, bemerkbar mache.

Frage 1: Welche Diagnose vermuten Sie?

Frage 2: Wie sichern Sie diese?

Frage 3: Wie erklären Sie sich die Muskelschwäche?

7 Reiseandenken Schritt II

❶ **Antwort 1:** Im vorliegenden Fall kommen vor allem Infektionskrankheiten wie Pneumonie aber auch Tuberkulose in Betracht, da diese in Indien durchaus verbreitet sind.

❶ **Antwort 2:** Sie nehmen zunächst Blut ab und legen Blutkulturen an. Außerdem veranlassen Sie ein Röntgen-Thorax und erwägen zur Erregersicherung eine Sputumuntersuchung sowie eine Bronchoskopie mit bronchoalveolärer Lavage. Auch im Urin und im Magen-Darm-Trakt könnten sich Erreger nachweisen lassen.

❶ **Antwort 3:** Sie sollten meldepflichtige Infektionskrankheiten beachten und weiterhin sinnvolle hygienische Maßnahmen zur Ansteckungsverhinderung ergreifen.

🔁 Bis die Ergebnisse aus Ihren Untersuchungen vorliegen, isolieren Sie die Patientin. Am Abend wird die Röntgen-Thorax-Aufnahme gemacht. Da die radiologischen Kollegen bereits Dienstschluss haben, schauen Sie die Aufnahme über das Kliniknetzwerk selbst an.

❓ **Frage 4:** Welchen Befund sehen Sie auf dem Röntgenbild (▪ Abb. F7.1)?

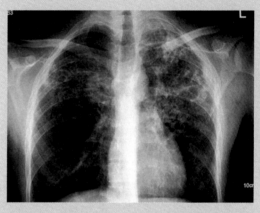

▪ **Abb. F7.1**

❓ **Frage 5:** Welche Therapie leiten Sie ein?

❓ **Frage 6:** Welche andere schwerwiegende Infektionskrankheit wird durch den vermutlichen Erreger ausgelöst? Betrachten Sie hierzu auch das MRT-Bild (▪ Abb. F7.2).

8 Blutiger Auswurf Schritt II

❶ **Antwort 1:** Aufgrund der Anamnese denken Sie bei blutigem Auswurf an ein Bronchialkarzinom.

❶ **Antwort 2:** Sie führen eine Bildgebung der Lunge durch. Dabei ist das CT einer Röntgen-Thorax-Aufnahme überlegen, um die Lokalisation und räumliche Ausdehnung einer Raumforderung beurteilen zu können. Diagnostisch beweisend ist allerding nur eine Histologie. Diese können Sie im Rahmen einer Bronchoskopie gewinnen.

❶ **Antwort 3:** Bei dem Patienten liegt offensichtlich ein peripheres Bronchialkarzinom vor. Bei der Muskelschwäche handelt es sich um eine Paraneoplasie vom Typ Lambert-Eaton-Syndrom. Dabei kommt es zur progredienten Mus-

kelschwäche, insbesondere der Oberarme aber auch der Beine. Die Ursachen hierfür sind unklar.

🔁 Die CT-Aufnahme zeigt einen Rundherd in der Lungenperipherie. Nach Durchführung einer Biopsie erhalten Sie als histologischen Befund ein kleinzelliges Bronchialkarzinom.

❓ **Frage 4:** Welche weiteren diagnostischen Maßnahmen ergreifen Sie?

❓ **Frage 5:** Welche Therapieoptionen gibt es?

7 Reiseandenken Schritt III

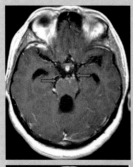

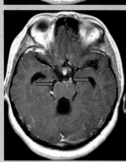 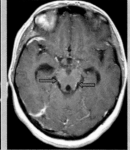

■ Abb. F7.2

❶ **Antwort 4:** Sie sehen das typische Bild einer Pneumokokken-Pneumonie in Form einer Lobärpneumonie mit pneumonischen Infiltrat.

❶ **Antwort 5:** Sie leiten eine medikamentöse Kombinationstherapie ein. Diese beinhaltet verschiedene Antibiotika, die Sie entsprechend des Antibiogramms leitliniengerecht zusammenstellen.

❶ **Antwort 6:** Pneumokokken können auch Meningitis verursachen. Das typische Bild ist hier eine Haubenmeningitis.

Das Fieber der Patientin geht innerhalb der nächsten Tage deutlich zurück. Sie fühlt sich allerdings immer noch schwach und bleibt zunächst weiterhin im Krankenhaus.

8 Blutiger Auswurf Schritt III

❶ **Antwort 4:** Zum Ausschluss von Fernmetastasen führen Sie ein Sono-Abdomen, eine Knochenszintigrafie, ein Schädel-CT und ggf. eine PET-Untersuchung durch. Präoperativ sollte außerdem eine Lungenfunktionsprüfung erfolgen.

❶ **Antwort 5:** Grundsätzlich muss zwischen kurativer und palliativer Therapie unterschieden werden. In frühen Tumorstadien wird eine Operation durchgeführt. Die Karzinome der Lunge sprechen sehr gut auf Chemotherapie an, eine adjuvante Chemotherapie wird daher regelmäßig nach Operationen bei nicht-kleinzelligen Karzinomen in den Stadien empfohlen, in denen eine lymphatische Metastasierung besteht. Die adjuvante Therapie soll die weitere lymphatische Metastasierung unterdrücken. Wenn keine Operation erfolgen kann, wird eine Polychemotherapie durchgeführt. Bei Hirn- oder Knochenmetastasen erfolgt eine Radiatio.

Der Patient hat glücklicherweise noch keine Fernmetastasen. Er wird daher operiert und erhält eine adjuvante Chemotherapie. Nach Abschluss dieser Therapie muss er in den vorgesehen Zeitabständen zur Tumornachsorge kommen. Zur Prognose des nicht-kleinzelligen Bronchialkarzinoms bedenken Sie Folgendes: Die 5-Jahres-Überlebensrate über alle Stadien liegt zwischen 1 und 65%.

9 **Höhenflug** Schritt I

Bei einem 42jährigen Patienten tritt nach einem Langstreckenflug eine deutliche Schwellung im Bereich des rechten Beins auf. Er bleibt über Nacht zunächst zu Hause, stellt sich dann aber am nächsten Morgen mit Atemnot, Brustschmerzen und Schmerzen im Bereich beider Beine in der Ambulanz vor.

Frage 1: Wie lautet Ihre Verdachtsdiagnose?

Frage 2: Welche apparativen und laborchemischen Untersuchungen führen Sie durch?

10 **Das geht an die Niere** Schritt I

Ein 64jähriger Patient leidet seit Jahren an einer dialysepflichtigen Niereninsuffizienz. Aktuell klagt er über eine progrediente Belastungsdyspnoe. Der letzte Kreatininwert lag bei 0,9 mg/dl.

Frage 1: Was vermuten Sie als Ursache für die Dyspnoe?

Frage 2: Welche Überlegungen stellen Sie bezüglich des Kreatininwerts an?

9 **Höhenflug** Schritt II

Antwort 1: Bei dem Patienten liegt offensichtlich eine Venenthrombose vor. Da er über Atemnot klagt, ist auch eine Lungenembolie denkbar. Ursache der Venenthrombose ist wohl das lange Sitzen, wodurch sich Thromben in den Beinvenen bilden können.

Antwort 2: Um eine Lungenembolie zu diagnostizieren, führen Sie ein CT-Thorax mit Kontrastmittel durch. Hinweisend können auch EKG und Echokardiografie sein, die eine Rechtsherzbelastung zeigen können. Aus dem Blut bestimmen Sie die D-Dimere und überprüfen vor der Kontrastmittelgabe unbedingt die Nierenfunktion und den TSH-Spiegel.

Es bestätigt sich der Verdacht einer Lungenembolie. Sie behalten den Patienten zunächst auf der Überwachungsstation.

Frage 3: Welche Laboruntersuchungen sind hinsichtlich der Ursache für die Thromboembolie in Erwägung zu ziehen?

Frage 4: Welche Therapie leiten Sie ein?

10 **Das geht an die Niere** Schritt II

Antwort 1: Bei dem Patienten besteht vermutlich eine Anämie, bedingt durch einen Erythropoetinmangel bei Niereninsuffizienz.

Antwort 2: Insbesondere unter der Dialyse können normale Kreatininwerte auftreten. Ein Kreatininwert von 0,9 mg/dl beweist daher nicht eine gute Niere, sondern kann durchaus für eine vernünftige Filtration richtungsweisend sein. Ein Kreatininwert von 0,9 mg/dl, der gering unter dem Normalwert liegt, kann auch Folge einer Muskelatrophie sein, da das Kreatin primär aus dem Muskel stammt und nicht genügend zur Verfügung gestellt werden kann. Eine Mangelernährung wird dadurch nicht bewiesen. Eine Mangelernährung wird klinisch beispielsweise durch Muskelatrophie und den Nachweis von Spurenelementen, Eiweißmangel oder Mangel an Elektrolyten diagnostiziert.

Sie nehmen dem Patienten zunächst Blut ab und bestellen ihn zur Befundbesprechung am Folgetag ein.

Frage 3: Welcher Laborparameter ist wichtig, um eine fragliche Anämie abzuklären?

Frage 4: Welche Therapie ist sinnvoll?

9 **Höhenflug** Schritt III

❶ **Antwort 3:** Bei jungen Patienten mit tiefer Venenthrombose ist eine Thrombophilie-Diagnostik sinnvoll. Dabei wird insbesondere auf die Protein S-Aktivität und die Faktor-V-Leiden-Mutation getestet sowie Quick und aPTT bestimmt.

❶ **Antwort 4:** Sie führen nach Ausschluss von Kontraindikationen eine Fibrinolyse durch und beginnen eine systemische Antikoagulation zur Rezidivprophylaxe. Sollten sich die Thromben in den Beinvenen nicht auflösen, müssen Sie invasive Methoden in Betracht ziehen.

🔄 Der Zustand des Patienten verschlechtert sich in den nächsten Stunden. Sie überwachen den Kreislauf engmaschig; die Lage beruhigt sich. Die Thrombophiliediagnostik ist negativ. Sie erfahren allerdings, dass der Patient seit 2 Jahrzehnten raucht. Nach der Entlassung aus der Klinik führt der Hausarzt die Antikoagulation mit Cumarinen weiter.

10 **Das geht an die Niere** Schritt III

❶ **Antwort 3:** Sie bestimmen den Hb. Dieser liegt im vorliegenden Fall bei 8,0 g/dl.

❶ **Antwort 4:** Sie sollten bei dem Patienten Erythropoetin substituieren.

🔄 Zukünftig kontrollieren Sie die Laborparameter engmaschiger. Nach einiger Zeit bessert sich die Leistungsfähigkeit des Patienten.

11 **Auf 180** Schritt I

Ein 42jähriger Mann stellt sich mit hochrotem Kopf in Ihrer Praxis vor. Er klagt über Kopfschmerzen und kann sich seit einigen Wochen kaum noch konzentrieren. Bei der körperlichen Untersuchung messen Sie einen Blutdruck von 230/130 mm/Hg, Puls 105/min. Sie diagnostizieren eine arterielle Hypertonie, nach deren Ursachen der Patient Sie fragt.

Frage 1: An welche Ursachen denken Sie im vorliegenden Fall?

Frage 2: Auf welche Hinweise sollten Sie diesbezüglich achten?

12 **Lymphknotenschwellung** Schritt I

Ein 27jähriger Patient stellt sich mit einer axillären Lymphknotenschwellung vor. An Beschwerden schildert er ein seit 14 Tagen andauerndes abendliches Fieber bis 38,5 °C. Das Blutbild ist normal, im Serum fällt eine Erhöhung der LDH auf. Das Serumcalcium und der Hämoglobinwert sind normal.

Frage 1: Welche Vermutung haben Sie?

Frage 2: Welche Untersuchungen veranlassen Sie?

11 **Auf 180** Schritt II

Antwort 1: Bei Männern in diesem Alter sollte grundsätzlich nach einer sekundären Hochdruckursache gefahndet werden. Dies gilt insbesondere für einen Hyperaldosteronismus, aber auch eine Aortenisthmusstenose oder für renale Ursachen.

Antwort 2: Hinweisend auf eine sekundäre Hypertonie sind das Auftreten von hypertensiven Krisen insbesondere mit neurologischer Begleitsymptomatik, schwere Endorganschädigungen, ein periumbilikales Strömungsgeräusch oder eine Hypokaliämie.

Sie veranlassen zunächst eine stationäre Aufnahme, um die Ursache weiter abzuklären und den Patienten auf Grund der drohenden Komplikationen der hypertensiven Krise zu überwachen. Sie beginnen mit einer zunächst intravenösen antihypertensiven Therapie.

Frage 3: Welche Medikamente werden als Firstline-Therapie bei Hypertonie eingesetzt?

Frage 4: Welche klassische Symptomentrias würde auf einen Hyperaldosteronismus hinweisen?

Frage 5: Welche weitere Untersuchung ist im Hinblick auf mögliche Ursachen der sekundären Hypertonie und auch der Folgekomplikationen sinnvoll?

12 **Lymphknotenschwellung** Schritt II

Antwort 1: Sie vermuten einen M. Hodgkin.

Antwort 2: Wichtig ist neben einem CT von Thorax und Abdomen eine histologische Sicherung durch Probenexzision eines Lymphknotens.

Die Lymphknoten-PE ergibt einen M. Hodgkin (nodulär sklerosierend). Die Staging Untersuchungen zeigen pathologisch vergrößerte Lymphknoten beidseits axillär und zervikal rechts. Das Knochenmark ist nicht betroffen (◘ Abb. F12.1).

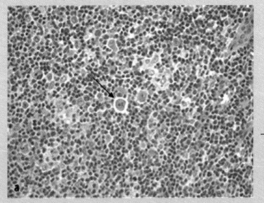

◘ **Abb. F12.1**

Frage 3: Welches Stadium nach Ann Arbor liegt vor?

Frage 4: Welche Therapie ist zu empfehlen?

11 **Auf 180** Schritt III

Antwort 3: Medikamente der ersten Wahl bei Hypertonie sind ACE-Hemmer, AT1-Antagonisten, Calciumantagonisten, Betablocker und Diuretika. Sie können als Monotherapie, Zwei- oder Mehrfachtherapie eingesetzt werden.

Antwort 4: Bei einem primären Hyperaldosteronismus bestehen oft Hypertonie, Hypokaliämie und metabolische Alkalose.

Antwort 5: Sie veranlassen zum Ausschluss einer Nierenarterienstenose und hypertensiven Nierenparenchymschäden eine Sonografieuntersuchung der Nieren.

Sie finden im Labor eine Hypokaliämie sowie Zeichen einer metobolischen Alkalose. Deswegen führen Sie eine Messung von Plasmaaldosteron und Plasmareninaktivität sowie einen Kochsalzbelastungstest zur Diagnosebestätigung durch. Anschließend stellen Sie den Patienten auf Spironolacton und weitere Antihypertensiva ein.

12 **Lymphknotenschwellung** Schritt III

Antwort 3: Die Lymphknotenstationen sind axillär und zervikal auf einer Seite des Zwerchfells befallen, das Knochenmark ist nicht betroffen. Damit liegt ein Stadium 2 vor: zwei Lymphknotenstationen auf einer Seite des Zwerchfells.

Antwort 4: Die momentane Standardtherapie in dem hier vorliegenden Stadium ist eine alleinige Radiatio.

Nach der Diagnosesicherung wird die Bestrahlung geplant. Der Ansatz ist hier kurativ. Die Heilungsrate liegt bei 70–80%. Der Patient kann bei gutem Befinden nach Hause entlassen werden.

13 Thrombopenie Schritt I

Zu Ihnen kommt eine 16jährige Patientin mit Überweisung ihres Gynäkologen. Sie hatte immer verstärkte Blutungen. Dieses Mal waren die Blutungen nicht mit Hormongaben unter Kontrolle zu bekommen. Es besteht bereits eine klinisch relevante Anämie. Bei den Laborkontrollen ist eine stark erniedrigte Thrombozytenzahl mit 5000/µl auffallend.

Frage 1: Auf welche Befunde achten Sie bei der körperlichen Untersuchung?

Frage 2: Welche Diagnose kommt nach Ausschluss anderer Ursachen in Betracht?

14 Wohlstandskrankheiten Schritt I

Ein 65jähriger Typ-2- Diabetiker mit einem Body-Mass-Index (BMI) von 31 kg/m² stellt sich erstmals zur Einstellung seines arteriellen Hypertonus in der Praxis eines niedergelassenen Kardiologen vor.

Frage 1: Welche Hinweise geben Sie neben der Blutdruckeinstellung bezüglich einer Lebensstilanpassung des Patienten?

Frage 2: Welches Organ sollten Sie unbedingt kontrollieren?

13 Thrombopenie Schritt II

Antwort 1: Sie achten vor allem auf Petechien (◩ Abb. F13.1).

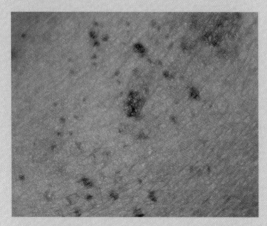

◩ **Abb. F13.1**

Antwort 2: Nach Ausschluss anderer Diagnosen ziehen Sie eine chronische idiopathische thrombozytopenische Purpura (ITP) in Erwägung.

Diese Erkrankung beruht auf IgG-Autoantikörpern gegen Adhäsionsmoleküle auf den Thrombozyten. Sie erfahren von der Patientin, dass sie auch als Kind oft blaue Flecken hatte.

Frage 3: Welche Hinweise kann Ihnen das Labor zur Diagnosesicherung liefern?

Frage 4: Welche Therapie ist in diesem Fall indiziert?

Frage 5: Welche schwerwiegenden Komplikationen wären unbehandelt denkbar? →

14 Wohlstandskrankheiten Schritt II

Antwort 1: Sie empfehlen unbedingt eine Gewichtsreduktion. Diese ist sowohl in Bezug auf die Einstellung des Diabetes mellitus als auch für den Blutdruck sinnvoll.

Antwort 2: Da Diabetes mellitus und arterielle Hypertonie schädlich für die Nieren sind, überprüfen Sie diese Funktion und führen eine Sonografie durch.

Sie klären den Patienten darüber auf, dass es über seinen Hausarzt möglich ist, an einem Disease-Management-Programm (DMP) für Diabetiker teilzunehmen. Der Patient stellt sich dort vor.

Frage 3: Welche Laborparameter sind dazu geeignet, die Nierenfunktion des Patienten zu beurteilen?

Frage 4: Welche Folgeerkrankungen sind bei Diabetes mellitus von Bedeutung? →

Frage 5: Wie können diese durch DMP-Maßnahmen erkannt und reduziert werden?

13 **Thrombopenie** Schritt III

❶ **Antwort 3:** Die Thrombozytenüberlebenszeit ist verkürzt und im Blutausstrich finden sich Riesenthrombozyten.

❶ **Antwort 4:** Die Schwere der aktuellen Symptomatik erfordert die Gabe von Glukokortikoiden und Immunglobulinen sowie eine Thrombozytensubstitution.

❶ **Antwort 5:** Die häufigste Todesursache sind intrazerebrale Blutungen. Möglich sind auch retinale Einblutungen, die zur Erblindung führen. Insgesamt ist die Prognose jedoch günstig.

🔄 Der Zustand der Patientin stabilisiert sich unter der Therapie mit Kortikoiden. Die Blutungen sistieren. Sollte eine Helicobacter pylori-Infektion bestehen, muss diese unbedingt therapiert werden. Zukünftig überwachen Sie die Thrombozytenzahl regelmäßig. Solange keine operativen Eingriffe anstehen, genügt eine Mindestzahl von 30.000 Thrombozyten/µl.

14 **Wohlstandskrankheiten** Schritt III

❶ **Antwort 3:** Die klassischen Nierenwerte sind Kreatinin und GFR. Wichtig ist, dass das Kreatinin erst bei stark eingeschränkter GFR steigt. Sensibler ist die Albuminbestimmung im Urin.

❶ **Antwort 4:** Zu den Komplikationen eines Diabetes mellitus zählen diabetische Retinopathie, Gefäßveränderungen, Polyneuropathie und Nephropathie.

❶ **Antwort 5:** Im Rahmen des DMP-Programms werden regelmäßig Laborkontrollen, eine körperliche Untersuchung mit Sensibilitätsprüfung der Füße sowie augenärztliche Untersuchungen durchgeführt. Ziel ist es, durch eine gute Einstellung der Blutzuckerwerte die Folgeerkrankungen zu verhindern. Überwacht wird dies häufig mit dem HbA_{1c}. Daneben erhält der Patient Schulungen, um durch Lebensstilanpassungen einer Progredienz entgegen zu wirken.

🔄 Nach der Blutdruckeinstellung führen Sie die beschriebene weitere Diagnostik durch. Hierbei können Sie Folgeerkrankungen bisher ausschließen. Der Patient wird nun regelmäßig durch seinen Hausarzt weiter kontrolliert.

15 Schaufensterbummel Schritt I

Bei einer 65jährigen Raucherin tritt beim Gehen in einer Fußgängerzone nach einer Wegstrecke von ca. 300 Metern ein vernichtender Schmerz in der Wade auf. Sie bleibt stehen, der Schmerz wird besser. Trotzdem lässt sie sich mit einem Taxi zu Ihnen in die Klinik fahren.

Frage 1: Welche Verdachtsdiagnose haben Sie?

Frage 2: In welchem Stadium befindet sich die Erkrankung?

16 Der Bauch tut weh Schritt I

Der 28jährige Patient war bis dato nie ernsthaft krank. Seit mehr als 4 Wochen klagt er jedoch über Durchfälle, Bauchschmerzen und Unwohlsein. Bei der körperlichen Untersuchung fällt ein Druckschmerz im Bereich des rechten Abdomens auf. In den Laboruntersuchungen zeigen sich eine Leukozytose sowie ein erhöhtes CrP.

Frage 1: Was ist die wahrscheinlichste Diagnose?

Frage 2: Welche Untersuchung führen Sie nun zur Diagnosesicherung durch?

15 **Schaufensterbummel** Schritt II

❗ **Antwort 1:** Sie denken an eine pAVK.

❗ **Antwort 2:** Die Stadieneinteilung erfolgt nach Fontaine. Im vorliegenden Fall treten die Schmerzen nach 300m auf, daher liegt ein Stadium IIa (Belastungsschmerz > 200 m) vor.

🔄 Sie untersuchen die Patientin zunächst körperlich und führen dann die weitere Diagnostik durch.

❓ **Frage 3:** Welche Untersuchungen sind sinnvoll?

❓ **Frage 4:** Welche grundsätzliche therapeutische Empfehlung sprechen Sie aus?

❓ **Frage 5:** Wie sieht die konkrete Therapie im vorliegenden Fall aus?

16 **Der Bauch tut weh** Schritt II

❗ **Antwort 1:** M. Crohn.

❗ **Antwort 2:** Sie ordnen eine Endoskopie (Coloskopie mit Ileoskopie) an und entnehmen Biopsien.

🔄 Hauptsächlich betroffen ist das terminale Ileum. Die Entzündungsherde zeigen sich asymmetrisch fleckig. Die Histologie ergibt eine transmurale Entzündung mit Pflastersteinrelief. Es finden sich Epitheloidzellgranulome sowie eine deutliche lymphatische Hyperplasie. Damit ist die Diagnose M. Crohn gesichert. Sie untersuchen den Patienten nun auch körperlich. Bei der Inspektion fällt Ihnen eine Hautveränderung am Unterschenkel auf (◘ Abb. F16.1).

❓ **Frage 3:** Worum handelt es sich dabei und welche Merkmale sind für die auffällige Hautläsion typisch?

❓ **Frage 4:** Welche Komplikationen können bei M. Crohn klinisch manifest werden?

❓ **Frage 5:** Welche Therapie ist sinnvoll?

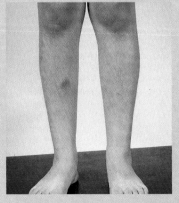

◘ **Abb. F16.1**

15 Schaufensterbummel Schritt III

❶ **Antwort 3:** Neben Pulsstatus und Auskultation führen Sie eine Dopplersonografie zur Bestimmung des Ankle-Brachialis-Index durch. Zur Bestätigung des Stadiums bietet sich ein standardisierter Gehtest auf dem Laufband an. Zur Stenoselokalisation können Sie eine Farbduplexsonografie oder eine MRT-Angiographie durchführen.

❶ **Antwort 4:** Sie raten der Patientin, Risikofaktoren für Arteriosklerose zu eliminieren. Dazu gehören Nikotinabstinenz sowie die Einstellung des Blutdrucks und des Cholesterins.

❶ **Antwort 5:** Da es sich um ein Stadium II handelt, kann sowohl medikamentös als auch durch Katheterintervention therapiert werden.

🔄 Nach dem Abwägen der Situation erhält die Patientin eine PTA (perkutane transluminale Angioplastie) mit Stentimplantation, wobei das betroffene Gefäß vollständig revaskularisiert werden kann. Sie klären sie außerdem darüber auf, dass sie das Rauchen unbedingt einstellen sollte.

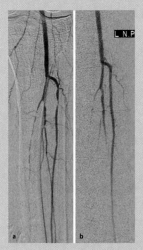

◻ **Abb. F15.1**

16 Der Bauch tut weh Schritt III

❶ **Antwort 3:** Es handelt sich um ein Erythema nodosum. Dieses ist ein indurierter rötlicher Knoten mit der typischen Lokalisation an der Vorderseite des rechten Unterschenkels.

❶ **Antwort 4:** Zu den Komplikationen gehören enterovesikale Fisteln, bei denen es zum Beispiel zum Luftabgang beim Wasserlassen kommen kann. Daneben treten Dünndarmstenosen mit Ileuszuständen auf. Abszesse können sich bilden und schließlich kann ein Morbus Crohn auch entarten. Allerdings liegt das Entartungsrisiko weit unter 1% der Erkrankungen.

❶ **Antwort 5:** Bei M. Crohn kommt eine leitliniengerechte medikamentöse Stufentherapie zum Einsatz. Besonders erwähnenswert ist hierbei die Fisteltherapie mit Metronidazol oder die chirurgische mit Fadeneinlage.

🔄 Der Patient erhält Aminosalicylate und Antibiotika. Außerdem wird Cortison zunächst lokal verabreicht. Darunter verbessert sich die Symptomatik.

17 **Blutige Durchfälle** Schritt I

Ein 35jähriger Berufssoldat erkrankt nach einem Auslandsaufenthalt an blutigen Durchfällen. Die genaue Anamnese ergibt, dass er ähnliche Beschwerden bereits vor etwa 6 Monaten hatte. Die klinische Untersuchung ist außer einem diffusen Bauchschmerz weitgehend unauffällig; Gelenkschmerzen und Fieber werden verneint. Die Durchfälle bestehen seit mehr als 4 Wochen.

Frage 1: Welche Differentialdiagnosen kommen in Betracht?

Frage 2: Welche Untersuchungen veranlassen Sie?

18 **Blutiger Stuhl** Schritt I

Bei einer 62jährigen Dame mit langjährigem Nikotinabusus tritt plötzlich hellroter Stuhlgang auf, ohne dass die Patientin über Schmerzen klagt. Die Familienanamnese bezüglich Darmkrebs ist unauffällig. Die körperliche Untersuchung zeigt eine pAVK sowie Verdacht auf eine Carotisstenose links mit Strömungsgeräusch.

Frage 1: Was ist Ihre Verdachtsdiagnose?

Frage 2: Welche Ursachen sind hierfür denkbar?

Frage 3: Aufgrund des Alters müssen Sie immer an welche Differentialdiagnose einer blutigen Diarrhoe denken?

Frage 4: Welche Untersuchungen veranlassen Sie deshalb?

17 Blutige Durchfälle Schritt II

Antwort 1: In Betracht kommen infektiöse Enteritiden, ausgelöst durch Shigellen, Salmonellen, Divertikulitis oder chronisch entzündliche Darmerkrankungen. Da die Symptome bereits seit einiger Zeit bestehen, jetzt bereits zum 2. Mal auftreten und es sich um einen jungen Mann handelt, vermuten Sie eine chronisch entzündliche Darmerkrankung, genauer eine Colitis ulcerosa.

Antwort 2: Zur weiteren Abklärung veranlassen Sie Sonographie, Stuhlkultur, Laboruntersuchung und Koloskopie.

Der Erregernachweis ergibt keine pathologischen Keime. Im Labor fällt ein erhöhtes CrP auf. In der Koloskopie zeigt sich eine Pancolitis (◘ Abb. F17.1). Sie entnehmen einzelne Proben und schicken diese in die Pathologie.

Frage 3: Welche Befunde erwarten Sie in der Histologie?

Frage 4: Welche Komplikationen können bei Colitis ulcerosa auftreten?

Frage 5: Welche Krankheiten können assoziiert sein?

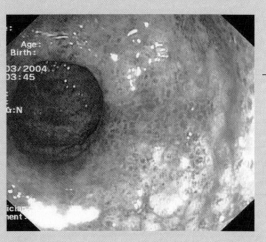

◘ **Abb. F17.1**

18 Blutiger Stuhl Schritt II

Antwort 1: Sie vermuten eine ischämische Kolitis.

Antwort 2: Mögliche Ursachen dafür sind langjähriger Diabetes mellitus, Thromben im rechten Vorhof, Aneurysmen der A. abdominalis sowie ein akuter Schockzustand.

Antwort 3: Sie müssen immer ein Kolonkarzinom ausschließen.

Antwort 4: Koloskopie einschließlich terminales Ileum und Ultraschall der Leber mit der Frage nach Metastasierung

Sie nehmen die Patientin zunächst stationär auf und stabilisieren sie.

Frage 5: Welche Therapie ist bei einer ischämischen Kolitis sinnvoll?

17 **Blutige Durchfälle** Schritt III

❶ Antwort 3: Makroskopisch sind ein kontinuierlicher Befall der Mukosa, Verlust der Haustrierung sowie Pseudopolypen zu erwarten. Mikroskopisch finden sich Kryptenabszesse und Becherzellverlust.

❶ Antwort 4: Zu den Komplikationen gehören Blutungen, Megacolon und Perforation. Das Dysplasie- bzw. Karzinomrisiko ist gegenüber der Normalbevölkerung erhöht.

❶ Antwort 5: Die Colitis ulcerosa ist häufig mit einer primär sklerosierenden Cholangitis und einem cholangizellulären Karzinom (CCC) assoziiert. Dies ist besonders bei jungen Männern mit rechtsseitigem Befall und Backwash-Ileitis der Fall.

Der Patient erhält die leitliniengerechte Stufentherapie. Besonders gut hilft ihm die topische Therapie mit Gelen und Schäumen. Einmal pro Jahr wird eine Endoskopie zum Ausschluss von Neoplasien durchgeführt.

18 **Blutiger Stuhl** Schritt III

❶ Antwort 5: Zunächst wird konservativ therapiert, wobei die kardiovaskuläre Stabilisierung im Vordergrund steht. Häufig bessert sich die Symptomatik und macht eine chirurgische Intervention unnötig. Sollte es zu Nekrosen kommen, muss hingegen eine Operation erfolgen.

Die Schmerzen und Durchfälle der Patientin bleiben bestehen. Sie stellen den Fall daraufhin den Chirurgen vor, die die Patientin übernehmen.

19 Liebe Leber Schritt I

Ein 58jährige Patient stellt sich mit zunehmender Müdigkeit, Umfangszunahme des Bauches sowie einer Muskelatrophie vor. Bei der körperlichen Untersuchung fallen eine Gynäkomastie und kleine rötliche Gefäßmissbildungen an der oberen Thoraxapertur auf.

Frage 1: Was ist die wahrscheinlichste Diagnose?

Frage 2: Welche weiteren klinischen Zeichen können Sie in der körperlichen Untersuchung finden?

20 Akute Oberbauchschmerzen Schritt I

Eine 42jährige Frau klagt plötzlich über heftigste, gürtelförmige Oberbauchschmerzen, die in den Rücken ausstrahlen. Familienanamnestisch sind Gallenblasensteine bei ihrer Mutter und Schwester bekannt.

Frage 1: Welche Differentialdiagnosen erwägen Sie?

Frage 2: Welche Untersuchungen führen Sie zur Diagnosesicherung durch?

19 **Liebe Leber** Schritt II

❗ **Antwort 1:** Wahrscheinlich hat der Patient eine Leberzirrhose.

❗ **Antwort 2:** Weitere Befunde neben den Teleangiektasien, dem Aszites und der Gynäkomastie sind eine Lackzunge und eine Bachglatze. Darüber hinaus kann in schweren Fällen Pruritus auftreten.

💬 Sie führen eine Sonografie durch und bestätigen Ihre Diagnose (◻ Abb. F19.1).

💬 Sie führen außerdem eine ausführliche Anamnese durch.

❓ **Frage 3:** Nach welchen ursächlich relevanten Faktoren fragen Sie?

❓ **Frage 4:** Welche Laborparameter helfen, die Syntheseleitung der Leber zu beurteilen?

❓ **Frage 5:** Welche Folgen kann eine Leberzirrhose haben?

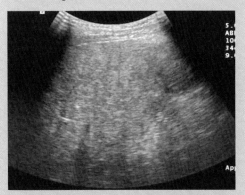

◻ **Abb. F19.1**

20 **Akute Oberbauchschmerzen** Schritt II

❗ **Antwort 1:** Das Leitsymptom sind gürtelförmige Oberbauchschmerzen. Dies lässt zunächst an eine biliäre Pankreatitis und an eine Steininkarzeration denken. Weitere Ursachen können auch eine Hypertriglyzeridämie, Medikamente, eine Hypokalzämie sowie ein Trauma sein.

❗ **Antwort 2:** Sie führen eine Laboruntersuchung (Entzündungszeichen und Pankreasenzyme), Sono-Abdomen und später ein CT durch.

💬 Bei der Patientin sind Lipase, Elastase und Amylase im Blut sowie die Amylase im Urin erhöht. Im Sono fällt eine Flüssigkeitsansammlung im Bereich des Pankreas auf. Das Parenchym ist aufgetrieben.

❓ **Frage 3:** Welche therapeutischen Maßnahmen leiten Sie ein?

❓ **Frage 4:** Welches Beschwerdebild würden Sie bei einer chronischen biliären Pankreatitis erwarten?

19 **Liebe Leber** Schritt III

❗ Antwort 3: Sie fragen nach Alkoholkonsum, zurückliegenden Hepatitiden, Speichererkrankungen wie Hämachromatose oder M. Wilson, toxischen und medikamentösen Schäden.

❗ Antwort 4: Sie bestimmen den Quick, Albumin und CHE.

❗ Antwort 5: Wichtig ist hierbei die mögliche Entwicklung eine portalen Hypertension mit Ösophagusvarizen, das Entartungsrisiko zum HCC sowie die progrediente Leberfunktionseinschränkung. Wie im Fall beschrieben kann es jedoch auch zu Aszites und aufgrund fehlender hepatischer Glycogenreserven zu Muskelatrophie kommen. Darüber hinaus sieht man im fortgeschrittenen Stadium auch eine Enzephalopathie.

↪ Die Syntheseleistung der Leber des Patienten ist aktuell bereits stark eingeschränkt. Allerdings können Sie ihn, da er momentan noch alkoholabhängig ist, nicht für eine Transplantation listen.

20 **Akute Oberbauchschmerzen** Schritt III

❗ Antwort 3: Wichtig sind Flüssigkeitssubstitution, Nahrungskarenz, parenterale, später enterale Ernährung und eine adäquate Schmerztherapie.

❗ Antwort 4: Die chronische Pankreatitis zeigt als Beschwerdebild Gewichtsabnahme, Schmerzen sowie sonografisch Unregelmäßigkeit in der Pankreasstruktur und Verkalkung. Bei Steinnachweis führen Sie eine ERCP durch.

↪ Die Schmerzen der Patientin bessern sich deutlich. Sie wird nach einiger Zeit aus der Klinik entlassen. Man empfiehlt ihr weiterhin für die nächste Zeit strikte Alkoholkarenz.

21 **Schmerzloser Ikterus** Schritt I

Ein 78jähriger Patient zeigt folgende Symptomenkonstellation: Gewichtsabnahme von 15 kg in knapp 6 Wochen sowie ein Sklerenikterus mit Bilirubin > 6mg/dl.
Der Patient gibt keine Schmerzen an und verneint postprandiale Koliken, hat aber eine tastbare Resistenz im rechten Oberbauch.

Frage 1: Welche Diagnostik veranlassen Sie?

Frage 2: An welche Diagnose sollten Sie denken?

22 **Es rutscht nicht mehr** Schritt I

Ein 72jähriger Mann hat plötzlich Schluckbeschwerden. Das Essen bleibt stecken; er muss erbrechen. Eine langjährige Refluxanamnese ist bekannt.

Frage 1: Welches sind die Differentialdiagnosen der Dysphagie?

Frage 2: Welche Risikofaktoren sind für ein Ösophaguskarzinom besonders relevant?

21 Schmerzloser Ikterus Schritt II

Antwort 1: Laborprofil, Sonographie, CT-Abdomen sowie die ERCP.

Antwort 2: Schmerzloser Ikterus weist bis zum Beweis des Gegenteils auf ein Pankreaskarzinom hin.

Im Sono-Abdomen fällt eine Raumforderung im Bereich des Pankreaskopfes auf. Sie überweisen den Patienten in die Chirurgie. Dort wird festgestellt, dass aufgrund des Allgemeinbefindens nicht operiert werden kann.

Frage 3: Welche palliativen Maßnahmen ergreifen Sie nun?

Frage 4: Woran müssen Sie bei einem Patienten mit Pankreas(teil-)resektion denken?

22 Es rutscht nicht mehr Schritt II

Antwort 1: In Frage kommen eine tumorbedingte Stenose, eine Refluxerkrankung, eine Infektion durch Cytomegalievirus bei Immunsupprimierten, eine eosinophile Ösophagitis sowie angeborene Ringe und Webs.

Antwort 2: Risikofaktoren sind besonders Rauchen, Alkohol, heiße Getränke bzw. Speisen sowie eine Refluxösophagitis.

Der Patient berichtet, dass er seit einigen Jahrzehnten Sodbrennen und Reizhusten habe, weswegen er aber nie einen Arzt aufgesucht habe. In der ÖGD findet sich eine tumorbedinge Einengung des distalen Ösophagus.

Frage 3: Welcher histologische Tumortyp findet sich wahrscheinlich nach der Biopsie?

Frage 4: Welche kurative Therapie empfehlen Sie?

21 Schmerzloser Ikterus Schritt III

❶ Antwort 3: Zur Entlastung des Sekretabflusses kann mittels ERCP ein Stent eingesetzt werden. Ggf. können Sie eine Chemotherapie beginnen. Außerdem achten Sie auf ausreichende Flüssigkeitszufuhr sowie eine adäquate Tumorschmerztherapie .

❶ Antwort 4: Wichtig ist die Substitution der Pankreasenzyme ggf. einschließlich Insulin.

Einige Wochen nach Stenteinlage verschlechtert sich die Situation des Patienten erneut. Er erhält eine Schmerzpumpe und wird in ein Hospiz verlegt, wo er verstirbt.

22 Es rutscht nicht mehr Schritt III

❶ Antwort 3: Anzunehmen ist, dass sich bei dieser Anamnese in der Histologie ein Adenokarzinom auf der Basis eines Barrett-Ösophagus bei langjähriger Refluxösophagitis findet.

❶ Antwort 4: Indiziert ist eine Operation und ggf. Radiochemotherapie.

Sie stellen den Patienten im onkologischen Konsil vor. Anschließend wird er in die Chirurgie zur kurativen Operation verlegt.

23 Telefonsprechstunde Schritt I

Ein 35jährige Unternehmer meldet sich wegen heftiger Schmerzen im Unterbauch telefonisch in Ihrer Praxis. Er ist z. Zt. in Südafrika unterwegs. Bisher war er nie ernsthaft krank, gibt bei genauem Nachfragen jedoch gelegentliche Schmerzen im linken Unterbauch an. Sie raten ihm zur Rückreise, weil die Schmerzen vernichtenden Charakter haben. Wegen wichtigen Geschäftsterminen lehnt er dies jedoch ab. Kurz darauf kollabiert er jedoch beim Aussteigen aus einem Taxi. In der Notfallaufnahme stellt der dortige Arzt Fieber, Leukozytose sowie eine Abwehrspannung fest. Der Patient meldet sich wieder bei Ihnen, weil er Verständnisprobleme hat.

Frage 1: Was ist die wahrscheinlichste Diagnose?

Frage 2: Wie kann die Diagnose gesichert werden?

24 Hormone Schritt I

Eine 40jährige Sparkassenangestellte klagt über Müdigkeit und Konzentrationsschwäche während der Arbeit. Mehrfach habe Sie sich verzählt. Ihnen fällt eine ausgeprägte Kälteempfindlichkeit auf. Selbst im Sommer kommt sie mit Rollkragenpullover und Jacke in die Sprechstunde.

Frage 1: Welche Verdachtsdiagnose haben Sie?

Frage 2: Welche weiteren Symptome erwarten Sie außer den geschilderten?

23 Telefonsprechstunde Schritt II

❶ **Antwort 1:** Aufgrund des klinischen Bildes eines akuten Abdomens müssen Sie von einer perforierten Sigmadivertikulitis ausgehen.

❶ **Antwort 2:** Am besten wäre eine CT-Untersuchung. Möglicherweise kann man auch im Röntgen-Abdomen freie Luft sehen.

⟳ Leider ist vor Ort nur ein Röntgengerät verfügbar. Die dortigen Kollegen sehen freie Luft und entscheiden sich zur Notfalloperation

❓ **Frage 3:** Welche Therapie wäre bei einer nicht perforierten Sigmadivertikulitis indiziert?

24 Hormone Schritt II

❶ **Antwort 1:** Hypothyreose.

❶ **Antwort 2:** Die Hypothyreose manifestiert sich in allgemeiner Schwäche, Kälteintoleranz, Bradykardie, Gewichtszunahme, Obstipation und depressiven Stimmungsschwankungen. Die Stimme kann sich verändern und wird heiser. Klinisch imponiert eine trockene Haut. Unter Umständen findet sich ein Myxödem. Bei der latenten Hypothyreose sind die oben genannten klassischen Symptome nur wenig bzw. gar nicht nachweisbar. Fraglich ist eine mögliche Beziehung der latenten Hypothyreose in Bezug auf das kardiovaskuläre Risiko: Ebenso wird eine mögliche Verbindung zwischen einer latenten Hypothyreose und Fertilitätsstörungen bei jungen Frauen bzw. mit einem gestörten Schwangerschaftsverlauf diskutiert.

⟳ Sie nehmen Blut ab und führen eine Sonografie der Schilddrüse durch.

❓ **Frage 3:** Welche Laborkonstellation erwarten Sie?

❓ **Frage 4:** An welche Ursache der Hypothyreose denken Sie und wie sichern Sie diese Diagnose?

❓ **Frage 5:** Welche Therapie leiten Sie ein?

23 **Telefonsprechstunde** Schritt III

🕘 **Antwort 3:** Nahrungskarenz, antibiotische Therapie und nach erfolgtem Kostaufbau ballast-
stoffreiche Ernährung sind zu empfehlen.

😊 Der Patient wird hemikolektomiert und sucht Sie
nach der Rückkehr nach Deutschland umgehend
auf. Die Narbe ist reizlos und es bestehen aktuell
keine Beschwerden.

24 **Hormone** Schritt III

🕘 **Antwort 3:** Der basale TSH-Wert ist erhöht, die
Schilddrüsenhormonwerte sind vermindert.

🕘 **Antwort 4:** Sie denken an eine Hashimoto-Thy-
reoditis. Durch den Nachweis der Autoimmunantikörper wird diese Diagnose gesichert. Zunächst sollte aus Kostengründen der Antikörper
gegen die Schilddrüsenperoxidase (TPO-AK)
bestimmt werden. Ist dieser negativ, kann der
TG-Antikörper nachbestimmt werden. Sonographisch imponiert eine kleine echoarme
Schilddrüse.

🕘 **Antwort 5:** Bei jüngeren Patienten wird zwischen 50 und 75 µg Thyroxin substituiert. Diese
Dosis sollte im Verlauf auf eine individuelle Dosis erhöht werden. Bei Patienten mit koronarer
Herzerkrankung erfolgt die initiale Substitution
mit niedrigeren Dosen und einer langsameren
Steigerung. Es gilt einen niedrignormalen basalen TSH-Wert anzustreben. Die Substitution
muss lebenslang erfolgen.

😊 Die Patientin wird nun in regelmäßigen Abständen
zu Bestimmung des TSH-Spiegels einbestellt, um
ggf. die Dosis an L-Thyroxin anzupassen. Die Kon-
zentrationsstörungen lassen zunehmend nach.

25 **Gesichtsrötung bei Sonneneinstrahlung** Schritt I

Eine 35jährige Patientin berichtet über Nacht-schweiß, Arthralgien der großen und kleinen Ge-lenke sowie über Dyspnoe. Ihnen fällt ein Erythem über den Wangen und der Nase auf. Die Patientin gibt an, dass diese Gesichtsrötung bei Sonnen-einstrahlung stark zunehme (◻ Abb. F.25.1).

Frage 1: Wie nennt man das beschriebene Ery-them?

Frage 2: An welche Erkrankung denken Sie?

Frage 3: Welche Diagnostik führen Sie durch?

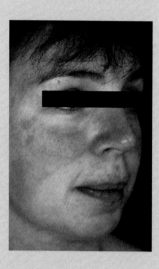

◻ **Abb. F25.1**

25 Gesichtsrötung bei Sonneneinstrahlung Schritt II

❶ Antwort 1: Schmetterlingserythem.

❷ Antwort 2: Systemischer Lupus erythematodes.

❸ Antwort 3: Rheumafaktoren und antineutrophile zytoplasmatische Antikörper (ANCA) sind negativ. Antinukleäre Antikörper sind mit einem Titer von 1 : 960 positiv.

Sie klären die Patientin über die Diagnose der Autoimmunerkrankung auf.

❓ Frage 4: Welche weiteren Symptome können auftreten?

❓ Frage 5: Welche Therapie ist indiziert?

❓ Frage 6: Wann tritt die Erkrankung besonders häufig auf?

→

25 Gesichtsrötung bei Sonneneinstrahlung Schritt III

❶ **Antwort 4:** Neben der hier vermutlich vorliegenden Anämie können auch eine Leukopenie oder Thrombozytopenie auftreten. Es kann zu Serositis an Pleura und Perikard kommen. Außerdem sind Nierenschädigungen und ZNS-Symptome mit Kopfschmerzen besonders häufig.

❶ **Antwort 5:** Man behandelt die Patienten nach einer Stufentherapie aus NSAR, Basistherapeutika und Kortison. Die Therapie erfolgt vor allem im akuten Schub.

❶ **Antwort 6:** Zunächst ist wichtig, dass mehr Frauen als Männer betroffen sind. Häufig sind hormonelle Umstellungen oder Stress ein Auslöser.

Die Patientin erhält von Ihnen eine medikamentöse Therapie. Sie raten ihr außerdem, direkte Sonneneinstrahlung zu meiden. Unter der Therapie bessert sich auch die Anämie-Symptomatik.

Gallenblase und Gallenwege

Christian Prinz

11

❯❯ ❯ Einleitung

Krankheiten des biliären Systems (Gallenblase, Gallenwege) zählen zu den häufigsten Krankheiten der westlichen Welt. Problematisch sind vor allen Dingen:

- Gallenblasensteine (Cholezystolithiasis)
- Entzündungen der Gallenblase (Cholezystitis)
- steinbedingte Obstruktion der ableitenden Gallenwege (Choledocholithiasis) mit schweren Komplikationen (septische Cholangitis, die zur biliären Pankreatitis führen kann)
- chronisch-entzündliche Erkrankungen der Gallenwege (PSC)
- Tumoren der Gallenwege, z. B. Klatskin-Tumor

Was kommt jetzt?

Choledocholithiasis, Cholezystolithiasis, Cholezystitis, PSC, cholangiozelluläres Karzinom (CCC).

11.1   Anatomische und physiologische Grundlagen

11.1.1 Anatomie

Die Gallenflüssigkeit wird in den Leberzellen produziert und über feine Canaliculi zu den großen Gallengängen fortgeleitet. Die Mündung des D. choledochus in das Duodenum liegt seitlich unmittelbar unterhalb des Bulbus duodeni und ist endoskopisch nur mit einem Seitblickgerät zu erreichen. Bei prograden (nach vorne schauenden Geräten) ist die Papille von endoluminal normalerweise nicht zu sehen.

◱ Abb. 11.1 zeigt die Anatomie der Gallenblase und der extrahepatischen Gallengänge in Bezug zum Kopf der Bauchspeicheldrüse. Die Gallenblase liegt in der Fossa vesicae biliaris der Leber zwischen Lobus quadratus und Lobus hepatis dexter, in Nähe zur Flexura coli dextra und der Pars superior des Duodenums.

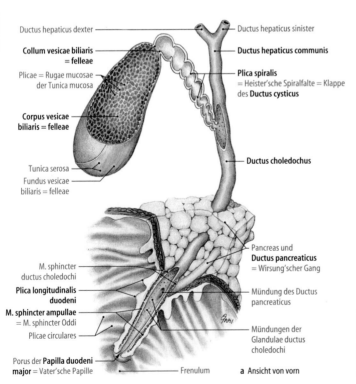

Ductus hepaticus dexter
Collum vesicae biliaris = felleae
Plicae = Rugae mucosae der Tunica mucosa
Corpus vesicae biliaris = felleae
Tunica serosa
Fundus vesicae biliaris = felleae
M. sphincter ductus choledochi
Plica longitudinalis duodeni
M. sphincter ampullae = M. sphincter Oddi
Plicae circulares
Porus der **Papilla duodeni major** = Vater'sche Papille

Ductus hepaticus sinister
Ductus hepaticus communis
Plica spiralis = Heister'sche Spiralfalte = Klappe des **Ductus cysticus**
Ductus choledochus
Pancreas und **Ductus pancreaticus** = Wirsung'scher Gang
Mündung des Ductus pancreaticus
Mündungen der Glandulae ductus choledochi
Frenulum

b

c

b, c Varianten:
b Der Ductus cysticus mündet weit kaudal; der Ductus hepaticus communis ist entsprechend lang.
c Der spiralige Ductus cysticus überkreuzt den Ductus choledochus ventral (in ca. 15% der Fälle).

a Ansicht von vorn

◱ **Abb. 11.1 Anatomie der extrahepatischen Gallenwege**

Man unterscheidet:
- Fundus vesicae biliaris (Gallenblasenboden)
- Corpus vesicae biliaris (Gallenblasenkörper)
- D. cysticus, aus der Gallenblase kommend mit Plica spiralis
- A. cystica, rechter Ast der A. hepatica propria
- Vv. cysticae, welche in die V. portae münden
- Varietät: Phrygische Mütze (Aussackung der Gallenblase)

Die **extrahepatischen Gallenwege** werden unterschieden in:
- D. hepaticus communis (DHC, klinisch auch D. hepatocholedochus): Vereinigung von D. hepaticus dexter und D. hepaticus sinister (Lage: intraperitoneal) im Leberhilus
- D. cysticus
- D. choledochus: gebildet aus D. cysticus und DHC, verläuft im Lig. hepatoduodenale. Letzter Abschnitt verläuft durch den Pankreaskopf (Lage: retroperitoneal), steile Mündung an der Papilla Vateri in die Pars descendens des Duodenums.

Papillenregion: Mündung des Gallengangs in der Pars descendens des Duodenums, gemeinsam mit dem D. pancreaticus in einem sog. Common Channel. In etwa 5 % münden die beiden Gänge separat.

Die **intrahepatischen** Gallenwege werden unterschieden in:
- Ductuli biliferi
- D. hepaticus dexter, D. hepaticus sinister

11.1.2 Physiologie

Die Galle ist eine sterile Flüssigkeit aus Gallensäuren, Fetten (überwiegend Cholesterinen) und Phosphaditylcholinen. In der Regel herrscht ein Gleichgewicht zwischen diesen 3 Faktoren, man spricht von einem **Mizellendreieck**. Die Gallenblase dient dabei als Reservoir für Sammlung und Eindickung der Galle, die für die Verdauung von Fetten im Darm benötigt wird. Ohne Gallensäuren kann der Mensch keine fettlöslichen Vitamine resorbieren, bei Fehlen der Gallensäuren färbt sich der Stuhl hell. Typisch für Patienten mit einer Gallenwegobstruktion sind bierbrauner Urin, heller

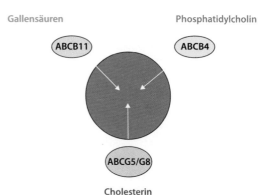

Gallensäuren   Phosphatidylcholin

ABCB11   ABCB4

ABCG5/G8

Cholesterin

◘ **Abb. 11.2 Bestandteile der Gallenflüssigkeit.** Galle besteht im Wesentlichen aus 3 Komponenten: Cholesterin, Gallensäuren und Phosphatidylcholinen. Diese werden jeweils über spezielle Transportsysteme in die Gallengänge gebracht

Stuhlgang sowie Gerinnungsstörungen aufgrund des Fehlens von Vitamin K mit Abfall des Quick-Wertes (◘ Abb. 11.2).

Neue Studien zeigen, dass Patienten mit vermehrter Gallensteinbildung einen Polymorphismus (SNP: A-1791411 in ABCG8, D19H) in einem Sterol-Transporter, dem ABCG8-Molekül besitzen, was zu einem verstärkten Transport von Cholesterinen in die Gallenflüssigkeit führt und dort das Gleichgewicht verschiebt. Als Folge werden gelbliche, meist weiche Cholesterinsteine gebildet. Kalziumbilirubinat-Steine sind eher dunkel gefärbt, härter und stehen meist in Zusammenhang mit einer Hämolyse oder einer Gallenwegsinfektion.

❗ Risikoprofil für Gallensteine: sog. 5-F-Regel, d. h. Frau (female), älter als 40 Jahre (forty), mehrere Kinder (fertile), Übergewicht (fat) und helles Haar, nordischer Typ (fair)

11.2 Diagnostische und therapeutische Methoden

11.2.1 Labor   H10

Typische Parameter der **Cholestase** im Labor sind Bilirubin, alkalische Phosphatase, γ-Glutamyltransferase. Als **Sepsiszeichen der Cholangitis** sind erhöhte Transaminasen, Abfall des Quick-Wertes, Thrombopenie und Anstieg des Kreatinins zu werten.

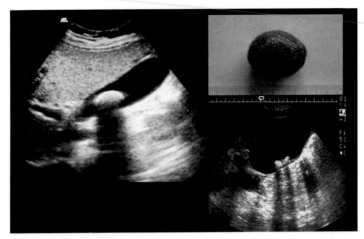

🔲 Abb. 11.3 Sonographie der Gallenblase. Im transabdominellen Ultraschall mit einem 7,5 MHz-Schallkopf können Gallensteine in der Gallenblase diagnostiziert werden. In der echofreien Gallenblase zeigen sich rundliche oder eckige Strukturen, die den Ultraschall an der Oberfläche stark reflektieren und durch einen sog. Schallschatten charakterisiert sind

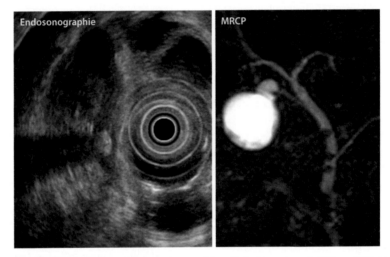

🔲 Abb. 11.4 Endosonographie und Magnetresonanztomographie von Gallengang und Gallensteinen. Nichtinvasive Verfahren, wie die MRCP (li) und die endoskopische Ultraschalluntersuchung (re) können Füllungsdefekte im Gallengang aufzeigen und damit die Indikationsstellung zur ERC (endoskopisch retrograde Cholangiographie) erhärten

11.2.2 Abdomensonographie, endoskopischer Ultraschall (EUS)

Die **Abdomensonographie** ist eine hervorragende Methode, um Gallenblasensteine nachzuweisen. Ultraschallwellen in einer Frequenz von 4–10 MHz werden mit einem Schallkopf auf die Region ge-bracht und von den Steinen reflektiert oder absorbiert. Es zeigt sich ein typischer Schallschatten (🔲 Abb. 11.3).

Beim **endoskopischen Ultraschall (EUS)**, einer weiteren Methode zur Darstellung von Gallengangsteinen, ist der Ultraschallkopf unmittelbar auf dem Endoskop angebracht (🔲 Abb. 11.4).

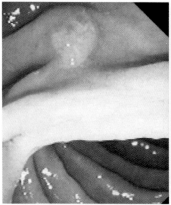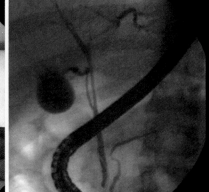

Abb. 11.5 ERC. Die ERC wird mit einem Seitblick-Gerät durchgeführt, so dass der kontrollierte Zugang zur Papilla Vateri möglich ist. Die Abbildung links zeigt eine normale Papille, rechts ist ein Stein an der Mündung eingeklemmt und führt zu einer Obstruktion der Gallenwege

11.2.3 Laparoskopische Cholezystektomie (Lap-CHE)

Die Lap-CHE erfolgt nach Ausschluss von Gallengangsteinen, auch primär bei der akut infizierten Gallenblase, in der Gravidität und bei der Diagnose von Gallenblasenpolypen, die ab einer Größe von mehr als 1 cm abgetragen werden sollten. Der optimale Zeitpunkt zur Durchführung einer Lap-CHE bei einer infizierten Cholezystitis ist der 4.–7. Tag nach Diagnosestellung. Zunächst sollte die Infektion antibiotisch therapiert werden, um eine lokal-infiltrative Komplikation mit Abszedierung zu vermeiden.

11.2.4 ERC (endoskopisch retrograde Cholangiographie)

Die Methode der Wahl, um Gallengangsteine zu detektieren (Abb. 11.5). Bei dieser Untersuchung wird mit einem sog. Seitblick-Endoskop die Mündung des Gallengangs an der Papilla Vateri eingestellt und mit einem intern angebrachten Hebel ein Katheter in das Gallengangsystem eingebracht. Mit Hilfe von Hochfrequenzstrom kann die Mündung des Gallengangs aufgespalten werden (Papillotomie), so dass Steine entfernt werden können oder ggf. Stenosen mit einem Plastik- oder Metallstent überbrückt werden können. Die ERC kann damit auch Leckagen überbrücken, die selten nach einer Cholezystektomie auffallen: Eine Leckage auf einem undichten Zystikusstumpf wird mit einer Plastikprothese überbrückt und kann nach wenigen Wochen wieder endoskopisch entfernt werden (Abb. 11.6).

Für die Praxis

ERC

Bei der ERC liegt der Patient in Bauchlage auf einem Durchleuchtungstisch. Das Endoskop wird seitlich eingeführt, durch eine Rotationsbewegung kommt das seitwärts blickende Endoskop vor die Mündung des Gallengangs in Position. Durch einen seitlich angebrachten Arbeitskanal wird ein Katheter der Stärke 1–3 mm eingeführt. Der Patient wird während der ganzen Untersuchung mit einem Sedativum ruhig gestellt. Unter einer Röntgendurchleuchtung kann man dann gleichzeitig zur endoskopischen Untersuchung auch die röntgendichte Katheter in den Gallengängen erkennen, indem Kontrastmittel über die Katheter appliziert wird.

🔴 ERC (endoskopische retrograde Cholangiographie) mit Seitblickoptik, die zur Lokalisation und zur Extraktion von Gallengangsteinen dient. Gleichzeitig können Prothesen zur optimierten Drainage in das Gallengangsystem eingelegt werden.

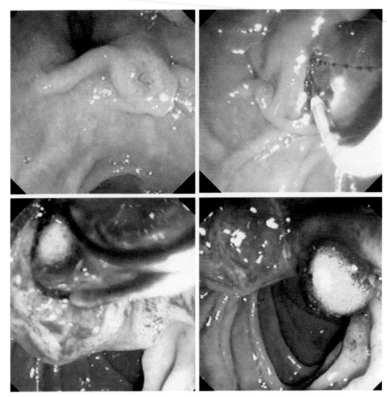

11

◘ **Abb. 11.6 Therapeutische Methoden.** Die ERC bei Choledocholithiasis mit endoskopischer Steinentfernung. Im radiologischen Bild finden sich im Gegensatz zur normalen Anatomie links bei der Choledocholithiasis multiple KM-Aussparungen im distalen Gallengang. Bei einer solchen Diagnose wird der Gallengang mit einem Papillotom eröffnet und der Stein mit einem Korb entfernt

❶ **Double-duct-Zeichen in der ERC: prominente Darstellung von erweitertem Pankreasund Gallengang, die im Bereich des Pankreaskopfes unterbrochen sind. Typisch für Raumforderung im Pankreaskopfbereich.**

11.3   Erkrankungen

 ### 11.3.1 Cholezystolithiasis

Definition. Steine in der Gallenblase. Meist Cholesterinsteine, aber auch Kalziumbilirubinat-Steine. Größe wenige mm bis cm. Können die Gallenblase vollständig ausfüllen (Steingallenblase).

Epidemiologie. Sehr häufige Erkrankung in Deutschland mit einer Prävalenz von 20 %. Zunehmend im Alter, vermehrte Häufung in nördlichen Bundesländern.

> **Risikofaktoren für die Entstehung von Gallensteinen (Cholesterinsteine)**
> - Frauen, 2–3-fach bis zur 5. Dekade
> - Fettsucht (lineaar)
> - Schwangerschaft (30 % Sludge, 2 % Steine)
> - Gewichtsverlust (25–50 %)
> - parenterale Ernährung (bis zu 45 %)
> - Medikamente (Östrogen)
> - Hyperlipidämien
> - Systemerkrankungen (M. Crohn)

Symptome. Die typischen Symptome sind in der Übersicht zusammengefasst. Besonders erwähnenswert ist, dass Koliken der Gallenblase durch einen Verschluss des D. cysticus mit Steinen nicht nur lokal im Gallenblasenbereich (Medioklavikularlinie vorne), sondern auch typischerweise im Rückenbereich zwischen den Schulterblättern schmerzen können. Die Abgrenzung zu orthopädischen Erkrankungen kann manchmal schwierig sein.

Symptome bei Gallenblasensteinen

- Schmerzen im rechten Oberbauch/Epigastrium
- Auftreten 15 min–2 h nach Nahrungsaufnahme
- in 50% Ausstrahlung rechte Schulter/zwischen die Schulterblätter
- Übelkeit/Erbrechen
- unspezifische Symptome wie Rückenschmerzen

Diagnostik. Sonographie, Endosonographie, MRCP, CT Abdomen.

Therapie. In vielen Fällen sind die Steine asymptomatisch und werden im Rahmen einer Routine-Sonographie (◘ Abb. 11.3) entdeckt.

- **Asymptomatische** Patienten haben nur ein geringes Risiko, in den Folgejahren eine schwere Komplikation wie Perforation oder schwere Infektion zu entwickeln. Ein asymptomatischer Gallensteinträger muss zunächst nicht cholezystektomiert werden, sondern sollte regelmäßig internistisch überwacht werden.
- **Symptomatische** Gallenblasensteinträger müssen operiert werden. Die symptomatische Cholezystolithiasis hat ein hohes Risiko zu rezidivieren (bis 50 % in 10 Jahren), trägt aber auch ein besonderes Risiko für schwere Komplikationen (1–2 %/Jahr). Die Cholezystektomie wird in der Regel laparoskopisch durchgeführt.

❶ Gallenblasensteine werden mit der Sonographie diagnostiziert und sollen operiert werden, wenn sie Beschwerden verursachen.

11.3.2 Choledocholithiasis

`F09`
`F10`

Definition. Konkremente der Gallenwege, von der Papille bis in intrahepatische Abschnitte.

Symptome. Gallengangsteine können zu einer Obstruktion des gesamten Systems führen. Die typische Klinik der Choledocholithiasis wird durch die sog. **Charcot-Trias** (Fieber, Schmerz, Ikterus) charakterisiert.

Symptome bei steinbedingter Gallenwegobstruktion

- Oft ohne Beschwerden
- Koliken bei eingeklemmtem Gallenstein
- Entzündungen (Cholezystitis)
- Charcot Trias: Fieber, Schmerz, Ikterus

Diagnostik. Heute mittels nichtinvasiver Verfahren: transkutane Sonographie, MRCP und endoskopische Sonographie (◘ Abb. 11.4, typischer Befund: Füllungsdefekte, d. h. meist Steine im distalen D. choledochus).

Therapie. Therapie der Wahl ist die ERC.

❶ Gallengangsteine führen zu einer Obstruktion der ableitenden Gallenwege, meist gefolgt von einer Charcot-Trias. Gallengangsteine sind in der Regel therapiepflichtig.

11.3.3 Primär sklerosierende Cholangitis (PSC)

`F08`
`F11`

Definition. Chronisch-entzündliche Erkrankung des Gallenwegsystems.

Epidemiologie. Seltene Erkrankung. Männer häufiger betroffen, vorwiegend Männer mit gleichzeitiger Colitis ulcerosa.

Symptome. Leitsymptom ist ein zunehmender Juckreiz bei deutlich erhöhten Laborwerten für AP, γGT ohne wesentliche Cholestase in der Bildgebung.

Diagnostik. ERC: sog. Perlschnur-Phänomen, aufgrund der Ausbildung multipler Strikturen.

Therapie. Ursofalk. Nach mehr als 10 Jahren Erkrankungsdauer ist in der Regel eine LTX (Lebertransplantation) anzustreben.

H09 11.3.4 Cholangiozelluläre Karzinome (CCC)

Definition. Maligner Tumor des Gallenwegsystems.

Klatskin-Tumor: Gallengangkarzinom mit typischer Lokalisation an der Bifurkation der Gallengänge, y-förmige Stenose im Bereich des Hilus mit Einbeziehung des rechten und linken D. hepaticus.

Epidemiologie. Seltene Erkrankung der Gesamtbevölkerung, aber deutliche Zunahme in der Altersgruppe der über 60-Jährigen.

Symptome. Typisches Symptom ist der langsam progrediente, schmerzlose Ikterus. Wesentliche Risikofaktoren sind nicht bekannt.

Einteilung. Die Tumoren des Gallengangsystems werden in
- distale (in der Nähe zum Pankreaskopf) und
- proximale Tumoren (am Leberhilus) unterteilt.

Die Einteilung der hilusnahen Tumoren wird nach der **Bismuth Corlette Klassifikation** vorgenommen.

Bismuth Corlette Klassifikation

I   subhiläre Stenose,
II Stenose bis an den Hilus heranreichend,
III ein D. hepaticus betroffen,
IV beide Seiten betroffen.

Diagnostik, Therapie. Es wird eine gezielte Biopsie durch ERC mit einer Cholangioskopie durchgeführt. In aller Regel strebt man einen kurativen Ansatz durch eine erweiterte Teilresektion der Leber an. In einer nichtresektablen Situation wird eine

photodynamische Therapie mit einem Sensitiser sowie eine lokalen Laserapplikation durchgeführt. Die durchschnittliche Überlebenszeit verdoppelt sich dadurch von 200 auf 400 Tage.

11.4 Leitsymptome

11.4.1 Kolikartige Oberbauchschmerzen

Obstruktion durch Gallensteine führt meist zu krampfartigen Schmerzen im Oberbauch rechts, typischerweise in den Rücken ausstrahlend, etwa 15–30 min nach dem Essen, v. a. bei sehr fetthaltiger Nahrung (Pizza, Tiramisu). Begleitet sind diese Symptome von heftigem Erbrechen und einer typischen Abwehrspannung im rechten Oberbauch am Rippenbogen in der Medioklavikularlinie. Bei fortwährender Einklemmung des Steins im Hals der Gallenblase kommt es zur Entzündung der Gallenblase (Cholezystitis).

11.4.2 Ikterus

Gelbfärbung von Haut und Skleren durch fehlenden Abtransport des Bilirubins, oft verbunden mit Hautjucken durch fehlende Ausscheidung der Gallensäuren. Meist akut auftretend bei steinbedingter Obstruktion.

Der schmerzlose Ikterus ist meist langsam progredient und typisch für einen malignen Prozess im Bereich der ableitenden Gallenwege.

> ⊟ Schmerzloser Ikterus: langsam progrediente Gelbfärbung von Haut und Skleren (Bilirubin-Wert von >3 md/dl), typisch für einen malignen Prozess im Bereich der ableitenden Gallenwege (Gallengangkarzinome, Pankreaskarzinom).

11.4.3 Cholangitis

Fieberhafte Infektion der Gallenwege durch Stauung des Gallenabflusses (Cholestase), starker Schüttelfrost, Kreislauf- und Organversagen durch Übertritt der Bakterien in die Blutbahn (Sepsis).

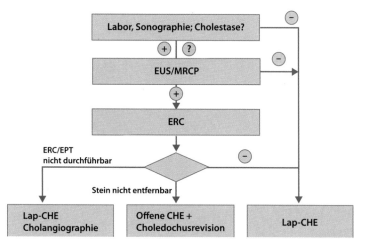

Abb. 11.7 Vorgehen bei symptomatischen Gallenblasensteinen

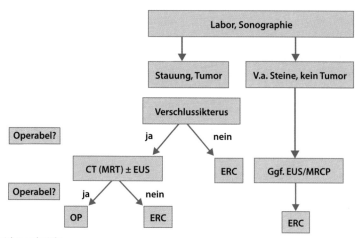

Abb. 11.8 Algorithmus bei Ikterus

11.4.4 Charcot Trias

Die Kombination Fieber, Oberbauchschmerzen und Ikterus bezeichnet man als Charcot-Trias. Sie ist typisch für eine Obstruktion der Gallenwege mit gleichzeitiger systemischer Infektion.

11.5 Therapeutische Algorithmen

Ein wesentlicher Entscheidungsbaum schematisiert bei **Gallenblasensteinen** das Vorgehen hin zur laparoskopischen Steinentfernung, die in Deutschland etwa 200.000-mal pro Jahr durchgeführt wird (Abb. 11.7). Entscheidend ist der Ausschluss von Gallengangsteinen vor der OP.

Ein anderer entscheidender Algorithmus ist das Vorgehen bei **Ikterus** (Abb. 11.8). Bei schmerzlosem Ikterus, der durch einen Tumor entsteht, sollte primär operiert werden.

Pankreas

Christian Prinz

❯❯ ❯❯ Einleitung

Erkrankungen der Bauchspeicheldrüse sind gefährlich. Das Organ besitzt durch die enorme Produktion von Verdauungsenzymen auch eine erstaunlich Potenz zur Autodigestion. Folge sind Infektionen, Verhalte und schließlich der Funktionsverlust mit Durchfällen und Diabetes mellitus. Aus der chronischen Entzündung können auch Pankreaskarzinome resultieren, die nach wie vor eine infauste Prognose haben und daher rechtzeitig erkannt werden müssen.

> **Was kommt jetzt?**
> Akute Pankreatitis, chronische Pankreatitis, Pankreaskarzinom, neuroendokrine Tumoren des Pankreas, intraduktale papillär-muzinös-zystische Neoplasie des Pankreas.

12.1 Anatomische und physiologische Grundlagen

12.1.1 Anatomie

Das Pankreas ist etwa 15–20 cm lang und ca. 3–5 cm breit. Es liegt wie eine gekrümmte, lange Banane im mittleren Oberbauch (◻ Abb. 12.1), horizontal in Höhe der 8.–10. Rippe, dorsal des Magens und des Kolons, aber ventral direkt an den großen Gefäßen wie der Aorta und der Wirbelsäule. Die Anatomie ist wichtig, da es bei Entzündungen des Pankreasorgans zu Exsudationsstraßen im Retroperitoneum kommen kann, die bis ins kleine Becken reichen. Die Straßen laufen meist entlang den Nieren oder der Gerota-Faszie und können abszedierende Verhalte im Retroperitoneum mit Eiter und Lufteinschlüssen bilden.

Anatomisch unterschieden werden der **Pankreaskopf**, der **Pankreaskorpus** und der **Pankreasschwanz**. Der Ausführungsgang (**Ductus pancreaticus**) durchzieht das Organ in seiner ganzen Länge und mündet zusammen mit dem Ausführungsgang der Gallenwege (Ductus choledochus) in den Zwölffingerdarm (Duodenum).

Das Organ wird von wichtigen **arteriellen Gefäßen** durchzogen: Im Bereich des Pankreaskorpus liegt der Truncus coeliacus, im Kopfbereich zieht die A. mesenterica superior (AMS) durch das Organ. Bei Tumoren können die arteriellen Gefäße komplett betroffen sein und dadurch eine vollständige operative Resektion des Tumors verhindern.

Neben dem oberen Rand des Pankreaskopfes liegen die zentralen **venösen Strukturen** (◻ Abb. 12.2), die sich in Höhe des Pankreaskopfes vereinigen: Hier bilden die V. mesenterica superior und die V. lienalis an ihrem Zusammenfluss den **Confluens sinuum**, der im weiteren Verlauf dann in die V. portae übergeht und den zentralen Blutzufluss zur Leber darstellt. Der Confluens sinuum ist häufig von Thrombose und auch Tumorinfiltrationen betroffen. Dieser anatomische Bezug ist enorm wichtig bei der Abgrenzung maligner Tumoren von Gefäßstrukturen, insbesondere bei deren chirurgischen Entfernung, aber auch bei der Beurteilung von Leberkrankheiten, da sich Thrombosen der V. portae bis zum Confluens ausdehnen können und dadurch zur Abflussstörungen führen. Isolierte Thrombosen der Milzvene (bei offener V. portae) sprechen dagegen für einen primären Pankreasprozess und treten häufig bei Pankreatitiden auf.

12.1.1 Physiologie

Das Pankreas besitzt eine endokrine wie exokrine Funktion. Die **endokrine Funktion** wird von den sog. **Langerhansschen Inseln** gesteuert. Dabei handelt es sich um Zellverbände mit einem Durchmesser von 75–500 µm, die verstreut wie Inseln in der Bauchspeicheldrüse liegen. Sie wurden 1869 von Paul Langerhans, einem deutschen Pathologen, entdeckt und nach ihm benannt. Zusammen werden sie als Inselorgan bezeichnet, um ihre eigenständige Funktion zu betonen. Einen Großteil der Inselzellen machen die **B-Zellen** aus, die Insulin herstellen. Die **A-Zellen** produzieren den Gegenspieler von Insulin, das Glukagon.

Das **exokrine Pankreas** ist verantwortlich für die Produktion von Verdauungsenzymen (◻ Abb. 12.3). Drei Enzymgruppen sind wichtig:
- Proteasen wie Trypsin spalten Proteine.
- Lipase spaltet Fette.
- Amylase verdaut Kohlenhydrate.

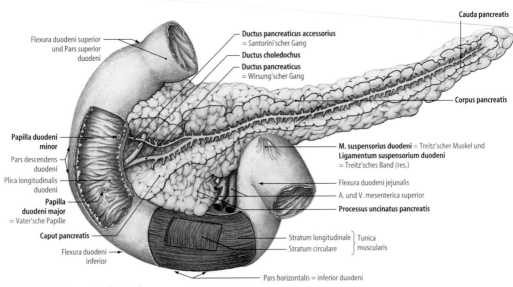

Flexura duodeni superior und Pars superior duodeni

Ductus pancreaticus accessorius = Santorini'scher Gang

Ductus choledochus

Ductus pancreaticus = Wirsung'scher Gang

Cauda pancreatis

Corpus pancreatis

Papilla duodeni minor

Pars descendens duodeni

Plica longitudinalis duodeni

Papilla duodeni major = Vater'sche Papille

Caput pancreatis

Flexura duodeni inferior

M. suspensorius duodeni = Treitz'scher Muskel und **Ligamentum suspensorium duodeni** = Treitz'sches Band (res.)

Flexura duodeni jejunalis

A. und V. mesenterica superior

Processus uncinatus pancreatis

Stratum longitudinale
Stratum circulare
} Tunica muscularis

Pars horizontalis = inferior duodeni

▣ **Abb. 12.1 Anatomie des Pankreas**

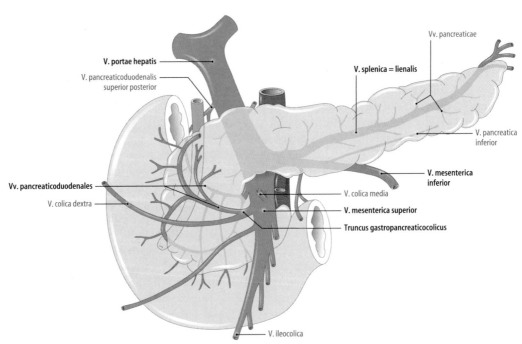

V. portae hepatis

V. pancreaticoduodenalis superior posterior

Vv. pancreaticoduodenales

V. colica dextra

Vv. pancreaticae

V. splenica = lienalis

V. pancreatica inferior

V. mesenterica inferior

V. colica media

V. mesenterica superior

Truncus gastropancreaticocolicus

V. ileocolica

▣ **Abb. 12.2 Venöser Abfluss des Pankreas**

12

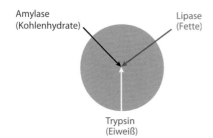

☐ Abb. 12.3 Enzyme des Pankreas

Durch die Produkte der Bauchspeicheldrüse wird die Nahrung in kleinere Einheiten zerlegt und kann so aus dem Darm in den Körper aufgenommen werden. Beim Fehlen dieser Enzyme kommt es zu Durchfällen, Malnutrition und Vitaminmangelzuständen.

12.2 Diagnostische Methoden

12.2.1 Labordiagnostik

Die **Lipase** gilt als extrem spezifisches Enzym; ein Anstieg spricht für Schädigungen des Pankreas. Normalerweise wird Lipase vom exokrinen Pankreas freigesetzt und dient der Fettspaltung im Dünndarm. Bei zellulärer Zerstörung wird die Lipase in das Blut, den Urin, aber auch in Körperflüssigkeiten wie Aszites freigesetzt.

Eine Erhöhung der **Amylase** im Blut kann ebenfalls auf eine Schädigung des Pankreasorgans hinweisen. Allerdings ist das Enzym weniger spezifisch, weil Amylase auch in den Speicheldrüsen vorkommt.

Auch die Bestimmung von GOT, GPT, Bilirubin, alkalischer Phosphatase und γ-Glutamyltransferase (γ-GT) hat ihren festen Platz in der Diagnostik der akuten Pankreatitis. Anstiege des Bilirubinwertes und der Transaminasen (>100 U/ml) weisen auf eine biliäre Ursache der Pankreatitis hin (**biliäre Pankreatitis**).

12.2.2 Sonographie

Die Abdomensonographie ist eine hervorragende Methode, um das Pankreas in der gesamten Ausdehnung, aber auch in Bezug zu den Gefäßen darzustellen. Ultraschallwellen in einer Frequenz von 4–10 MHz werden mit einem Schallkopf auf die Region gebracht und reflektiert. Durch die Doppleruntersuchung kann der Fluss in den portalvenösen Gefäßen, aber auch im arteriellen System (AMS, Truncus coeliacus) dargestellt werden. Raumforderungen im Pankreaskopf vergrößern den Durchmesser auf über 3 cm. Neben der Darstellung der Größe von Kopf, Korpus und Schwanz lässt sich auch die Gangstruktur sonographisch exzellent erkennen.

12.2.3 Magnetresonanz-Cholangiopankreatikographie (MRCP)

Die Magnetresonanz-Cholangiopankreatikographie (MRCP) beruht auf der MRT des Oberbauchs, bei der in der T_2-Wichtung die flüssigkeitsgefüllten Strukturen selektiv im Gallengang dargestellt werden. Mit ihr lassen sich flüssigkeitsgefüllte Strukturen im Gallengang, aber auch im Pankreasgang nachweisen. Die MRCP ist hervorragend geeignet, die Anatomie des Gallengangs sowie Anomalien und Erweiterungen des Pankreasganges zu beurteilen (☐ Abb. 12.4).

12.2.4 Spiral-CT

Das Spiral-CT des Pankreas hat eine besondere Bedeutung in der Diagnostik von Pankreastumoren erlangt. Durch die CT-Untersuchung kann der Retroperitonealraum besonders gut dargestellt werden, insbesondere der Bezug eines Tumors zu Gefäßen.

Für die Praxis

Spiral-CT des Pankreas
Der Patient liegt auf dem Rücken, ist nüchtern und durch die Gabe eines oralen Kontrastmittels vorbereitet. Nun wird ein i.v. Kontrastmittel gespritzt und dann ein hochauflösendes CT der Pankreasregion in 2-mm-Schichten durchgeführt. Es wird eine native Phase, eine Phase im venösen Kontrast und eine Phase im arteriellen Kontrast gefahren. Die unterschiedliche Kontrastierung erlaubt eine Aussage über Tumoren und Kontakt des Tumors zu den unterschiedlichen Gefäßstrukturen. Die Dauer der Untersuchung liegt meist unter 5 min, die Auswertung kann bei Spezialisten bis zu 30 min dauern.

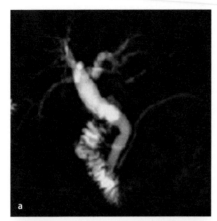

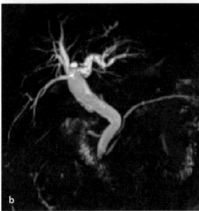

□ Abb. 12.4 MRCP: Pancreas divisum. Der Pankreasgang mündet über die Minorpapille, an der Majorpapille, ist nur als ein kleiner Stumpf zu erkennen. Der Gallengang ist mit mehr als 1 cm Durchmesser erweitert. **a** 2D-MRCP, **b** 3D-MRCP

12.3 Erkrankungen

12.3.1 Akute Pankreatitis

F08
F10
F11
H11

Definition Akute Entzündung der Bauchspeicheldrüse.

Einteilung Unterschieden werden die **akut ödematöse** und die **akut nekrotisierende** Form. Bei letzteren kommt es zum Perfusionsdefizit in Teilen der Bauchspeicheldrüse, mit Ausbildung von Nekrosen und infizierten Verhalten.

❶ Die akut nekrotisierende Form zeigt eine hohe Letalität von 5–15 %.

Pathogenese Mehr als 50 % der Pankreatitiden werden durch eine biliäre Obstruktion verursacht. Manchmal ist der Nachweis der Gallensteine schwierig. Der Nachweis erhöhter Cholestase-Parameter bei gleichzeitiger Pankreatitis beweist initial jedoch das Vorliegen einer biliären Genese. Andere Ursachen der Pankreatitis sind breit gefächert und müssen sorgfältig ermittelt werden.

Ursachen der akuten Pankreatitis
- >50 % biliäre Ursachen, Einklemmung von Gallengangssteinen in der Papille
- 30 % Alkoholexzess, insbesondere bei Jugendlichen
- 10–20 % andere Ursachen
  – Infektionen
    – Virus, z. B. Mumps, Hepatitis A
    – Bakterielle Infektionen, z. B. Salmonellen, E. coli
  – Malignome
    – Adenokarzinome des Pankreas (5 % der Erstmanifestation)
    – Non-Hodgkin-Lymphom, Metastase eines Nierenzellkarzinoms
  – Stoffwechselerkrankungen
    – Hyperlipidämie
    – Hyperparathyreoidismus
  – Medikamente
    – Diuretika, speziell Furosemid und Chlorothiazid
    – Sulfonamide, Tetrazykline
  – Intoxikationen, akzidentell oder suizidale Absicht
    – org. Phosphate
    – Glykol, organische Phosphate
  – Diagnostische und therapeutische Eingriffe
    – ERCP
    – pankreasferne Operationen, z. B. Thoraxchirurgie, Nierentransplantationen
  – Abdominaltrauma
    – Stumpfes Bauchtrauma mit Aszites und Lipase-Nachweis: Pankreasgangruptur (Lenkrad-Trauma)
  – Anatomische Anomalien, Pancreas divisum (Mündungsanomalien des Pankreasganges)

❗ Ursache einer akuten Pankreatitis sind in 50 % der Fälle Gallengangssteine (Choledocholithiasis) und in 30 % Alkoholexzesse.

Symptome Klinisch imponieren akut einsetzende, meist gürtelförmige Abdominalschmerzen, die von einer Erhöhung der Pankreasenzyme im Blut und/oder Urin begleitet sind.

Diagnostik Die **Serumlipase** ist das Leitenzym in der Diagnostik, wobei die Höhe des Enzymanstieges nicht mit Organzerstörung und Prognose korreliert. Entscheidende Parameter der Prognose sind vielmehr
— der Nachweis von Nekrosen in der Bildgebung und
— der Abfall von Kalzium und der Anstieg des Hämatokritwertes im Blut

als Hinweis für Organzerstörung und Flüssigkeitsverlust.

❗ Die schwere akute Pankreatitis ist in der Regel von einer Hypokalzämie begleitet, deren Ursache jedoch noch nicht völlig erforscht ist.

Ein begleitender Aszites führt meistens zu einem Albuminverlust, der sich häufig auch in einem Abfall des Gesamteiweißes zeigt.

Laborchemische Untersuchungen können bei der Erforschung der Ätiologie wertvolle Hilfe leisten. Als Nachweis einer biliären Ursache der Pankreatitis hat sich die **Aspartataminotransferase** (**GOT,** Glutamatoxalacetat-Transaminase) als wichtiger Parameter erwiesen, jedoch hilft hier nur die frühzeitige Bestimmung. Innerhalb von 12 h kann die GOT wieder auf Normwerte absinken.

Zur prognostischen Beurteilung einer akuten Pankreatitis wird der sog. **Ranson-Score** verwendet (❑ Tab. 12.1). Bei sehr hohen Punktwerten ist ein schwieriger Verlauf wahrscheinlich, der Patient sollte auf eine Intensivstation verlegt werden.

Zur **Verlaufskontrolle** eignen sich Entzündungsparameter wie
— Blutkörpersenkungsgeschwindigkeit (BKS)
— C-reaktives Protein (CRP)
— Blutbild mit möglicher Leukozytose

❑ **Tab. 12.1** Ranson-Score zur Prognoseabschätzung bei akuter Pankreatitis

Bei Aufnahme	
Alter	>55 Jahre
Leukozyten	>16 G/l
GOT	>250 U/l
Serumglukose	>200 mg/dl
LDH	>350 U/l
Nach 48 h	
Hämatokritabfall	>10 % des Ausgangswertes
Harnstoffanstieg	>5 mg/dl
Serumkalzium	<2 mmol/l
pO$_2$	<60 mmHg
Basenexzess	>4 mEq/l
Flüssigkeitssequestration	>6 l
0–2 Punkte: milde Pankreatitis ≥3 Punkte: schwere Pankreatitis	
Jeder erfüllte Parameter = 1 Punkt	

— Linksverschiebung im Differenzialblutbild
— Regelmäßige Bestimmung der Blutglukose-Spiegel

Zum Nachweis oder Ausschluss von Gallengangssteinen muss in jedem Fall eine **Sonographie**, ggf. ein endoskopischer Ultraschall durchgeführt werden.

Therapie

❗ Bei Steinnachweis muss umgehend, innerhalb von weniger als 48 h, die endoskopische retrograde Cholangiopankreatographie (ERCP) mit Steinextraktion erfolgen (► Kap. 11).

Ernährung: Eine Nulldiät sollte unbedingt zu Beginn einer akuten Pankreatitis eingehalten werden. Die parenterale Ernährung (2000 kcal/Tag) über einen zentralen Zugang ist obligat. Fetthaltige Infusionen sind anfangs zu vermeiden. Ein Elektrolytersatz sollte immer nach Serumspiegel erfolgen. Mit dem Platzieren einer nasogastralen Verweilsonde wird das Übertreten von saurem Mageninhalt in das Duodenum erschwert, was eine zusätzliche endogene Stimulation des Pankreas verhindert. Auch wird so eine Dekompression des Magens erzielt und damit letztlich auch der Darm entlastet.

Die Gabe von PPI soll die Säuresekretion unterdrücken. Die generelle Gabe von Antibiotika ist nicht indiziert.

Die endokrine Insuffizienz stellt sich im Blutglukose-Spiegel dar. Der ansteigende Blutglukose-Spiegel weist auf eine ausgedehnte Organschädigung hin. **Insulingaben** sollten ab Blutglukose-Werten über 250 mg % gegeben werden.

Volumentherapie: Bei schwerem Verlauf der akuten Pankreatitis kann eine tägliche Flüssigkeitssubstitution von bis zu 50 % des Blutvolumens notwendig werden. Daher sollten im Initialstadium mindestens 3–4 l Flüssigkeit täglich angeboten werden, je nach klinischem Verlauf auch mehr.

> ❗ Bei der Flüssigkeitsbilanz müssen mögliche Verluste durch einen paralytischen Ileus (Verluste in den Darm), durch Aszites sowie Pleuraerguss immer bedacht werden.

Hilfe bei der Berechnung der Volumensubstitution kann der zentrale Venendruck geben.

Die **bakterielle Sepsis** bei akuter Pankreatitis ist eine mit hoher Letalität behaftete Komplikation. Daher empfiehlt sich die endosonographisch oder computertomographisch gesteuerte Punktion der Pankreasnekrose, um festzustellen, ob eine bakterielle Kontamination der Pankreasnekrose vorliegt. Ist so jedoch kein Keimnachweis möglich, sollten bei der hämorrhagisch-nekrotisierenden Pankreatitis bereits im Initialstudium, d. h. vor Auftreten klinischer Anzeichen einer Infektion, Antibiotika gegeben werden.

Intensivmedizinische Therapie der schweren akuten Pankreatitis

- Schock
  - Ausgleich eines bestehenden Flüssigkeitsdefizites, gesteuert über PICCO-Katheter
  - Katecholamine bei Kreislaufinstabilität: Dopamin, Dobutamin, Noradrenalin
- Pulmonale Insuffizienz
  - Sauerstoff über Nasensonde, Masken-CPAP
  - Maschinelle Beatmung
- Renale Insuffizienz
  - Diuretika
  - Hämodialyse
- Sepsis und infizierter Verhalt
  - Antibiotika (bei negativem Keimnachweis Breitspektrumantibiotika)
  - Drainage von infizierten Verhalten durch CT oder EUS
- Metabolische Entgleisung
  - Hyperglykämie >250 mg % → Insulin-Perfusor
  - Azidose → bei gut eingestellter Beatmung Natriumhydrogencarbonat

12.3.2 Chronische Pankreatitis

Definition Chronisch (über lange Zeit) andauernde Entzündung der Bauchspeicheldrüse. Es kommt zu strukturellen Änderung des Parenchyms, des Gangs und häufig zu Verkalkungen (❑ Abb. 12.5).

Pathogenese Durch rezidivierende Entzündungsschübe der Bauchspeicheldrüse kommt es zur langsamen Zerstörung der funktionstüchtigen Zellen in der Drüse. Diese werden durch narbenartiges Gewebe ersetzt. Folgen sind:

- **Exokrine Insuffizienz**, d. h. es fehlen Enzyme zur Fettverdauung.
- Im Spätstadium eine **endokrine Insuffizienz**, d. h. durch den Funktionsverlust der Inselzellen der Bauchspeicheldrüse entsteht ein sekundärer Diabetes mellitus.

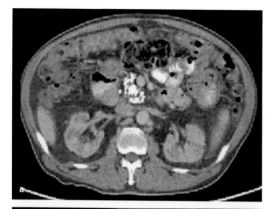

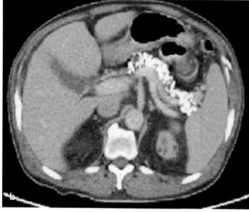

◘ Abb. 12.5a,b Verkalkungen bei chronischer Pankreatitis. a Signalintense Strukturen im Bereich des Pankreaskopfes. **b** Verkalkungen im Bereich von Korpus und Schwanz, die wie eine helle Straße im Bild dominieren. Verkalkungen sind ein wichtiges Kriterium für die Diagnose einer chronisch-kalzifizierenden Pankreatitis

---

Ätiologie der chronischen Pankreatitis

- Alkoholgenuss
- Chronische Gallensteinleiden
- Hereditäre Gendefekte
- Metabolisch und anatomische Ursachen wie z. B. besondere Anlagen der Bauchspeicheldrüsengänge (Pancreas divisum)
- In 20 % der Fälle ungeklärte, d. h. idiopathische Ursachen

---

❶ In den westlichen Ländern ist Alkoholabusus die häufigste Ursache (75 %) der chronischen Pankreatitis.

Kennzeichen einer hereditären chronischen Pankreatitis

- Mutationen, z. B.
  - Mutationen im kationischen Trypsinogen-Gen, dadurch Autoaktivierung von pankreatischen Enzymen
  - Mutationen im SPINK1-Gen, dadurch fehlende Inaktivierung von Trypsin
  - Mutationen im CFTR-Chlorid-Transporter, dadurch visköses Sekret (Mukoviszidose)
- Pankreatitiden seit der Kindheit
- Bildgebung: Gangerweiterungen, Steine im Parenchym und im Gang
- Positive Familienanamnese mit gleicher Geschlechtsverteilung
- Fehlen von bekannten Dispositionsfaktoren
- Autosomal-dominant (gain of function)
- In Zwillingsuntersuchungen Penetranz von 80 %
- Erhöhtes Risiko für die Entwicklung von Pankreaskarzinomen

Symptome Starke **Oberbauchschmerzen**, die oft gürtelförmig sind und in den Rücken ausstrahlen können. Sie beruhen auf Veränderungen des Nervengewebes in der Bauchspeicheldrüse und auf einer Abflussbehinderung aus den Bauchspeicheldrüsengängen. Dabei entsteht ein immer höher werdender Druck im Pankreasorgan. Auch durch Behinderung der Nahrungspassage im Magen und Darm oder massive Blähungen kann es zu Schmerzen kommen. Meist treten die Beschwerden episodenartig auf und bestehen seit Kindheit.

❶ Die Schmerzen können häufig auch durch stärkste Schmerzmittel nicht beseitigt werden.

Erst in den Spätstadien ist eine endokrine Insuffizienz (Diabetes) oder exokrine Insuffizienz (chronische Durchfälle) typisch. 70 % der Patienten haben in den ersten 5 Jahren nach Diagnosestellung weder eine endokrine noch exokrine Insuffizienz.

Symptome einer chronischen Pankreatitis
- Schmerzen
- Blähungen, Völlegefühl, Übelkeit nach dem Essen
- Gewichtsverlust durch Inappetenz oder Schmerzen
- Spätstadien:
  - Durchfall: voluminöse Fettstühle
  - Diabetes mellitus

❶ Eine rasche Gewichtsabnahme spricht für einen Tumor.

Diagnostik Die chronische Pankreatitis ist zunächst eine klinische Diagnose. Die Patienten haben Oberbauchschmerzen in Verbindung mit strukturellen Veränderungen der Bauchspeicheldrüse. Es zeigen sich Organatrophie, Gangunregelmäßigkeiten, ggf. auch Verkalkungen im Parenchym. Die Bildgebung kann die Diagnose einer chronischen Pankreatitis zwar unterstützen, aber nicht ausschließen.

Die exokrine Insuffizienz wird klinisch diagnostiziert. Ob das Pankreas noch genug Verdauungsenzyme herstellt, lässt sich auch durch Bestimmung der Elastase im Stuhl feststellen.

Therapie Oft ist das Hauptproblem der Patienten der kaum ertragbare Oberbauchschmerz. Als erstes sollte jeder Alkohol- und Nikotingenuss gestoppt werden. Führt die Alkohol- und Nikotinkarenz nicht zur erwünschten Schmerzlinderung, müssen opiathaltige Schmerzmittel eingesetzt werden.

Zeigt sich durch Fettauflagerungen auf dem Stuhl und/oder Durchfälle, dass die Bauchspeicheldrüse nicht mehr genug Verdauungsenzyme produziert, müssen diese durch regelmäßige Einnahme von entsprechenden Medikamenten (z. B. Kreon) ersetzt werden. Je nach Fettgehalt der Mahlzeit müssen mehr oder weniger Kapseln, die die entsprechenden Enzyme enthalten, mit dem Essen eingenommen werden. Oft muss, damit die Enzyme ihre Wirkung entfalten können, die Säureproduktion im Magen durch sog. Säureblocker gehemmt werden. Schließlich ist auf eine genügende Aufnahme von fettlöslichen Vitaminen (A, D, E, K) zu achten.

Indikationen zur partiellen oder totalen Pankreatektomie bei chronischer Pankreatitis
- Die Schmerzen können auch mit Schmerzmitteln nicht unter Kontrolle gebracht werden.
- Einengung oder Verschluss des Zwölffingerdarms, des Gallengangs und des Bauchspeicheldrüsenhauptgangs
- Unklarheit, ob sich hinter den Veränderungen ein Tumor verbirgt.

Folgen der operativen Therapie
- Auftreten eines Diabetes mellitus, Verschlechterung einer diabetischen Stoffwechsellage
- Durchfälle durch Mangel an Verdauungsenzymen (exokrine Insuffizienz)
- Gefahr von Hypoglykämien durch falsche Dosierung von Insulinen
- Selbsthilfegruppe: Verein der Pankreatektomierten, Deutschland

12.3.3 Autoimmune Pankreatitis

Definition Immunologisch bedingt Entzündung des Pankreasgewebes mit vermehrter Infiltration durch Lymphozyten.

Epidemiologie Sehr seltene Erkrankung, mit einer Prävalenz von etwa 1–2/100.000 Einwohner.

Pathogenese Bislang unklar. Man beobachtet vermehrt lympho-plasmozytäre Zellen im Pankreasgewebe. Es werden zwei Typen der autoimmunen Pankreatitis unterschieden:
- Beim systemischen Typ 1 mit autoimmuner Mitbeteiligung von Leber Darm und anderen Organen handelt sich um eine Systemerkrankung.
- Beim lokalen Typ 2 ist nur das Pankreas befallen.

Beide Typen zeigen eine Assoziation mit chronisch-entzündlichen Darmerkrankungen. Eine ursächliche Bedeutung von Helicobacter-pylori-Infektionen wird diskutiert.

Symptome Gürtelförmige Bauchschmerzen, z. T. Ikterus, Durchfälle, Gewichtsabnahme, erhöhte Amylase- und Lipase-Werte im Serum.

Diagnostik Es werden klinisch zwei unterschiedliche Typen beobachtet:
- Fokale Form, typischerweise mit umschriebener Schwellung des Gewebes, manchmal mit distaler Gallengangsstenose.
- Akut ödematöse Form, die das ganze Pankreas betrifft und zu einer Schwellung führt.

Beide Formen können mit erhöhten Lipase-Spiegeln im Blut sowie mit erhöhten IgG4-Immunglobuline assoziiert sein.

❶ Entscheidend für die Diagnostik sind die Endosonographie, die CT-Abdomenuntersuchung sowie das klinische Ansprechen auf eine Kortisongabe.

Therapie Ein Therapieversuch mit 40 mg Kortison über 4–6 Wochen ist gerechtfertigt und bestätigt im Erfolgsfall die korrekte Diagnose.

12.3.4 Pankreaskarzinom

`F08` `H08` `F09` `H09` `H10`

Definition Zu 95 % duktale Adenokarzinome des Pankreas (ausgehend vom Pankreasgang), 5 % andere Histologien. Eine spezielle Entität bilden zystische Pankreastumoren.

Epidemiologie Das Pankreaskarzinom gehört zu den häufigsten Krebserkrankungen; die Inzidenz ist in westlichen Ländern deutlich zunehmend (Abb. 12.6). Weltweit erkranken jährlich fast 1 Mio. Menschen an diesem malignen Tumor. Ungefähr 5 % aller krebsbedingten Todesfälle sind auf ein Pankreaskarzinom zurückzuführen.

Pathogenese

Ursachen des Pankreaskarzinoms
- Genetisch 10 %
  - 36–42 % Lebenszeitrisiko für ein Pankreaskarzinom bei Peutz-Jeghers-Syndrom
  - 17 % Lebenszeitrisiko für ein Pankreaskarzinom bei FAMM-Syndrom (Pankreas-Karzinom-Melanom-Syndrom)
▼

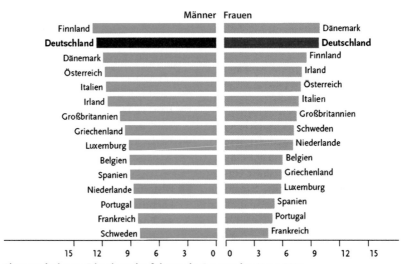

Abb. 12.6 Häufigkeit des Pankreaskarzinoms (nach dem Register des Robert-Koch-Institutes)

– 2- bis 6-fach erhöhtes Risiko für ein Pankreaskarzinom bei Keimbahnmutationen in dem BRCA-1/2-Gen)
- Rauchen 30 % (relatives Risiko [RR] 1,5–2,5–10×)
- Ernährung (stark gezuckerte Getränke) 20 %
- Unbekannt 40 %
- Unklar, ob Ursache oder Folge
  – Chronische Pankreatitis (RR 2–20×)
  – Diabetes mellitus Typ 2 (RR 2×)

Familiäres Pankreaskarzinom
- 2-fach erhöhtes Risiko bei einem erstgradig Verwandten mit Pankreaskarzinom
- 3-fach erhöhtes Risiko bei einem erstgradig Verwandten <60 Jahre mit Pankreaskarzinom
- 6- bis 8-fach erhöhtes Risiko bei zwei erstgradig Verwandten mit Pankreaskarzinom
- 30- bis 60-fach erhöhtes Risiko bei drei erstgradig Verwandten mit Pankreaskarzinom

Risikofaktoren sind Adipositas und möglicherweise stark gezuckerte Getränke, des Weiteren Nikotinabusus, vor allem in Kombination mit Alkoholabusus, sowie ein genetischer, familiärer Hintergrund.

❗ **Raucher mit hereditärer chronischer Pankreatitis entwickeln ein Pankreaskarzinom 20 Jahre früher als Nichtraucher.**

Symptome Karzinome der Bauchspeicheldrüse verursachen in frühen Krankheitsstadien nur selten Beschwerden. Leitsymptom ist aber der chronische **gürtelförmige Oberbauchschmerz** sowie ein neu einsetzender **Diabetes mellitus**. Späte Symptome treten meist dann auf, wenn der Tumor so groß geworden ist, dass er den Abfluss in den Zwölffingerdarm behindert oder wenn er bereits auf andere Organe wie Magen, Zwölffingerdarm, Leber oder Bauchfell übergegriffen hat (◻ Abb. 12.7). Dann können Beschwerden wie Übelkeit und Erbrechen, Gewichtsverlust oder Druckgefühl im Oberbauch die Folge sein.

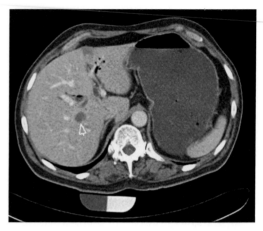

◻ **Abb. 12.7** Pankreaskopfkarzinom mit Lebermetastasen und Magenausgangsstenose

Diagnostik Im Vordergrund der Diagnostik steht zunächst die detaillierte klinische Befunderhebung: Gewichtsverlust, Schmerzen, neu aufgetretener Diabetes. Diese Risikofaktoren zeigen in mehr als 90 % der Fälle einen eindeutigen Hinweis für das Vorliegen des Pankreaskarzinoms. Tumormarker zeigen bei kleinen Prozessen keine aussagekräftigen Werte und sind in weniger als 60 % der Fälle bei kleinen Tumoren auffällig.

Im Frühstadium zeigt sich jedoch oft kein richtungsweisender klinischer Befund. Dann müssen das Vorliegen und die Ausdehnung des Pankreaskarzinoms durch eine strukturierte Diagnostik eindeutig geklärt werden (◻ Abb. 12.8 und ◻ Abb. 12.9):
- Liegt wirklich ein Karzinom vor?
- Lässt sich eine histologische Sicherung des Pankreaskarzinoms durchführen?
- Ist der Tumor resektabel?
- Ist der Patient überhaupt operabel?

❗ **Histologische Sicherung bei Pankreaskarzinom, inoperable Situation:**
- **Endosonographische Feinnadelbiopsie mit Probeexzision (PE) 94 %**
- **Transabdominelle Sonographie, Treffsicherheit der transabdominelle PE >80 %, Gefahr von Stichkanalmetastasen**
- **Computertomographie, Treffsicherheit der CT-gesteuerten PE >90 %**

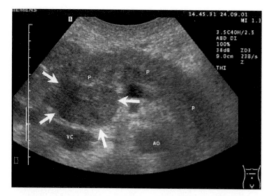

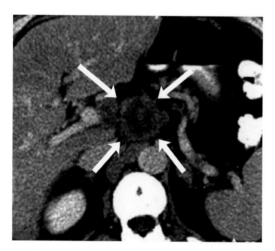

**◘ Abb. 12.9 Computertomographie bei Pankreaskarzi-
nom.** Resektabler Pankreaskopftumor (*Pfeile*), die Gefäße
sind frei

Therapie Einzige **kurative** Option ist die Resektion
in frühen Stadien. Die Resektion des Tumors erfolgt
nach Kausch-Whipple oder einem das Duodenum
erhaltenden Operationsverfahren.

Als **palliatives** Therapiekonzept hat sich bei
Pankreaskopftumor mit begleitender Cholestase die
ERCP mit Implantation eines Kunststoff- oder Me-
tall-Stents durchgesetzt. Die palliative Chemotherapie erfolgt aktuell mit Gemcitabine.

12.3.5 Neuroendokrine Tumoren des Pankreas

Definition Tumoren im Bereich der Bauchspeicheldrüse, die von endokrinen Zellen des Pankreas
ausgehen. **Endokrin aktive neuroendokrine Tumoren** (NET) fallen durch die Produktion von Hormonen oder biogenen Aminen auf, **endokrin inaktive NET** zeigen keine systemische Hormon- oder
Aminausschüttung und werden lediglich durch den
raumfordernden Prozess entdeckt.

Einteilung Abhängig von der Hormonproduktion
des Tumors unterscheidet man:
- Gastrinome (Pankreaskopf)
- VIPome (Pankreasschwanz)
- Insulinome und seltene Glukagonome

Epidemiologie
- 1–2/100.000 Einwohner. Insulinome (etwa
  50 %) und Gastrinome (etwa 25 %) sind die
  häufigsten endokrinen Pankreastumoren.

Pathogenese Die Malignitätsrate der endokrinen
Pankreastumoren liegt bei mehr als 50 %. Derzeit
sind mehr als 10 Syndrome neuroendokriner Tumoren des Pankreas identifiziert. Die Rate der funktionell inaktiven Tumoren beträgt 20–40 %.

Wichtig für das weitere diagnostische und therapeutische Vorgehen ist der Ausschluss einer multiplen endokrinen Neoplasie (MEN) Typ 1. Ein
MEN-Syndrom Typ 1 entsteht bei Funktionsverlust
(»loss of function«) des MEN1-Gens auf dem langen Arm von Chromosom 11 (11q13). Es handelt
sich um ein Tumorsuppressorgen, das bei erhaltener
Funktion die Proliferation der betroffenen Organe
physiologisch regelt.

Bei dieser Erkrankung kommt es durch genetische Veränderungen mit autosomal-dominantem
Erbgang zu einer Reihe von endokrinen Tumoren in
Nebenschilddrüsen, Pankreas und Hypophyse.
- **Nebenschilddrüse**: Es kommt zu einer Hyperplasie der Nebenschilddrüsen; dadurch entsteht
  ein primärer Hyperparathyreoidismus.
- **Pankreas**: Endokrine Neoplasien des Pankreas
  (Insulinom, Gastrinom) treten auf. Durch die
  regelhafte überschießende Sekretion von Hormonen durch die funktionell aktiven Tumoren

treten zum Teil akute metabolische Komplikationen wie z. B. das Zollinger-Ellison-Syndrom auf.

- **Hypophyse**: In der Hypophyse treten bevorzugt Prolaktinome aber auch andere Arten des Hypophysenadenoms wie z.B. STH-produzierende Tumoren mit resultierender Akromegalie auf.

Beim **MEN-Syndrom Typ 2** liegen Mutationen des ret-Protoonkogens vor. Es kommt zum Auftreten von Tumoren der Nebenschilddrüse, der Nebenniere sowie der Hypophyse.

Symptome Neuroendokrine Tumore sind sehr klein von der Größe, können aber beträchtliche Mengen an Hormonen ausschütten und daher frühzeitig klinisch auffallen. Neben den Durchfällen als Leitsymptom für Gastrinome oder VIPome zeigen sich Hypoglykämien als Leitsymptom für ein Insulinom, Hyperglykämie und leukozytoklastische Hautveränderung typischerweise bei einem Glukagonom.

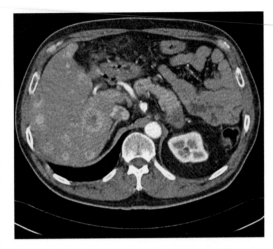

□ **Abb. 12.10 Computertomographie neuroendokrines Pankreaskarzinom.** Progredienz nach Linksresektion

> **Leitsymptome der neuroendokrinen Tumoren**
> - Gastrinom: Durchfälle, Ulzera, Reflux
> - VIPom: nicht sistierende Durchfälle
> - Insulinom: extreme Hypoglykämien
> - Glukagonom: Hautveränderungen, Entgleisungen des Blutglukose-Spiegels

wendig. Der Chirurg tastet die kleinen, wenig elastische Knoten. Bei Insulinomen wird mittels Tumorenukleation eine Heilungsrate von über 95 % erreicht. Die Rate der kurativen Resektion für Gastrinome – bis zu 2/3 liegen extrapankreatisch – beträgt nur 30–40 %. Zur Behandlung von **Lebermetastasen** stehen 5 Verfahren zur Verfügung, die auch in Kombination angewendet werden können:

- Tumorresektion
- Chemoembolisation
- Antihormonale Behandlung
- Chemotherapie
- Lebertransplantation

Diagnostik Zunächst biochemische Diagnostik mit Nachweis der produzierten Hormone, dann Lokalisation mit EUS und CT-Pankreasspirale (□ Abb. 12.10). Die Elastographie spielt eine zunehmende Rolle in der Diagnostik, da die Knoten sehr derb sind. Wichtig ist stets der Ausschluss von Lebermetastasen, in erster Linie durch die Somatostatinrezeptor-Szintigraphie oder ein PET-CT mit Somatostatin-Liganden.

Therapie Eine umfangreiche präoperative Lokalisationsdiagnostik ist bei Insulinomen und Gastrinomen beim Ersteingriff wegen der hohen Sensitivität der intraoperativen Exploration nicht not-

12.3.6 Intraduktale papillär-muzinöszystische Neoplasie des Pankreas

Definition Zystischer Tumor des Pankreasgangs, ausgehend von einem papillären Tumor des Pankreasgangs. Man unterscheidet den »Main-duct«-Typ (Hauptgang) von dem »Branch-duct«-Typ (Nebengang). Der Hauptgangstyp neigt zu aggressivem infiltrierendem Wachstum, während der Nebenasttyp meist nur lokal wächst.

Epidemiologie Häufigkeit 1–2/100.000 Einwohner; vor allem nach dem 65. Lebensjahr.

Symptome Klinisch imponieren die zystischen Prozesse meist nur im späten Stadium, wenn die Pankreasfunktion durch exokrine Insuffizienz eingeschränkt ist. Manche Patienten haben ziehende Oberbauchschmerzen, evtl. Gewichtsabnahme. Häufig ist ein Zufallsbefund in der Sonographie erhoben worden. Gefährlich sind die Main-duct-Typen: Hier beträgt die Wahrscheinlichkeit, dass in 5 Jahren ein maligner Prozess entsteht und metastasiert, mehr als 50 %. Bei den Branch-duct-Typen liegt diese Wahrscheinlichkeit unter 20 %.

Diagnostik Oft nur schwer erkennbar sind Tumoren im Hauptgang sowie kleinere Tumoren in den Seitengängen des Pankreas. Konsekutiv kommt es zur Erweiterung des Pankreasganges, endoskopisch ist die Papille ballonartig aufgetrieben (sog. **Fischmaul-Papille**). Diagnostischer Standard sind die transkutane Sonographie und die Endosonographie des Pankreas.

Therapie Bei Veränderungen des Hauptgangs sollte eine Resektion erfolgen, da diese Tumoren meist mit aggressiver Metastasierung einhergehen.

Beim den sog. »Branch-duct«-Typ des intraduktalen papillär-muzinös-zystischen Neoplasie zeigt die klinische Erfahrung jedoch, dass hier seltener Metastasen auftreten und die Tumoren vor allem im Alter seltener aggressiv wachsen. Wenn die Patienten keine höhergradigen Beschwerden haben, ist in diesen Fällen auch ein abwartendes Vorgehen gerechtfertigt.

12.4 Leitsymptome

12.4.1 Chronischer gürtelförmiger Oberbauchschmerz

Der chronische, gürtelförmige Oberbauchschmerz ist ein Leitsymptom für das Pankreaskarzinom. Da sich die Bauchspeicheldrüse unmittelbar vor der Wirbelsäule befindet, können Erkrankungen des Organs auch zu gürtelförmigen Rückenschmerzen führen, die sich vor allem in Rückenlage verstärken können. Mangelnde oder fehlende Insulinproduktion ruft einen Diabetes mellitus hervor.

❗ Bei neu einsetzendem Diabetes mellitus ohne andere Hinweise, ist bei Vorliegen von Oberbauchschmerzen dringend an ein Pankreaskarzinom zu denken.

12.4.2 Schmerzloser Ikterus

Der Gallengang läuft retroperitoneal durch den Pankreaskopf, bevor er gemeinsam mit dem Pankreasgang ins Duodenum an der Papille mündet. Ist der Abfluss der Galle behindert, kommt es zur typischen Gelbverfärbung der Haut und des Augenweißes (sichtbar ab 3,0 mg/dl). Der Urin wird dunkel, der Stuhlgang hell. Dabei haben viele Patienten keine Schmerzen. In vielen Fällen liegt hier ein fortgeschrittener Tumor des Pankreaskopfes vor. Die Gallengangsstenose besteht hier typischerweise etwa 2 cm oberhalb der Gallengangsmündung außerhalb der Papillenregion.

12.4.3 Gummibauch

Gummibauch bedeutet eine federnde Verhärtung der Bauchdecke, ähnlich wie bei einem Basketball, der nicht vollständig aufgepumpt wurden. Nach kurzem Druck mit den Fingerspitzen in die Bauchdecke der Patienten resultiert wenige cm nach dem Vorschieben ein reflexartiger Widerstand, es kommt zur Abwehrspannung. Typisch ist dies für eine akute diffuse peritoneale Reizung im Rahmen einer akuten Pankreatitis. Manchmal steckt hinter dem Tastbefund auch eine große Pseudozyste, die einen weichen Widerstand darstellt.

12.4.4 Unklare Beinvenenthrombose

Beinvenenthrombosen können durch thrombogene Faktoren aus Tumoren entstehen. Daher sind die paraneoplastischen Ereignisse frühe Zeichen eines Malignoms, wenn keine anderen angiologischen Ursachen vorliegen.

❗ Die unklare Beinvenenthrombose ist verdächtig auf das Vorliegen eines gastrointestinalen Malignoms (häufig Kolon- oder Pankreaskarzinome).

12.5   **Algorithmen**

Zum Vorgehen bei Raumforderungen im Bereich der Bauchspeicheldrüse ◘ Abb. 12.11. Entscheidend ist die Frage, ob der Pankreastumor prinzipiell resektabel und der Patient operabel ist. In diesem Fall ist eine vorherige ERCP zur Drainage der Gallenflüssigkeit nicht notwendig. Falls arterielle Gefäße infiltriert sind, sollte eine palliative Therapie erfolgen, die Operation ist hier ohne Erfolg.

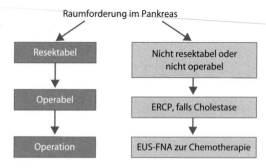

◘ **Abb. 12.11 Vorgehen bei Pankreastumor**

12

Akutes Abdomen

Christian Prinz

❯❯ ❯ Einleitung

Unter einem akuten Abdomen versteht man den akut einsetzenden Bauchschmerz, der meist mit einer Abwehrspannung der Bauchdecke einhergeht. Initial ist die unmittelbare Ursache unklar. Der Arzt/die Ärztin muss rasch zu einer strukturierten Diagnostik kommen, denn es droht eine Notfalloperation. Die Patienten haben akute Schmerzen, sind unruhig, manchmal nur bedingt anamnestizierbar und schwer gründlich zu untersuchen. Die Abwehrspannung ist Ausdruck der Reizung des Peritoneums, das sich wie ein Schwamm schützend über die Eingeweide legt. Typisch sind dabei nicht nur Druckschmerzen bereits bei leichtem Fingerdruck, sondern auch Loslassschmerzen durch das Zurückschnellen des Peritoneums. Meist ist das akute Abdomen Zeichen einer Perforation oder eines akuten Darmverschlusses und sollte umgehend auch dem Chirurgen vorgestellt werden.

Was kommt jetzt?

Ileus, Mesenterialinfarkt, Perforationen, toxisches Megakolon, akute Appendizitis.

13.1 Anatomische und physiologische Grundlagen

13.1.1 Anatomie

Zur Anatomie des Peritoneums ◘ Abb. 13.1 und ◘ Abb. 13.2.

Die menschliche Bauchhöhle wird **Peritonealraum** genannt. Dieser Hohlraum besitzt eine sehr dünne, aber hochsensible äußere Schicht: das Peritoneum. Das Bauchfell oder Peritoneum ist eine etwa 2 m² große und sehr glatte Haut. Als **Retroperitonealraum** wird der Bereich bezeichnet, der hinter (retro) der Bauchhöhle liegt

Je nach seiner Lage wird das Bauchfell unterschiedlich bezeichnet:

- **Peritoneum parietale**: äußerer Anteil des Peritoneums, der der Muskulatur anliegt (parietal = wandständig)
- **Peritoneum viscerale**: innerer Anteil des Peritoneums, der die Eingeweideorgane, wie Magen, Leber, Gallenwege, Bauchspeicheldrüse, Darm

sowie Gebärmutter und Eierstöcke, überzieht (viscera = Eingeweide)

Das Bauchfell besteht zudem aus zwei verschiedenen Gewebeschichten:

- **Tunica serosa**: Diese sezernierende Schicht sondert eine Flüssigkeit (Liquor peritonei) ab, die die Eingeweide und das Bauchfell gleitfähig macht.
- **Tunica subserosa**: eine unter der Tunica serosa liegende Schicht aus Bindegewebe

Verstärkt durch Bindegewebe bilden die Gewebeschichten ein elastisches Aufhängeband, das beim Dünndarm als **Mesenterium** und beim Dickdarm als **Mesokolon** bezeichnet wird.

Während das Intestinum im Inneren keine sensorische Innervation zeigt (deswegen ist die Polypektomie schmerzfrei), ist das Peritoneum sehr stark von viszeralen Nervenfasern innerviert. Außerdem wird es von zahlreichen Blut- und Lymphgefäßen durchzogen, die die innerhalb des Bauchfells gelegenen Organe versorgen. Dadurch erhält es seine hohe Sekretions- und Resorptionsfähigkeit. Gastrointestinale Tumoren, insbesondere Magenkarzinome, können frühzeitig in das Peritoneum metastasieren, da diese Schicht der Magenwand anliegt und stark durchblutet ist. Bei Magenkarzinomen (>T2) ist daher ein laparoskopischer Ausschluss von peritonealer Metastasierung vor einer geplanten Gastrektomie sinnvoll.

13.1.2 Physiologie

❶ Neben seiner Schutzfunktion erfüllt das Peritoneum auch wichtige immunologische Funktionen.

Bei akuten Veränderungen der intestinalen Organe reagiert das Peritoneum wie eine schützende Schicht. Es deckt lokale Defekte und leitet die Abwehrreaktion ein. Lokale Infektionen führen durch die ausgeprägte viszerale Innervation zu starken Bauchschmerzen. Entzündungen des Bauchfells führen zur entzündlichen Verdichtung mit Aszites.

Wird das Bauchfell durch das Austreten von Magen-Darm-Inhalt (z. B. durch perforierte Ulzera

13

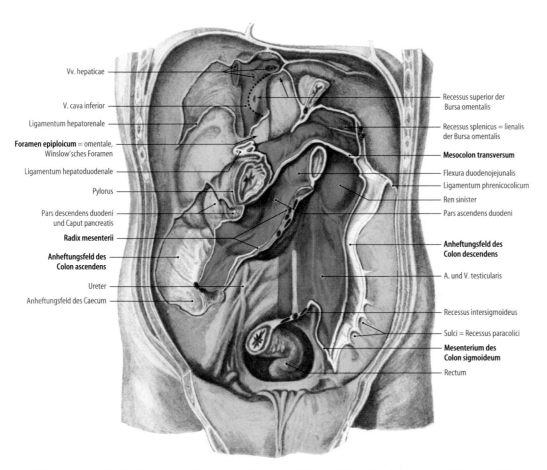

Vv. hepaticae

V. cava inferior

Ligamentum hepatorenale

Foramen epiploicum = omentale,
Winslow'sches Foramen

Ligamentum hepatoduodenale

Pylorus

Pars descendens duodeni
und Caput pancreatis

Radix mesenterii

**Anheftungsfeld des
Colon ascendens**

Ureter

Anheftungsfeld des Caecum

Recessus superior der
Bursa omentalis

Recessus splenicus = lienalis
der Bursa omentalis

Mesocolon transversum

Flexura duodenojejunalis

Ligamentum phrenicocolicum

Ren sinister

Pars ascendens duodeni

**Anheftungsfeld des
Colon descendens**

A. und V. testicularis

Recessus intersigmoideus

Sulci = Recessus paracolici

**Mesenterium des
Colon sigmoideum**

Rectum

⬛ **Abb. 13.1 Anatomie des Peritoneums.** Intraperitoneale
Räume, Ansicht der hinteren Bauchwand nach Entfernung
von Kolon und Dünndarm. Vena cava und Rektum sind dorsal im Retroperitoneum gelegen

oder perforierte Divertikel), Blut oder Flüssigkeiten
(z. B. bei intraabdominellen Infektionen wie einer Appendizitis) Blut oder Flüssigkeiten gereizt, kommt es
zum dumpfen Schmerzgefühl. Die natürliche Reaktion ist eine Abwehrspannung (**Peritonismus**) des
Bauches, der prall erscheint und bei geringstem Druck
schmerzt. Diese Abwehrspannung kann zuerst auf
eine bestimmte Region begrenzt sein, z. B. bei einer
akuten Appendizitis im rechten Unterbauch. Bei Fortschreiten des Krankheitsbildes dehnt sich die Abwehrspannung über das gesamte Abdomen aus, bis
der Bauch letztlich bretthart erscheint. Meist ist dies
Zeichen einer Perforation oder eines massiven Austrittes von Darminhalt.

Durch den obstruktiven Verschluss des Darms
kommt es ebenfalls zur Reizung des Peritoneums:
Der Darm ist dann massiv überbläht.

13.2 Diagnostische Methoden

13.2.1 Sonographie

Die Abdomensonographie ist sehr sensitiv im Nachweis von **freier Flüssigkeit** in der Bauchhöhle. Dabei sind als Untersuchungspunkte insbesondere der
rechte und linke Unterbauch, aber auch der **Douglas-Raum** wichtig. Als Douglas-Raum wird der intraperitoneale Bereich dorsal der Blase und ventral
des Rektums bezeichnet, der sonographisch gut eingesehen werden kann. Mittels Ultraschall kann auch
die Pendelbewegung des Darminhaltes bei einem
Ileus beurteilt werden: Die Flüssigkeit wird wie auf
einer Schaukel hin und her im Darmlumens bewegt,
manchmal ergibt sich ein »**Waschmaschinen-Phänomen**«. Auch die Wanddicke der Darmwand lässt

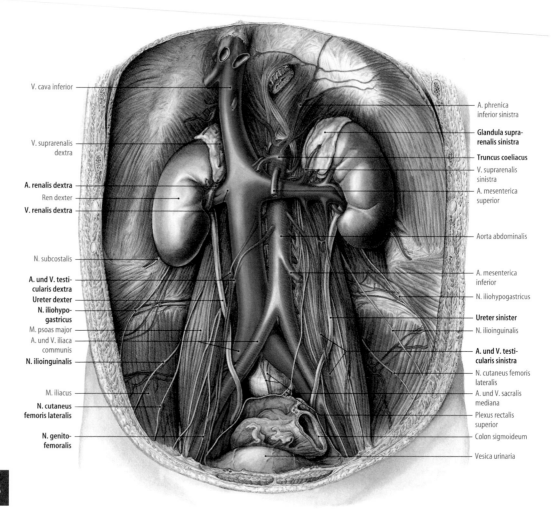

V. cava inferior

A. phrenica inferior sinistra

Glandula suprarenalis sinistra

Truncus coeliacus

V. suprarenalis dextra

V. suprarenalis sinistra

A. mesenterica superior

A. renalis dextra
Ren dexter
V. renalis dextra

Aorta abdominalis

N. subcostalis

A. mesenterica inferior

A. und V. testicularis dextra
Ureter dexter
N. iliohypogastricus
M. psoas major
A. und V. iliaca communis
N. ilioinguinalis

N. iliohypogastricus

Ureter sinister

N. ilioinguinalis

A. und V. testicularis sinistra

N. cutaneus femoris lateralis

M. iliacus
N. cutaneus femoris lateralis

A. und V. sacralis mediana

Plexus rectalis superior

N. genitofemoralis

Colon sigmoideum

Vesica urinaria

13

◻ **Abb. 13.2 Anatomie des Peritoneums.** Retroperitoneale Räume. Neben den Nieren und Nebennieren erkennt man die Anatomie der großen Gefäße und Muskeln, die das Retroperitoneum bilden

sich sonographisch sehr genau bestimmen. Dadurch wird die Sonographie zu einem wichtigen Tool in der Diagnostik einer Divertikulitis (z. B. einer akuten Sigmadivertikulitis) oder Kolitis sein. Bei einer Kolitis ist die Wand des Kolons auf über 4–5 mm verdickt. Bei der Messung der Wanddicke wird die Gesamtdicke durch zwei geteilt, wenn der Darm komprimiert ist und keinen Stuhlgang enthält.

❶ Die Bedeutung der Sonographie liegt in der schnellen Diagnose freier Flüssigkeit unabhängig von der Ursache sowie in der schnellen Differenzialdiagnose amotiler Ileus vs. mechanischer Ileus mit lokaler Pendelbewegung des Darminhaltes.

13.2.2 Röntgenübersicht

Die Untersuchung wird im Stehen oder in Linksseitenlage durchgeführt. Während man unter normalen Bedingungen eigentlich keine festen Konturen ausmachen kann, sind bei der Ileusbildung meist stehende Darmschlingen (bogenförmige Luft-schlangen) zu sehen. Man bezeichnet dies als **Spie-gelbildung** im Durchleuchtungsbild durch stehen-de Darmschlingen.

Daneben zeigt die Röntgenübersicht auch **freie Luft**, im Stehen unter dem Zwerchfell, an.

13.2.3 Notfall-CT und Notfall-Angio-CT mit Kontrastmittel

Gerade das **Notfall-Abdomen-CT mit Kontrastmit-tel** ist ein modernes diagnostisches Instrument ge-worden, um die Ursachen des Ileus näher ein-zugrenzen. Im CT lassen sich wie in den anderen Untersuchungen freie Luft, freie Flüssigkeit sowie Infarzierungen nachweisen. Meist ergibt sich aber auch ein klarer Hinweis, ob orales Kontrastmittel austritt und an welcher Stelle die Dünndarmschlin-gen komprimiert sind.

❗ Das Notfall-CT mit Kontrastmittel ersetzt die orale Magen-Darm Passage mit Kontrastmittel.

Das **Notfall-Angio-CT mit Kontrastmittel** ist das entscheidende Tool in der Diagnostik von Mesente-rialinfarkten und sollte daher regelmäßig in großen Kliniken verfügbar sein.

13.3 Erkrankungen

Eine Reihe von völlig verschiedenen Erkrankungen kann zum Bild eines akuten Abdomens führen. Dazu zählen neben den Perforation auch schwere entzündliche Prozesse, Ischämien wie der Mesen-terialinfarkt oder auch Obstruktionen. Letztere kön-nen mechanisch oder neuronal bedingt sein, was gänzlich unterschiedliche Vorgehensweisen erfor-dert. Der Ileus zählt zu den häufigsten Ursachen des akuten Abdomens in Deutschland, etwa 50.000 Pa-tienten erkranken pro Jahr. Die Letalität liegt bei 10–25 %.

Die häufigsten Ursachen des akuten Abdomens
- Entzündungen (65 %)
  - Akute Appendizitis (25 %)
  - Akute Cholezystitis (15 %)
  - Akute infektiöse Gastroenteritis (EHEC, Campylobacter, Yersinien) 10 %
  - Divertikulitis (10 %)
  - Akute Pankreatitis (5 %)
- Ileus: mechanisch oder paralytisch, inkar-zerierte Hernien (20 %)
- Perforationen (5 %) durch Ulcus ventriculi, Ulcus duodeni, Divertikulitis, Karzinom

Seltenere Ursachen des akuten Abdomens (jeweils 1–2 %, zusammen 10 %)
- Ruptur, iatrogen oder traumatisch
- Mesenterialinfarkt, Milzinfarkt, Nieren-infarkt
- Toxisches Megakolon, als Komplikation einer Colitis ulcerosa
- Akute Adnexitis, extrauterine Bauch-höhlenschwangerschaft
- Perforierte Aneurysmen, vor allem im un-teren Abschnitt der Aorta abdominalis oder A. iliaca
- Porphyrien, Vaskulitiden
- Medikamentenintoxikationen
- Familiäres Mittelmeerfieber
- Fruktoseintoleranz
- Pseudoperitonismus durch diabetisches Koma

13.3.1 Paralytischer Ileus

Definition Massive Transportstörung in Dünn- und Dickdarm mit fehlender Peristaltik.

Pathogenese Ein paralytischer Ileus tritt häufig postoperativ nach größeren abdominellen oder neurochirurgischen Eingriffen auf, aber auch nach ZNS-Trauma durch Ausfall der Innervation. Gene-tisch bedingt ist er beim Morbus Hirschsprung: Hier fehlt die Kopplung an der neuromuskulären Endplatte.

Symptome Klinisch resultiert ein akutes Abdomen mit prallelastischer Bauchdecke sowie starker bis mäßiger Schmerzsymptomatik. Der Stuhlgang sistiert über mehrere Tage bis Wochen, schließlich Erbrechen von Stuhlgang (**Miserere**).

Diagnostik In der Auskultation **Totenstille**, evtl. nur das Plätschern der stehenden Flüssigkeitssäule. Im Röntgen-Abdomen Bild der stehenden Darmschlingen mit Luftsicheln, d. h. Spiegelbildung (◘ Abb. 13.3).

Therapie Nach Ausschluss eines mechanischen Hindernisses durch ein CT-Abdomen mit Kontrastmittel kann mit Prokinetika wie Metoclopramid oder Prostigmin (Ubretid) etc. vorsichtig therapiert werden. Auch die Gabe von Röntgenkontrastmittel wie Gastrografin wirkt stark prokinetisch; gleichzeitig kann im Röntgen ein Stopp erkannt werden.

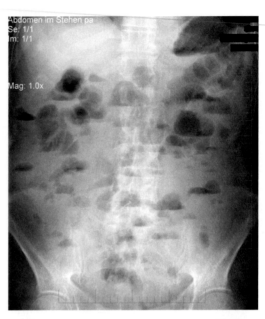

◘ **Abb. 13.3 Paralytischer Darmverschluss mit Spiegelbildung in der Röntgenaufnahme.** Man erkennt diffus verteilt Spiegel im Dünndarm und Dickdarm. Das CT-Abdomen konnte eine umschriebene Stenose ausschließen. Die Paralyse war postoperativ nach einem Eingriff an der Wirbelsäule aufgetreten

F08
F09

13.3.2 Mechanischer Ileus

Definition Mechanische Transportstörung in Dünn- und Dickdarm.

Pathogenese Ursache ist häufig ein Verwachsungsbauch, bei dem narbige Verwachsungen (**Briden**) oder eine Verdrehung zur Obstruktion führen. Daneben können auch Kolonkarzinome das Erkrankungsbild hervorrufen. Ursächlich ist in der Regel eine mechanische Obstruktion durch lokale, umschriebene Kompression des Dünndarms oder des Dickdarms.

Ursachen des mechanischen Ileus

- Stenosierende Divertikulitis
- Inkarzerierte Inguinalhernien
- Kolonkarzinom, stenosierend
- Morbus Crohn, hochgradige Stenose
- Narben nach Operationen, Briden-Ileus
- Volvulus (Darm um die eigene Achse gedreht)
- Invagination (übergestülpte Darmfalte)
- Peritoneale Tumoren, Metastasen

Symptome Kein Stuhlgang über mehrere Tage bis Wochen, schließlich Erbrechen von Stuhlgang (Miserere).

Diagnostik Anamnestisch hinweisend sind vorausgegangene chirurgische Eingriffe (z. B. Appendektomie). In der Auskultation sind **spritzende**, **hochgestellte Darmgeräusche** aufgrund der Peristaltik gegen das obstruktive Hindernis feststellbar. In der Bildgebung (meist mittels CT-Abdomen) zeigen sich dilatierte Schlingen bis zur Obstruktionsstelle, dahinter wieder normale Verhältnisse. Es imponiert der dramatische Kalibersprung des Dünn- oder Dickdarms an einer umschriebenen Stelle (◘ Abb. 13.4 und ◘ Abb. 13.5). Meist wird initial die Sonographie durchgeführt, gefolgt von einem CT-Abdomen. Das CT erlaubt im Gegensatz zur klassischen Röntgen-Übersichtsdarstellung eine schnellere Abklärung der Umgebungsprozesse, die zur Obstruktion führen. Außerdem kann der Patient im Liegen untersucht werden.

13

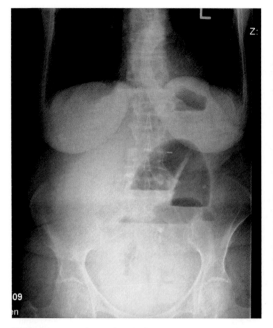

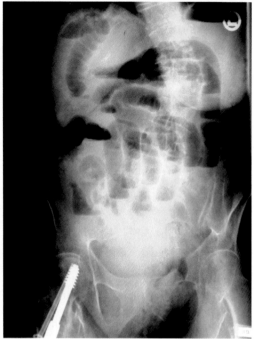

◩ **Abb. 13.4 Mechanischer (hoher) Dünndarmileus.** Man erkennt eine Luftsichel in einer umschriebenen Dünndarm-schlinge, der Verschluss muss im oberen Anteil des Dünn-darms liegen. Es lag eine lokale Einengung durch eine lokale Verwachsung (Bride) nach vorangegangener Appendekto-mie vor

◩ **Abb. 13.5 Mechanischer Dickdarmileus.** Man erkennt viele kleine, im gesamten Bauchraum verteilte Luftsicheln. Rechts sind Dickdarmfalten sichtbar. Es lag eine Stenose im Kolon durch einen stenosierenden Tumor vor

Therapie Operative Korrektur. Allerdings lösen sich manche mechanische Obstruktion, z. B. Verdrehung, Invaginationen und Volvulus teils spontan, so dass im Einzelfall auch ein abwartendes Verhalten gerechtfer-tigt ist, wenn der klinische Zustand dies erlaubt.

❶ Beim mechanischen Ileus ist die Gabe von Prokinetika kontraindiziert.

13.3.3 Mesenterialinfarkt

Definition Fehlende arterielle Durchblutung in Dünn- oder Dickdarm aufgrund des Verschlusses arterieller Gefäße im mesenterialen Stromgebiet.

Pathogenese Ursächlich ist meist ein Verschluss der oberen oder unteren Mesenterialarterie (A. me-senterica superior, A. mesenterica inferior). Die schwerwiegende Durchblutungsstörung führt zum Absterben des Darms. Die Darmwände werden durchlässig und der Inhalt der Darmschlingen kann ungehindert in die Bauchhöhle wandern. Folgen sind eine Entzündung des Peritoneums und ein paralytischer Ileus. Betroffen sind meist ältere Menschen. Ursache des Verschlusses ist zum einen die Arteriosklerose mit zunehmender Lumeneinen-gung, aber auch embolische Ereignisse.

Symptome Gelegentlich können immer wieder nach dem Essen auftretende Bauchschmerzen auf eine verminderte Durchblutung der Mesenterialar-terien hinweisen.

Typische Zeichen für einen Mesenterialarteri-enverschluss sind:
- Starke abdominelle Schmerzen
- Blutige Diarrhö
- Anstieg von Laktat im Blut, zusammen mit LDH (Laktatdehydrogenase) und CK (Kreatininkinase)
- Im CT-Abdomen lokale Infarzierungszeichen des Dünndarms oder gar Luft in den Wand-schichten des Darms

Diagnostik Nachweis der Minderperfusion und nekrotisierender Darmabschnitte im Angio-CT.

Therapie Notfalloperation.

> ⊕ Bei Verdacht auf einen Mesenterialinfarkt ist die sofortige Laparatomie indiziert. Frühe Zeichen sind Laktatanstieg im Blut sowie blutige Durchfälle.

13.3.4 Intra- und retroperitoneale Perforationen

Definition Ruptur eines abdominellen Hohlorgans.

Pathogenese Bei der intraperitonealen Perforation gelangt Flüssigkeit in die Bauchhöhle, bei der retroperitonealen Perforation ins Retroperitoneum. Organe, die sich ins Retroperitoneum öffnen, sind typischerweise das Rektum, das Sigma (perforierende Sigmadivertikulitis), aber auch das Duodenum (Pars decendens und horiontalis.)

Symptome

Klinische Hinweise auf eine Perforation

- Plötzlicher Beginn, zweizeitiger Schmerz: Erleichterung nach Einriss, dann aber stark progredient
- Anamnestisch Divertikelkrankheit mit rezidivierenden Fieberschüben und Druckschmerz im Unterbauch
- Tastbare Fußpulse: wenn fehlend, suspekt auf gedeckt perforiertes Aneurysma
- Ikterus: Eine chronisch entzündete Gallenblase perforiert leicht.
- Teerstuhl: anamnestisch Einnahme von NSAR, Ulzera
- Assoziierte Probleme wie Gewichtsabnahme, Lymphknotenschwellung, Lymphome, Tumor

---

Diagnostik Klinisch wichtig ist die Unterscheidung in intra- und retroperitoneale Formen (◘ Tab. 13.1 und ◘ Abb. 13.6).

◘ **Tab. 13.1** Intraperitoneale vs. extraperitoneale Perforation

	Intraperitoneale Perforation	Retroperitoneale Perforation
Bildgebung	Freie Luft bzw. Flüssigkeit im Bauchraum	Keine freie intraabdominelle Luft, jedoch Nachweis von Flüssigkeit bzw. Luft im Retroperitoneum
Grunderkrankung	Sigmadivertikel, Kolonkarzinom, Morbus Crohn, Stenose, Cholezystitis, Ulkuskrankheit	Sigmadivertikel, Pars descendens duodenum, Aneurysma der Aorta oder Iliakalgefäße

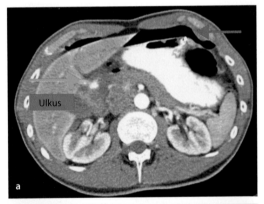

Ulkus

a

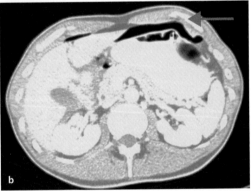

b

◘ **Abb. 13.6** Intraperitoneale Perforation eines Duodenalulkus. **a** Freie Luft im Weichteilfenster. **b** Freie Luft im Lungenfenster. Hier wird mit Hartstrahltechnik der Kontrast stärker dargestellt

Therapie Meist ist die Perforation eine klare Indikation zur chirurgischen Therapie. Bei kleinen retroperitonealen Perforationen kommt es häufig zu einer spontanen Gewebsdeckung, so dass hier ein konservatives Vorgehen möglich ist (vordringlich Kontrolle der Wundinfektion, sekundär Planung einer operativen Intervention). Bei größeren intraperitonealen Perforationen kommt es jedoch zum massiven Austritt von Flüssigkeit und Bakterien und es droht eine schwere Peritonitis.

13.3.5 Toxisches Megakolon

Definition Massive Aufweitung des Kolons auf mehr als 10 cm, begleitet von Sepsiszeichen.

Pathogenese Das toxische Megakolon tritt als Komplikation einer Colitis ulcerosa oder einer Peritonealkarzinose, Chemotherapie oder Leukopenie auf.

Symptome Massive Blähung, begleitet von Schmerzen.

> ❶ Die Gefahr der Perforation ist beim toxischen Megakolon extrem hoch.

Diagnostik Zum einen ist das Megakolon bei der klinischen Untersuchung und der Sonographie gut darstellbar mit massiver Aufweitung der Schlingen. Auch radiologisch wie in der CT-Untersuchung kann die Weite des Dickdarms exakt bestimmt werden. Daneben sind die Parameter der systemischen Infektion bzw. der Sepsis wie Blutdruckabfall, Tachykardie, Fieber und Leukozytose häufig erhöht. Diese Parameter sind daher regelmäßig zu erheben und im Kurvenverlauf zu dokumentieren.

Therapie Das toxische Megakolon indiziert die Einlage einer Dekompressionssonde. Die Patienten müssen antibiotisch abgedeckt werden (Ciprobay, Clont). Bei einem Megakolon bei schwerer Colitis ulcerosa ist die Gabe von Cyclosporin (1–2 mg/kg KG i.v.) indiziert; eine Notfalloperation sollte überprüft werden, wenn sich der klinische Zustand nicht verbessert.
    Die konservative Therapie umfasst neben der Gabe von Antibiotika die rasche und effektive Gabe von Prokinetika wie Prostigmin (3×1 mg s.c.) oder die kontinuierliche Gabe als 5 Amp. Bepanthen/ 3 Amp. (à 1 mg) Prostigmin-Perfusor über 24 h i.v.

13.3.6 Akute Appendizitis

Definition Entzündung des Wurmfortsatzes des Blinddarms.

Epidemiologie Die Erkrankung betrifft insbesondere das Kindesalter. In Deutschland werden pro Jahr etwa 200.000 Appendektomien durchgeführt.

Pathogenese Ursächlich ist ein lokaler Verschluss des Ausführungsbereichs, der zur Entzündung der Darmwand führt, letztlich droht die Perforation.

Symptome Zunächst Übelkeit, Erbrechen, Schmerzen im Oberbauch. Dann typischer Schmerzen im rechten Unterbauch (McBurney-Druckpunkt), Abwehrspannung.

> ❶ Auch bei der akuten Appendizitis ist die Gefahr der Perforation mit nachfolgender Peritonitis extrem hoch. Üblicherweise kommt es nach der Perforation zur kurzzeitigen Schmerzminderung.

Diagnostik Leitbefunde sind die typischen Druckschmerzen im rechten Unterbauch mit den Loslassschmerzen. Die Sonographie kann sehr empfindlich die Verdickung des Wurmfortsatzes, gerade bei Kindern, nachweisen.

Therapie Bei leichten Verlaufsformen ist eine Beobachtung unter antibiotischer Therapie gerechtfertigt. Bei schweren Verlaufsformen mit Zeichen einer Peritonitis besteht grundsätzlich die Indikation zur operativen Entfernung.

13.4 Leitsymptome

13.4.1 Loslassschmerz

Loslassschmerzen sind Zeichen einer peritonealen Reizung. Der Loslassschmerz am McBurney-Punkt ist ein typisches Zeichen für die akute Appendizitis.

13.4.2 Abwehrspannung

Bei leichtem Druck mit den ausgespreizten Fingern auf die Bauchdecke reagiert der Patient mit Abwehr, die Bauchdecke ist gespannt bis prall. Eine Abwehrspannung des Abdomen ist ein eindeutiger Hinweis auf eine Reizung des Peritoneums und kann sich sowohl als lokaler wie auch als diffuser Peritonismus zeigen. Man findet ein brettartes Abdomen, das bereits bei leichter Berührung oder Klopfen empfindlich reagiert. Damit einhergehend haben viele Patienten deutliche Entzündungszeichen im Blutbild, Fieber, Übelkeit und Erbrechen. Zu den wichtigsten Ursachen zählen: Perforation innerer Organe, spontan bakterielle Peritonitis bei Leberzirrhose, Appendizitis oder Divertikulitis.

13.4.3 Freie Flüssigkeit

Definition Flüssigkeitsansammlung außerhalb der intraabdominellen Organe in der Bauchhöhle. Man erkennt die echoarme Flüssigkeit am besten mit der Sonographie. Die Flüssigkeit kann sowohl lokal, beispielsweise im Gallenblasenbett nach einer Cholezystekomie, oder diffus verteilt sein. Freie intraabdominelle Flüssigkeit findet sich bei portaler Hypertension, Peritonitis, aber auch nach einer Perforation von Gallenblase, Ovarialzysten, oder nach einer perforierten Polypenabtragung.

13.4.4 Freie intraabdominelle Luft   H1

Typischerweise unter dem Zwerchfell, aber auch im Retroperitoneum. Die freie Luft ist häufig Zeichen einer iatrogenen Perforation, z. B. nach komplikativen endoskopischen Eingriffen oder nach Perforation eines Hohlorgans.

13.5   Algorithmen

☐ Abb. 13.7 zeigt das Vorgehen beim akuten Abdomen. Neben der präzisen Anamnese und der körperlichen Untersuchung wird frühzeitig ein komplettes Laborprofil veranlasst, um Entzündungszeichen im Blut nachzuweisen. Dies kann ein schneller Hinweis auf einen entzündlichen Prozess sein. Die Sonographie und das CT-Abdomen sollten rechtzeitig veranlasst werden und stehen im Zentrum der Diagnostik.

☐ Abb. 13.8 illustriert das Vorgehen bei Verdacht auf eine Perforation. Für den Ausschluss einer Perforation sollte insbesondere eine CT-Abdomenuntersuchung durchgeführt werden, die freie Luft sehr empfindlich, insbesondere in dem sog. Lungenfenster nachweisen kann. Die Sonographie ist ein wichtiger diagnostischer Baustein zum Nachweis von freier Flüssigkeit, freie Luft lässt sich jedoch manchmal nur schwer darstellen.

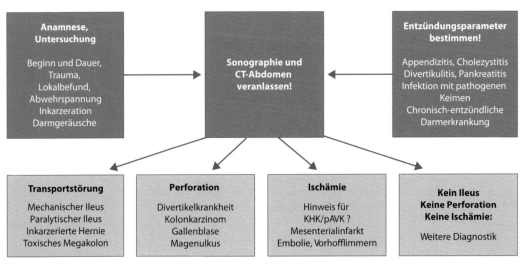

☐ **Abb. 13.7** Diagnostisches Vorgehen bei akutem Abdomen

■ Abb. 13.9 zeigt das Vorgehen zur Differenzierung einer abdominellen Perforation. Intra- bzw. retroperitoneale Darmperforationen unterscheiden sich deutlich. In Kenntnis der anatomischen Grundlagen muss die Perforationsstelle genau eruiert werden. Retroperitoneale Perforation können klinisch inapparent verlaufen und sind wesentlich schwieriger zu erkennen. Meist wird zunächst eine konservative Therapie durchgeführt, die lokal zur Ausheilung (Deckung einer Perforationsstelle) führen kann. Zweizeitig wird dann eine Operation unter kontrollierten Bedingungen durchgeführt, um zum einen eine bessere Übersicht intraoperativ zu erhalten, zum anderen eine deutlich bessere Heilung der Anastomose zu erreichen.

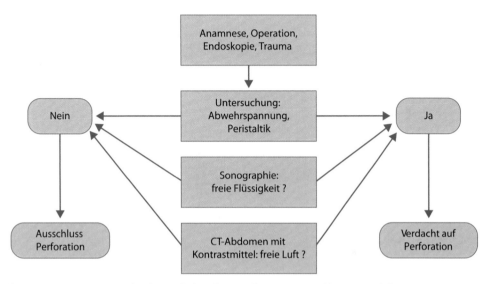

■ **Abb. 13.8** Diagnostisches Vorgehen bei Verdacht auf eine Perforation eines Hohlorgans im Abdomen

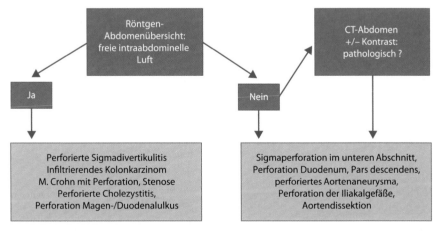

■ **Abb. 13.9** Differenzialdiagnostik bei Verdacht auf eine intra- oder retroperitoneale Perforation

Endokrinologie und Stoffwechelerkrankungen

Schilddrüse, Nebenschilddrüse, Hypophyse, Nebenniere

Lars Dittgen, Christian Prinz

14

❯❯ ❯ Einleitung

Erkrankungen der Schilddrüse sind in Deutschland nach wie vor extrem häufig. Gerade in Süddeutschland ist, bedingt durch den Jodmangel, die endemische Struma häufig zu finden. Daneben spielen entzündliche Veränderungen der Schilddrüse, aber auch maligne Erkrankungen eine wichtige Rolle. Die Hormone der Schilddrüse werden durch einen hypophysären Regelkreis gesteuert, Erkrankungen der Hypophyse können deshalb auch mit Problemen der Schilddrüse assoziiert sein.

> **Was kommt jetzt?**
>
> Struma, Hypothyreose, Hyperthyreose, thyreotoxische Krise, Thyreoditis, Tumoren der Schilddrüse, Hyperparathyreodismus, Hypophysenadenome.

14.1   Anatomische und physiologische Grundlagen

14.1.1 Anatomie

Die **Schilddrüse** (Glandula thyroidea, ◨ Abb. 14.1) besteht aus zwei Lappen (Lobus dexter und Lobus sinister), die durch eine schmale Verbindung dem Isthmus verbunden sind. Der Isthmus befindet sich unmittelbar vor der Trachea und unterhalb des Kehlkopfes. Sie wird von 2 Arterien, der A. thyreoida superior und der A. thyreoida inferior, versorgt. Der venöse Abfluss erfolgt über den Plexus thyreodeus impar, der über die V. thyreoidea inferior in die V. brachiocephalicus mündet. Das Volumen der Schilddrüse wird bei der Frau mit etwa bei 18 ml und beim Mann mit etwa 25 ml angegeben.

Mikroskopisch imponieren kleine Bläschen, die als **Schilddrüsenfollikel** bezeichnet werden. Diese Follikel werden von den Follikelepithelzellen gebildet, die die Schilddrüsenhormone Trijodthyronin (T_3) und Thyroxin (T_4) synthetisieren. Innerhalb der Follikelzellen befindet sich das Thyreoglobulin, eine Vorstufe der Schilddrüsenhormone. Umgeben wird die Schilddrüse von einer Bindegewebskapsel. Septen des Bindegewebes reichen bis in das Innere der Drüse und unterteilen das Organ in einzelne Läppchen. Zwischen den Läppchen liegen die parafollikulären C-Zellen.

Unmittelbar dorsal der Schilddrüse liegen die 4 **Nebenschilddrüsen** (Epithelkörperchen). Diese sind etwa linsengroß und bilden das Parathormon (PTH), das als Antagonist zum Kalzitonin der Schilddrüse die Kalziumkonzentration im Blut durch indirekte Aktivierung der Osteoklasten erhöht.

Die **Hypophyse** liegt eingebettet in der Sella turcica des Keilbeins (Os sphenoidale). Sie steht über den Hypophysenstiel mit dem Hypothalamus in Verbindung. In direkter Nähe zur Hypophyse liegt das Chiasma opticum, lateral verlaufen die A. carotis interna und der Sinus caverosus. Die Hypophyse setzt sich zusammen aus dem Vorderlappen (Adenohypophyse) und dem Hinterlappen (Neurohypophyse).

Die **Nebennieren** (Glandula adrenalis) sind ein paariges endokrines Organ, das retroperitoneal über den Oberpolen der Nieren liegt. Man unterscheidet die äußere Nebennierenrinde und das innere Nebennierenmark. Die Gefäßversorgung erfolgt hauptsächlich über die A. suprarenalis superior, media et inferior. Die Nebenrinde unterteilt sich von außen nach innen in die Zona glomerulosa, Zona fascicularis und die Zona reticularis.

14.1.2 Physiologie

Trijodthyronin und **Thyroxin** sind nicht nur wesentlich in der Fetalentwicklung, sondern auch in der Entwicklung des neugeborenen Menschen und für die Stoffwechselregulation des erwachsenen Menschen. T_3 und T_4 vermitteln ihre Wirkung über Rezeptoren an den Zielzellen, dabei ist T_3 3- bis 5-mal wirksamer als T_4. Die Schilddrüse produziert überwiegend T_4, das obligat in den Zielzellen zu T_3 konvertiert wird.

Die Schilddrüse und die gebildeten Hormone T_3 und T_4 sind Bestandteil des **thyreotropen Regelkreises** (◨ Abb. 14.2). Geregelt wird die Funktion der Schilddrüse durch den Hypothalamus und den Hypophysenvorderlappen. Aus dem Nucleus paraventricularis des Hypothalamus wird das **Thyreotropin-Releasing-Hormon** (TRH) freigesetzt, das die Abgabe des in der Hypophyse gebildetes **Thyreo-**

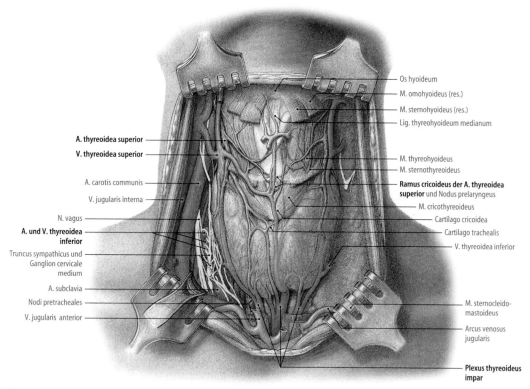

Abb. 14.1 Anatomie der Schilddrüse

Labels in figure:
- Os hyoideum
- M. omohyoideus (res.)
- M. sternohyoideus (res.)
- Lig. thyreohyoideum medianum
- **A. thyreoidea superior**
- **V. thyreoidea superior**
- M. thyreohyoideus
- M. sternothyreoideus
- A. carotis communis
- V. jugularis interna
- **Ramus cricoideus der A. thyreoidea superior** und Nodus prelaryngeus
- M. cricothyreoideus
- N. vagus
- Cartilago cricoidea
- **A. und V. thyreoidea inferior**
- Cartilago trachealis
- V. thyreoidea inferior
- Truncus sympathicus und Ganglion cervicale medium
- A. subclavia
- Nodi pretracheales
- V. jugularis anterior
- M. sternocleido-mastoideus
- Arcus venosus jugularis
- **Plexus thyreoideus impar**

idea-stimulierendes Hormon (TSH) regelt. Dieses fördert das Wachstum der Follikelzellen der Schilddrüse, die enterale Jodresorption und die Ausschüttung von T_3 und T_4 ins Blut. Die Schilddrüsenhormone sind im Blut zum größten Teil an Transportproteine gebunden und damit inaktiviert. Nur das freie Hormon ist biologisch aktiv. Dagegen hemmen T_3 und T_4 im Sinne einer negativen Rückkopplung die Ausschüttung von TSH und TRH.

Wirkung der Schilddrüsenhormone
- Steigerung von Grundumsatz und Gesamtstoffwechsel (z. B. Herzfrequenz, Blutdruck, Körpertemperatur)
- Steigerung des Glukose-, Fett- und Bindegewebsstoffwechsel
- Steigerung der Darmmotorik (Diarrhöen)
- Fördernder Einfluss auf Wachstum und Entwicklung der Gehirnreifung

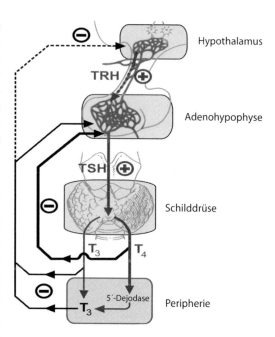

Labels in figure:
- Hypothalamus
- TRH
- Adenohypophyse
- TSH
- Schilddrüse
- T_3
- T_4
- 5′-Dejodase
- Peripherie
- T_3

Abb. 14.2 Thyreotroper Regelkreis

14.2 Diagnostische Methoden

14.2.1 Labordiagnostik

Erfassung der Schilddrüsenfunktion

- Das **Thyreoidea-stimulierende Hormon** (TSH): Die basale TSH-Bestimmung im Serum ist aufgrund des negativen Feedback-Mechanismus ein sensitiver Marker zur Beurteilung der Schilddrüsenfunktion. Liegt der TSH-Wert im Normbereich, so kann im Regelfall eine Schilddrüsenfunktionsstörung ausgeschlossen werden. Ist der TSH-Wert erhöht, spricht man von einer Hypothyreose. Ist der TSH-Wert erniedrigt, spricht man von einer Hyperthyreose.
- **Schilddrüsenhormone:** In der Regel wird das freie T_3 (fT_3) und das freie T_4 (fT_4) im Serum bestimmt. Durch die Bestimmung der Gesamthormonkonzentration (proteingebundene und freie Hormone) im Serum können Schwierigkeiten in der Interpretation entstehen. Da die Proteinbindungsverhältnisse ständig im Fluss sind, muss zusätzlich das Thyroxin-bindende Globulin (TBG) bestimmt werden, um eine Einschätzung möglich zu machen.
- **Schilddrüsenautoantikörper:**
  - Bei der Autoimmunthyreoiditis Hashimoto ist der **Thyreoglobulin-Antikörper** (TgAK) in ca. 40–50 % der Fälle erhöht, allerdings auch bei der Basedow-Erkrankung.
  - Antikörper gegen thyreoidale Peroxidase (**Anti-TPO-AK**) oder mikrosomale Antikörper (**MAK**) sind bei der Autoimmunthyreoiditis Hashimoto in ca. 80 % der Fälle erhöht.
  - **TSH-Rezeptorautoantikörper** (TRAK) sind bei der immunogenen Hypertyhreose (Morbus Basedow) in ca. 80 % der Fälle erhöht.

Tumormarker

- **Serumthyreoglobulin** (TG): TG ist nicht nur im Schilddrüsenfollikel, sondern auch minimal im Serum gesunder Menschen nachweisbar. TG ist unter der Nachweisgrenze bei Schilddrüsenagenesie, Hypothyreosis factitia und nach thyreoablativer Therapie eines Schilddrüsenkarzinoms (ein Anstieg in der Tumornachsorge spricht für Metastasen).
- **Serumkalzitonin:** Das medulläre Schilddrüsenkarzinom (parafollikuläre C-Zellen) synthetisiert vermehrt Kalzitonin, das im Serum nachweisbar ist.
- **Pentagastrintest:** Pentagastrin stimuliert die Kalzitonin-Sekretion. Bei Patienten mit medullärem Schilddrüsenkarzinom steigt der Kalzitonin-Spiegel stärker an als bei Normalpersonen.

Weitere endokrinologische Tests

- **Oraler Glukosetoleranztest** (oGTT): ▶ Kap. 15.2.
- **Dexamethason-Hemmtest** (bei Verdacht auf Cushing-Syndrom): Man unterscheidet einen Dexamethason-Kurz- von einem Dexamethason-Langtest. Bevor Dexamethason verabreicht wird, wird morgens der Kortisolspiegel im Blut festgestellt. Abends um ca. 23.00 Uhr werden 2 mg Dexamethason verabreicht. Am nächsten Morgen erfolgt eine erneute Bestimmung des Kortisols. Der Dexamthason-Langtest wird nur durchgeführt, wenn der Kurztest nicht eindeutig ist (gleiches Procedere über 4 Tage mit 4 bzw. 6 mg Dexamethason). Im Normalfall fällt das Kortisol im Serum am Tag zwei auf >3 µg/dl ab. Fällt das Kortisol nicht ausreichend ab, besteht ein Verdacht auf Hyperkortisolismus.
- **Kochsalzbelastungstest** (bei Verdacht auf primären Hyperaldosteronismus = Conn-Syndrom): Eine Volumenzufuhr bewirkt die Suppression der Reninsekretion, mit nachfolgender Verminderung von Renin und Aldosteron. Beim Aldosteron-produzierenden Adenom bleibt der Abfall aus. Es erfolgt die Bestimmung des Aldosteronbasiswertes im Serum. Es werden 2 l 0,9 %-ige NaCl-Lösung über 4 h infundiert. Nach 2 h und nach Ende der Infusion werden erneut die Aldosteronwerte bestimmt.
- **Captopril-Stimulationstest** (zur Differenzialdiagnose des Hyperaldosteronismus): Aldosteronbestimmung beim liegenden Patienten. Perorale Gabe von 25 mg Captopril (Stimulation des Renin-Aldosteron-Systems). Erneute Blutabnahme nach 30, 60 und 90 min. Ein primärer Hyperaldosteronismus liegt vor, wenn es nicht zum Abfall des Aldosterons kommt. Beim sekundären Hyperaldosteronismus fällt dagegen der Aldosteron-Wert deutlich ab.

14

- **ACTH-Stimulationstest** (v. a. bei Verdacht auf Nebennierenrindeninsuffizienz): Der Patient muss nüchtern und stressfrei sein. Es erfolgt eine Blutabnahme morgens, bei der das Kortisol bestimmt wird. Danach werden intravenös 25 IE (= 25mg) ACTH gegeben und nach 30, 60 und 90 min erneut der Kortisolwert bestimmt. Physiologisch ist ein Anstieg des Kortisols um mehr als 100 ng/ml. Bei einer Nebennierenrindeninsuffizienz wird kein oder nur ein geringer Anstieg beobachtet.
- **ADH- oder Vasopressin-Test** (Differenzierung zwischen zentralen und renalen Diabetes insipidus): Synthetisch hergestelltes ADH wird subkutan appliziert. Beim zentralen Diabetes insipidus führt die ADH-Gabe zu einem normalen Verhalten der Urinosmolarität. Bei der renalen Form bleibt die Urinosmolarität pathologisch.

14.2.2 Schilddrüsensonographie

Die sonographische Untersuchung der Schilddrüse mit einem hochauflösenden Schallkopf über 7,5 MHz gehört zur Basisdiagnostik bei allen Patienten mit nodulären Schilddrüsenveränderungen. Es werden Lage, Form und Größe der Schilddrüse (getrennt für beide Schilddrüsenlappen) sowie die Parenchymstruktur dokumentiert. Das Volumen eines Lappens entspricht der Länge × Breite × Dicke × 0,5. Schilddrüsenknoten werden anhand ihrer Anzahl, Lage, Größe, Echogenität, Begrenzung, Kalzifikation und Durchblutung im Farbdoppler beschrieben. Wichtig ist es, auf zervikale Lymphknoten mit Lage und Größendurchmesser zu achten. Der Stellenwert der Sonographie liegt in der Selektion verdächtiger nodulärer Veränderungen für die weitere Abklärung. Bestimmte Kriterien der Dignitätsbeurteilung von Schilddrüsenknoten haben eine erhöhte Prävalenz bei benignen bzw. malignen Veränderungen (Echoarmut, Mikrokalzifikation, intranoduläres Vaskularisationsmuster).

14.2.3 Schilddrüsenszintigraphie

Die Szintigraphie ermöglicht nicht-invasiv eine Funktionstopographie der Schilddrüse, d. h. es wird der regionale Stoffwechsel bildlich dargestellt. Es können Schilddrüsenareale mit vermehrter oder verminderter Stoffwechselaktivität dargestellt werden. Die Szintigraphie beschreibt somit nicht nur Größe, Form und Lage der Schilddrüse in zwei Ebenen, sondern auch deren Funktion. Aufgrund der Anreicherung im Schilddrüsengewebe unterscheidet man:

- **Kalter Knoten:** speichert nicht oder kaum
- **Warmer Knoten:** speichert etwas stärker als das übrige Schilddrüsengewebe
- **Heißer Knoten:** speichert intensiv

Die Szintigraphie kann fokale Mehranreicherungen lokalisieren und sollte bei unklaren Raumforderungen durchgeführt werden. Sie stellt neben der TSH-Messung das entscheidenden diagnostische Verfahren zur Beurteilung der Knotenfunktion dar (◘ Abb. 14.3).

Für die Praxis

Schilddrüsenszintigraphie

Üblicherweise wird in Deutschland ^{99m}Technetium (Gammastrahler) intravenös verabreicht und deren Aufnahme in der Schilddrüse gemessen. Es wird die Radionuklidaufnahme in Prozent der applizierten Radioaktivitätsmenge bestimmt (Technetium-Uptake, TcU). Die Auflösungsgrenze der Szintigraphie liegt bei etwa 10 mm. Eine Gamma-Kamera detektiert die Strahlung über der Schilddrüse. Die Signale werden farblich je nach Intensität dargestellt.

Bei euthyreoter Stoffwechsellage und szintigraphischem Nachweis eines warmen Knotens ist eine Suppressionsszintigraphie anzufertigen. Hierbei wird nach Einnahme von L-Thyroxin in suppressiver Dosierung, im Vergleich zu einem vorliegenden Basisszintigramm, ein Suppressionsszintigramm angefertigt, um autonome Schilddrüsenareale zu demaskieren. Eine weitere Abklärung dieser fokalen Veränderung ist im Gegensatz zu einem kalten Knoten nicht mehr notwendig.

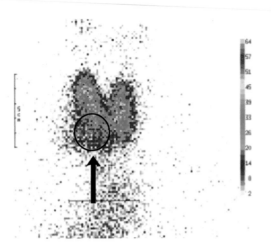

◻ **Abb. 14.3 Schilddrüsenszintigraphie.** Kalter Knoten am rechten Schilddrüsen-Unterpol: benigne Zyste

14.2.4 Schilddrüsenzytologie

Die Feinnadelbiopsie ist das sensitivste und spezifischste Verfahren, um Dignitätsbeurteilungen von Schilddrüsenknoten vorzunehmen. Sie erlaubt mit hoher Treffsicherheit die Diagnose eines papillären Karzinoms, eines medullären Karzinoms, eines gering differenzierten Karzinom und eines anaplastischen Karzinoms. Probleme entstehen bei der Unterscheidung von follikulären Adenomen und minimal-invasiven follikulären Karzinomen. Der zytologische Nachweis einer follikulären Neoplasie führt daher in der Regel zur operativen Klärung. Dagegen gelingt in der Regel die Unterscheidung von benignen nodulären Veränderungen.

14

Für die Praxis

Feinnadelbiopsie

Wenn der Knoten gut tastbar ist, kann die Punktion allein unter palpatorischer Kontrolle erfolgen. Bei nicht eindeutig tastbaren Knoten sollte sie unter Ultraschallsicht durchgeführt werden. Verwendet werden Nadeln mit einem äußeren Durchmesser von 0,6–0,7 mm. Eine Lokalanästhesie ist nicht unbedingt erforderlich. Die Nadelspitze wird zunächst in den zentralen Bereich des Knotens vorgeschoben.

▼

Nach Zurückziehen des Spritzenkolbens bewegt man die Nadel innerhalb des Knotens mehrmals unter Aufrechterhalten des Unterdrucks fächerförmig vor und zurück, wodurch eine ausreichende Aspiration von Zellmaterial erreicht wird. Das Aspirat wird auf Objektträger ausgestrichen und luftgetrocknet.

Die Feinnadelbiopsie ist kosteneffizient und leicht ubiquitär durchführbar. Die einzige Kontraindikation ist die hämorrhagische Diathese.

14.2.5 Knochendichtemessung (Osteodensitometrie)

Mit der Knochendichtemessung wird der Mineralgehalt des Knochens gemessen. Hierzu werden Röntgenstrahlen genutzt. Je mehr Mineralgehalt der Knochen aufweist, desto mehr Röntgenstrahlen werden absorbiert. Mit Hilfe einer Computersoftware kann die Knochendichte berechnet werden. Die Ergebnisse werden mit einem errechneten Mittelwert bei gesunden Erwachsenen zwischen dem 20. und 40. Lebensjahr (**T-Score**) verglichen. Bei Werten zwischen –1 bis –2,5 Standardabweichungen unter dem Mittelwert liegt eine **Osteopenie** vor. Liegt die Knochendichte unter –2,5 kann ein krankhafter Knochenschwund vorliegen.

14.3 Erkrankungen

14.3.1 Euthyreote Struma   ◖H0◗

Definition Nicht-entzündliche und nicht-maligne Vergrößerung der Schilddrüse (Kropf) bei normaler Hormonproduktion.

Pathogenese In den allermeisten Fällen (>90 %) ist die Struma durch **Jodmangel** induziert. Bei Jodmangel kommt es zur reaktiven Vergrößerung der Schilddrüse. Diese Vergrößerung wird nicht primär durch TSH vermittelt, sondern vielmehr durch Jodverarmung. TSH hat jedoch auch Einfluss auf die Zellhypertrophie. Deutschland zählt, mit regionalen

Unterschieden, zu den jodarmen Gebieten. Die derzeitige durchschnittliche Jodzufuhr eines Erwachsenen in Deutschland beträgt nur etwa ein Drittel der von der Deutschen Gesellschaft für Ernährung (DGE) empfohlenen Tagesmenge (etwa 200 µg/ Tag). Die Grundnahrungsmittel Fleisch, Milch, Kartoffeln und Getreide tragen nur wenig zur Jodversorgung bei. Viel Jod enthalten vor allem Meeresfische wie Seelachs und Kabeljau, aber auch Muscheln, Garnelen und Algen. Zur Vorbeugung gegen Jodmangel werden jodiertes Speisesalz und spezielle mit Jod angereicherte Produkte, wie z. B. Brot, empfohlen.

> **Stadieneinteilung des Jodmangels**
> - I: Zufuhr von 50–100 µg/Tag Jod
> - II: Zufuhr von 25–50 µg/Tag Jod
> - III: Zufuhr von 0–25 µg/Tag Jod

Neben dem Jodmangel können auch strumigene Substanzen (z. B. Lithium) und seltene endogene Faktoren (genetische Disposition, angeborene Defekte der Hormonsynthese) zur Vergrößerung der Schilddrüse führen.

Epidemiologie In Deutschland ist die euthyreote Struma die mit Abstand häufigste Schilddrüsenerkrankung. In Gebieten ohne Jodmangel liegt die Prävalenz einer Struma bei 3 % (endemische Struma), in Süddeutschland/Alpennähe fast bei 10 %.

Symptome Eine euthyreote Struma kann entweder völlig asymptomatisch, aber auch mit Lokalsymptomen von unterschiedlichem Schweregrad verbunden sein (Engegefühl, Globusgefühl, Luftnot, Stridor, obere Einflussstauung). Mögliche tracheale Komplikationen werden in 3 Grade unterteilt:
- Verdrängung der Trachea ohne Einengung
- Kompressionserscheinungen, ggf. mit Stridor oder oberer Einflussstauung
- Tracheomalazie

> **WHO-Stadieneinteilung der Struma**
> - 0: keine Struma, die Schilddrüse ist zwar schon vergrößert, nur sonographisch nachweisbar
> - 1: tastbare, aber nicht sichtbare Struma
> - 2: sichtbare Struma
> - 3: die Struma ist von hinten sichtbar

Diagnostik Die Verdachtsdiagnose ergibt sich in der Regel aufgrund der Lokalbefunde oder aufgrund eines auffälligen Palpationsbefundes der Schilddrüse. Bei der Anamnese sind Schilddrüsenkrankheiten in der Familie, Strumawachstum, Zeitpunkt der Entstehung, Medikamenteneinnahme und andere Vorerkrankungen wichtig.

Bei der körperlichen Untersuchung werden Größe und Symmetrie der Schilddrüse beurteilt, ebenso die Schluckverschieblich- und Druckschmerzhaftigkeit. Gleichzeitig ist auf lokale Lymphknoten, Exophthalmus oder Myxödeme zu achten, also auf alle klinischen Zeichen, die für eine pathologische Hormonlage sprechen.

Die Erstuntersuchung der euthyreoten Struma schließt obligat den laborchemischen Beleg der Euthyreose und die Durchführung einer Schilddrüsensonographie ein. Diese Untersuchungen dienen der Sicherung der Diagnose und dem Ausschluss von Differenzialdiagnosen, die mit einem Struma einhergehen können. Normale Werte für TSH basal, fT_3 und fT_4 sind ein Beleg der Euthyreose. Bei normalen Werte für fT_3 und fT_4, jedoch erhöhter Werte für TSH basal (latente Hypothyreose) bzw. erniedrigte Werte für TSH basal (latente Hyperthyreose) ist eine weitergehende Abklärung der zugrunde liegenden Schilddrüsenerkrankung notwendig. Die Bestimmung der Autoantikörper kann in diesen Fällen hilfreich sein.

Die Sonographie dient zur Bestimmung des Schilddrüsenvolumens, zur Beurteilung der Struktur der Schilddrüse und zum Ausschluss bzw. Nachweis morphologischer Veränderungen in der Schilddrüse. Bei Nachweis von nodulären Veränderungen erfolgt eine Schilddrüsenszintigraphie zur Differenzierung der Stoffwechselaktivität. Bei Nachweis eines kalten Knotens sollte eine Punktion dieser Raumforderung erfolgen.

Differenzialdiagnose Differenzialdiagnostisch muss bei einem euthyreoten Struma an folgende Erkrankungen, die mit einer Struma einhergehen können, gedacht werden: Morbus Basedow, Schilddrüsenautonomie, Autoimmunthyreoiditis (Hashimoto-Thyreoiditis), andere Thyreoiditiden, Schilddrüsenmalignome u. a. Auch eine Lithiumtherapie (eingesetzt bei Patienten mit Depressionen) kann eine Struma auslösen.

Therapie Jodsubstitution: Epidemiologische Untersuchungen haben gezeigt, dass bei lang bestehenden und fortbestehenden Jodmangel das Risiko für noduläre Veränderungen der Schilddrüse steigt. Des Weiteren besteht ein erhöhtes Risiko, eine Schilddrüsenautonomie zu entwickeln. Hieraus muss der Schluss gezogen werden, dass eine lebenslange Alimentation von Jod bei Risikopatienten anzustreben ist. Insbesondere in der Schwangerschaft und Stillzeit ist eine Jodsubstitution notwendig. In diesen Fällen sollten täglich 100 bis maximal 200 μg/Tag substituiert werden. Kontraindikation für die Jodgabe ist die latente bzw. manifeste Hyperthyreose. Die Verkleinerung der Schilddrüse kann in 1–1,5 Jahren maximal 30–40 % erreichen.

Die Kombinationstherapie von Jod und L-Thyroxin weist einen schnelleren Wirkungseintritt auf und ist deswegen der Jod-Monotherapie überlegen. Bei der Kombinationstherapie werden ca. 100–150 μg/Tag Jod substituiert. Die L-Thyroxindosis sollte so gewählt werden, dass das basale TSH im unteren Normbereich liegt. Eine regelmäßige Kontrolle der Schilddrüsenlaborparameter sowie eine sonographische Verlaufskontrolle sollten erfolgen.

Operative Therapie: Folgende Indikationen machen eine operative Therapie (Thyreoidektomie bzw. Hemithyreoidektomie) beim euthyreoten Struma notwendig: Malignomverdacht, lokale Komplikationen (z. B. tracheale Einengung), Strumen mit Autonomie (ggf. Radiojodtherapie) und wachsende benigne Knoten. Mögliche Komplikationen einer Schilddrüsenoperation können eine Rekurrensparese (intraoperatives Neuromonitoring zur Schonung des Nervs) und die parathyreoprive Tetanie sein. Postoperativ muss in Abhängigkeit des Restvolumens der Schilddrüse eine Jodprophylaxe erfolgen.

Für die Praxis

Thyreoidektomie bzw. Hemithyreoidektomie

Die Operation wird in Vollnarkose durchgeführt. Der Patient wird auf dem Rücken mit überstrecktem Kopf gelagert. Der Zugang erfolgt ca. 2 cm oberhalb der Halsgrube als Kragenschnitt nach Kocher. Es werden Fettgewebe und Platysma durchtrennt. Der Nervus recurrens wird unter kontinuierlichem Neuromonitoring dargestellt, um eine Verletzung des Nerven zu vermeiden. Erst jetzt erfolgt die weitere Präparation. Das Aufsuchen der Epithelkörperchen bei größeren Schilddrüsenoperationen (z. B. Lappenentfernung) ist obligat. Die Schilddrüsenlappen werden nach Absetzen aller Gefäße entfernt. Solitäre Knoten werden nur enukleiert. Nach Kontrolle der Blutfreiheit erfolgt schichtweise, nach Einlage einer Drainage, der Wundverschluss.

Radiojodtherapie: Die Radiojodtherapie stellt eigentlich keine Therapieindikation bei einem euthyreoten Struma dar. Beim Ausschalten von autonomen Arealen oder bei Kontraindikation hinsichtlich der operativen Verkleinerung kann sie jedoch durchgeführt werden.

14.3.2 Hypothyreose

Definition Die Hypothyreose ist die Minderversorgung des Organismus mit Schilddrüsenhormon. Man unterscheidet die primäre Hypothyreose von der sekundären Hypothyreose. Bei der **primären Hypothyreose** ist die Ursache in der Schilddrüse lokalisiert (z. B. Autoimmunerkrankung, nach Radiojodtherapie oder operative Schilddrüsenresektion). Bei der **sekundären Hypothyreose** liegt eine Störung im Bereich des Hypothalamus bzw. der Hypophyse vor. Ursächlich hierfür ist eine verminderte Sekretion von TRH oder TSH. Auslöser kann z. B. ein Hypophysentumor sein.

Die **kongenitale Hypothyreose** führt unerkannt und unbehandelt zu schwerer geistiger und körperlicher Retardierung. Die Inzidenz liegt bei 1:4000 Neugeborenen. Da die kongenitale Hypo-

14

thyreose die häufigste angeborene endokrine Erkrankung ist, erfolgt ein Neugeborenenscreening. Hierbei wird das TSH in einem auf Filterpapier getrockneten Blutstropfen unmittelbar nach der Geburt bestimmt.

Pathogenese Die häufigste Ursache für eine Hypothyreose ist die **Hashimoto-Thyreoiditis**. Es handelt sich um eine Autoimmunerkrankung, die zu einer Zerstörung der Schilddrüsenfollikelzellen führt. Initial kann diese Erkrankung zu einem Struma mit hyperthyreotischer Stoffwechsellage führen. Letztlich geht sie im Verlauf in eine hypothyreote Stoffwechsellage über. Zu den seltenen Formen der Autoimmunthyreoiditis gehören die subakute lymphozytäre Thyreoiditis (Silent-Thyreoiditis) und die Postpartumthyreoiditis, die jeweils passager zu einer Hypothyreose führen können.

Bei der Hashimoto-Thyreoiditis kommt es zu einer lymphozytäre Infiltration. Bei 80 % der Patienten findet man Antikörper gegen Schilddrüsenperoxidase (TPO-AK) und bei 40–50 % der Fälle sind Antikörper gegen Thyreoglobulin (TG-AK) nachweisbar. Risikofaktoren sind eine erhöhte Jodzufuhr bei genetisch veranlagten Personen sowie als Trigger das Rauchen. Die Hashimoto-Thyreoiditis ist gehäuft mit anderen Autoimmunerkrankungen wie dem Diabetes mellitus Typ 1 oder dem Morbus Addison vergesellschaftet.

Symptome Es wird die latente von der manifesten Hypothyreose unterschieden. Bei der **latenten Hypothyreose** ist der basale TSH-Wert erhöht, fT_3 und fT_4 sind dagegen normwertig. Eine klinische Symptomatik wird nicht oder nur in geringer Ausprägung beobachtet. Fraglich ist die mögliche Beziehung zwischen einer latenten Hypothyreose und dem kardiovaskulären Risiko, ebenso wird eine Assoziation zwischen latenter Hypothyreose und Fertilitätsstörungen bei jungen Frauen sowie einem gestörten Schwangerschaftsverlauf diskutiert.

Bei der **manifesten Hypothyreose** liegt nicht nur die typische Laborkonstellation (basales TSH erhöht, fT_3 und fT_4 vermindert), sondern auch die typische klinische Symptomatik vor: allgemeine Schwäche, Kälteintoleranz, Bradykardie, Gewichtszunahme, Obstipation und depressiven Stimmungs-

schwankungen. Die Stimme kann sich verändern und heiser werden. Klinisch imponiert eine trockene Haut, unter Umständen findet man ein Myxödem. Diese Beschwerden stellen sich häufig über einen langen Zeitraum ein, so dass die Diagnosefindung mitunter verzögert ist.

Das sehr seltene **hypothyreote Koma** manifestiert sich bei latenter hypothyreotischer Stoffwechsellage nach Traumen, Operationen oder Verletzungen. Es bedarf einer intensivmedizinischen Therapie.

Diagnostik Der basale TSH-Wert ist erhöht, die Schilddrüsenhormonwerte sind vermindert. Belegt wird die Diagnose durch den Nachweis der Autoimmunantikörper. Zunächst sollte aus Kostengründen der Antikörper gegen die Schilddrüsenperoxidase (TPO-AK) bestimmt werden. Ist dieser negativ kann der TG-Antikörper nachbestimmt werden. Sonographisch imponiert eine kleine echoarme Schilddrüse. Wenn keine nodulären Veränderungen sonographisch auffallen, ist die Schilddrüsenszintigraphie nicht notwendig.

Therapie Zur Therapie wird das fehlende Schilddrüsenhormon in Form von **Levothyroxin** substituiert. Bei jüngeren Patienten wird zwischen 50–75 µg substituiert. Diese Dosis sollte im Verlauf auf eine individuelle Dosis erhöht werden. Bei Patienten mit koronarer Herzerkrankung, erfolgt die initiale Substitution mit niedrigeren Dosen und die Steigerung erfolgt langsamer. Es gilt einen niedrig-normalen basalen TSH-Wert anzustreben. Die Substitution muss lebenslang erfolgen. Das Levothyroxin wird morgens nüchtern eingenommen, um eine möglichst hohe Resorptionsrate anzustreben.

14.3.3 Hyperthyreose

F08 H08 F10 H10

Definition Die Hyperthyreose ist eine Überversorgung des Organismus mit Schilddrüsenhormonen. Laborchemisch imponiert ein supprimiertes basales TSH sowie erhöhte fT_3- und fT_4-Werte. Man spricht dann von einer **manifesten Hyperthyreose**. Bei der **latenten Hyperthyreose** sind dagegen die freien Schilddrüsenhormone im Normalbreich und das basale TSH supprimiert.

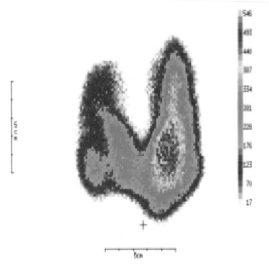

◨ Abb. 14.4 Szintigraphie bei Autoimmunhyperthyreose vom Typ Morbus Basedow in einer Struma diffusa II. Klinisch ausgeprägte Hyperthyreose, massiv erhöhte TSH-Antikörper, Therapie mit dem Thyreostatikum Fasvistan

Pathogenese Die häufigste Ursache einer Hyperthyreose ist der **Morbus Basedow** (immunogene Hyperthyreose; ◨ Abb. 14.4). Daneben spielt die uni- oder multifokale Autonomie, im Sinne einer gesteigerten Schilddrüsensynthese, eine Rolle. Bei der **Thyreoiditis de Quervain** kommt es wie bei der **amiodaroninduzierten Hyperthyreose Typ II** zur Zerstörung der Schilddrüsenfollikel und zum Freisetzen von Schilddrüsenhormonen. Außerdem kann eine zu hohe Substitution von Schilddrüsenhormonen zu einer Hyperthyreose (**Hyperthyreosis facitia**) führen. Eher selten sind TSH-produzierende Tumoren der Hypophyse.

Symptome Typische klinische Symptome sind: Ruhetachykardie bis Vorhofflimmern, Herzinsuffizienz, gesteigerte Blutdruckamplitude, Tremor, Gewichtsabnahme, innere Unruhe, Schlaflosigkeit, Diarrhöen, Haarausfall, Heißhunger, gestörte Glukosetoleranz, ggf. Hyperglykämie bei Mobilisation der Fett- und Glykogenreserven, veränderte Laborparameter (Cholesterin, Kreatinkinase, Leberwerte, Elektrolyte, Blutbild, Blutglukose).

Therapie Die Behandlung sowohl des Morbus Basedow als auch der Schilddrüsenautonomie wird mit **antithyreoidalen Medikamenten** begonnen. Die thyreostatischen Substanzen (Methimazol, Carbimazol, Thiamazol) hemmen dosisabhängig die Schilddrüsenperoxidase, den Jodeinbau und letztlich die Synthese der Schilddrüsenhormone hemmen. Als Nebenwirkung kann eine Neutropenie bis hin zur Agranulozytose auftreten. Dieser Effekt ist dosisabhängig. Deshalb sollte bei einer thyreostatische Therapie einer milden Hyperthyreose eine niedrige Initialdosis gewählt werden. Regelmäßige Kontrollen des Blutbildes sind obligat.

Bei Unverträglichkeit der oben genannten Substanzen kann auch mit Propylthiouracil behandelt werden. Jedoch muss beachtet werden, dass diese Substanz zu schweren Leberschäden führen kann.

> **❶** Propylthiouracil sollte wegen der nicht seltenen Nebenwirkung (Leberschaden bis Leberversagen) nur als Reservemittel eingesetzt werden. Eine regelmäßige Kontrolle der Leberfunktion ist obligat.

Bei Schwangeren im 1. Trimester mit nachgewiesener Hyperthyreose ist Propylthiouracil allerdings eine Option. Es führt im Gegensatz zu Thiamazol zu keinen Fehlbildungen beim Fetus. Nach dem 1. Trimester sollte dann auf Thiamazol umgestiegen werden, um mögliche Leberschädigungen zu vermeiden.

Bei der Schilddrüsenautonomie ist nach Erreichen einer euthyreoten Stoffwechsellage die definitive ablative Therapie (**Radiojodtherapie**) Mittel der Wahl. Die Radiojotherapie mit Jod[131] ist eine schonende Alternative zur operativen Therapie der Schilddrüse bei Hyperthyreosen wie z. B. beim Morbus Basedow oder dem autonomen Adenom. Nach Operation eines papillären oder follikulären Schilddrüsenkarzinom wird sie ebenfalls eingesetzt, um Restgewebe der Schilddrüse zu abladieren, außerdem auch in der Metastasenbehandlung. Die strahlende Substanz wird nahezu ausschließlich von der Schilddrüse aufgenommen und wirkt nur dort, da die Reichweite von Jod[131] nur 2,2 mm beträgt. Aus Strahlenschutzgründen erfolgt die Radiojodtherapie in Deutschland unter stationären Bedingungen.

Beim Morbus Basedow wird die medikamentöse Therapie über 12 Monate durchgeführt. Führt ein nachfolgender Auslassversuch zu einem Rezidiv bzw. besteht eine Persistenz, erfolgt die definitive ablative Therapie oder eine **operative Sanierung** (Thyreoidektomie ▶ Abschn. 14.3.1). Für eine operative Sanierung sprechen Befunde wie ein großes Struma, große Knoten, insbesondere wenn sie malignomverdächtig sind, eine Schwangerschaft bzw. kurzfristiger Kinderwunsch, eine endokrine Orbitopathie mit hoher Aktivität und die thyreotoxische Krise.

Morbus Basedow (immunogene Hyperthyreose)

Epidemiologie Insbesondere Frauen zwischen dem 20. und 50. Lebensjahr sind betroffen. Die Prävalenz liegt zwischen 0,5–2 %.

Pathogenese Ursächlich für die gestörte Stoffwechsellage ist eine Stimulation der TSH-Rezeptoren durch Autoantikörper. In ca. 60 % der Fälle ist der TPO-Antikörper ebenfalls erhöht.

Symptome Neben der unter ▶ Abschn. 14.3.3 beschriebenen Symptomatik findet man in über 50 % der Fälle eine **endokrine Orbitopathie** als Teil der Autoimmunerkrankung. Die Pathogenese der extrathyreoidalen Manifestation ist unklar. Ob hier neben den TSH-Antikörper noch andere Autoantiköper ursächlich sind, ist Gegenstand der Forschung. Die Veränderung entsteht durch die Entzündung des orbitalen Bindegewebes. Die Produktion von Glykosaminoglykanen ist für die Volumenzunahme verantwortlich. Daneben kommt es zu einer Fibrose der Augenmuskeln. Häufig manifestiert sich die endokrine Orbitopathie innerhalb von 6 Monaten vor oder nach Auftreten der Hyperthyreose.

Diagnostik Die Bestimmung der TRAK dienen nicht nur der Diagnosesicherung, sondern auch als Verlaufsparameter nach Beginn der thyreostatischen Therapie. Bleiben die TRAK nach Absetzen der thyreostatischen Therapie niedrig, so ist die Remissionsrate höher. Liegt der TRAK-Spiegel nach 6 Monaten Therapie über 10 IU/l, so ist eine Remission nahezu ausgeschlossen und dem Patienten kann eine definitive Sanierung empfohlen werden.

Amiodaroninduzierte Hyperthyreose

Bei Einnahme des Antiarrhythmikums Amiodaron wird Jod in unphysiologisch hohen Mengen aufgenommen. Diese Jodbelastung kann bei vorbestehender Schilddrüsenautonomie zu einer manifesten Hyperthyreose führen (amiodaroninduzierte Hyperthyreose Typ 1).

Bei der amiodaroninduzierte Hyperthyreose Typ 2 werden Metabolite des Amiodarons für eine direkte zytotoxische Wirkung auf die Thyreozyten verantwortlich gemacht. Die Zellen werden zerstört und Schilddrüsenhormone freigesetzt.

Schilddrüsenautonomie

Unter der Schilddrüsenautonomie versteht man die Tatsache, dass Areale der Schilddrüse (z. B. einzelne Schilddrüsenknoten) oder die gesamte Schilddrüse unkontrolliert Schilddrüsenhormone produzieren und in den Blutkreislauf abgeben. Bei der Autonomie, die meist durch langjährigen Jodmangel hervorgerufen wird, kann bei ausreichender Produktion von Schilddrüsenhormonen eine Hyperthyreose ausgelöst werden.

14.3.4 Thyreotoxische Krise

Definition Bei der thyreotoxischen Krise handelt es sich um ein lebensbedrohliches Krankheitsbild, das mit einer hohen Letalität einhergeht. Die thyreotoxische Krise entwickelt sich bei ca. 1 % aller Patienten mit hypertyreotischer Stoffwechsellage.

Pathogenese Bei den meisten Patienten mit thyreotoxischer Krise lassen sich aus der Anamnese Schilddrüsenerkrankungen (z. B. Schilddrüsenautonomie oder Morbus Basedow) erfragen. Nicht selten manifestiert sich die Schilddrüsenerkrankung im Rahmen der Krise. Bei ca. 40 % der Patienten ist der Auslöser für die thyreotoxische Krise eine Jodkontamination, z. B. im Rahmen einer Computertomographie mit Gabe von jodhaltigem Kontrastmittel. Weitere Auslöser sind Operationen, Traumen, Infekte oder andere schwere Allgemeinerkrankungen. Auch das Absetzen einer thyreostatischer Medikation oder die Einnahme von Amiodaron kommen in Frage.

Einteilung Nach Hehrmann erfolgt die Stadieneinteilung der thyreotoxischen Krise, nach Ausprägung der Symptome, wobei das dritte und letzte Stadium den komatösen Patienten beschreibt.

Stadieneinteilung der thyreotoxischen Krise nach Hehrmann

- Stadium I: Tachykardie >150/min, Herzrhythmusstörungen, Hyperthermie, Adynamie, Durchfälle, Exsikkose, Unruhe
- Stadium II: Symptome des Stadium I plus Somnolenz, Stupor, Psychose
- Stadium III: Symptome des Stadium I plus Koma

Symptome Klinisch imponieren Allgemeinsymptome wie eine warme, trockene, gut durchblutete Haut, Fieber über 38,5 °C, Schwitzen und eine Tachykardie. Die Schilddrüse kann vergrößert sein, häufig hört man mit dem Stethoskop beim Morbus Basedow ein Schwirren über der Schilddrüse. Obligat sind kardiale Symptome wie Tachykardie, möglicherweise Vorhofflimmern, Zeichen der Rechtsherzbelastung bis zu Rechtsherzdekompensation. Typische gastrointestinale Symptome sind Übelkeit und Erbrechen, Diarrhöen, erhöhte Leberenzyme als Folge einer Begleithepatitis. Man findet eine ausgeprägte psychomotorische Unruhe mit Agitiertheit, aber auch im Wechsel Adynamie und Somnolenz bis zur Entwicklung eines Komas.

Diagnostik

❗ Eine thyreotoxische Krise kann mitunter schwer diagnostiziert werden. Deshalb sollte bei allen Krankheitszuständen, die mit Tachykardie und Hyperthermie einhergehen, an eine thyreotoxische Krise gedacht werden.

Es ist abzuklären, ob eine Jodexposition erfolgt ist. Für die Diagnostik gilt das gleiche wie für die Hyperthyreose: supprimiertes basales TSH sowie erhöhte fT_3- und fT_4-Werte, wobei die Laborparameter keine Aussage über die Schwere der Erkrankungen liefern. Hilfreich kann die Schilddrüsensonographie sein, um z. B. fokale Veränderung oder Basedow-typische Veränderungen darzustellen. Antikörper, die beim Morbus Basedow typisch sind, sollten bestimmt werden. Weitere pathologische Laborbefunde können ein erhöhtes CRP, eine Leukozytose eine milde Hyperkalzämie sowie erhöhte Leberwerte sein. Die Jodbelastung kann durch Bestimmung der Jodausscheidung im Urin bestimmt werden. Ggf. kann bei milder Symptomatik eine Schilddrüsenszintigraphie durchgeführt werden. Sie ist jedoch nicht zwingend notwendig, vielmehr muss eine rasche Therapie eingeleitet werden.

Differenzialdiagnose Differenzialdiagnostisch muss an hochfieberhafte Erkrankungen wie Pneumonie oder Sepsis, aber auch an eine Meningitis oder Enzephalitis gedacht werden.

Therapie Patienten mit einer thyreotoxischen Krise sollten auf einer Intensivstation behandelt werden. Therapieziel ist die Hemmung der Synthese und der Freisetzung von Schilddrüsenhormonen. Die **Medikamente** der thyreotoxischen Krise unterscheiden sich nicht von denen, die bei der Hyperthyreose eingesetzt werden. Die Dosierung der Medikamente erfolgt anhand der Schwere der Erkrankung. Folgende Medikamente werden angewendet:

- Thiamazol, Carbimazol, Propylthiouracil (direkte Hemmung der Schilddrüsensynthese)
- Kaliumperchlorat (Hemmung der Jodaufnahme in die Schilddrüse)
- Lithium (Hemmung der Freisetzung von Schilddrüsenhormonen aus der Schilddrüse)
- Nicht-kardioselektive β-Blocker (Propanolol: Hemmung der peripheren Effekte der Schilddrüsenhormone)
- Glukokortikoide (Hemmung der peripheren Konversion von T_4 in T_3)
- Supportive Therapie (Flüssigkeitsbilanzierung, ggf. antibiotische Therapie)

Die **operative Therapie** der thyreotoxischen Krise in den Stadien II und III sollte früh innerhalb der ersten 48 h erfolgen. Bei Verbleib im Stadium I über mehrere Tage bzw. bei Verschlechterung von Stadium I in II sollte die Operation rasch erfolgen. Ziel ist es, die Schilddrüse komplett bzw. bis auf 2 ml zu entfernen. Die operative Therapie in einem Zentrum mit erfahrenen Schilddrüsenoperateuren erfolgen; dort ist sie mit einer sehr geringen Letalität verbunden.

14.3.5 Schilddrüsenentzündung (Thyreoiditis)

Akute eitrige Thyreoiditis

Definition Die akute Thyreoiditis ist histologisch durch das Auftreten eines entzündlichen Infiltrats, das überwiegend aus polymorphkernigen Leukozyten besteht, gekennzeichnet.

Pathogenese Diese Entzündungsform ist eine sehr seltene Erkrankung, die meist durch Bakterien (v. a. grampositive Bakterien) nach Traumen im Halsbereich beobachtet wird. Auch immunsupprimierte Patienten können durch eine hämatogene Streuung eine akute eitrige Thyreoiditis entwickeln.

Symptome Meist zeigen die Patienten einen schlagartigen Krankheitsbeginn, mit Rötung des Halsbereichs, Fieber sowie Berührungsempfindlichkeit.

Diagnostik Laborchemisch zeigen sich eine Leukozytose sowie ein erhöhtes C-reaktives Protein. Sonographisch sieht man im Duplex-Sonographie ein hyperperfundiertes Organ, mit möglichem Nachweis von liquiden Formationen. Die Punktion und Gewinnung von Pus macht die Diagnose sicher.

Therapie Ein initial kalkuliertes, letztlich keimgerechtes Antibiotikum kommt zum Einsatz. Bei Abszessen ist eine chirurgische Therapie angezeigt.

Subakute granulomatöse Thyreoiditis de Quervain

Definition Entzündliche Erkrankung der Schilddrüse mit charakteristischem klinischem und pathologischem Bild. Die in Schüben verlaufende, in fast allen Fällen selbstlimitierende Erkrankung dauert einige Wochen bis Monate und ist durch Granulome in der histologischen Untersuchung gekennzeichnet.

Epidemiologie Die subakute Thyreoiditis de Quervain kommt bei Frauen 3- bis 6-mal häufiger vor.

Der Erkrankungsgipfel liegt zwischen der 2. und 5. Lebensdekade. Kinder sind sehr selten betroffen.

Symptome Die Patienten klagen über heftigste Schmerzen im Bereich des Halses, Unterkiefer und Ohren. Schmerzen im Bereich des Thorax sind nicht ungewöhnlich. Die Schilddrüse ist druckdolent, es liegt ein allgemeines Krankheitsgefühl vor.

Diagnostik Auffallend ist eine Sturzsenkung (BSG). Initial kann eine Hyperthyreose im Rahmen der Zerstörung der Follikelzellen festgestellt werden. Im Verlauf stellt sich eine Hypothyreose ein. Nach Ausheilen der Erkrankung liegt eine Euthyreose vor.

Therapie In 80 % der Fälle kommt es zu einer Spontanheilung. Bei Schmerzen ist die Einnahme von NSAR möglich. Nach Gabe von Steroide kommt es meist nach 24 h zur deutlichen Verbesserung des Krankheitsbildes. Stellt sich keine Verbesserung ein, muss die Diagnose überprüft werden.

Chronische lymphozytäre Thyreoiditis (Hashimoto)

▶ Abschn. 14.3.2.

14.3.6 Schilddrüsentumoren

Der Schilddrüsenknoten ist ein häufiger Zufallsbefund in der Schilddrüsensonographie. Er zählt zu den häufigsten endokrinologischen Erkrankungen. Der größte Anteil der Schilddrüsenknoten ist benigne, ein maligner Prozess darf trotzdem nicht übersehen werden. Die Prävalenz liegt bei grenzwertiger Jodversorgung in Deutschland etwa bei 25 %. Im Alter nimmt die Häufigkeit, insbesondere bei Frauen, bis 50 % zu. Trotz der hohen Prävalenz von nodulären Veränderungen der Schilddrüse liegt die Karzinomprävalenz aller Schilddrüsenkarzinome bei nur 0,1 %.

Einteilung Die Einteilung erfolgt nach funktionelle Kriterien (szintigraphisch: kalte, warme, heiße Knoten) und nach der Morphologie. Der häufigste **benigne Tumor** der Schilddrüse ist das follikuläre

Adenom. Dies ist ein gekapselter Tumor mit trabekulären oder solidem Wachstumsmuster. Hiervon abgegrenzt werden muss das benigne onkozytäre Adenom, das eine erhöhte Tendenz aufweist, maligne zu entarten.

Die meisten **malignen Tumoren** der Schilddrüse sind Karzinome. Non-Hodgkin-Lymphome oder Sarkome sind Raritäten. Bei anderen malignen Grunderkrankungen, z. B. bei einem Karzinom der Niere, der Mamma oder des Kolons, muss bei Vorliegen einer nodulären Veränderung der Schilddrüse an eine Metastase gedacht werden.

Die Einteilung der Karzinome erfolgt nach histologischen Kriterien. Man unterscheidet Follikelzell-, C-Zell-Differenzierung sowie seltene Karzinome.

H11▶

Einteilung der Schilddrüsenkarzinome

- **Karzinome mit Follikeldifferenzierung**
  - A. differenzierte Karzinome (DTC)
    - Papilläres Karzinom (PTC) (konventioneller Typ sowie 15 verschiedene Varianten)
    - Follikuläres Karzinom (FTC) (minimalinvasiv, breit-invasiv)
    - NOS (»not otherwise specified«)
  - B. Gering differenziertes Karzinom (PDTC)
  - Anaplastisches Karzinom (ATC)
- **Karzinome mit C-Zelldifferenzierung**
  - Medulläres Karzinom (MTC) (sporadisch, hereditär MEN 2)
  - Gemischt C-Zell-Follikelzelldifferenzierung
- **Seltene Schilddrüsenkarzinome**
  - Plattenepithelkarzinom
  - Mukoepidermoides Karzinom (mit Eosinophilie)
  - Muzinöses Karzinom
  - Spindelzelltumor mit Thymus-ähnlicher Differenzierung (SETTLE)
  - Karzinom mit thymusähnlicher Differenzierung (CASTLE)

Diagnostik Zur Abklärung von Schilddrüsenknoten stehen die Anamneseerhebung, klinische Untersuchung, Laborparameter, Szintigraphie und bild-gebende Verfahren wie Sonographie, Computertomographie, Magnetresonanztherapie sowie die Feinnadelbiopsie zur Verfügung. Beim Nachweis von Schilddrüsenknoten müssen drei Fragen geklärt werden:

- Welche Stoffwechsellage liegt vor?
- Ist der Schilddrüsenknoten maligne oder benigne?
- Liegt eine mechanische Beeinträchtigung vor?

Bei der **Anamnese** ist nach Art, Dauer und möglicher Progression einer nodulären Symptomatik sowie nach einer Bestrahlungstherapie der Kopf-Hals-Region zu fragen und die Familienanamnese hinsichtlich hereditärer Schilddrüsenerkrankungen zu erheben.

Es folgt die **klinische Untersuchung** mit Inspektion und Palpation. Zeigen sich klinische Malignitätskriterien wie z. B. Lymphkontenschwellung, Horner-Symptomenkomplex oder Heiserkeit, liegt eine fortgeschrittene Erkrankung vor.

Basislabordiagnostik ist der basale TSH-Wert ggf. fT_3 und fT_4. Einmalig sollte das Serumkalzitonin bei allen Patienten mit nodulären Veränderungen und normalen basalen TSH-Werten bestimmt werden, um ein MTC auszuschließen. Ist das Serumkalzitonin erhöht, sollte zur weiteren Abklärung ein Stimulationstest mit Pentagastrin (▶ Abschn. 14.2.1) erfolgen. Bedacht werden muss jedoch auch, dass z. B. Protonenpumpeninhibitoren, die chronische Niereninsuffizienz und andere neuroendokrine Tumoren als Ursache für eine Erhöhung des Serumkalzitonins in Betracht gezogen werden müssen. Liegt das Serumkalzitonin oberhalb von 100 pg/ml, besteht der dringende Verdacht auf ein MTC. In diesem Fall muss eine genetische Diagnostik erfolgen.

Sowohl die **Schilddrüsensonographie**, ggf. mit Feinnadelbiopsie, als auch die **Schilddrüsenszintigraphie** gehören zur obligaten prätherapeutischen Diagnostik (◨ Abb. 14.5).

Therapie Primäres Therapieziel bei Schilddrüsenkarzinomen sind die vollständige Entfernung des Primärtumors und der regionären Lymphknotenmetastasen (Lymphadenektomie), der Nachweis klinisch-radiologischer und biochemischer Tumorfreiheit, z. B. durch den Tumormarker Kalzitonin, sowie

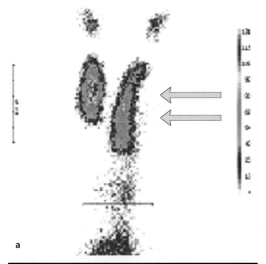

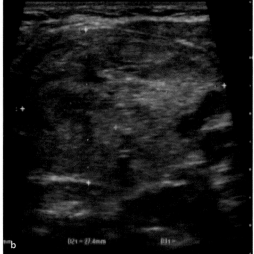

◻ Abb. 14.5 Schilddrüsenkarzinom. a Szintigraphisch kalter Knoten. **b** Sonographisch inhomogener Knoten

die Minimierung von Komplikationen. Es muss die gesamte Schilddrüse mit allen funktionsfähigen endokrinem Gewebe entfernt werden. Eine nachfolgende Radiojodtherapie mit Jod[131] wird postoperativ zur Ablation von Schilddrüsenrestgewebe bzw. in der Therapie von Metastasen (beim follikulären und papillären Schilddrüsenkarzinom) eingesetzt.

Beim **follikulären und papillären Schilddrüsenkarzinom** erfolgt die **Thyreoidektomie** sowie Entfernung von perithyreoidalen, prälaryngealen und prätrachealen Lymphknoten. Der Nervus recurrens sollte mittels Neuromonitoring identifiziert und ge-

schont werden. Je nach Tumorstadium erfolgt bei verdächtigen Halslymphknoten eine Neckdissection.

Nach totaler Thyreoidektomie erfolgt die **Radiojodtherapie** zum einem, um Restschilddrüsengewebe zu abladieren, zum anderen um speichernde Lymphknoten oder Metastasen zu lokalisieren. Das anaplastische Schilddrüsenkarzinom und das medulläre Schilddrüsenkarzinom werden nicht mit Radiojod behandelt, da sie nicht am Jodstoffwechsel teilnehmen. Kontraindikation für die Radiojodtherapie sind Gravidität, Stillzeit, Kontrazeption für 12 Monate.

Die **perkutane Strahlentherapie** ist eine weitere Option nach erfolgter Thyreoidektomie und Radiojodtherapie. Sie wird eingesetzt bei Inoperabilität des Primär- oder Rezidivtumors, Lymphknotenoder Fernmetastasen und bei fehlender Jodaufnahme des Tumorgewebes.

Die **systemische Chemotherapie** kann bei fortgeschrittenem Tumorstadium mit Auftreten von Knochenschmerzen, drohender Fraktur oder Kompression hilfreich sein. Jedoch ist die Ansprechrate nicht sehr hoch.

Beim **anaplastischen Schilddrüsenkarzinom** erfolgte eine höchstmögliche operative Radikalität mit Thyreoidektomie und ausgiebiger Lymphknotendissektion. Häufig ist die Erkrankung jedoch schon so weit fortgeschritten, dass nur eine palliative Therapie erfolgen kann. Eine Radiojodtherapie hat keinen Nutzen aufgrund der fehlenden Fähigkeit der Jodaufnahme. Die perkutane Strahlentherapie und die systemische Chemotherapie sind ergänzende palliative Maßnahmen.

Papilläres Schilddrüsenkarzinom

Das papilläre Schilddrüsenkarzinom ist der häufigste maligne Tumor der Schilddrüse mit einem Anteil von bis zu 80 % in Gebieten ausreichender Jodversorgung. Männer sind etwas häufiger betroffen als Frauen. Es metastasiert primär lymphogen in die Halslymphknoten. Eher spät erfolgt eine hämatogene Metastasierung bevorzugt in die Leber, Lunge und Knochen.

Follikuläres Schilddrüsenkarzinom

Die follikulären Karzinome machen etwa 30 % aller malignen Schilddrüsentumoren aus und sind insbesondere in Jodmangelgebieten vertreten. Sie treten häufiger bei Frauen als bei Männern auf und sind 10 Jahre später als papilläre Schilddrüsenkarzinome mit einem mittleren Erkrankungsalter von 64 Jahren auffällig. Typisch für follikuläre Schilddrüsentumoren ist eine hämatogene Metastasierung, insbesondere mit osteolytischen Knochenmetastasen und in die Lunge.

Anaplastische Schilddrüsenkarzinom

Anaplastische Schilddrüsenkarzinome finden sich besonders bei älteren Patienten, 25 % sind jünger als 70 Jahre. Es ist eine besonders aggressive maligne Geschwulst, 60 % der Patienten sterben innerhalb der ersten 6 Monate nach Diagnosestellung.

F09 C-Zell-Karzinom (medulläres Karzinom)

Definition Das medulläre Schilddrüsenkarzinom ist eine maligne Entartung der parafollikulär gelegenen C-Zellen der Schilddrüse. Die C-Zellen sind neuroektodermalen Ursprungs.

Epidemiologie Die Inzidenz liegt bei etwa 0,3/100.000 Einwohner und Jahr. Das Altersmaximum liegt zwischen dem 40. und 49. Lebensjahr. Frauen sind etwas häufiger betroffen 1 : 1,4. Beim hereditären medullären Schilddrüsenkarzinom liegt der Altersgipfel bei 20–29 Jahren.

Pathogenese 25 % aller medullären Schilddrüsenkarzinome werden autosomal-dominant vererbt. Sie kommen im Rahmen der multiplen endokrinen Neoplasien (MEN 2A/2B) bzw. beim familiären medullärem Schilddrüsenkarzinom (FMTC) vor. Auffällig beim MEN 2 sind Punktmutationen auf dem Chromosom 10 im Gen des Ret-Protoonkogens.

❶ Bei allen Patienten mit medullärem Schilddrüsenkarzinom und allen Blutsverwandten von Patienten mit FMTC sollten molekulargenetische Untersuchungen erfolgen.

Als Präkanzerose des hereditären medullären Schilddrüsenkarzinoms gilt die C-Zell-Hyperplasie, die eine multifokale Proliferation der C-Zellen darstellt. Typisch für die familiäre Form ist das Nebeneinander von C-Zell-Hyperplasie und Karzinomherden.

Das sporadische medulläre Schilddrüsenkarzinom unterscheidet sich in der klinischen Präsentation kaum von anderen Schilddrüsenkarzinomen.

Die Diagnosestellung erfolgt bei Abklärung von Lymphknotenmetastasen, Struma nodosa, therapieresistente Diarrhöen oder unklarere CEA-Erhöhung (karzinoembryonales Antigen).

Therapie Die chirurgische Therapie (Thyreoidektomie und Lymphknotendissektion) ist die einzige kurative Therapie. Sind Serumkalzitoninspiegel im Rahmen des Familienscreening auffällig erhöht, sollte eine Thyreoidektomie mit Lymphknotendissektion angestrebt werden. Bei zufällig operativ entdeckten medullären Schilddrüsenkarzinomen ist eine Zweitoperation mit der oben beschriebenen Radikalität anzustreben. Der Serumkalzitoninspiegel ist der entscheidende Tumormarker für das weitere Vorgehen. Eine Radiojodtherapie ist bei dem nicht jodspeichernden Karzinom nicht sinnvoll. Die Bestrahlungstherapie und oder die Chemotherapie haben nur einen palliativen Charakter.

Prognose Bei sporadischen medullären Schilddrüsenkarzinomen beträgt die 5-Jahres-Überlebensquote über 80 %. Sie liegt damit unter der des follikulären und papillären Schilddrüsenkarzinoms, ist aber besser als die des anaplastischen Karzinoms. Für die Prognose sind relevant: Tumorstadium zum Zeitpunkt der Diagnose, das Geschlecht, das Alter und die Form des medullärem Schilddrüsenkarzinom. Bei Patienten mit sporadischem medullärem Schilddrüsenkarzinom und Indexpatienten mit der hereditären Variante werden nur ca. 30 % durch die Thyreoidektomie und Lymphknotendissektion geheilt. Findet man nach Operation erhöhte Serumkalzitoninspiegel, muss von einem Rezidiv bzw. von einer Persistenz bzw. von einer Fernmetastasierung ausgegangen werden. Früh wird eine lymphogene Metastasierung in zervikale und mediastinale Lymphknoten beobachtet. Nach Jahren können Fernmetastasen in Lunge, Leber und Knochen auftreten. Typisch für das fortgeschrittene Stadium sind kaum beherrschbare Diarrhöen.

14.3.7 Hyperparathyreodismus

Primärer Hyperparathyreoidismus

Definition Unter einem primären Hyperparathyreoidismus (pHPT) versteht man eine Überfunktion der Nebenschilddrüse, einhergehend mit einer Überproduktion des Nebenschilddrüsenhormons Parathormon (PTH).

Pathogenese In den meisten Fällen (>80 %) findet sich ein singuläres Adenom der Nebenschilddrüse. In 15–20 % der Fälle sind alle 4 Epithelkörperchen betroffen. Bei 20 % der Patienten mit nachgewiesener Hyperplasie findet man vererbbare Syndrome wie z. B. multiple endokrine Neoplasie Typ 1 (MEN 1) sowie Typ 2a (MEN 2a). Karzinome sind mit <1 % Raritäten als Ursache für einen pHPT.

Symptome Aufgrund der häufig routinemäßig bestimmten Serumkalziumwerte wird die Erkrankung meist zu einem frühen Erkrankungszeitpunkt entdeckt. Auch bei latenter Erkrankung muss jedoch mit einer erhöhten Morbidität und Mortalität gerechnet werden. Nierenfunktionseinschränkungen sowie vermehrte Frakturen werden beschrieben. Betroffen von der Hyperkalzämie sind Nieren, Skelett, Gastrointestinaltrakt und das kardiovaskuläre System (◘ Tabelle 14.1).

Diagnostik **Labordiagnostik:** Das Serumkalzium muss bei pathologischen Werten mehrfach z. B. an drei aufeinander folgenden Tagen bestimmt werden. Des Weiteren muss auch das Serumalbumin bestimmt werden. Änderungen des an Albumin gebundenen Kalziums können ein Hyper- bzw. Hypokalzämie vortäuschen. Einfach lässt sich der korrigierte Kalziumwert mittels der Formel

$$\text{Kalzium} = \text{Ca (mg/dl)} - \text{Albumin (g/dl)} + 4$$

berechnen. Zusätzlich müssen neben dem Kalzium das intakte PTH im Serum, das Serumphosphat als auch das Urinkalzium und -phosphat bestimmt werden.

Typischerweise findet man bei einem pHPT neben einem erhöhten Serumkalzium ein erhöhtes PTH, sowie eine Erniedrigung des Serumphosphats. In der Urindiagnostik imponieren eine Hyperkalziurie und eine Hyperphosphaturie. Daneben werden noch folgende Laborparameter bestimmt: alkalische Phosphatase (inklusive knochenspezifischer alkalischer Phosphatase), Osteokalzin, 25-OH-Vitamin D, Kreatinin und Kreatinclearance.

Bildgebung: Im Rahmen der Halssonographie kann in den meisten Fällen ein Nebenschilddrüsenadenom lokalisiert werden. Das Adenom imponiert dorsal von der Schilddrüse gelegen echoarm und klar abgrenzbar. Die Szintigraphie gehört in der Lokalisationsdiagnostik zur Routine. Die ^{99m}Tc-Methoxyisobutylisonitril-(Sestamibi-)Szintigraphie (◘ Abb. 14.6) kommt in der Diagnostik zum Einsatz und kann sehr selektiv Nebenschilddrüsenadenome detektieren. Mit der Sonographie und der der dreidimensionalen Darstellung mittels SPECT (Single-Photon-Emissionscomputertomographie) liegt die Sensitivität in der präoperativen Lokalisationsdiagnostik etwa bei 90 %. Im Rahmen der Operationsplanung sollten immer auch eine Sonographie und eine Funktionsdiagnostik der Schilddrüse erfolgen, um ggf. ein kombiniertes operatives Vorgehen zu ermöglichen.

> ❗ Ausschlaggebend für die Operation ist nicht die Lokalisationsdiagnostik, sondern die typische Laborkonstellation.

Therapie Nicht alle Patienten mit pHPT werden operiert. Bei oligo- bis asymptomatischen Patienten kann bei regelmäßiger Verlaufsbeobachtung

◘ Tab. 14.1 Organmanifestationen des primären Hyperparathyreoidismus

Organ	Manifestation	Symptomatik
Nieren	Nephrolithiasis, Nephrokalzinose	Koliken, Hämaturie
Skelett	Osteoporose, zystische Läsionen	Knochenschmerzen, Spontanfrakturen
Gastrointestinaltrakt	Magen- und Duodenalulzera, Pankreatitis, Cholezystolithiasis	Übelkeit, Schmerzen, Koliken
Kardiovaskuläres System	Kalzifikationen von Herz und Gefäßen	Erhöhter Blutdruck, erhöhte Mortalität

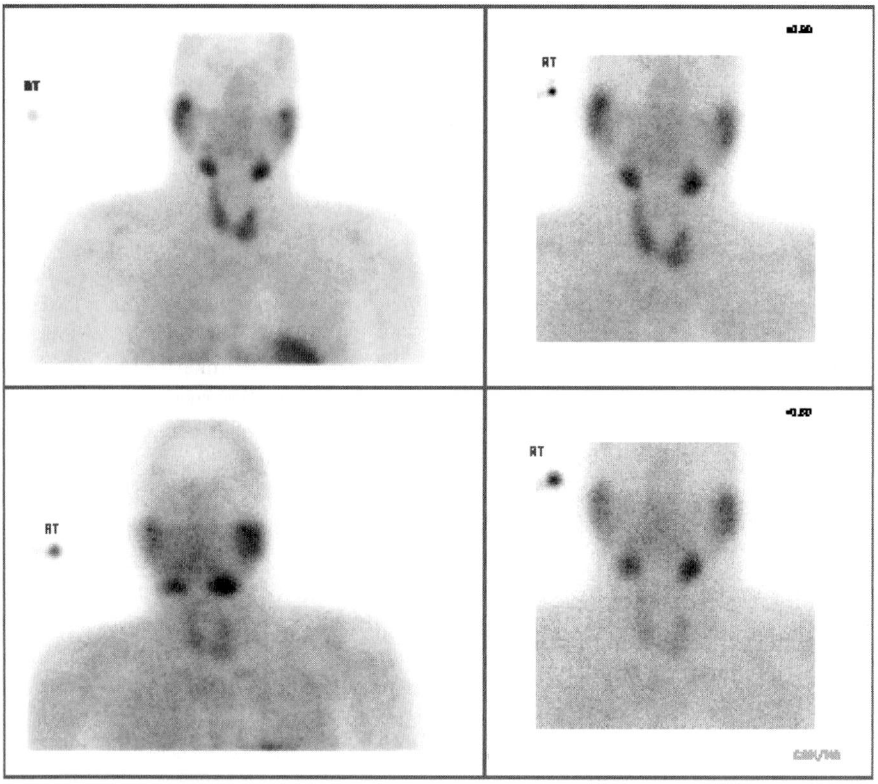

Abb. 14.6 **^{99}mTc-Methoxyisobutylisonitril-(Sestamibi-)Szintigraphie.** Normalbefund der Nebenschilddrüsen

auf eine **konservative Therapie** zurückgegriffen werden. Hierzu werden jährlich Serumkalzium und Serumkreatinin kontrolliert. Eine Knochendichtemessung für Radius, LWS und Femur sollte in 1- bis 2-jährigen Abstand erfolgen. Der Vitamin-D-Haushalt soll gesättigt sein. Auf eine ausgewogene Kalzium- und Vitamin-D-reiche Ernährung sollte geachtet werden. Bei der Gabe von Diuretika, insbesondere Thiazide, muss aufgrund der Kalziumretention die Indikationsstellung geprüft werden.

Ausschließlich das Kalzimimetikum Cinacalat senkt bei Langzeittherapie den Serumkalziumspiegel und den PTH-Spiegel. Einflüsse auf den Knochenstoffwechsel sind nicht zu beobachten. Weitere Medikamente wie z. B. Bisphosphonate, Kalzitonin, Östrogene und selektive Östrogenrezeptor-Modulatoren haben nur Einfluss auf den Knochenstoffwechsel, senken jedoch nicht den Serumkalziumspiegel.

Die einzige kurative Therapie der pHPT ist die **Parathyreoidektomie.** Dabei wird der Hautschnitt (Kocher-Kragenschnitt) in gleicher Weise wie bei einer Schilddrüsenoperation angelegt. Nachdem man bei der Operation oft nicht entscheiden kann, welches der vier kleinen Epithelkörperchen für die Hormonüberproduktion verantwortlich ist, werden drei entnommen, das vierte aber unter die Haut am Unterarm eingepflanzt, damit der Patient zwar ausreichend mit Parathormon versorgt bleibt, das Organ aber jederzeit leicht für den Chirurgen zugänglich ist.

Die Operationsindikation besteht, wenn

- das Serumkalzium um <1,0 mg/dl oberhalb des Referenzbereich erhöht ist,
- die Kreatinclearance <60 ml/min reduziert ist,
- der T-Score (▶ Abschn. 14.2.5) über –2,5 SD an einem der drei Messareale liegt und/oder
- vorherige Frakturen bestanden und
- das Alter des Patienten über 50 Jahre beträgt.

Sekundärer Hyperparathyreodismus

Definition Bei einem Mangel an Vitamin D_3, einer Erniedrigung der Kalziumkonzentration bzw. einer Erhöhung der Phosphatkonzentration im Blut kommt es zu einer Erhöhung des Parathormons. Durch eine Mehrproduktion und Ausschüttung von PTH versucht die Nebenschilddrüse die oben genannten Störungen auszugleichen. Dies wird als sekundäre Hyperparathyreoidismus (sHPT) bezeichnet. Beim sHPT ist im Gegensatz zum pHPT die Parathormonerhöhung nicht die Ursache, sondern die Folge einer Störung des Vitamin-D-, Kalzium- und/oder Phosphathaushaltes. Entsprechend sind auch die meisten Symptome und die Behandlung anders als beim primären Hyperparathyreoidismus.

Pathogenese Die häufigste Ursache für einen sHPT sind renale Ursachen (chronische Niereninsuffizienz). Die Niere regelt zum einem die Ausscheidung von Kalzium und Phosphat, zu anderen ist sie für die Aktivierung von Vitamin D_3 in aktives Vitamin D_3 verantwortlich. Bei fortgeschrittener Niereninsuffizienz ist die Phosphatausscheidung vermindert und es wird vermindert aktiviertes Vitamin D_3 gebildet. Dies sind beides Reize für die Nebenschilddrüse, vermehrt PTH zu sezernieren.

Weitere häufige Ursachen sind mangelnde Aufnahme von Vitamin D und Kalzium durch die Nahrung und – vom Pathomechanismus sehr ähnlich – die mangelnde Aufnahme von Vitamin D und Kalzium durch den Darm. Eher selten sind hepatische Ursachen wie z. B. die Leberzirrhose bzw. die Cholestase.

Symptome In der Regel kommt es zu diffusen Knochen- und Muskelschmerzen. Als Folge erhöhter Parathormon-Spiegel und des Überschreitens des Kalzium-Phosphat-Produktes kann es zu Verkalkungen in den Weichteilen und Gefäßen kommen. Häufig klagen die Patienten über Juckreiz, der durch Kalkablagerungen in der Haut bedingt ist.

Diagnostik Kalzium und Phosphat im Serum, das Kalzium-Phosphat-Produkt und das intaktes Parathormon werden bestimmt. Röntgenologisch zeigen die Knochen meist Zeichen von subperiostalen Resorptionszonen und Rachitis-ähnliche Bilder.

Therapie Ziel der Therapie ist die Normalisierung der Kalzium und Phosphatkonzentration. Dies führt zur Normalisierung des PTH-Spiegels. Es wird eine phosphatarme Diät sowie die Einnahme von Phosphatbindern empfohlen. Daneben muss eine Normalisierung des Vitamin-D-Spiegels erreicht werden. Häufig liegt gerade beim niereninsuffizienten Patienten ein Mangel von Vitamin D vor. Reicht die Senkung von Phosphat und die Gabe von Vitamin-D nicht aus, kann auch Calcitriol gegeben werden. Hierbei muss aber eine regelmäßige Kontrolle des Serumkalziums erfolgen, um eine Hyperkalzämie zu vermeiden. Neue Medikamente wie Kalzimimetika hemmen die PTH-Sekretion und vermeiden eine Hyperplasie der Nebenschilddrüse.

14.3.8 Hypophysenadenom

Definition Hypophysenadenome sind seltene benigne Tumoren, die vom Vorderlappen der Hypophyse ausgehen.

Epidemiologie Klinisch manifest werden Adenome bei 30–40 pro eine Million Einwohner. Hypophysenadenome stellen mit 5–10 % aller intrakraniellen Tumoren die häufigste intraselläre Raumforderung dar. In unselektierten Autopsieserien beträgt die Inzidenz bis zu 27 %.

Einteilung Zu den **endokrin aktiven Adenomen** gehören das Prolaktinom, das Wachstumshormon sezernierende Adenom und das ACTH produzierende Adenom. Sehr selten sind Thyreoidea-stimulierendes Hormon TSH- und luteinsistierendes Hormon/follikelstimulierendes Hormon (LH/FSH) sezernierende Adenome. Daneben werden noch **endokrin inaktive Adenome** mit bis 40 % beschrieben. Hypophysenkarzinome sind Raritäten, können aber auch hormonaktiv sein. Raumfordernd im Bereich der Hypophysenregion können Kraniopharyngiome, Meningiome, Gliome, Metastasen und auch Lymphome sein. Störungen in der Hypophysenfunktion können nach Schädelbestrahlung, nach Traumen oder bei dem Empty-Sella-Syndrom beobachtet werden. Das Empty-Sella-Syndrom ist eine anatomische Normvariante, bei der der Subarach-

◘ Tab. 14.2 Symptomatik der Hypophysenadenome

Symptome bei einer Überproduktion von hypophysären Hormonen

Prolaktinom	Bei der Frau: Zyklusstörungen, Amenorrhö, Galaktorrhö Beim Mann: Libido- und Potenzverlust
Akromegalie	Vergröberung von Gesichtszügen (Nase, Lippen, Unterkiefer), Vergrößerung von Händen und Füßen, Schwitzen Schlafapnoe, Karpaltunnel-Syndrom, Malokklusion (Kieferfehlstellung) der Zahnreihen
Morbus Cushing	Stammbetonte Adipositas, Striae am Stamm, Hypertonie, Diabetes mellitus; Osteoporose, Depression

Symptome bei einem Ausfall von hypophysären Hormonen

ACTH-Mangel	Müdigkeit und Schwäche, Gewichtsabnahme, Übelkeit und Erbrechen
TSH-Mangel	Beispielsweise Kälteintoleranz, Obstipation
LH-/FSH-Mangel	Bei der Frau: Zyklusstörungen, Amenorrhö, Unfruchtbarkeit Beim Mann: Libido- und Potenzverlust
ADH-Mangel	Diabetes insipidus
Wachstums-hormonmangel	Beim Erwachsenen: Leistungsfähigkeit reduziert, Adipositas, Osteoporose Beim Kind: Störung des Längenwachstums (Kleinwuchs)

noidalraum hernienartig mit Liquor cerebrospinalis angefüllt ist und in die Sella turcica hineinreicht. Eine Kompression der Hypophyse kann endokrinologische Störungen hervorrufen.

Symptome Aufgrund der niedrigen Inzidenz und Prävalenz und der langsamen Entwicklung von Symptomen wird die Diagnose häufig erst nach Jahren gestellt. Die Leitsymptome sind zurückzuführen auf die Überproduktion der Hormone bzw. den Ausfall von hypophysären Funktionen und auf die Raumforderung des Adenoms selbst (◘ Tab. 14.2).

Diagnostik Zum **laborchemischen Basisprogramm** bei Verdacht auf eine Hypophysenerkrankung gehört die Bestimmung von Kortisol, TSH, ggf. fT_3 und fT_4, Wachstumshormon (GH), IGF-1, LH, FSH, Testosteron/Östradiol bzw. Prolaktin. Hypophysenadenome können durch Beeinträchtigung des Tractus opticus bzw. des Chiasma opticum zu typischen Gesichtsausfällen führen. Eine **Perimetrie** gehört daher bei nachgewiesenem Adenom zur obligaten augenärztlichen Diagnostik.

Die **MRT** ist das wichtigste bildgebende Diagnoseverfahren (◘ Abb. 14.7). Es erfolgt eine Darstel-

lung der Sella und der umliegenden Sellaregion mit Differenzierung der Adeno- und Neurohypophyse, des Infundibulums, des Chiasma opticums und des Sinus cavernosus.

Je nach klinischem Verdacht erfolgt eine spezielle Diagnostik:

— **Prolaktinom**: Es muss Prolaktin bestimmt werden. Liegt die Konzentration über 200 ng/ml, ist ein Prolaktinom bewiesen. Es folgt dann eine Bildgebung mittels MRT. Bei Prolaktinkonzentrationen unterhalb von 200 ng/ml kommen Mikroprolaktinome, Medikamenten wie z. B. Metoclopramid oder Neuroleptika in Betracht. Auch nach Palpation der Brustdrüse, bei Hypothyreose und in der Schwangerschaft werden erhöhte Konzentrationen gemessen.

— **Akromegalie**: Es werden GH und IGF-1 bestimmt. GH-Konzentrationen <0,4 µg/l und ein IGF-1-Spiegel im alters- und geschlechtsspezifischen Bereich schließen eine Akromegalie aus. Ist einer der beiden Parameter erhöht, folgt ein oraler Glukosetoleranztest. Im Rahmen dieses Tests muss der GH-Wert unter 0,1 µg/l abfallen, um eine Akromegalie auszuschließen. Hat sich der Verdacht laborchemisch bestätigt, wird ein MRT angefertigt.

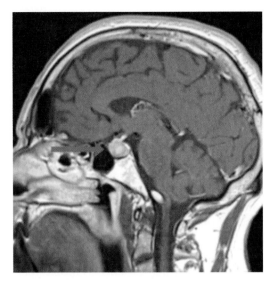

◘ Abb. 14.7 MRT eines Hypophysenadenoms. 15 mm großes Makroadenom im sagittalen MRT in T1-Wichtung nach i.v. Kontrastmittelgabe

◑ ▬ **Morbus Cushing**: Es wird ein Dexamethason-hemmtest durchgeführt. Hierbei nimmt der Patient um 23.00 Uhr 1 mg Dexamethason p.o. ein. Am darauf folgenden Morgen wird um 8.00 Uhr Kortisol im Serum bestimmt. Ein Wert unter 80 nmol/l schließt einen Cushing nahezu sicher aus. Beeinflusst wird der Test durch Alkoholabusus, Niereninsuffizienz und Adipositas. Bei zweifelhaften Fällen kann im 24-h-Urin das freie Kortisol bestimmt werden.

Therapie

▬ **Prolaktinom**: Die Behandlung mit Dopaminagonisten (z. B. Cabergolin, Quinagolid) führt zu einer raschen und effektiven Hemmung der Prolaktinsekretion. Sie ist die primäre Therapie der Wahl bei bis zu 90 % der Patienten. Unter der Therapie mit Dopaminagonisten wird eine rasche Verkleinerung des Prolaktinoms beobachtet. Nebenwirkungen können Übelkeit, Erbrechen, Obstipation, orthostatische Dysregulation und eine Schwellung der Nasenschleimhäute sein. Bei ca. 10 % der Patienten erfolgt eine operative Therapie via transsphenoidalem Zugang unter Erhaltung der vollen Hypophysenfunktion.

▬ **Akromegalie**: Die Therapie der ersten Wahl ist die operative Therapie. Eine medikamentöse Therapie ist indiziert bei fehlender Remission nach operativer Therapie, als Überbrückungstherapie nach Bestrahlungstherapie bis zum Wirkungseintritt der Bestrahlung und wenn Kontraindikationen gegen ein operatives Vorgehen bzw. gegen eine Strahlentherapie bestehen. Zur medikamentösen Therapie werden Somatostatinanaloga (SSA) wie z. B. Octreotid und Lanreotid, GH-Rezeptor-Antagonisten wie z. B. Pegvisomant, Dopaminagonisten wie z. B. Cabergolin, Quinagolid sowie eine kombinierte Therapie aus SSA und Pegvisomant eingesetzt. Die Strahlentherapie erfolgt erst, wenn sowohl operative als auch medikamentöse Therapie frustran waren. Nachteil ist der verzögerte Wirkungseintritt und eine radiogen bedingte Hypophysenvorderlappeninsuffizienz.

▬ **Morbus Cushing**: Die Therapie der Wahl des Morbus Cushing (hypothalamisches-hypophyäres Syndrom) ist die operative Therapie via transsphenoidalem Zugang unter Erhaltung der vollen Hypophysenfunktion. Auch kann eine Bestrahlungstherapie bei Kontraindikation gegen die Operation eingesetzt werden.

14.3.9 Hypophysenvorderlappen-insuffizienz   **‹F11›**

Definition Ausfall der endokrinen Funktion der Hypophyse mit Ausfall bis zu allen fünf hormonellen Achsen (◘ Tab. 14.3) möglich. Dies kann durch Zerstörung der Hypophyse oder des Hypothalamus geschehen.

Epidemiologie Am häufigsten sind Raumforderungen, z. B. Hypophysenadenome, Kraniopharyngiome, Meningiome. Aber auch entzündliche Erkrankungen wie die Autoimmunhypophysitis, Sarkoidose, Abszesse oder die Tuberkulose können ursächlich sein. Bei Schädel-Hirn-Verletzungen im Sinne von Schädelbasisfrakturen mit Einbeziehung der Sella turcica, Abriss des Hypophysenstiels oder Einblutungen kann eine manifeste Insuffizienz beobachtet werden. Das Sheen-Syndrom ist eine Insuffizienz, die durch eine Ischämie der Hypophyse

◘ Tab. 14.3 Labordiagnostik bei Hypophysenvorderlappeninsuffizienz

Kortikotrope Achse	ACTH-Kurztest, Insulinhypoglykämietest
Somatotrope Achse	IGF-I, Insulinhypoglykämietest
Thyreotrope Achse	TSH, fT$_4$
Gonadotrope Achse	Frauen: FSH, LH, Östradiol Männer: LH, Testosteron
Laktotrope Achse	Prolaktin

hervorgerufen wird. Selten sind angeborene Insuffizienzen der Hypophyse. Auch nach neurochirurgischen Eingriffen kann sich eine postoperative Funktionseinschränkung einstellen.

Symptome Es können Symptome der Raumforderung, also Kopfschmerzen, Gesichtsfeldausfälle, Störungen der Pupillomotorik und der Augenbewegung, vorliegen. Daneben finden sich die klinischen Folgen des endokrinen Funktionsverlustes (◘ Tab. 14.3).

Diagnostik Im Rahmen der Labordiagnostik können alle 5 endokrine Funktionsachsen durch die in ◘ Tab. 14.3 aufgeführten Laborparameter abgeklärt werden. Zur bildgebenden Diagnostik gehört die MRT-Untersuchung des Kopfes. Bei Kontraindikation (Herzschrittmacher) kann auch eine Computertomographie mit einer allerdings niedrigeren Sensitivität durchgeführt werden. Eine augenärztliche Untersuchung inklusive einer Perimetrie gehört zur Basisdiagnostik.

Therapie Bei Vorliegen einer Raumforderung ist eine operative Sanierung die Therapie der Wahl. Der Eingriff erfolgt minimal-invasiv über den transsphenoidalen Zugang. Die verminderten oder fehlenden Hormone sind zu substituieren:

- Kortikotrope Achse: 20–30 mg Hydrocortison in 2–3 Dosen, Anpassung bei Stress
- Somatotrope Achse: gentechnologisch hergestelltes GH unter Monitoring der IGF-I-Werte
- Thyreotrope Achse: morgendliche Einnahme von L-Thyroxin
- Gonadotrope Achse: bei der Frau Östrogen-Gestagen-Kombinationspräparate, beim Mann Testosteron i.m. als Pflaster oder als Gel

14.3.10   Phäochromozytom

Definition Katecholaminproduzierender Tumor der sympathischen Paraganglien. Sympathische Paraganglien finden sich im Nebennierenmark, extraadrenal entlang des sympathischen Grenzstrangs und im Zuckerkandlschen Organ. Parasympathische Ganglien (Paragangliome) finden sich vorwiegend im Kopf-Hals-Bereich, z. B. Karotiskörperchen. In der histologischen Färbung sind sympathische Paraganglien chromaffin, parasympathische dagegen nur schwach oder nicht chromaffin.

Epidemiologie Die Inzidenz der Phäochromozytom liegt bei 2–8 Fällen/Mio. Einwohner. Die Hauptinzidenz liegt in der 4. und 5. Lebensdekade. 90 % der Phäochromozytome sind benigne, 90 % der Patienten haben adrenale, bis zu 15 % haben bilateral adrenale Phäochromozytome (bei Kindern und familiären Formen), 15 % sind extraadrenal und 4 % liegen thorakal. Bei ca. 0,2–0,4 % der Patienten mit arterieller Hypertonie findet sich ein Phäochromozytom.

Pathogenese Etwa 33 % der Phäochromozytome und Paragangliome sind familiär bedingt, die Ätiologie der sporadischen Formen ist unbekannt.

Symptome Das Leitsymptom ist die **arterielle Hypertonie**, häufig eine Dauerhypertonie. Intermittierende Verläufe findet man bei 50 % der Patienten auf. Diese Beschwerden treten episodisch, entsprechend der Katecholaminfreisetzung auf. Durch den Tumor wird Adrenalin und vor allem Noradrenalin, selten Dopamin sezerniert. Unbehandelt können eine Herzinsuffizienz, Lungenödem, Herzrhythmusstörungen und auch intrazerebrale Blutungen entstehen. Asymptomatische Phäochromozytome sind selten, finden sich aber bei Verwandten von Patienten mit familiären Formen.

14

Symptomatik des Phäochromozytoms

- Arterielle Hypertonie (bis zu 100 %)
- Kopfschmerzen (bis zu 70 %)
- Schweißausbrüche (70 %)
- Palpitationen (50–70 %)
- Tremor, Nervosität, Angstzustände
- Übelkeit, Erbrechen
- Sehstörungen, Schwindel

Diagnostik Zur Diagnosesicherung eines Phäochromozytoms dient der Nachweis von Katecholaminen bzw. deren Abbauprodukte im Plasma oder Urin. Gemessen werden die **Katecholamine** (Adrenalin, Noradrenalin) selbst in Plasma oder Urin bzw. die Abbauprodukte die Vanillinmandelsäure im Urin oder die **Metanephrine** in Urin oder Plasma. Die höchste Sensitivität und Spezifität werden bei den Plasmametanephrinen gefunden. Eine hierfür notwendige Präanalytik ist im klinischen Alltag kaum umsetzbar, deswegen werden weiterhin die Katecholamine und die fraktionierten Metanephrine im 24-h-Sammelurin bestimmt. Eine Ansäuerung des Urins ist für die Metanephrine nicht notwendig. 2- bis 3-fach über den Normbereich erhöhte Werte sprechen für ein Phäochromozytom. Die Höhe der Katecholaminproduktion lässt auf die Tumorgröße rückschließen, die Art der Katecholaminproduktion auf die Tumorlokalisation.

Zur **Lokalisationsdiagnostik** werden CT und MRT als erstes bildgebendes Verfahren eingesetzt. Phäochromozytome ab ca. 0,5 cm können so detektiert werden. Kleinere extraadrenale Tumoren, insbesondere hereditäre Phäochromozytome sowie Paragangliome, werden nuklearmedizinisch lokalisiert. Eingesetzt wird hierfür die ^{123}J-Metaiodobenzylguanidin (MIBG)-Szintigraphie, die hoch spezifisch (bis 100 %), jedoch weniger sensitiv (bis 90 %) ist.

Eine **histologische Sicherung** der malignen Form des Phäochromozytoms ist extrem schwierig. Einzelne molekulare Marker können Hinweise geben, einzig die Fernmetastasierung (Knochen, Leber, Lunge) sichert die Malignität. Eine Multifokalität kann eine Fernmetastasierung vortäuschen. Insbesondere die familiären Formen des Phäochromozytoms bzw. Paragangliom sind multifokal. Deswegen muss eine molekulargenetische Untersuchung, vor allem bei Patienten unter 50 Jahren, erfolgen, um Genträger zu identifizieren. Bei Patienten mit unilateralen Phäochromozytomen ohne suspekte Anamnese, ohne Familienanamnese und mit einem Alter über 50 Jahren kann darauf verzichtet werden.

Therapie Eine komplette operative Tumorentfernung sollte das Therapieziel sein. Präoperativ erfolgt eine ausreichend lange und suffiziente Blutdruckkontrolle mit einem α-Blocker (z. B. Phenoxybenzamin). Kalziumantagonisten sind in der Regel gut verträglich. Bei β-Blockern sollte beachtet werden, dass durch Blockade von vasodilatierenden β$_2$-Rezeptoren zu einem paradoxen Blutdruckanstieg kommen kann. Bei hypertensiven Krisen werden z. B. Nitroprussid-Na (Nipruss) oder Urapidil (Ebrantil) eingesetzt.

Der operative Zugang erfolgt laparoskopisch bzw. retroperitoneoskopisch. Ein organerhaltendes Vorgehen wird angestrebt. Bei beidseitiger Nebennierenoperation muss eine Nebennierenrindeninsuffizienz ausgeschlossen werden.

Bei der Therapie des **malignen Phäochromozytoms** werden ebenfalls eine präoperative Kontrolle der Blutdruckwerte sowie eine operative Therapie angestrebt. Speichert der Tumor MIBG, dann wird ^{131}J-MIBG therapeutisch eingesetzt. Hierdurch kann eine Symptomkontrolle, im Einzelfall sogar eine komplette Remission erzielt werden. Bei Nachweis einer Somatostatinrezeptorexpression im Tumorgewebe wird Octreotid eingesetzt. Als palliative Chemotherapie kommt am häufigsten das Averbuch-Schema (Cyclophosphamid, Vincristin, Dacarbazin) zum Einsatz. Skelettmetastasen werden einer externen Strahlentherapie zugeführt.

14.3.11 Primärer Hyperaldosteronismus (Conn-Syndrom)

Definition Unter dem Conn-Syndrom versteht man die vermehrte Produktion und Sekretion des Mineralokortikoids Aldosteron.

Epidemiologie Die klassische hypokaliämische Variante des Conn-Syndroms wird mit einer Häufigkeit von bis zu 2 % aller Patienten mit arterieller Hypertonie angegeben. Ursächlich hierfür ist in 75 % der Fälle ein aldosteronproduzierender Adenom der Nebennierenrinde. In ca. 25 % der Fälle findet man eine bilaterale Hyperplasie. Die normokaliämische Variante ist wesentlich häufiger bei Patienten mit arterieller Hypertonie (bis zu 8 %) anzutreffen.

❗ **Der primäre Hyperaldosteronismus ist die häufigste sekundäre Ursache für die arterielle Hypertonie.**

Pathogenese Die vermehrte Produktion von Aldosteron ist völlig unabhängig vom Renin-Angiotensin-System. Sie führt zur vermehrten Natriumrückresorption im distalen Tubulus und den Sammelrohren der Niere. Kalium wird vermehrt mit dem Urin ausgeschieden, Wasser vermehrt rückresorbiert, was zu einem Anstieg des Extrazellular- und Plasmavolumen und damit zum Anstieg des Blutdrucks führt.

Symptome Arterielle Hypertonie mit Kopfschmerzen, Muskelschwäche, Obstipation, Polyurie, Polydypsie, Tetanie infolge der metabolischen Azidose.

Diagnostik Leitbefunde sind die **Hypokaliämie**, meist gering ausgeprägt bei normokaliämischen Hyperaldosteronismus, sowie eine **metabolische Alkalose**. Das Plasmaaldosteron ist erhöht, die Reninaktivität und die Reninkonzentration im Plasma sind erniedrigt. Der Aldosteron/Renin-Quotient ist erhöht. Das Aldosteron und die Aldosteron-Metabolite im 24-h-Sammelurin sind erhöht. Ein Bestätigungstest kann unter Kochsalzbelastung durchgeführt werden. Im Captopril-Test 2 h nach oraler Gabe von 25 mg Captopril zeigt sich keine oder verminderte Aldosteronsubstitution.

Bildgebung: Im CT oder MRT kann eine vergrößerte Nebenniere nachgewiesen werden. Im **EKG** finden sich Zeichen einer Hypokaliämie mit ST-Senkung, T-Abflachung, U-Welle, TU-Verschmelzung, evtl. QT-Verlängerung.

Differenzialdiagnose Differenzialdiagnostisch abzuklären sind:
- funktioneller Hyperaldosteronismus bei Hyponatriämie und Hypovolämie
- sekundärer Hyperaldosteronismus z. B. unter Diuretikatherapie oder infolge einer Nierenarterienstenose
- Pseudohyperaldosteronismus durch Hemmung der renalen 11-β-Hydroxysteroid-Dehydrogenase bei Lakritzabusus und adrenogenitales Syndrom mit 11-β-Hydroxylasedefekt

Therapie Empfohlen wird eine Kochsalzrestriktion von weniger als 2 g pro Tag, eine Normalisierung des Gewichts, Nikotinkarenz sowie körperliche Aktivität.

Therapie der Wahl ist die operative Entfernung des Aldosteron-produzierenden Adenoms. Präoperativ wird für mindestens 4 Wochen Spironolacton gegeben, um einen postoperativen funktionellen Hypoaldosteronismus zu vermeiden.

Bei Patienten mit idiopathischer bilateraler Hyperplasie oder bilateraler makronodulärer Hyperplasie verzichtet man auf eine Operation. In diesen Fällen wird medikamentös mit Mineralokortikoidantagonisten (Spironolacton) behandelt. Bei nicht ausreichender Blutdrucksenkung können noch kaliumsparende Diuretika sowie ACE-Hemmer eingesetzt werden.

14.3.12 Hyperkortisolismus (Cushing-Syndrom)

Definition Chronischer Glukokortikoidexzess mit typischen klinischen Krankheitsbildern. Exogen durch Langzeittherapie mit Kortikosteroiden, endogen durch ACTH-abhängiges Cushing sowie das ACTH-unabhängige adrenale Cushing durch Kortisol produzierende Nebennierenadenome. Bei den ACTH-abhängigen Prozessen liegen meist Mikroadenome des Hypophysenvorderlappens sowie eine ektope ACTH-Bildung im Rahmen paraneoplastischer Prozesse zugrunde.

Symptome Stammfettsucht, Myopathie, Hypertonie, diabetogene Stoffwechsellage, Atrophie der Haut, Hirsutismus, Impotenz, Wachstumsstörungen, depressive Verstimmungen, Psychosen.

Diagnostik Freies Kortisol im 24-h-Sammelurin erhöht, im Dexametason-Hemmtest nach oraler

Gabe von 2 mg Dexamethason nur unzureichende Suppression der Kortisolkonzentration, ACTH im Plasma erhöht, Hypokaliämie. In der Bildgebung (Abdomensonographie, Abdomen-CT, ggf. MRT) Nachweis einer Nebennierenvergrößerung.

Therapie Beim Nebennierenrindenadenom erfolgt eine Adrenalektomie, beim Hypophysenvorderlappenadenom eine transnasale Resektion. Bei ektoper ACTH-Bildung sollte möglichst eine Therapie des zugrunde liegenden neoplastischen Prozesses durchgeführt werden.

14.3.13   Morbus Addison

Definition Der Morbus Addison ist eine akut auftretende Nebennierenrindeninsuffizienz mit verminderter Produktion von adrenalen Steroidhormonen. Die wichtigsten Hormone der Nebennierenrinde (NNR) sind Kortisol und Aldosteron.

Pathogenese Die häufigste Ursache für die **primäre NNR-Insuffizienz** ist die Autoimmunadrenalitis. Die Tuberkulose spielt heute eine untergeordnete Rolle. Seltene Ursachen sind Blutungen, Tumor, Infektionen (Waterhouse-Friderichsen-Syndrom), HIV, CMV und Medikamente. Die häufigste Form ist die **sekundäre NNR-Insuffizienz** durch Hemmung der CRH-Sekretion als Folge einer Steroidtherapie.

Symptome Im Vordergrund steht die Hypotonie, die bis zum Schock führen kann. Des Weiteren findet man Elektrolytstörungen wie Hyperkaliämie und Hyponatriämie. Es treten unspezifische Symptome wie Adynamie, Schwäche, Fieber und Verwirrtheit bis Koma auf. Daneben beobachtet man Anorexie, Übelkeit, Erbrechen sowie abdominelle Beschwerden. Bei einer chronischen NNR-Insuffizienz imponiert eine Hyperpigmentierung im Bereich von Narben, Mundschleimhaut und Handlinien.

Diagnostik Die Diagnose des Morbus Addison wird meist im Rahmen der Addison-Krise diagnostiziert. Auslöser solcher Krisen sind oft Stress durch Infekte oder Operationen. Die typische Laborkonstellation ist erhöhtes ACTH und vermindertes Kortisol. Kortisolwerte unter 3 µg/dl sind beweisend für den Morbus Addison. Beim ACTH-Stimulationstest wird nach Gabe von ACTH kein Kortisolanstieg nach 30 bzw. 60 min beobachtet. Auch eine Hypoglykämie, eine Hyponatriämie sowie eine Eosinophilie können für einen Kortisolmangel sprechen.

Therapie

❗ **Die akute Nebennierenrindeninsuffizienz ist eine lebensbedrohliche Erkrankung.**

Die Addison-Krise erfordert eine intensivmedizinische Überwachung und Therapieeinleitung. Es wird intravenös hochdosiert Hydrokortison sowie Flüssigkeit (1–3 l NaCl 0,9 %) substituiert. Nach Stabilisierung wird auf eine orale Steroidsubstitution umgestellt. In der Regel wird dauerhaft ca. 15–25 mg Hydrokortison pro Tag gegeben. Bei Stress muss eine Anpassung erfolgen.

14.3.14   Schwartz-Bartter-Syndrom

Definition Das Schwartz-Bartter-Syndrom wird auch als Syndrom der inadäquaten ADH-Sekretion (SIADH) bezeichnet. Es handelt sich um eine pathologisch erhöhte ADH-Sekretion mit Wasserretention und Verdünnungshyponatriämie.

Pathogenese Ursächlich für einen SIADH können paraneoplastische Erkrankungen, wie z. B. Bronchialkarzinom insbesondere das kleinzellige Bronchialkarzinom, Pankreaskarzinom u. a. sein.

Symptome Das klinische Ausmaß der Erkrankung ist davon abhängig, wie schnell und wie ausgeprägt sich eine Hyponatriämie einstellt. Serumnatriumwerte von über 125 mosm/l werden gut toleriert. Bei weiter abfallendem Serumnatrium stellen sich Symptome wie Appetitlosigkeit, Brechreiz, Kopfschmerzen und Muskelkrämpfe ein. Werden noch niedrigere Natriumwerte registriert, entwickeln sich schwere zerebrale Störungen, die bis zum Tod führen können.

Diagnostik Man findet laborchemisch eine ausgeprägte Hyponatriämie sowie eine Hypoosmolalität des Serums. Es wird ein hypertoner Urin bei normaler Nieren und Nebennierenfunktion ausgeschieden. Plasma-ADH ist massiv erhöht.

Therapie Therapeutisch sollte zunächst versucht werden, die zugrunde liegende Ursache zu beseitigen. Die symptomatische Hyponatriämie sollte durch Flüssigkeitsrestriktion behandelt werden (500–800 ml/Tag). Daneben werden Vasopressinrezeptor-Antagonisten (Vaptane) eingesetzt. Nur bei ausgeprägter Wasserintoxikation kann hypertone NaCl-Lösung und Furosemid gegeben werden. Die Anhebung des Natriumspiegels muss langsam erfolgen, um eine pontine Myelinolyse zu vermeiden.

F08 14.3.15   Diabetes insipidus

Definition Der Diabetes insipidus (DI) ist durch Polydipsie und eine hypotone Polyurie charakterisiert.

Pathogenese Ursächlich kann eine ungenügende Sekretion des antidiuretischen Hormons (ADH) im Sinne eines **zentrale DI** bzw. ein ungenügendes Ansprechen des Zielorgans im Sinne eines **nephrogenen DI** sein. ADH, das im Hypothalamus gebildet und von der Neurohypophyse sekretiert wird, sorgt für eine Wasserrückresorption in den Sammelrohren der Niere.

Beim zentralen Di unterscheidet man zwischen primären, der sich bereits im Kindesalter manifestiert und sekundären Formen. Bei der primären Form findet man neben idiopathischen Formen auch autoimmun getriggerte Formen. Sekundäre Formen findet man in Folge von Schädel-Hirn-Traumata oder auch nach Entfernung eines Hypophysenadenoms.

Symptome Leitsymptome sind Polyurie und Polydypsie, die mit einer Asthenurie vergesellschaftet sind. Hypotone Kreislaufverhältnisse werden beobachtet, ebenso eine erhöhte Ausscheidung von hypotonen Urins bis zu 25 l/24 h. Laborchemisch imponiert eine hypertone Dehydration (Serumosmolalität >295 mOsmol/l, Na >145 mval/l).

Diagnostik Zur Diagnostik dienen der Durstversuch und der ADH-Test. Bei einem gesunden

Menschen kommt es infolge der ADH-Sekretion zu einem Anstieg der Urinosmolarität. Beim einem DI bleibt die Urinosmolarität <300 mOsmol/l. Die Serumosmolalität steigt auf >295 mOsmol/l an. In diesem Fall wird ADH gegeben. Es kommt beim zentralen DI zu einem Anstieg der Urinosmolarität, beim nephrogenen DI bleibt dieser Anstieg aus.

Beim neudiagnostizierten zentralen DI sollte eine Bildgebung der Hypothalamus- und Hypophysenregion mittels MRT erfolgen.

Therapie Patienten mit zentralem DI werden mit Desmopressin (meist nasal appliziert) behandelt. Bei der nephrogenen Form werden Thiazide in Kombination mit einer alimentären Natriumeinschränkung und NSAR eingesetzt.

14.4   Leitsymptome

14.4.1 Hyponatriämie

Ätiologie
- Verlust über den Gastrointestinaltrakt
- Renale Verluste (»Salzverlustniere«), z. B. nach akuten Nierenversagen, medikamentetoxisch
- Iatrogen z. B. durch Gabe von Diuretika Hydrochlorthiazid (HCT)
- Morbus Addison
- SIADH (Syndrom der inadäquaten ADH-Sekretion)
- Pseudohyponatriämie infolge ausgeprägter Hyperglykämie, Hyperlipidämie oder -proteinämie

Symptome Bei Dehydratation Zeichen des Volumenmangels (niedriger Blutdruck, Tachykardie, verminderter Hautturgor, trockene Schleimhäute), Ödeme bei SIADH. Bei Natrium <125 mmol/l evtl. Verwirrtheit, Eintrübung, zerebrale Krampfanfälle bis zum Koma.

Diagnostik
- **Labor:** Blutbild, Elektrolyte, Bestimmung des Natrium im Serum und im Urin, Kreatinin, Albumin, Osmolarität in Serum und Urin, ggf. Lumbalpunktion (Enzephalitis).

14

◻ Tab. 14.4 Differenzialdiagnose der Hyponatriämie

Hydrationszustand	Ursachen
Dehydratation	Diuretika, Verlust über Gastro-intestinaltrakt Salzverlust-niere, Morbus Addison
Normohydratation	SIADH, psychogene Polydipsie
Hyperhydratation	Herzinsuffizienz, iatrogen (Diuretika), Leberinsuffizienz, nephrotisches Syndrom

- **Röntgen-Thorax:** Zeichen des Lungenödems (Überwässerung), Bronchialkarzinom (paraneoplastische Genese)
- **Computertomographie des Schädels:** Zeichen des Hirnödems

◻ Tab. 14.4 gibt eine Übersicht über die **Differenzialdiagnosen** der Hyponatriämie anhand des Hydrationszustands.

Therapie Bei Volumendefizit Infusion von NaCl 0,9 %. Die Infusionsmenge ist abhängig vom geschätzten Ausmaß des Defizits und von den Begleiterkrankung (Herzinsuffizienz). Steuerung über den zentralen Venendruck, bei Vorhandensein eines zentralen Venenkatheters.

❗ Berechnung des Natrium-Defizits:
Na-Defizit = (135 mmol/l – Na-Ist)
× 0,3 × kg KG

Beim Vorliegen eines SIADH wird die Hyponatriämie durch Flüssigkeitsrestriktion auf ca. 1 l behandelt (Suche und Behandlung der Ursachen, z. B. Bronchialkarzinom).

14.4.2 Hypernatriämie

Ätiologie Unzureichende Flüssigkeitszufuhr, Wasserverlust über Haut und Lungen, Fieber. Renale Ursachen sind osmotische Diurese z. B. beim hyperglykämisch entgleisten Diabetes mellitus und Diabetes insipidus.

❗ Natriumwerte >160 mmol/l sind in der Regel bedrohlich. Die häufigste Ursache ist die hypertone Dehydratation (Exsikkose).

Symptome Starker Durst, Fieber, Bewusstseinsstörungen, Herzrhythmusstörungen, verminderter Hautturgor, trockene Schleimhäute.

Diagnostik Anamnese, Volumenstatus (Blutdruck, Ödeme etc.), Urinosmolalität.

Therapie Ausgleich des Wasserdefizits, bei zentralem Diabetes insipidus kann ADH notwendig werden.

14.4.3 Hypokalzämie

Ätiologie Vitamin-D-Mangel, Hypoparathyreoidismus (meist nach Schilddrüsen- bzw. Nebenschilddrüsenresektion), akute Pankreatitis, Tetanie bei respiratorische Alkalose durch Hyperventilation.

Symptome Tetanie (positives Chvostek-Zeichen: Klopfen auf den Fazialisstamm vor dem Kiefergelenk (Zuckungen der mimischen Muskulatur)), Hautkribbeln, Verwirrtheit, zerebrale Krampfanfälle.

Diagnostik
- Labor: Elektrolyte, Kreatinin, alkalische Phosphatase, Phosphat, Blutgasanalyse, Albumin, Parathormon, Vitamin D
- EKG: QT-Verlängerung

Therapie
- Im Notfall Kalziumglukonat 10 % i.v., sonst orale Gabe
- Bei Vitamin-D-Mangel: Substitution von 1,25-Dihydroxycholecalciferol
- Bei Nebenschilddrüsenresektion: orale Kalzium- und Vitamin-D-Gabe
- Bei Hyperventilation: Beutelrückatmung, ggf. Sedierung

14.4.4 Hyperkalzämie

Ätiologie Vermehrte Resorption von Calcium aus dem Darm oder den Knochen.

Symptome Vermehrte Erregbarkeit, Steinbildung, Magenschmerzen (Bein-, Stein-, Magenpein)

Diagnostik
- Elektrolyte, Kreatinin, alkalische Phosphatase, Phosphat, Blutgasanalyse, PSA, Parathormon
- EKG: QT-Zeit-Verkürzung
- Abdomensonographie: z. B. Nierensteine
- Röntgen-Thorax: Primärtumor
- Knochenszintigramm: Knochenmetastasen

Therapie
- Primäre Hyperparathyreodismus: Operation
- Paraneoplastisch: Therapie des Primärtumors
- Symptomatisch: Diurese steigern, Glukokortikoide, Bisphosphonate, ggf. Dialyse

14.5   Algorithmen

Das diagnostische Vorgehen bei einer Hyperthyreose ist in ◻ Abb. 14.8 illustriert.

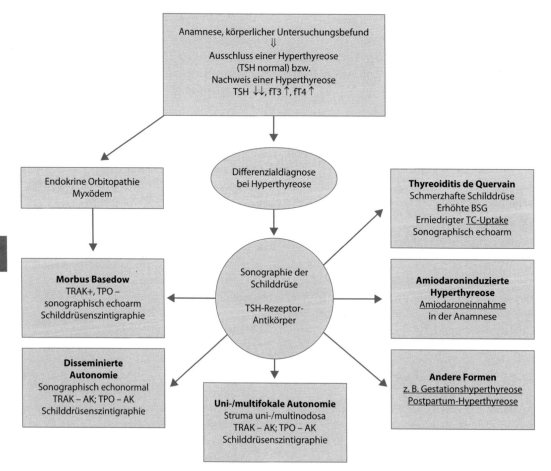

◻ **Abb. 14.8 Diagnostische Vorgehen bei Hyperthyreose**

Stoffwechselerkrankungen und Diabetes

Uwe Henke-Luedecke, Christian Prinz

❯❯ ❯ Einleitung

Zu den Stoffwechselerkrankungen zählen der Diabetes mellitus, Fettstoffwechselkrankheiten sowie Eisen- und Kupferspeicherkrankheiten. Diabetes mellitus ist ein Sammelbegriff für eine Vielzahl unterschiedlicher Stoffwechselerkrankungen, deren Gemeinsamkeit im Leitbefund der Hyperglykämie besteht. Der Diabetes mellitus betrifft primär den Kohlenhydratstoffwechsel. Ursache ist entweder eine gestörte Insulinsekretion oder eine gestörte Insulinwirkung oder auch beides in Kombination. Dies führt zu einem absoluten oder relativen Insulinmangel. In Folge entsteht eine chronische Hyperglykämie. Bis zu 15 % der deutschen Bevölkerung sind von Diabetes mellitus und/oder Fettstoffwechselstörungen betroffen.

Was kommt jetzt?

Diabetes mellitus, diabetische Ketoazidose, Coma diabeticum, Fettstoffwechselstörungen nach Fredrickson, Hämochromatose, Morbus Wilson, Porphyrien.

15.1 Anatomische und physiologische Grundlagen

Die Bauchspeicheldrüse (Anatomie ▶ Kap. 12) produziert neben den wichtigen Verdauungsenzymen Sekretin und Cholezytokinin vor allem endokrin aktive Hormone, die direkt in die Blutbahn freigesetzt werden. Etwa 2 % der Pankreaszellen sind als endokrine Zellen aktiv, diese Zellen werden als **Langerhans-Zellen** bezeichnet. In den sog. Langerhans-Inseln werden verschiedene Hormone produziert, die z. T. als Gegenspieler funktionieren. Insgesamt befinden sich ca. eine Million Inseln in einer gesunden Bauchspeicheldrüse. Innerhalb der Langerhans-Inseln kann man mindestens drei Zelltypen unterscheiden:

- **A-Zellen** (α-Zellen), etwa 10 % der endokrinen Zellen, sind für die Produktion von **Glukagon** zuständig. Glukagon ist ein Peptidhormon, ein Gegenspieler des Insulins.
- **B-Zellen** (β-Zellen), etwa 80 % der endokrinen Zellen, setzen **Insulin** frei, ein Peptidhormon,

das für den Zuckerstoffwechsel von besonderer Bedeutung ist
- **D-Zellen** (δ-Zellen), etwa 10 % der endokrinen Zellen, dienen der Produktion von **Somatostatin** dienen. Dieses steuert oder hemmt die Produktion der anderen beiden Zellarten.

15.1.1 Physiologie des Insulins

Insulin wird in den β-Zellen der Langerhans-Inseln der Bauchspeicheldrüse erzeugt. Die Boten-RNA wird im rauen endoplasmatischen Retikulum (rER) in Prä-Proinsulin übersetzt (107 Aminosäuren). An die Signalsequenz (24 Aminosäuren) schließen sich 30 Aminosäuren der B-Kette an. Danach folgt das C-Peptid (30 Aminosäuren), gefolgt von der A-Kette (21 Aminosäuren). Durch Bildung von drei Disulfidbrücken wird das bisher gestreckte Molekül »gefaltet«. Durch Abspaltung der Signalsequenz entsteht das Proinsulin (84 Aminosäuren). Das eigentliche Humaninsulin besteht aus 51 Aminosäuren.

Einen Überblick über die physiologischen Wirkungen des Insulins gibt ◻ Tab. 15.1.

◻ **Tab. 15.1** Insulinwirkungen

	Leber	Muskel	Fettgewebe
Glukose-aufnahme	↔	↑	↑
Aminosäure-aufnahme	↔	↑	↑
Fettsäure-aufnahme	↔	↔	↑
Glykogen-synthese	↑	↑	↔
Glykogenolyse	↓	↔	↔
Glykolyse	↑	↑	↑
Gluconeogenese	↓	↔	↓
Liponeogenese	↑	↔	↑
Lipolyse	↓	↔	↓
Proteinsynthese	↑	↑	↔
Proteolyse	↓	↓	↔

15.2 Diagnostische Methoden

Zur Diagnostik des Diabetes mellitus wird der **Blutzucker** oder **HbA1c** bestimmt. HbA1c ist ein spezifischer Parameter, der die Glykierung einer Hämoglobin-Seitenkette misst und dadurch einen Richtwert über die Blutzuckerspiegel der letzten 8–10 Wochen angibt. Zur Messung dieser Parameter dürfen in der Diagnostik nur standardisierte und qualitätsgesicherte Labormethoden eingesetzt werden.

❶ **Blutzuckermessgeräte zur Selbstmessung sind für die Diagnostik ungeeignet.**

> **Diagnosekriterien für das Vorliegen eines Diabetes mellitus**
> - Nüchtern-Plasma-Glukose ≥126 mg/dl (kapilläres Vollblut ≥110 mg/dl)
> - Gelegenheits-Blutglukose-Wert ≥200 mg/dl (kapilläres Vollblut ≥200 mg/dl)
> - HbA1c-Wert: ≥6,5 % (≥48 mmol/mol)
> - 2-h-Blutglukose-Wert ≥200 mg/dl im oralen Glukosetoleranztest (OGTT)

Verfälschungen des HbA1c können auftreten bei Hämoglobinvarianten, Zuständen mit erhöhter oder erniedrigter Lebensdauer der Erythrozyten, chemischen Modifikationen des Hämoglobins, Hemmung der Glykierung oder in der Schwangerschaft. Wenn eine Verfälschung des HbA1c zu erwarten ist, sollte die Diagnostik des Diabetes mellitus primär durch Glukosemessung erfolgen.

15.3 Erkrankungen

15.3.1 Diabetes mellitus Typ 1

Definition Der Diabetes mellitus Typ 1 entwickelt sich auf dem Boden einer chronischen Entzündung der Langerhans-Inseln im Pankreas. Dies führt im Verlauf zu einer Zerstörung der insulinproduzierenden β-Zellen. Ursächlich für diese Entzündung sind mehrere Faktoren, hierzu zählen vor allem genetische Faktoren (HLA-Komplex und weitere) und Umweltfaktoren (Infektionen und Ernährung).

Epidemiologie Die Prävalenz für einen Typ-1-Diabetes liegt in Mitteleuropa bei 0,3 %, ist aber altersabhängig. Bei unter 50-Jährigen beträgt die Prävalenz 1–2 %. Dagegen liegt bei älteren Patienten die Prävalenz bei über 10 %.

Pathogenese Die Entzündung der Langerhans-Inseln läuft über einen langen Zeitraum vor der klinischen Manifestation der Erkrankung. Meist manifestiert sich die Erkrankung vor dem 25. Lebensjahr. Die genetische Prädisposition bedingt eine erhöhte Bereitschaft zu Autoimmunreaktionen gegen die Insulin-produzierenden β-Zellen. Eine genetische Grundlage ist erforderlich, damit das Immunsystem so reagieren kann. Aufgrund bestimmter Infektionen, z. B. mit Coxsackie-Viren, oder nach Kontakt mit bestimmten Nahrungsmittelbestandteilen kommt es zu einer Infiltration der Langerhans-Inseln mit T-Lymphozyten und Makrophagen. Werden eine Subpopulation der Lymphozyten, die Th1-Lymphozyten, aktiviert, führt das zu einer Destruktion der β-Zellen und einem Fortschreiten der Erkrankung. Zentrales Zytokin für die Zerstörung der β-Zellen ist Interleukin-1β, das aus entzündlichen Zellen freigesetzt wird. Letztendlich führt die Zerstörung der β-Zellen zu einem **absoluten Insulinmangel**, Insulin muss exogen substituiert werden.

Neben der Aktivierung von Lymphozyten kommt es auch zur Produktion von **Autoantikörpern**. Der Nachweis der Autoantikörper dient als diagnostischer Marker der Autoimmunerkrankung. Autoantikörper gegen verschiedene Inselbestandteile lassen sich sehr früh, häufig schon lange vor der Manifestation des Diabetes mellitus Typ 1 nachweisen. Sehr früh nachweisbar in der Pathogenese sind häufig Antikörper gegen die Glutamatdecarboxylase (GAD) und die Tyrosinphosphatase (IA-2). Weitere nachweisbare Antikörper können Inselzell-Antikörper (ICA) und Insulinautoantikörper (IAA) sein.

Symptome Der Diabetes mellitus Typ 1 manifestiert sich häufig sehr akut. Meistens bestehen im Vorfeld der Diagnosestellung Polyurie, Polydipsie und Gewichtsverlust. Viele Patienten berichten auch über eine eingeschränkte Leistungsfähigkeit und gehäufte Infekte.

Der Typ-1-Diabetiker ist in der Regel bei Diagnosestellung jung und normgewichtig, eine familiäre Häufung besteht meist nicht. Immer wieder manifestiert sich die Erkrankung auch im Rahmen einer schweren Stoffwechselentgleisung, dem ketoazidotischen Koma.

Therapie Der Typ-1-Diabetes muss immer mit **Insulin** behandelt werden. Welche der oben beschriebenen Formen der Insulintherapie angewendet werden, ist abhängig von der individuellen Situation eines jeden Patienten. Es muss jedoch eine dauerhafte Insulinsubstitution gewährleistet sein, da bei einem Insulinmangel eine Ketoazidose entstehen kann.

In der Regel werden Patienten mit Typ-1-Diabetes mit einer **intensivierten Insulintherapie** (▶ Abschn. 15.3.6) behandelt, weil dadurch am ehesten das Therapieziel einer normoglykämischen Stoffwechsellage erreicht werden kann.

❗ Orale Antidiabetika sind bei der Therapie des Typ-1-Diabetes kontraindiziert.

Therapieziele sind die Vermeidung von Akutkomplikationen (ketoazidotisches Koma, hyperosmolares Koma und hypoglykämisches Koma) und die Vermeidung von diabetischen Spätkomplikationen. Erreicht wird dies am ehesten durch eine normoglykämische Stoffwechseleinstellung unter der Vermeidung von Hypoglykämien.

Ideale Therapieziele

- HbA1c: <6,5 % unter Vermeidung von Hypoglykämien und ausgeprägter Gewichtszunahme
- Nüchternglukose- und präprandialer Glukosewert: 90–120 mg/dl (5,0–6,7 mmol/l)
- Postprandialer Glukosewert: <140 mg/dl
- Bei Übergewicht/Adipositas: Gewichtsreduktion

Die Therapieziele müssen für jeden Diabetiker individuell in Absprache mit dem Patienten festgelegt werden. So unterscheiden sich die Therapieziele z. B. bei geriatrischen Patienten erheblich von denen bei jugendlichen Typ-1-Diabetikern.

Die Therapieziele sind abhängig vom Alter, der sozialen Situation, der Umwelt des Patienten, seinen persönlichen Lebenszielen, möglichen Begleiterkrankungen, dem Schulungsgrad, den kognitiven Fähigkeiten und weiteren Faktoren. Die Therapieziele sollten vom Behandler und Patient gemeinsam festgelegt werden und möglichst übereinstimmen, damit eine möglichst große Therapiecompliance erreicht wird.

Eine spezielle **Ernährung** für Diabetiker gibt es nicht. Der Patient mit Diabetes mellitus sollte eine gesunde und ausgewogene Mischkost zu sich nehmen, wie sie z. B. von der Deutschen Gesellschaft für Ernährung empfohlen wird. Beachtet werden sollte jedoch, ob neben dem Diabetes eine Adipositas besteht. In diesem Fall sollte durch eine gezielte Ernährungstherapie eine **Gewichtsreduktion** angestrebt werden.

Eventuell muss bei einigen Therapieformen die Verteilung der Kohlenhydrate an die blutzuckersenkende Therapie angepasst werden, z. B. bei einer konventionellen Insulintherapie mit Mischinsulinen (s. u.) an Wirkprofil des eingesetzten Insulins.

Berechnungsgrundlage für die Kohlehydratmenge sind die sog. **Broteinheiten** (BE). Eine BE entspricht 10–12 g Kohlehydrate. Nicht alle Diabetiker müssen BE zählen bzw. im Schätzen von BE geschult werden. Wenn jedoch die zu applizierende Insulinmenge durch den Patienten den aufgenommenen Kohlenhydraten angepasst wird, muss der Patient eine ausführliche Ernährungsschulung erhalten und den Kohlenhydratgehalt der aufgenommenen Nahrungsmittel schätzen können.

❗ Jeder Patient mit Diabetes mellitus sollte eine Ernährungsschulung erhalten und lernen, welche Nahrungsmittel einen hohen Gehalt an Kohlenhydraten haben und welche unbedenklich verzehrt werden können.

Diabetes mellitus Typ 1 – kurz zusammengefasst

- Autoimmunerkrankung
- Führt zur β-Zellzerstörung
- Resultiert im Insulinmangel
- Muss mit Insulin behandelt werden

Tab. 15.2 Algorithmus zur Bestimmung der Insulinresistenz (Institut für Diabetesforschung München, Standl-Biermann-Score)

BMI (Body-Mass-Index)	>26	1 Punkt	>30	2 Punkte
Nüchtern-Plasmaglukose	≥110 mg/dl	1 Punkt	≥125 mg/dl	2 Punkte
Blutdruck			≥140/90 mmHg	2 Punkte
Triglyzeride			>230 mg/dl	1 Punkt
Gesamtcholesterin			>230 mg/dl	1 Punkt

Die Insulinresistenz wird mit hoher Zuverlässigkeit in der Praxis durch eine Punkteskala aus den oben genannten Parametern ermittelt. Bei einer Summe von 0–3 Punkten ist der Patient als insulinsensitiv zu werten, bei Werten über 4 Punkten als insulinresistent.

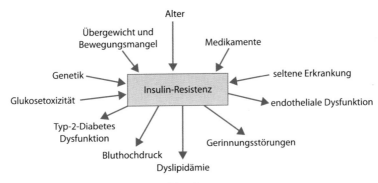

Abb. 15.1 Insulinresistenz. Ursachen und assoziierte Erkrankungen

15.3.2 Diabetes mellitus Typ 2

Definition Etwa bei 90 % der Patienten mit Diabetes mellitus besteht ein Diabetes mellitus Typ 2, der im Alter mehr als 15 % der deutschen Bevölkerung betrifft. Dieser ist sowohl durch eine **Insulinresistenz** als auch durch eine **Störung der Insulinsekretion** gekennzeichnet. Von Insulinresistenz spricht man, wenn die biologische Antwort auf endogen oder exogen zugeführtes Insulin vermindert ist. Durch die Insulinresistenz kann das Insulin seine Wirkung an und in den Zielzellen (wesentliche Zielgewebe sind Leber, Muskel und Fettgewebe) nicht mehr vollständig entfalten. Dies trifft für die Insulineffekte auf den Glukose, Lipid- und Proteinstoffwechsel zu.

Pathogenese Der Typ-2-Diabetes besitzt eine deutliche genetische Prädisposition. 70 % der Kinder von Eltern, die beide an Typ-2-Diabetes erkrankt sind, entwickeln ebenfalls einen Diabetes. Eine genaue Definition der genetischen Grundlagen der Insulinresistenz ist bis heute noch nicht gelungen. Die genetisch determinierte Insulinresistenz wird durch Umweltfaktoren wie Bewegungsmangel und Adipositas erheblich verstärkt (**Abb. 15.1** und **Tab. 15.2**).

Das Vorliegen einer Insulinresistenz führt in der Regel noch nicht zur Manifestation des Diabetes mellitus Typ 2. Meist besteht sie schon Jahre vorher. Um das verminderte Ansprechen der Zielzellen auf das vorhandene Insulin zu kompensieren, schütten die β-Zellen vermehrt Insulin aus. Durch diese erhöhten Insulinspiegel gelingt es, den Glukosespiegel im Normbereich zu halten. Im weiteren Verlauf kann diese Mehrsekretion an Insulin nicht aufrecht erhalten werden, es tritt zusätzlich ein Sekretionsdefekt auf. Damit beginnt in der Regel die Phase der gestörten Glukosetoleranz, die Erkrankung schrei-

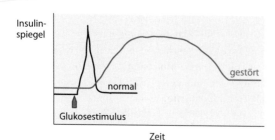

Abb. 15.2 Insulinsekretionsdefizit bei Typ-2-Diabetes (vereinfachte Darstellung)

tet jedoch ohne Intervention voran bis hin zum manifesten Diabetes mellitus.

Bereits lange vor Diabetesmanifestation kann eine Insulinsekretionsstörung nachgewiesen werden. Typischerweise fehlt auf einen Glukosestimulus die erste schnelle Phase der Insulinsekretion, es kommt lediglich zu einem langsamen, jedoch lang anhaltenden Anstieg des Insulinspiegels (**kompensatorische Hyperinsulinämie**) (❑ Abb. 15.2).

Wenn Adipositas, Dyslipoproteinämie, Diabetes mellitus Typ 2 und arterielle Hypertonie gemeinsam auftreten, spricht man vom **metabolischen Syndrom**. Die Diagnose eines metabolischen Syndroms ist gesichert, wenn drei oder mehr der folgenden Kriterien erfüllt sind:

- Abdominelle Adipositas: Taillenumfang >102 cm bei Männern >88 cm bei Frauen
- Hypertriglyzeridämie: ≥150 mg/dl
- HDL-Cholesterin: <40 mg/dl bei Männern, <50 mg/dl bei Frauen
- Erhöhter Blutdruck: ≥130/85 mmHg
- erhöhte Nüchtern-Glukose ≥110 mg/dl

Symptome Bei Diagnosestellung sind viele der Patienten mit Diabetes mellitus Typ 2 beschwerdefrei, manche berichten über eine Polyurie oder Polydipsie. Der Diabetes mellitus Typ 2 ist eine Erkrankung des fortgeschrittenen Lebensalters, die meisten Patienten sind übergewichtig. Sehr häufig finden sich in der Familie bereits mehrere an Diabetes mellitus Typ 2 Erkrankte.

Diagnostik Diagnostische Kriterien des Diabetes mellitus s. oben.

Therapie Beim Typ-2-Diabetes sollte als Basistherapie immer eine Reduktion des Körpergewichts und

eine Steigerung der körperlichen Aktivität angestrebt werden. Neben der **Lifestyle-Intervention** kommen bei unzureichender Stoffwechseleinstellung **orale Antidiabetika** oder/und **Insulin** zum Einsatz (▶ Abschn. 15.3.6 und ▶ Abschn. 15.3.7). Die Wahl der optimalen Therapie hängt von den individuellen Gegebenheiten eines jeden Patienten ab. Ziel ist eine optimale Blutzuckerstoffwechsellage unter Vermeidung von Hypoglykämien. Zur Orientierung können die Leitlinien der Deutschen Diabetes Gesellschaft dienen.

> **Diabetes mellitus Typ 2 – kurz zusammengefasst**
> - Wohlstandserkrankung
> - Meist zu Beginn der Erkrankung vorbestehende periphere Insulinresistenz
> - Im Verlauf der Erkrankung zusätzlich sekretorischer Defekt
> - Häufig assoziiert mit weiteren Erkrankungen des sog. metabolischen Syndroms
> - Kann mit Insulin behandelt werden

15.3.3 **Diabetes mellitus Typ 3** (andere spezifische Diabetes-Typen)

Erkrankungen des exokrinen Pankreas (β-Zellzerstörung z. B. bei Pankreatitis, zystischer Fibrose), endokrine Erkrankungen (z. B. M. Cushing, Akromegalie), genetische Defekte (MODY-Formen), medikamentös induziert (z. B. Steroide, Interferon) und genetische Syndrome können zum Insulinmangel führen.

Hier richtet sich die Therapie nach der zu Grunde liegenden Pathophysiologie. So handelt es sich beim Diabetes in Folge einer Pankreaserkrankung (chronische Pankreatitis, Zustand nach Pankreatektomie u. ä.) in der Regel um einen Insulinmangel-Diabetes durch die Zerstörung der β-Zellen. Entsprechend wird der Diabetes anlog zum Typ-1-Diabetes behandelt. Diese Patienten haben jedoch durch das zusätzliche Fehlen des Glukagons ein deutlich höheres Hypoglykämierisiko, dies muss in der Therapie berücksichtigt werden.

Bei genetischen Defekten der β-Zellen (z. B. MODY) oder beim medikamentös induzierten

Diabetes (z. B. Steroide) können auch orale Antidiabetika zum Einsatz kommen.

15.3.4 Diabetes Typ 4 (Gestationsdiabetes)

Gestationsdiabetes mellitus ist definiert als eine Glukosetoleranzstörung, die erstmals in der Schwangerschaft mit einem 75 g oralen Glukosetoleranztest (oGTT) unter standardisierten Bedingungen und qualitätsgesicherter Glukosemessung aus venösem Plasma diagnostiziert wird. Die Diagnose ist bereits mit einem erhöhten Nüchtern-Glukosewert möglich.

Diagnosekriterien Gestationsdiabetes mellitus (24–28 SSW 75 g-oGTT, venöses Plasma):

- Nüchtern-Glukose: >92 mg/dl (5,1 mmol/l)
- 1 h: >180 mg/dl (10,0 mmol/l)
- 2 h: >153 mg/dl (8,5 mmol/l)

Die Diagnose wird bereits bei einem erhöhten Wert gestellt. Findet sich in der Frühschwangerschaft (<24 SSW) eine Nüchtern-Plasmaglukosewert >126 mg/dl (7,0 mmol/l) oder es zeigt sich ein 2 h-Plasmaglukosewert im oGTT in der 24–28 SSW >200 mg/dl (11,1 mmol/l), so handelt es sich um einen manifesten Diabetes mellitus.

Wenn diätetische Maßnahmen zur Normalisierung der Blutzuckerstoffwechsellage nicht ausreichen erfolgt in der Regel eine Insulintherapie. Es sollte eine normoglykämische Stoffwechseleinstellung erfolgen.

15.3.5 Folgeerkrankungen des Diabetes mellitus

Die **chronische Hyperglykämie** verursacht diabetische Folgeerkrankungen vor allem durch Schäden an den kleinen Blutgefäßen (Mikroangiopathie), an den großen Blutgefäßen (Makroangiopathie) und am Nervensystem.

Die diabetischen Spätschäden manifestieren sich bei allen Diabetestypen. Je schlechter die chronische Stoffwechseleinstellung ist, desto wahrscheinlicher und früher treten die diabetischen Folgekomplikationen auf.

Die Folgeerkrankungen der Augen, der Nieren und teilweise auch der peripheren Nerven beruhen auf Diabetes-typischen Veränderungen der Kapillaren (**diabetische Mikroangiopathie**). Die Gefäßkomplikationen der großen Gefäße (**diabetische Makroangiopathie**) zeigen keine Diabetes-typischen Veränderungen. Morphologisch besteht kein Unterschied zwischen der Arteriosklerose des Nicht-Diabetikers und der des Diabetikers. Beim Diabetiker verläuft die Arteriosklerose jedoch deutlich rascher, sie ist ausgedehnter und zeigt meist ein mehr distales Befallsmuster. Die Prognose von Patienten mit Diabetes mellitus ist heute weitestgehend durch das Auftreten von Spätkomplikationen bestimmt. Nur noch wenige Patienten versterben im Coma diabeticum.

❗ Patienten mit Diabetes mellitus müssen regelmäßig auf das Vorliegen von Spätkomplikationen untersucht werden, um frühzeitig entsprechende therapeutische Maßnahmen ergreifen zu können.

Diabetische Spätschäden

- Typische Folgen der Mikroangiopathie
  - Diabetische Nephropathie bis zur Niereninsuffizienz
  - Diabetische Retinopathie
- Typische Folgen der Makroangiopathie
  - Koronare Herzerkrankung
  - Periphere Durchblutungsstörungen
- Typische Folgen der Nervenschädigung
  - Diabetische periphere Polyneuropathie
  - Diabetische autonome Polyneuropathie

Diabetische Retinopathie

In mehr als 50 % der Fälle entstehen nach etwa 10-jähriger Krankheitsdauer schwere Veränderungen der Netzhaut. Unterschieden wird die **nicht-proliferative Retinopathie** (Background-Retinopathie) mit Mikroaneurysmen, ischämischen Netzhautödemen, harten und weichen Exsudaten von der **proliferativen Retinopathie** mit Gefäßneubildungen, Glaskörperblutungen und Netzhautablösungen.

❗ Jeder Diabetiker muss regelmäßig augenärztlich untersucht werden.

Diabetisches Fußsyndrom

Definition In Folge der diabetischen Neuropathie kommt es zu Veränderungen des Fußskeletts mit unphysiologischen Druckmaxima unter dem Fuß, was zu Läsionen führen kann.

Epidemiologie Das diabetische Fußsyndrom (DFS) ist eine der häufigsten Folgekomplikationen des Diabetes mellitus. In der Langzeitbetreuung muss bei nahezu allen Patienten mit Diabetes mellitus mit dem Auftreten von Fußläsionen gerechnet werden. Besonders bedeutsam ist das diabetische Fußsyndrom deshalb, weil es in Folge von Amputationen häufig zur Pflegebedürftigkeit kommt.

Pathogenese In der Ätiopathogenese des diabetischen Fußsyndroms spielt die sensible Neuropathie eine wesentliche Rolle. Häufig besteht zusätzlich eine periphere Durchblutungsstörung. Es finden sich rein neuropathisch bedingte Läsionen und rein angiopathisch bedingte Läsionen, meist jedoch Mischformen. Oft ist ein zusätzliches Trauma (zu enges Schuhwerk, falsche Nagelpflege, Verbrennungen, sonstige Verletzungen u. a.) Auslöser der Fußläsion. Durch die herabgesetzte oder fehlende Schmerzempfindung verzögert sich häufig der Therapiebeginn. In der Folge kommt es zu einer Infektion der Läsion, meist begünstigt durch eine schlechte Stoffwechseleinstellung, die zu einer Immunsuppression führt. Durch eine eventuell bestehende Durchblutungsstörung wird die Wundheilung zusätzlich behindert.

Diagnostik Zur Diagnostik des diabetischen Fußsyndroms gehören:
- Wundbeurteilung (Lokalisation, Tiefe, Infektzeichen)
- Neurologische Untersuchung (Polyneuropathie?)
- Gefäßstatus (Pulsstatus, Verschlussdruckmessung, Angiographie)

❶ Die regelmäßige Fußinspektion ist die wichtigste Maßnahme zur Prophylaxe des diabetischen Fußsyndroms.

Therapie Eine frühzeitige und adäquate Therapie jeder Fußläsion ist unabdingbar, um weitere Schäden und Amputationen zu vermeiden. In der Regel sollte vor jeder operativen Maßnahme eine Gefäßdiagnostik erfolgen, denn nur bei optimierter Durchblutung kann eine Fußläsion zur Abheilung kommen.

15.3.6 Diabetestherapie mit Insulinen

Aktuell werden in der Therapie des Diabetes mellitus in der Regel nur noch Humaninsuline oder Kunstinsuline, sog. **Insulinanaloga**, eingesetzt. Insulinanaloga sind Insuline, deren Aminosäuresequenz verändert wurde und/oder denen Seitenketten angefügt wurden. Diese Insuline stimmen mit keinem in der Natur vorkommenden Insulin überein. Durch die Veränderungen weisen die Insulinanaloga für die Therapie vorteilhafte Eigenschaften auf. Es gibt Insulinanaloga mit schnellerem Wirkeintritt und kürzerer Wirkdauer und es gibt auch Insulinanaloga mit verlängerter Wirkdauer und verändertem Wirkprofil. Tierische Insuline haben keine Bedeutung mehr in der Therapie des Diabetes mellitus.

❶ Man unterscheidet prinzipiell schnell wirksame Insuline bzw. schnell wirksame Insulinanaloga und lang wirkende Insuline bzw. lang wirkende Insulinanaloga.

Schnell wirksames Insulin und Insulinanaloga Hierzu zählen das Humaninsulin, auch Normalinsulin oder Altinsulin genannt, und die schnell wirksamen Insulinanaloga Insulin lispro (Humalog, Liprolog), Insulin aspart (Novorapid) und Insulin glulisin (Apidra) (◘ Abb. 15.3 und ◘ Tab. 15.3).

Der Vorteil der kurz wirksamen Insulinanaloga gegenüber dem Humaninsulin besteht vorwiegend im deutlich schnelleren Wirkeintritt und in der kürzeren Wirkdauer. Durch den schnelleren Wirkeintritt ist eine Injektion unmittelbar vor der Mahlzeit möglich, ein Spritz-Ess-Abstand muss nicht beachtet werden. Die verkürzte Wirkdauer ermöglicht ein schnelleres Nachinjizieren von Insulin z. B. zur Korrektur überhöhter Blutzuckerwerte, und es kann auf Zwischenmahlzeiten verzichtet werden. Die Studiendaten weisen auch eine Tendenz zu weniger Hypoglykämien unter der Therapie mit kurz wirksamen Insulinanaloga auf. Der Einsatz dieser Kunstinsuline erhöht vor allem die Lebensqualität der

Tab. 15.3 Eigenschaften der schnell wirksamen Insuline

	Schnell wirksame Insulinanaloga	Humaninsulin
Wirkeintritt	Ca. 15 min	Ca. 20–45 min
Wirkmaximum	Nach 1–1,5 h	Nach 2–3 h
Spritz-Ess-Abstand	0 min, evtl. Injektion postprandial	15–30 min
Zwischenmahlzeit	Nein	Evtl. erforderlich
Erneute Injektion	Nach 2–3 h	Nach 3–4 h

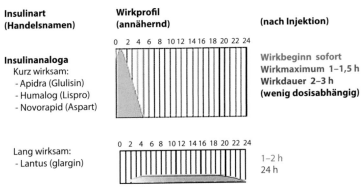

Insulinart (Handelsnamen)	Wirkprofil (annähernd)	(nach Injektion)
Insulinanaloga Kurz wirksam: - Apidra (Glulisin) - Humalog (Lispro) - Novorapid (Aspart)	0 2 4 6 8 10 12 14 16 18 20 22 24	**Wirkbeginn sofort** **Wirkmaximum 1–1,5 h** **Wirkdauer 2–3 h** **(wenig dosisabhängig)**
Lang wirksam: - Lantus (glargin)	0 2 4 6 8 10 12 14 16 18 20 22 24	1–2 h 24 h

Abb. 15.3 Unterschiedliche Insulinanaloga

Patienten und führt zu einer größeren Therapiezufriedenheit, ein eindeutiger Überlebensvorteil konnte bisher nicht gezeigt werden. Seit Mitte der 1990er Jahre werden kurz wirksame Insulinanaloga in der Therapie flächendeckend eingesetzt. Seither haben sie sich als sicher erwiesen. Sie können bei allen Formen der Insulintherapie eingesetzt werden.

Lang wirkende Insuline und lang wirkende Insulinanaloga Der Einsatz des Humaninsulins machte häufige Injektionen notwendig, um v. a. beim Typ-1-Diabetiker eine 24-stündige Insulinversorgung sicherzustellen. Daher kam rasch der Wunsch nach länger wirksamen Insulinen auf. Dem Humaninsulin wurden verschiedene Zusatzstoffe beigemischt, um eine Wirkverlängerung und Wirkverzögerung zu erzielen, so sollte eine basale Insulinversorgung erreicht werden. Heute gebräuchlich ist noch das **Normal-Protamin-Hagedorn** (NPH), es wird dem Humaninsulin beigemischt und führt so zu einem verzögertem Wirkeintritt und einer verlängerten

Wirkdauer. Durch die Zumischung wird das Insulin trüb; vor jeder Injektion muss das Insulin gut durchmischt werden, um eine Homogenisierung der Suspension zu erreichen.

Da die NPH-Insuline in der Therapie als Basalinsuline einige Nachteile aufwiesen, wurden lang wirksame Insulinanaloga entwickelt, die gegenüber den NPH-Insulinen veränderte Eigenschaften aufweisen, die sich in der Therapie als vorteilhaft erweisen können (**Tab. 15.4**).

> Als lang wirksame Insuline sind heute die NPH-Insuline und die Insulinanaloga Insulin Detemir (Levemir) und Insulin glargin (Lantus) gebräuchlich (**Abb. 15.3**).

Mischinsuline Mischinsuline sind Mischungen aus Normalinsulin oder schnell wirksamen Insulinanaloga mit NPH-Insulinen. Die Zahl im Präparatenamen gibt in der Regel den Anteil des schnell wirksamen Insulins in % der Mischung an. Durch die Mischung wird die Zahl der notwendigen Injektio-

F10

◘ Tab. 15.4 Eigenschaften der lang-wirksamen Insuline

	NPH-Insulin	Insulin Detemir (Levemir)	Insulin glargin (Lantus)
Wirkeintritt	Ca. 45 min	Ca. 60 min	Ca. 60 min
Wirkmaximum	Ca. 4–6 h	Ca. 7–9 h	Kein Maximum
Wirkprofil	mäßig reproduzierbar, mit Wirkmaximum	gut reproduzierbar, mit Wirkmaximum	Sehr gleichmäßig ohne Wirkmaximum
Wirkdauer	10–14 h	14–17 h	Bis 24 h
Basale Abdeckung	2–3 Injektionen	2 Injektionen	Meist 1 Injektion
Lösung	Trüb	Klar	Klar

nen um eine 24-stündige Insulintherapie in der Regel auf 2 Injektionen reduziert. Der Patient appliziert bei jeder Injektion einen Insulinvorrat; er muss seine Nahrungsaufnahme diesem Insulinvorrat anpassen. Variationen bzw. Dosisanpassungen in besonderen Situationen sind kaum möglich.

Generell dürfen Zeitangaben zu Wirkeintritt, Wirkmaximum und Wirkdauer von Insulinen nur als Anhalt verstanden werden. Zum einen verlängert sich die Wirkung mit erhöhter Dosis, zum anderen sind ganz erhebliche Schwankungen der Aufnahme des gespritzten Insulins ins Unterhautfettgewebe zu beobachten. Dies trifft sowohl für die Insulinwirkung bei verschiedenen Patienten als auch für die Insulinwirkung bei ein und derselben Person, sogar innerhalb des gleichen Tages zu. So ist der Insulinbedarf in den Morgenstunden meist am größten und in der Mittags- und Nachtzeit am geringsten. Auswirkungen auf die Insulinwirkung haben auch die körperliche Aktivität, die Körpertemperatur, Infektionen und der Lebensrhythmus u. ä. eines Patienten.

Supplementäre bzw. prandiale Insulintherapie

Zu jeder kohlehydrathaltigen Mahlzeit spritzt der Patient ein schnell wirksames Insulin, um den postprandialen Blutzuckeranstieg durch die Kohlehydrataufnahme zu vermeiden. Entweder der Patient berechnet die notwendige Insulindosis selbst nach den aufgenommen Kohlehydratmengen und dem aktuellen Blutzuckerwert oder die Dosis und die aufgenommene Kohlehydratmenge werden festgelegt.

Diese Art der Insulintherapie kann mit Normalinsulin oder mit schnell wirksamen Insulinanaloga durchgeführt werden. Bei überhöhten Nüchternblutzuckerwerten kann ggf. noch ein langwirksames Insulin zur Nacht ergänzt werden. Eine Kombination mit oralen Antidiabetika (z. B. Metformin) ist prinzipiell möglich. Geeignet ist diese Therapieform v. a. Für **Typ-2-Diabetiker**.

Vorteile:

- Variable Therapie mit Dosisanpassung an den aktuellen Blutzucker
- Mahlzeiten können ausgelassen werden bzw. variiert werden
- Vermeidung eines postprandialen Blutzuckeranstieges

Nachteile:

- Häufige Injektionen
- Höherer Schulungsaufwand

Basal optimierte Therapie

Zur Nacht wird ein lang wirksames Insulin (Bedtime-Insulin) verabreicht; hiermit wird der Nüchternblutzucker reguliert und in den Zielbereich gebracht. Tagsüber wird zusätzlich ein orales Antidiabetikum (häufig ein Sulfonylharnstoffderivat) verabreicht, hierdurch soll der postprandiale Blutzuckeranstieg verhindert werden. Die meisten Daten liegen für die Kombination Insulin glargin und Glimepirid vor. Geeignet ist diese Therapie vor allem für den Einstig in die Insulintherapie beim Typ-2-Diabetiker.

15

Vorteile:

- Meist nur 1 Insulininjektion erforderlich
- Reduktion v. a. der nächtlichen Hypoglykämien im Vergleich zu einer konventionellen Insulintherapie

Nachteile:

- Postprandiale Blutzuckeranstiege nicht immer vermeidbar
- Starre Therapie mit angepasster Ernährung

Konventionelle Insulintherapie

In der Regel wird zweimal täglich ein Mischinsulin appliziert, meist ⅔ der Gesamtdosis vor dem Frühstück und ⅓ der Gesamtdosis vor dem Abendessen. Es handelt sich um ein einfaches, jedoch starres Therapieschema. Der Patient muss regelmäßig Kohlenhydrate aufnehmen entsprechend dem Wirkprofil des applizierten Insulins. Mahlzeiten können in der Regel nicht ausgelassen werden, eine Anpassung an besondere Situationen ist kaum möglich. Diese Therapie ist vor allem für **Typ-2-Diabetiker** sinnvoll, kann jedoch auch bei Typ-1-Diabetikern eingesetzt werden.

Vorteile:

- Meist nur 2 Injektionen erforderlich
- Einfaches Therapieschema

Nachteile:

- Starre Therapie
- Regelmäßige Kohlenhydratzufuhr erforderlich

Intensivierte konventionelle Insulintherapie

Bei der intensivierten konventionellen Insulintherapie (ICT) wird der Insulinbedarf aufgeteilt in den sog. **Basalbedarf** und die **Insulinboli** zu den Mahlzeiten (deshalb auch Basis-Bolus-Therapie). Diese Therapieform kommt der physiologischen Insulinsekretion des Gesunden am nächsten. Die Dosis und die Applikation des Basalinsulins sollten so bemessen sein, dass im Nüchternzustand der Blutzucker konstant gehalten wird. Prinzipiell können alle verfügbaren lang wirksamen Insuline eingesetzt werden. Welches im Einzelfall das Beste ist, muss individuell entschieden werden.

Zusätzlich wird zu jeder kohlenhydrathaltigen Mahlzeit ein schnell wirksames Insulin, um den postprandialen Blutzuckeranstieg durch die Kohlenhydrataufnahme zu vermeiden, injiziert. In der Regel berechnet der Patient die notwendige Insulindosis selbst nach der aufgenommenen Kohlenhydratmenge und dem aktuellen Blutzuckerwert. Diese Therapieform ist vor allem für **Typ-1-Diabetiker** geeignet, kann jedoch auch bei Typ-2-Diabetikern eingesetzt werden.

Vorteile:

- Physiologische Therapie
- Zeitpunkt und Größe der Mahlzeiten frei wählbar
- Meist die beste Blutzuckereinstellung erreichbar

Nachteile:

- Hoher Therapieaufwand
- Hoher Schulungsbedarf
- Häufige Injektion, häufige Blutzuckerkontrollen

Intensivierte Insulintherapie mittels Insulinpumpen

Eine besondere Form der ICT stellt die Therapie mit Insulinpumpen dar (◉ Abb. 15.4). Hierbei erfolgt zur Basalabdeckung eine kontinuierliche subkutane Insulininfusion; diese Basalrate wird programmiert. Da die Dosisprogrammierung der Basalrate sehr variabel vorgenommen werden kann, ist eine optimale Anpassung an den basalen Insulinbedarf jedes einzelnen Patienten möglich.

Zusätzlich zur Basalrate ruft der Patient manuell zu jeder kohlenhydrathaltigen Mahlzeit einen Insulinbolus zur Abdeckung der aufgenommenen Kohlenhydrate ab, die Dosierung des Bolus muss zuvor analog zur intensivierten Insulintherapie individuell durch den Patienten berechnet werden.

Die Insulinpumpentherapie ist somit nur für Patienten geeignet, die die konventionelle intensivierte Insulintherapie beherrschen.

Vorteile:

- Überlegenheit gegenüber der ICT bei:
  - Diabetikern mit ausgeprägtem Dawn-Phänomen (ausgeprägter Blutzuckeranstieg in den frühen Morgenstunden)
  - Menschen mit stark wechselndem Tagesablauf (Schichtarbeiter)
  - Diabetikern mit häufigen Unterzuckerungen, insbesondere nachts

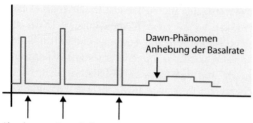

Abgabe von einem Bolus zu den Mahlzeiten

◘ **Abb. 15.4 Therapie mit Insulinpumpen**

— Vor und während Schwangerschaften
— Sportlich sehr aktiven Menschen
— Diabetikern, die trotz aufwändiger und sorgfältiger ICT weiter stark schwankende Blutzuckerwerte haben
— Diabetikern mit sehr niedrigem oder sehr hohem Insulinbedarf

Nachteile:

— Abhängigkeit von einer Maschine, die 24 h am Körper getragen werden muss.
— Probleme der Insulinzufuhr (Katheterdislokation, Katheterobstruktion o. ä.) werden manchmal nicht rechtzeitig bemerkt und führen zu schwerere Stoffwechselentgleisungen bis hin zur Ketoazidose.

— Bei fehlender Hygiene können an den Einstichstellen der Katheter Infektionen entstehen.
— Insulinpumpen reagieren nicht selbstständig auf Blutzuckerschwankungen. Die Insulinpumpentherapie benötigt den engagierten, sorgfältigen Patienten, der die Behandlung steuert.

15.3.7 Diabetestherapie mit oralen Antidiabetika

Eine Übersicht über die Wirkungsweise der oralen Antidiabetika gibt ◘ Abb. 15.5.

Biguanide (Metformin, z. B. Glucophage)

Das molekulare Wirkprinzip von Biguaniden ist nach wie vor nicht vollständig geklärt. Klinische Studien zeigen, dass Metformin die Glukoseneubildung in der Leber hemmt und die Glukoseaufnahme in der Muskulatur steigert. Indiziert ist Metformin vor allem bei der Behandlung des übergewichtigen Typ-2-Diabetikers, insbesondere bei begleitender Hypertriglyzeridämie. Mögliche

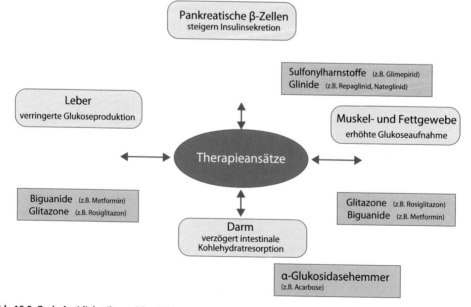

◘ **Abb. 15.5 Orale Antidiabetika und ihre Wirkungsweise**

Nebenwirkungen der Biguanide sind Magen-Darm-Unverträglichkeitsreaktionen, Laktatazidosen. Beachtet werden müssen die Kontraindikationen, v. a. die Niereninsuffizienz.

Vorteile:
- Keine Steigerung der Insulinsekretion
- Minderung der Insulinresistenz
- Keine Gewichtszunahme, Reduktion des Körpergewichtes wird unterstützt
- Sehr geringe Gefahr von Hypoglykämien

Nachteile:
- Gastrointestinale Nebenwirkungen
- Absetzen vor Operationen und vor der Gabe von Röntgenkontrastmitteln
- Gefahr der Laktatazidose

Kontraindikationen:
- Typ-1-Diabetes
- Schwangerschaft, Stillzeit
- Niereninsuffizienz, Leberfunktionsstörung, schwere kardiale, pulmonale und konsumierende Erkrankungen, Schock

Dosierung:
- Beginn mit 500 mg einmalig
- Bei guter Verträglichkeit langsam stufenweise erhöhen bis maximal 2×1000 mg oder 3×850 mg (maximal wirksame Dosis 2×1000 mg)

α-Glukosidasehemmer Acarbose (Glucobay)

Acarbose, ein von Bakterienkulturen gewonnenes Pseudotetrasaccharid, hemmt kompetitiv α-Glukosidasen im Darm, die am Abbau von Di-, Oligo- und Polysacchariden beteiligt sind. So wird die Resorption der Kohlehydrate verzögert. Acarbose führt zu einer Hemmung der Kohlenhydratverdauung; der postprandiale Anstieg des Blutglukosespiegels wird somit deutlich verzögert. Die nicht gespaltenen Kohlehydrate gelangen in das Kolon und werden dort von Bakterien verstoffwechselt, was zu einer erheblichen Gasbildung im Kolon führt.

Vorteile:
- Keine Steigerung der Insulinsekretion
- Keine Gewichtszunahme

Nachteile:
- Gastrointestinale Nebenwirkungen (Flatulenz, Diarrhö)
- Nur geringer blutzuckersenkender Effekt, nur geringer Effekt auf das HbA1c

Kontraindikationen:
- Typ-1-Diabetes
- Schwangerschaft
- Schwere Niereninsuffizienz, Leberfunktionsstörung, entzündliche Darmerkrankung

Dosierung:
- Einschleichende Dosierung, Beginn mit 25–50 mg/Tag zur Mahlzeit
- Langsame Dosissteigerung bis maximal 3×100 mg

Glitazone Pioglitazon (Actos)

Glitazone sind sog. Insulinsensitizer, sie bewirken eine Erhöhung der Insulinempfindlichkeit. Glitazone sind seit dem 1. April 2011 in Deutschland nach Beschluss des gemeinsamen Bundesausschusses nach Beurteilung der aktuellen Studienlage nicht mehr zu Lasten der gesetzlichen Krankenversicherungen verordnungsfähig.

Vorteile:
- Keine Steigerung der Insulinsekretion
- Minderung der Insulinresistenz
- Sehr geringe Gefahr von Hypoglykämien

Nachteile:
- Abnahme von Hämoglobin/Hämatokrit
- Gewichtszunahme
- Anstieg Cholesterin
- Ödeme
- Gastrointestinale Störungen
- Herzinsuffizienz kann ausgelöst werden

Kontraindikationen:
- Typ-1-Diabetes
- Herzinsuffizienz, Leberinsuffizienz (cave: Leberenzyme regelmäßig kontrollieren!)
- Schwangerschaft, Stillzeit

Dosierung:
- 1× täglich (15–30–45 mg)

Sulfonylharnstoffderivate: Glibenclamid (Euglucon), Glimepirid (Amaryl)

Der primäre und einzig relevante Effekt der Sulfonylharnstoffderivate erfolgt über eine Stimulation der β-Zellen zur Steigerung der Insulinsekretion über eine Interaktion mit einem hochaffinen und spezifischen Oberflächenrezeptor. Durch Hemmung des ATP-sensitiven Kaliumkanals erfolgt die Depolarisation der β-Zelle. Als Konsequenz kommt es zu einem gesteigerten Kalziumeinstrom in das Zytosol und zu einer Calmodulin-ausgelösten Aktivierung der Exozytose von Insulin-beladenen Sekretionsgranula. Calmodulin ist ein kalziumbindendes Protein, das bei erhöhter Kalziumkonzentration in der Zelle aktiviert wird.

Vorteile:
- Sehr effektive Blutzuckersenkung (potenteste orale Antidiabetika)
- Preiswert

Nachteile:
- Häufig Gewichtszunahme
- Bisher kein Nachweis der Lebensverlängerung bei Typ-2-Diabetikern
- Gefahr der Hypoglykämie (häufig prolongiert)
- Verstärkung der Hyperinsulinämie
- Kohlehydrataufnahme muss der Medikamentenwirkung angepasst werden

Kontraindikationen:
- Typ-1-Diabetes
- Schwangerschaft, Stillzeit
- Ketoazidose, Niereninsuffizienz (glomeruläre Filtrationsrate <50), schwere Leberfunktionsstörung, bekannte Allergie gegen Sulfonylharnstoff

Dosierung:
- Glibenclamid: Beginn mit 1,75 mg vor dem Frühstück, Dosissteigerung alle 3–7 Tage, Maximum: 3×3,5 mg (2× morgens, 1× abends)
- Glimepirid: Beginn mit 1 mg vor dem Frühstück, Dosissteigerung alle 1–2 Wochen, Maximum: 4 mg (in Einzelfällen bis 6 mg) (einmal täglich vor dem Frühstück)

Glinide: Repaglinid (Novonorm), Nateglinid (Starlix)

Glinide wirken über den gleichen Rezeptor wie Sulfonylharnstoffderivate. Ihre Bindung an den Rezeptor ist jedoch deutlich kürzer. Nateglinid ist nur in der Kombination mit Metformin zugelassen. Nateglinid ist in Deutschland derzeit nicht zu Lasten der gesetzlichen Krankenversicherung verordnungsfähig. Repaglinid ist in Deutschland nur bei Niereninsuffizienz zu Lasten der gesetzlichen Krankenversicherung verordnungsfähig.

Vorteile:
- Kurze Rezeptorbindung
- Weniger Hypoglykämien als unter Sulfonylharnstoffderivaten
- Repaglinide: 90 % biliäre Ausscheidung (zugelassen bei schwerer Niereninsuffizienz)
- Mahlzeitenbezogene Tabletteneinnahme (pro Hauptmahlzeit eine Tablette)

Nachteile:
- Bisher kein Nachweis der Lebensverlängerung bei Typ-2-Diabetikern
- Gefahr der Hypoglykämie
- Verstärkung der Hyperinsulinämie
- Kohlehydrataufnahme muss der Medikamentenwirkung angepasst werden

Kontraindikationen:
- Typ-1-Diabetes
- Schwangerschaft, Stillzeit
- Ketoazidose, schwere Leberfunktionsstörung

Dosierung:
- Repaglinid: Beginn mit 0,5 mg vor jeder Hauptmahlzeit, Steigerung auf maximal 4 mg/Mahlzeit (maximal 16 mg/Tag)

GLP-1-Analoga: Exenatide (Byetta), Liraglutid (Victoza)

Das **Glucagon-like Peptid 1** (GLP-1) ist ein Peptidhormon, das eine wichtige Rolle im Glukosestoffwechsel spielt. GLP-1 wird als Darmhormon von den neuroendokrinen L-Zellen des Darms produziert und bei Nahrungsaufnahme in den Blutkreislauf freigesetzt. Es stimuliert die Produktion von Insulin in den Betazellen der Bauchspeicheldrüse, es senkt die Produktion von Glukagon in den Alphazellen der

Bauchspeicheldrüse, es verzögert die Entleerung des Mageninhaltes in den Darm und es stimuliert das Sättigungsgefühl. GLP-1 wird innerhalb von Minuten von dem Enzym Dipeptidylpeptidase 4 (DPP 4) abgebaut.

Die GLP-1-Analoga (sog. Inkretin-Mimetika) binden wie GLP-1 mit hoher Affinität an humane GLP-1-Rezeptoren. Die Rezeptorbindung führt zu einer glukoseinduzierten Stimulation der Insulinsekretion. Weitere Effekte der GLP-1-Analoga sind eine verzögerte Magenentleerung, Unterdrückung der Glukagonproduktion bei Hyperglykämie und eine Aktivierung der Glukagonproduktion bei Hypoglykämie. GLP-1 wird physiologisch sehr rasch durch Enzyme (DPP4) abgebaut, die GLP-1-Analoga sind dagegen weitgehend resistent gegen DPP4.

Vorteile:
- Sehr geringe Gefahr von Hypoglykämien
- Häufig Gewichtsreduktion unter der Therapie
- Effektive Blutzuckersenkung

Nachteile:
- Subkutane Applikation
- Gastrointestinale Nebenwirkungen
- Bisher nur geringe Datenlage

Kontraindikationen:
- Typ-1-Diabetes
- β-Zellversagen
- Ketoazidose, schwere Niereninsuffizienz, Leberinsuffizienz
- Schwangerschaft, Stillzeit

Dosierung:
- Exenatide: Start mit 2×5 µg 60 min vor dem Frühstück/Abendessen s.c., Steigerung nach 1 Monat auf 2×10 µg s.c.
- Liraglutid: Start mit 1×0,6 mg s.c., Steigerung nach 1 Woche 1×1,2 mg, evtl. nach 1 Woche 1,8 mg s.c. (maximal)

DPP-4-Inhibitoren (Gliptine): Sitagliptin (Januvia/Xelevia), Vildagliptin (Galvus), Saxagliptin (Onglyza)

Die Gliptine hemmen die Inkretin-abbauenden Enzyme (DPP-IV). Dadurch wird der Abbau des körpereigenen GLP-1 verzögert.

Vorteile:
- Sehr geringe Gefahr von Hypoglykämien
- Gewichtsneutral
- Blutzuckerabhängige Verbesserung der Insulinsekretion

Nachteile:
- Gastrointestinale Nebenwirkungen
- Bisher nur geringe Datenlage

Kontraindikationen:
- Typ-1 Diabetes
- β-Zellversagen
- Ketoazidose, schwere Niereninsuffizienz, Leberinsuffizienz
- Schwangerschaft, Stillzeit

Dosierung:
- Sitagliptin:1× täglich 100 mg, Vildagliptin 2× täglich 50 mg, Saxagliptin: 1× täglich 5 mg

▫ Tab. 15.5 gibt eine Übersicht über die moderne und klinische relevante Kombinationstherapie beim Diabetes mellitus Typ 2.

15.3.8 Fettstoffwechselstörungen

Definition Fettstoffwechselstörungen sind Erkrankungen mit pathologischer Erhöhung des Cholesterins oder der Triglyzeride im Blut.

Pathogenese Meist liegt ein Rezeptordefekt im Cholesterinrezeptor, aber auch eine Transportstörung durch Mangel an bestimmten Transportproteinen zugrunde.

Einteilung Die Klassifikation der Fettstoffwechselstörungen erfolgt nach Frederickson (▫ Tab. 15.6).

Pathogenese In der Dünndarmwand werden die mit der Nahrung aufgenommenen Triglyzeride und das Cholesterin in große Lipoproteine (**Chylomikronen**) eingebaut und so über die Lymphe in den Blutkreislauf transportiert. Chylomikronen enthalten das Abbauprotein C2, das die Lipoproteinlipase in den Kapillaren aktiviert. Die Leber synthetisiert Triglyzeride und sezerniert sie zusammen mit Cho-

Tab. 15.5 Rationale für eine Kombinationstherapie mit Metformin und einem DPP-4-Inhibitor

		Metformin	DPP-4-Inhibitor
Patho-physiologie	Verbesserte Insulinproduktion durch Inkretinwirkung	Nein	Ja
	Verbesserung der Insulinresistenz	Ja	Nein
	Supprimierung der Glukagonproduktion durch Inkretinwirkung	Nein	Ja
	Senkung der hepatischen Glukoseproduktion	Ja	Ja
Vorteile und Verträglichkeit	Hypoglykämierisiko	Nein	Nein
	Ödemrisiko, Herzinsuffizienzrisiko	Nein	Nein
	Gewicht	Verlust	Neutral
	Gastrointestinale Wirkungen, seltene Laktatazidose	Ja	Nein

Tab. 15.6 Frederickson-Klassifikation der Fettstoffwechselstörungen

Typ	Bezeichnung	Charakteristika
I	Familiärer Lipoproteinlipasemangel	Erhöht durch Chylomikronen, Lipoproteinmuster in der Elektrophorese, erhöhte Triglyzeride (autosomal-rezessiv)
II	Familiäre Hypercholesterinämie durch Rezeptordefekt	Erhöhte Lipoproteinfraktion, LDL-Rezeptor-Mutation, Lipoproteinmuster 2a, Cholesterin erhöht, Triglyzeride normal (autosomal-dominant)
III	Familiärer Apoproteinmangel	Abnormes Apolipoprotien, Chylomikronen und VLDL erhöht, Cholesterin normal, Triglyzeride erhöht, Arteriosklerose deutlich erhöht
IV	Familiäre kombinierte Hyperlipoproteinämie	Überproduktion endogener Triglyzeride mit erhöhten Triglyzeridspiegeln, LDL und VDL erhöht; Pankreatitiden
V	Kombinierte Hyperlipoprotinämie	Ursache unklar; erhöhte Triglyzeride; Cholesterin normal bis erhöht; Fettleber

lesterin in Form von **Very-low-density-Lipoprotein** (VLDL) in die Blutbahn. Die VLDL-Partikel sind große Lipoproteine, die mit 5- bis 10-mal mehr Triglyzeriden als Cholesterin beladen sind. Die VLDL werden dann in der Leber wiederverwertet und in sog. **Low-density-Lipoproteine** (LDL) umgewandelt. Die LDL versorgen extrahepatische Zellen wie das Nebennierenmark, die Lymphozyten und Muskelgewebe mit Cholesterin. LDL werden durch spezielle Zelloberflächen-Rezeptoren gebunden, dann wieder via Endozytose in die Zelle aufgenommen und durch Lysosome verdaut. Das frei werdende Cholesterin wird zur Membransynthese und zur Steroidhormonsynthese verwendet.

Diagnostik Bei Erwachsenen liegt eine **Hyperlipoproteinämie** vor, wenn das Plasmacholesterin über 200 mg/dl oder die Triglyzeride über 200 mg/dl erhöht sind. Eine isolierte Erhöhung von Plasmatriglyzeriden beruht auf einer Erhöhung der Chylomikronen und VLDL.

Therapie Hemmung der Cholesterinsynthese durch Cholesterinsynthese-Hemmer (CSE), beispielsweise Pravastation 20–40 mg/Tag.

15.3.9 Hämochromatose

Definition Vermehrte intestinale Eisenresorption, die zu Eisenablagerungen, Fibrose und letztendlich Organversagen von Leber, Pankreas und Hypophyse führt.

Pathogenese Ursache der Krankheit ist eine Mutation im HFE-Gen, entweder an Position 283 und an Position 53. Das HFE-Gen ist häufig von Mutationen betroffen, ca. 10 % der nordeuropäischen Bevölkerung sind heterozygot (mischerbig) für einen solchen Gendefekt. Rund 0,3–0,5 % dieser Bevölkerungsgruppe sind hierfür homozygot (reinerbig), nur bei diesen kann die Krankheit auftreten. Die Penetranz ist aber unvollständig: Rund ein Drittel bis die Hälfte der homozygoten Mutationsträger zeigt keine klinischen Zeichen einer Eisenüberladung. Alkoholtoxische Lebererkrankungen können ebenfalls mit einem Anstieg des hepatischen Eisengehaltes einhergehen. Wesentliche Ursache der Hämochromatose bleibt der ungeregelte Eisentransport im Dünndarm; bei alkoholtoxischen Lebererkrankung ist zusätzlich der Abtransport von Eisen aus der Leber gestört.

Symptome Schwäche, Abgeschlagenheit, Gewichtsverlust, Dunklerwerden der Hautfarbe, Bauchschmerzen, Libidoverlust. Hepatomegalie bei 95 % der Patienten.

Diagnostik Sonographisch nachweisbare inhomogene Leberverdichtung. Eisen im Serum erhöht. Deutlich erhöhte Eisen-Transferrin-Sättigung über 60 %, Ferritin meist über 1000 µg/dl. Leberbiopsie zur Diagnosesicherung. Genetischer Nachweis der Mutationen des HFE-Gens.

Therapie Wiederholte Aderlässe. Dem Körper kann durch einen Aderlass mit 500 ml etwa 250 mg Eisen entzogen werden.

15.3.10 Morbus Wilson

Definition Autosomal-rezessiv erbte Krankheit, die durch pathologische Kupferspeicherung in Leber, Gehirn und anderen Organen gekennzeichnet ist.

Pathogenese Die zugrunde liegende Störung ist das Unvermögen, das vom Coeruloplasmin abgespaltene Kupfer mit der Galle auszuscheiden. Der übermäßige Anfall von Kupfer hemmt die Bildung von Coeruloplasmin, folglich ist die Kupferspeicherkapazität der Leber überschritten.

Symptome Der Morbus Wilson manifestiert sich meist als akute Hepatitis im jugendlichen Alter. Kupfer wird in Geweben eingelagert wie Gehirn, Augen, Herz sowie insbesondere in der Leber. Folgen sind in der Leber Zellnekrosen, Entzündungen, Fibrosierungen und Zirrhose. Zu den neurologischen Manifestationen gehören Tremor, Spastizität, Rigor, aber auch Schizophrenie oder Neurosen. Das Risiko eines hepatozellulären Karzinoms ist niedrig.

❶ Die Krankheit führt unbehandelt zum Tode. Jeder Patient unter 20 Jahren mit unklaren Essstörungen, chronischer Hepatitis und Leberzirrhose muss auf Morbus Wilson untersucht werden.

Diagnostik Die Diagnose kann bei erniedrigtem Coeruloplasmin im Serum <20 µg/dl, dem Nachweis der **Kayser-Fleischer-Kornealringe** (grünlich bis bräunlicher Ring am Rand der Hornhaut durch Kupferablagerung; Blickdiagnose in der Iris!) und einer erhöhten Kupferausscheidung im Urin gestellt werden.

Therapie Penicillamin, Zink, Lebertransplantation.

15.4 Leitsymptome

15.4.1 Akute Hypoglykämie

Symptome der Hypoglykämie
- Adrenerge Reaktionen
  - Schweißausbruch, Herzklopfen, Ängstlichkeit
- Neuroglykopenische Reaktionen
  - Gedankenflucht, Logorrhö, Wortfindungsstörungen, Hunger
  - Reizbarkeit, Doppelbilder und andere Sehstörungen
  - Bewusstlosigkeit, Krämpfe

Beim **hypoglykämische Koma** folgt auf Schwindel, Schwitzen, Bewusstseinstrübung dann rasch eine anhaltende Bewusstlosigkeit. Das Phänomen ist als

Anpassung des Körpers an die Hypoglykämie aufzufassen und findet sich auch bei Insulinomträgern. Es besteht die Gefahr neurologischer Schäden.

> ❶ **Bei Blutglukose-Werten <30 mg/dl kann der Zustand unmittelbar und ohne Vorwarnung in Bewusstlosigkeit übergehen.**

Therapie
- Patient ansprechbar, Blutglukose 50–60 mg/dl: 20 g Glukose, z. B. 200 ml Fruchtsaft
- Patient ansprechbar, Blutglukose <50 mg/dl: 30 g Glukose
- Patient bewusstlos: 20 %-ige Glukose i.v. (Arzt), alternativ Glukagon 1 mg i.m. (Angehörige)

F11 ## 15.4.2 Diabetische Ketoazidose

Beim absoluten Insulinmangel kann die Glukose nicht mehr in die Zellen aufgenommen werden und steht nicht zur Energiegewinnung zur Verfügung. Zur Energiegewinnung werden zunehmend Fette herangezogen. Durch das Fehlen des Insulins wird die Lipolyse nicht gehemmt. Die Fettverbrennung erfolgt jedoch im Insulinmangel unvollständig und es kommt zu einer Akkumulation von Azeton, dies führt zur Ausbildung einer Azidose (Ketazidose). Von dieser Form der Stoffwechselentgleisung sind vornehmlich Typ-1-Diabetiker betroffen.

> **Ursachen einer diabetischen Stoffwechselentgleisung:**
> - Nicht angepasste Insulindosis in Phasen eines erhöhten Insulinbedarfs z. B. bei Infekten
> - Fehlerhafte Insulininjektionen
> - Auslassen von Insulininjektion bzw. Verzicht auf »Basalinsulin« (z. B. Typ-1-Diabetiker muss nüchtern sein)
> - Defektes Injektionssystem (z. B. dislozierter Katheter bei Insulinpumpentherapie, defekte Spritzhilfe)

Symptome Symptome der Ketoazidose sind:
- Dehydratation (trockene Mundhöhle, abhebbare Hautfalten)

- Muskelkrämpfe
- Bauchschmerzen ((Pseudoperitonitis diabetica)
- Gerötete Haut (Vasodilatation)
- Geruch nach sauren Äpfeln bzw. Azeton im Krankenzimmer
- Kussmaul-Atmung
- Neurologische Ausfälle, verminderter Muskeltonus und herabgesetzte Reflexe
- Bewusstseinseinschränkung bis zum Koma

Diagnostik Typische Laborbefunde der ketoazidotischen Stoffwechselentgleisung sind Blutglukosespiegel >300 mg/dl, Basenexzess bis zu 20 mmol/l, Blut-pH <7,3 und Ketonurie.

> ❶ **Bei einer hyperglykämischen Stoffwechselentgleisung beim Typ-1-Diabetiker mit Blutzuckerwerten >300 mg/dl sollte immer sofort eine Blutgasanalyse erfolgen und der Urin sollte auf Ketone überprüft werden.**

Therapie Grundlage der Therapie ist eine adäquate Flüssigkeits-/Elektrolyt- und Insulinsubstitution, die zu einer langsamen Normalisierung des Stoffwechsels über 24–48 h führen soll. Insulin sollte in der Regel intravenös als Dauerinfusion über einen Perfusor niedrig dosiert zugeführt werden. Hauptziel der Therapie in den ersten Stunden ist es, das Volumendefizit auszugleichen und die Azidose zu normalisieren. Hierzu reichen meistens bereits kleinste Insulinmengen (z. B. 1 I.E./h) aus. Der Blutzucker muss in der Frühphase nicht gesenkt werden. Insulinboli sollten nicht verabreicht werden. Die Normalisierung der Blutzuckerwerte sollte sehr langsam (maximal 50 mg/dl pro Stunde) erfolgen. Da die Ketoazidose mit Einsetzen der Insulinwirkung abklingt, ist eine Bikarbonatmedikation nur bei pH <7,1 indiziert. Bei Bewusstlosigkeit hat die Behandlung auf einer internistischen Intensivstation zu erfolgen.

15.4.3 Hyperosmolares Coma diabeticum

Definition Beim hyperosmolaren Coma diabeticum handelt es sich um die nichtketoazidotische Form des diabetischen Komas, die sich meist

15

bei Patienten mit Diabetes mellitus Typ 2 manifestiert.

Pathogenese Meist besteht bei Typ-2-Diabetikern eine endogene Insulinrestsekretion. Durch das vorhandene endogene Insulin wird die übermäßige Lipolyse gehemmt, wodurch es bei einer hyperglykämischen Stoffwechselentgleisung nicht zur Azidose kommt. Meist findet sich beim hyperosmolaren diabetischen Koma eine extreme Hyperglykämie, die Blutzuckerwerte sind in der Regel deutlich höher als beim ketoazidotischen Koma. Die ausgeprägte Hyperglykämie bedingt eine höchstgradige Dehydratation und gelegentlich auch eine Hypernatriämie.

> **Ursachen einer hyperosmolaren Stoffwechselentgleisung**
>
> - Nicht angepasste Insulindosis in Phasen eines erhöhten Insulinbedarfs z. B. bei Infekten
> - Fehlende Medikamenteneinnahme z. B. im Rahmen gastrointestinaler Infekte
> - Fehlerhafte Insulininjektionen
> - Auslassen von Insulininjektion
> - Defekte Injektionssysteme
> - Zu langes Hinauszögern einer notwendigen Insulintherapie

Symptome Symptome der hyperosmolaren Stoffwechselentgleisung sind:

- Dehydratation (trockene Mundhöhle, abhebbare Hautfalten), Durstgefühl, Polyurie
- Körperliche Schwäche
- Muskelkrämpfe
- Neurologische Ausfälle, verminderter Muskeltonus und herabgesetzte Reflexe, Sehstörungen
- Benommenheit, Verwirrtheit, Bewusstseinseinschränkung bis zum Koma
- Übelkeit, Erbrechen
- Abdominelle Schmerzen

Diagnostik Typische Laborbefunde der hyperosmolaren Stoffwechselentgleisung sind Blutglukosespiegel >500 mg/dl, Osmolarität im Serum erhöht, normaler pH-Wert, erhöhtes Kreatinin, Hypernatriämie.

Therapie Vorrangig bei der Therapie ist eine adäquate Flüssigkeits-/Elektrolytsubstitution. Der Volumenbedarf beträgt meist Liter. Zusätzlich sollte eine Insulinsubstitution, initial meist intravenös als Dauerinfusion über einen Perfusor erfolgen. Der Insulinbedarf ist meist höher als in der Therapie der Ketoazidose. Ziel ist eine langsame Normalisierung des Stoffwechsels über 24–48 h. Insulinboli sollten nicht verabreicht werden. Die Normalisierung der Blutzuckerwerte sollte sehr langsam (maximal 50 mg/dl pro Stunde) erfolgen. Bei Bewusstlosigkeit hat die Behandlung auf einer internistischen Intensivstation zu erfolgen.

Kontrollparameter: Blutglukose (stündlich) und Anpassung der Insulindosis. Kalium, Natrium, pH (2- bis 3-stündlich). Dokumentation der Flüssigkeitsbilanz.

> ❗ Unbehandelt führt das diabetische Koma unweigerlich zum Tode.

15.5 Algorithmen

◼ Abb. 15.6 zeigt einen Algorithmus zur Diagnose des Diabetes mellitus. ◼ Abb. 15.7 gibt einen Überblick über die spezifische Therapie beim Typ-2-Diabetes.

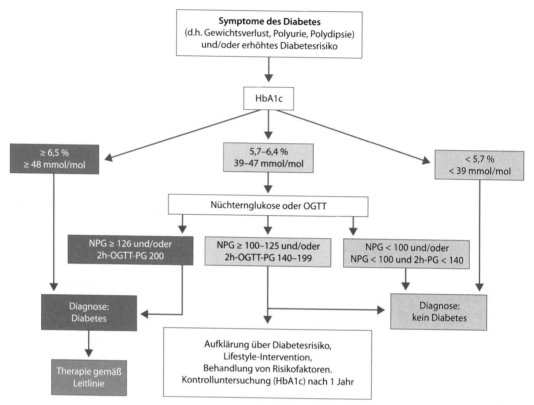

◻ **Abb. 15.6 Diagnostisches Vorgehen bei Verdacht auf Diabetes mellitus** (mod. nach den Praxis-Leitlinien der Deutschen Diabetes Gesellschaft 2010). *NPG* Nüchtern-Plasma-Glukose

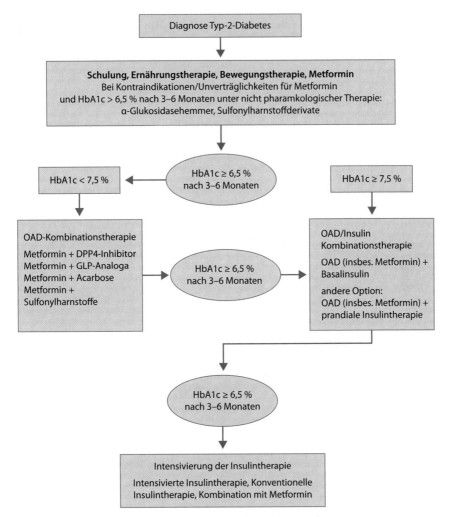

Abb. 15.7 Therapeutisches Vorgehen beim Typ-2-Diabetes. *OAD* orale Antidiabetika

Erkrankungen der blutbildenden Organe (Hämatologie)

Leukämien

Christian Prinz, Folker Schneller

❯❯ ❯ Einleitung

Leukämien (weißes Blut) beruhen auf einer Krebserkrankung der weißen Blutkörperchen (Leukozyten) oder deren Vorstufen. Ist die Entwicklung der Stammzellen im Knochenmark gestört, teilen sich die Zellen unkontrolliert und werden bösartig, durchsetzen das Knochenmark und verdrängen die gesunden Stammzellen der roten und weißen Blutkörperchen und Blutplättchen. Die entarteten Zellen können sich auch in Organen wie der Leber, der Milz, den Lymphknoten sowie in den Nieren oder dem Gehirn einlagern.

Was kommt jetzt?

Akute und chronische myeloische Leukämie, akute und chronisch lymphatische Leukämie, myelodysplastische Syndrome, myeloproliferative Syndrome, Osteomyelofibrose, Polycythaemia vera, essenzielle Thrombozythämie.

16.1   Anatomische und physiologische Grundlagen

Aus einer pluripotenten hämatopoetischen Stammzelle entwickeln sich im Knochenmark sämtliche Zellen des peripheren Blutes. Sehr früh erfolgt eine Differenzierung in eine lymphatische und eine myeloische Stammzelle. Die weitere Differenzierung der lymphatischen Reihe erfolgt in Knochenmark, Thymus und Lymphknoten. Die myeloische Differenzierung findet im Knochenmark statt.

Lichtmikroskopisch lassen sich im Knochenmark
- die Vorformen der Granulozyten (Blasten, Promyelozyten, Myelozyten, Metamyelozyten, Stabkernige),
- der Erythrozyten (Proerythroblasten, Erythroblasten, Normoblasten) und
- der Thrombozyten (Megakaryozyten) differenzieren.

Die Hämatopoese wird dabei von Zytokinen gesteuert, die die Differenzierung in die einzelnen Endreifungsstufen steuern.

Im Falle der **akuten Leukämien** handelt es sich um klonale Erkrankungen, bei denen es zu einem Differenzierungsstop während der Entwicklung kommt. Dieser resultiert in der Akkumulation und Proliferation unreifer Vorläuferzellen (Blasten), die bereits Charakteristika einer Differenzierung tragen können (z. B. akute Promyelozytenleukämie, akute monozytäre Leukämie). Dies führt zur Verdrängung der übrigen Hämatopoese mit konsekutiver Granulozytopenie, Thrombopenie und Anämie.

Bei den **myeloproliferativen Syndromen** handelt es sich um klonale Stammzellerkrankungen, bei denen die Differenzierung bevorzugt in einer oder mehreren Linien erfolgt. Im Gegensatz zu den akuten Leukämien resultiert daraus primär keine Verdrängung der anderen Zellreihen und im peripheren Blut je nach Unterform eine Thrombozytose, Erythrozytose oder Leukozytose.

Die **myelodysplastischen Syndrome** hingegen sind klonale Stammzellerkrankungen, bei denen es zu einer ineffektiven Hämatopoese kommt. Im Knochenmark sieht man eine gesteigerte hochgradig gestörte Hämatopoese, teilweise mit Blastenvermehrung, während im peripheren Blut Zytopenien variablen Ausmaßes gefunden werden.

16.2   Diagnostische Methoden

16.2.1 Blutausstrich

Traditionell wird der Blutausstrich mit der panoptischen Pappenheim-Färbung gefärbt. Neben der Beurteilung von Erythrozyten und Thrombozyten werden 100 Leukozyten ausgezählt. Beurteilt werden Zahl und Form der Erythrozyten und Leukozyten. Es wird auf charakteristische Veränderungen im Zellkern wie z. B. die **Gumprecht-Kernschatten** geachtet, die typisch für eine CML sind.

16.2.2 Knochenmarkaspiration

Bei der Knochenmarkaspiration werden Ausstriche gewonnen, die auch nach Pappenheim gefärbt werden. Es werden 200 Zellen ausgezählt. Daneben werden Zellularität, Verhältnis von Erythro- zu Granulopoese, Megakaryopoese und morphologische Auffällig-

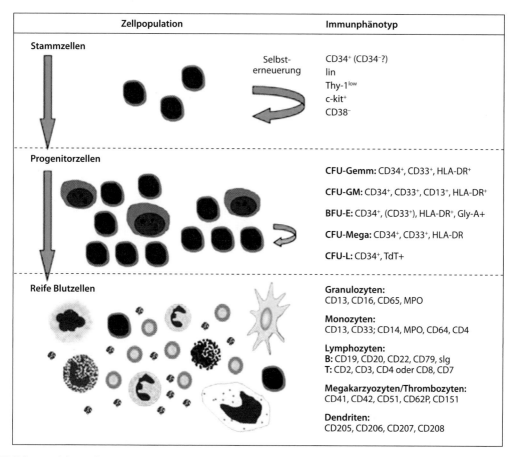

Zellpopulation		Immunphänotyp

Stammzellen

Selbst-erneuerung

CD34$^+$ (CD34$^-$?)
lin
Thy-1^{low}
c-kit$^+$
CD38$^-$

Progenitorzellen

CFU-Gemm: CD34$^+$, CD33$^+$, HLA-DR$^+$

CFU-GM: CD34$^+$, CD33$^+$, CD13$^+$, HLA-DR$^+$

BFU-E: CD34$^+$, (CD33$^+$), HLA-DR$^+$, Gly-A+

CFU-Mega: CD34$^+$, CD33$^+$, HLA-DR

CFU-L: CD34$^+$, TdT+

Reife Blutzellen

Granulozyten:
CD13, CD16, CD65, MPO

Monozyten:
CD13, CD33; CD14, MPO, CD64, CD4

Lymphozyten:
B: CD19, CD20, CD22, CD79, slg
T: CD2, CD3, CD4 oder CD8, CD7

Megakaryozyten/Thrombozyten:
CD41, CD42, CD51, CD62P, CD151

Dendriten:
CD205, CD206, CD207, CD208

◻ Abb. 16.1 Schema der Hämatopoese

keiten beschrieben. Bei der Subklassifikation akuter Leukämien können zusätzlich Spezialfärbungen angefertigt werden (Myeloperoxidase, Esterase).

┌─ **Für die Praxis** ─────────────

Knochenmarkaspiration

Bei dem auf dem Bauch oder auf der Seite liegenden Patienten ist der Punktionsort die Spina iliaca posterior superior. Nach Lokalanästhesie des Periosts wird mit einer mit Mandrin versehenen Hohlschliffnadel die Kompakta durchdrungen. Am nachlassenden Widerstand ist zu spüren, dass der Markraum erreicht ist, der Mandrin kann entfernt werden. Nun wird mit einer Spritze Knochenmark aspiriert, das

▼

entweder direkt ausgestrichen wird oder antikoaguliert zur entsprechenden Untersuchung eingeschickt wird. Die Aspiration kann auch am Corpus sterni in etwa in Höhe des 2. ICR durchgeführt werden.

In manchen Fällen ist eine Aspiration nicht möglich (Punctio sicca). Dann muss eine Knochenmarkbiopsie durchgeführt werden.

16.2.3 Knochenmarkbiopsie

Die Knochenmarkbiopsie wird nur am Beckenkamm durchgeführt. Sie ist besonders in der Lymphomdiagnostik zum Ausschluss eines zytologisch oft schlecht fassbaren Befalls und bei Punctio sicca erforderlich.

Für die Praxis

Knochenmarkbiopsie

Wie bei der Knochenmarkaspiration wird die Spina iliaca posterior superior örtlich betäubt. Die gebräuchliche Jamsidi-Nadel ist eine sich nach unten verjüngende Hohlschliffnadel. Mit ihr wird der Knochen angebohrt. Nach Entfernen des Mandrins dringt man ca. 2–3 cm in den Knochenmarkraum ein, wobei sich der Gewebezylinder in die Nadel schiebt. Nach Mobilisierung des Zylinders durch Drehen zieht man die Nadel zurück und befördert den Zylinder in eine Fixationslösung.

16.2.4 Lumbalpunktion

Bei der akuten lymphatischen Leukämie kommt es häufig zum ZNS-Befall. Deshalb ist eine Lumbalpunktion in der Primärdiagnostik erforderlich und im Verlauf zur prophylaktischen oder therapeutischen intrathekalen Chemotherapie bedeutsam.

Für die Praxis

Lumbalpunktion

Bei dem nach vorne übergebeugten sitzenden oder liegenden Patienten wird mit der entsprechenden Nadel zwischen den Dornfortsätzen von LWK 4 und LWK 5 punktiert. Nach dem Durchdringen der Dura, spürbar am nachlassenden Widerstand, wird der Mandrin entfernt und Liquor abgetropft. Der so gewonnene Liquor kann klinisch chemisch, mikrobiologisch, zytologisch und immunzytologisch untersucht werden.

16.2.5 Zytologie

Die zytologische Untersuchung des peripheren Blutes oder Knochenmarks erlaubt in der Regel am schnellsten die Einordnung in eine der Unterfor-

men. Für eine differenzierte Therapie sind jedoch ergänzende Untersuchungen erforderlich. Die Lichtmikroskopie ist speziell zur Differenzierung der Unterformen der akuten myeloischen Leukämie und der myelodysplastischen Syndrome mittels Spezialfärbungen geeignet.

16.2.6 Durchflusszytometrie

Jede hämatopoetische Vorläuferzellen exprimiert im Laufe ihrer Differenzierung ein bestimmtes Muster an Oberflächenantigenen. Das Antigenmuster ist dabei stadienspezifisch, d. h. die auf der Oberfläche und intrazellulär exprimierten Antigene wechseln im Lauf der Differenzierung. Die einzelnen Antigene bezeichnet man als »cluster of differentiation« (CD). Das auf leukämischen Zellen exprimierte Antigenmuster entspricht dabei einerseits dem der normalen Vorläuferzelle auf einer bestimmten Entwicklungsstufe. Andererseits findet man bei einigen Leukämien typische aberrante Antigenexpressionen.

Bei der Durchflusszytometrie werden die zu untersuchenden Zellen mit fluoreszenzfarbstoffmarkierten Antikörpern inkubiert und durch einen Laser angeregt. Entsprechend dem Antigenmuster lassen sich so leukämische Zellen einer bestimmten Entwicklungsstufe zuordnen. Die Durchflusszytometrie erlaubt also bei flüssigen Materialien ähnliche Aussagen wie die Immunhistochemie an solidem Material. Sie ist besonders zur Subtypisierung der lichtmikroskopisch kaum näher klassifizierbaren akuten lymphatischen Leukämien und der lymphatischen Systemerkrankungen generell geeignet. Die akuten myeloischen Leukämien sind hingegen durchflusszytometrisch schlecht zu differenzieren.

16.2.7 Zytogenetik

Bei vielen hämatologischen Systemerkrankungen liegen im malignen Klon charakteristische zytogenetische Aberrationen vor. Diese sind z. B. bei der chronischen myeloischen Leukämie ein diagnostisches Kriterium (Nachweis des **Philadelphia-Chromosoms**). Bei den akuten Leukämien und myelodysplastischen Syndromen sind zytogenetische Veränderungen vor allem ein wichtiges prognostisches Kriterium, das unmittelbar in die therapeutischen Entscheidungen eingeht.

> ❗ Die zytogenetische Untersuchung gehört heute zum Standard in der Leukämiediagnostik.

Zur Untersuchung wird in der Regel Knochenmark benötigt, da die zu untersuchenden Zellen teilungsfähig sein müssen und sich teilende Zellen im peripheren Blut nur in einer geringen Frequenz vorkommen.

16.2.8 Fluoreszenz-in-situ-Hybridisierung

Im Gegensatz zur konventionellen Zytogenetik wird die Fluoreszenz-in-situ-Hybridisierung (FISH) an Interphase-Zellen durchgeführt und kann somit auch im peripheren Blut angewandt werden. Voraussetzung ist, dass man eine bestimmte Translokation kennt oder vermutet. Die Zellen werden mit fluoreszenzmarkierten Sonden der mutmaßlichen Translokationspartner inkubiert und analysiert. Bei normalen Zellen lokalisieren die Sonden auf unterschiedlichen Chromosomen, im Falle einer Translokation auf demselben. Wichtig ist die FISH-Diagnostik z. B. in der Verlaufskontrolle. Außerdem in der Primärdiagnostik zum schnellen Nachweis bzw. Ausschluss häufiger prognostisch relevanter zytogenetischer Aberrationen.

16.2.9 Polymerasekettenreaktion (PCR)

Manche zytogenetisch normalen akuten myeloischen Leukämien und myeloproliferative Syndrome tragen charakteristische Mutationen, die sich mittels der Polymerasekettenreaktion (PCR) analysieren lassen. Die PCR ist Bestandteil der Primärdiagnostik, sofern sie von diagnostischer und prognostischer Relevanz ist.

Auch für die PCR muss die Translokation bzw. das Fusionstransskript bekannt sein. Sie eignet sich besonders zum Verlauf lichtmikroskopisch bzw. durchflusszytometrisch nicht mehr fassbaren

Resterkrankung (MRD, »minimal residual disease«). Ihr Auflösungsvermögen liegt bei ca. einer klonalen Zelle in 10^7 Zellen. Die PCD beruht auf der spezifischen Amplifikation von RNA-Molekülen, die zunächst in cDNA umgeschrieben und dann mit der Polymerasekettenreaktion amplifiziert wird. Die Banden werden heutzutage maschinell und oft quantitativ durch floureszierende Tracer ausgemessen.

16.3 Erkrankungen

Pro Jahr erkranken 50/1 Mio. Einwohner neu, die Tendenz ist steigend. Männer sind häufiger betroffen als Frauen. Bei Kindern stellt die Leukämie mit 45 % die häufigste bösartige Erkrankung dar.

> Ursachen der Leukämien
> - Genetische Veranlagung
> - Belastung durch ionisierende Strahlen
> - Bestimmte Chemikalien, z. B. Benzol
> - Medikamente, die zur Krebstherapie eingesetzt werden (Chlorambuzil, Cyclophosphamid)
> - Humanes T-Zell-Leukämie-Virus (HTLV I, induziert adulte T-Zell-Leukämie) oder Epstein-Barr-Virus (Burkitt-Syndrom)

Unterschieden werden 4 Hauptformen der Leukämie, je nach betroffener Zellreihe (myeloisch, lymphatisch) und Krankheitsverlauf (akut, chronisch).

- **Akute lymphatische Leukämie (ALL):** Diese Leukämieform betrifft vor allem Kinder. Häufig sind auch die Hirnhäute befallen, die entarteten Blutkörperchen können auf das Gehirn übergreifen. Bei den betroffenen Zelltypen handelt es sich um sog. Prä-B-Zellen, aber auch T-Vorläuferzellen.
- **Akute myeloische Leukämie (AML):** Diese Erkrankungsform macht ca. 80 % aller Leukämien im Erwachsenenalter aus. Die Entartung betrifft die sog. granulozytären Vorläuferzellen.
- **Chronische lymphatische Leukämie (CLL):** Es handelt sich um eine Krebserkrankung des höheren Alters (▶ Kap. 17). CLL zählt heutzutage

zu den niedrig-malignen Non-Hodgkin-Lymphomen. Die Entartung betrifft die reifen B-Zellen und selten T-Zellen. Es treten vermehrt funktionsunfähige Lymphozyten in mehreren Organen auf. Die Immunabwehr ist dadurch gestört und es kommt zu einem Mangel an Antikörpern.

- **Chronische myeloische Leukämie (CML):** Die leukämischen Zellen finden sich nicht nur im Blut oder Knochenmark, sondern auch in mehreren Organen. Die Erkrankung scheint genetisch bedingt zu sein (Philadelphia-Chromosom). Der Altersgipfel liegt im mittleren Lebensalter.

◘ **Tab. 16.1** FAB-Klassifikation der AML

Kürzel	Typ
M0	Undifferenzierte AML
M1	Minimale Differenzierung
M2	Geringe Differenzierung
M3	Akute Promyelozytenleukämie
M4	Akute myelomonozytäre Leukämie
M5	Akute monozytäre Leukämie
M6	Akute erythrozytäre Leukämie
M7	Akute megakaryozytäre Leukämie

H10 16.3.1 Akute myeloische Leukämie

Definition Die akute myeloische Leukämie (AML) ist eine maligne Erkrankung, die zur Akkumulation unreifer myeloischer Blasten im Knochenmark führt. Es kommt zur Verdrängung der normalen Hämatopoese mit Anämie, Thrombopenie und Granulozytopenie.

Epidemiologie Inzidenz 4/100.000 Einwohner/Jahr. Erkrankungsgipfel um das 55. Lebensjahr. Inzidenz mit zunehmendem Alter steigend. An Risikofaktoren sind bekannt: Benzolexposition, vorangegangene Chemotherapie, ionisierende Strahlen.

Einteilung Die immer noch gebräuchliche **FAB-Klassifikation** (»French American British«, ◘ Tab. 16.1) orientiert sich im Wesentlichen deskriptiv an der Morphologie der Blasten und an ihrem zytochemischen Färbeverhalten.

Die **WHO-Klassifikation** von 2008 berücksichtigt daneben auch Immunphänotyp, Zytogenetik und klinisches Verhalten.

Diese Klassifikation erlaubt eine biologisch und prognostisch genauere Kennzeichnung. In ihr werden folgende 4 Gruppen unterschieden:

- AML mit wiederkehrenden genetischen Aberrationen
- Therapieassoziierte AML und Myelodysplasien
- AML mit myelodysplasieähnlichen Veränderungen
- AML, anderweitig nicht klassifiziert

Symptome Es gibt keine für die AML typischen Symptome. Patienten berichten über Leistungsknick, unklare Infektneigung, Blutungen, Knochenschmerzen und Anämiesymptome (Abgeschlagenheit, Müdigkeit, Belastungsdyspnoe). Selten können Haut- und Schleimhautinfiltrationen auftreten.

Diagnostik Zur Klassifikation ist die Knochenmarkdiagnostik mit Morphologie, Zytochemie, Durchflusszytometrie und Zytogenetik erforderlich.

❗ **Per definitionem spricht man von einer AML bei >20 % myeloischer Blasten im Knochenmark.**

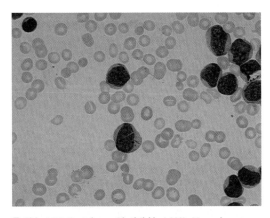

◘ **Abb. 16.2 Peripheres Blutbild bei AML.** Man erkennt die deutlich vergrößerten myeloischen Vorläuferzellen mit großem Kern, die teilweise doppelt so groß wie normale Leukozyten sind

16

Charakteristisch ist im **Blutbild** (◧ Abb. 16.2) eine Anämie und Thrombopenie. Die Leukozyten können erhöht, normal oder erniedrigt sein. Typisch ist das Auftreten von Blasten bei gleichzeitig vorhandener Granulozytopenie. Andere weiße Vorstufen fehlen (Hiatus leucaemicus).

Therapie Die Therapie muss bei akuten Leukämien in der Regel schnell nach Diagnosestellung eingeleitet werden. Erstes Ziel ist die Wiederherstellung der intakten Hämatopoese. Dies geschieht mit einer aus Cytosin, Arabinosid und einem Anthrazyklin bestehenden sog. **Induktionschemotherapie**, die eine 2- bis 3-wöchige komplette Knochenmarkaplasie erzeugt. In den meisten Fällen erholt sich die normale Blutbildung schneller von der Chemotherapie als die leukämischen Zellen. Bei Normalisierung des peripheren Blutbildes und einem Blastenanteil im Knochenmark <5 % spricht man von einer Vollremission (CR). Diese wird bei 70–80 % der Patienten erreicht.

Da ohne weitere Therapie nahezu alle Patienten ein Rezidiv erleiden würden, erfolgt auf die Remissionsinduktion eine **Konsolidierungsbehandlung**. Diese richtet sich nach Alter und zytogenetischem Risiko. Patienten mit günstiger Zytogenetik erhalten wiederholte Zyklen Cytosinarabinosid-basierter Chemotherapie und haben damit eine 80 %-ige Chance, dauerhaft geheilt zu werden. Patienten mit schlechter Zytogenetik haben mit dieser Behandlung kaum die Chance, dauerhaft in Remission zu bleiben oder gehören zur primär refraktären Gruppe. Für diese Patienten stellt die **allogene Blutstammzelltransplantation** von einem verwandten oder nichtverwandten Spender in erster Vollremission die Therapie der Wahl dar. Als Altersgrenze für eine allogene Transplantation wird derzeit das biologische Alter von ca. 60 Jahren angesehen.

Patienten, für die eine Transplantation nicht in Frage kommt, werden konventionell konsolidiert oder im Rahmen von Studien mit experimentellen Konzepten behandelt. Für Patienten mit intermediärem Risiko ist die optimale Konsolidierungstherapie schlecht definiert. Gängige Praxis ist, Patienten ohne Kontraindikation für eine Transplantation und mit HLA-identischem Familienspender in erster Vollremission zu transplantieren. Bei nicht vorhandenem Familienspender erfolgt die Konsoli-

dierung konventionell. Eine Transplantation würde erst im Rezidiv angestrebt werden.

Prognose Neben Alter und Allgemeinzustand des Patienten entscheidet im Wesentlichen die Zytogenetik bzw. das Vorhandensein von bestimmten Mutationen im leukämischen Klon über die Prognose, dauerhaft von einer Chemotherapie zu profitieren. Derzeit werden anhand der Zytogenetik Patienten mit einer guten, intermediären und schlechten Prognose unterschieden.

16.3.2 Akute lymphatische Leukämie　H10

Definition Die akute lymphatische Leukämie (ALL) ist eine maligne Erkrankung, die zur Akkumulation unreifer lymphatischer Blasten im Knochenmark führt. Es kommt zur Verdrängung der normalen Hämatopoese mit Anämie, Thrombopenie und Granulozytopenie.

Epidemiologie Die ALL ist beim Erwachsenen selten. Die Inzidenz liegt bei 1/100.000/Jahr mit einem medianen Erkrankungsalter von 39 Jahren.

Einteilung Die Klassifikation erfolgt anhand der exprimierten Oberflächenantigene immunzytochemisch. Danach lassen sich T-Zell-Vorläufer-ALL von B-Zell-Vorläufer-ALL abgrenzen. Beide Gruppen werden in frühe und reife ALL unterteilt.

Symptome Typische Symptome gibt es nicht. Patienten berichten über Leistungsknick, unklare Infektneigung, Blutungen, Knochenschmerzen und Anämie-Symptome (Abgeschlagenheit, Müdigkeit, Belastungsdyspnoe). Es kann zur generalisierten Lymphadenopatie und Hepatosplenomegalie kommen. Bei ZNS-Befall können fokal neurologische Ausfälle auftreten.

Diagnostik Zur Klassifikation ist die Knochenmarkdiagnostik mit Morphologie, Zytochemie, Durchflusszytometrie und Zytogenetik erforderlich. Initial muss eine Liquorpunktion zum Ausschluss eines ZNS-Befalls erfolgen.

Charakteristisch ist im **Blutbild** (◧ Abb. 16.3) eine Anämie und Thrombopenie. Die Leukozyten

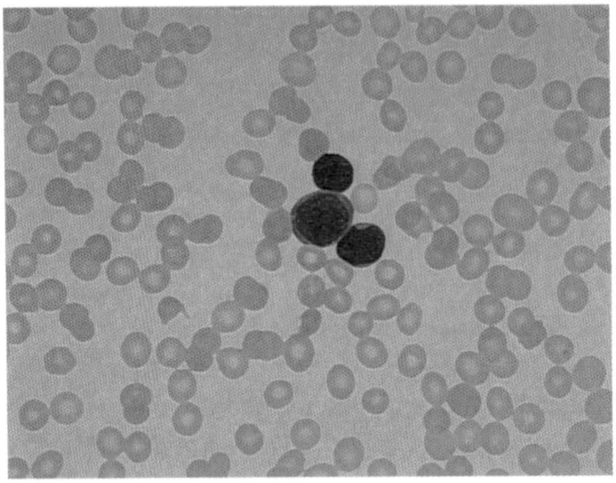

Abb. 16.3 ALL im Blutbild. Man erkennt die dichten Infiltrate der lymphatischen Zellexpansion; die Zellen sind morphologisch den normalen Lymphozyten ähnlich

sind meist erhöht, können aber auch normal sein. Typisch ist das Auftreten von Blasten bei gleichzeitig vorhandener Granulozytopenie. Andere weiße Vorstufen fehlen (Hiatus leucaemicus). Die Blasten sind lichtmikroskopisch meist kleiner als bei der AML und haben weniger Zytoplasma. Sicher sind sie aber nur durch Spezialfärbungen und die Durchflusszytometrie zu differenzieren.

Therapie Die initiale Behandlung besteht aus einer mehrwöchigen **Induktionsbehandlung**, zusammengesetzt aus Steroiden, einem Anthracyclin, Asparaginase, Vincristin, Cyclophosphamid und Cytosinarabinosid. Parallel werden eine prophylaktische **intrathekale Chemotherapie** und eine prophylaktische **Schädelbestrahlung** durchgeführt. Bei Patienten, bei denen das Philadelphia-Chromosom nachweisbar ist (Höchstrisikogruppe), erfolgt parallel die Behandlung mit Imatinib. Bei Patienten, die Hoch- und Höchstrisikokonstellation aufweisen, wird früh nach der Induktionsbehandlung die **allogene Stammzelltransplantation** angestrebt. Patienten mit Standardrisiko, ältere Patienten und Patienten, bei denen kein Spender zur Verfügung steht, erhalten nach der Induktionsbehandlung ein Jahr **Konsolidierungstherapie** aus mehreren Zytostatika und daran anschließend eine im Wesentlichen orale Erhaltungstherapie.

Prognose Die Prognose der ALL ist insgesamt etwas besser als bei der AML. Es ist mit Dauerheilungsraten von 30–40 % zu rechnen. Prognosefaktoren für die ALL sind der immunologische Phänotyp, das Vorhandensein ungünstiger chromosomaler Translokationen, Ausmaß der Leukozytose bei Diagnosestellung, Zeit bis zum Erreichen einer Vollremission und das Alter. Danach lassen sich Patienten in eine Standard-, Hoch- und Höchstrisikogruppe einteilen.

16.3.3 Myelodysplastische Syndrome

Definition Myelodysplastische Syndrome (MDS) sind eine Gruppe von Stammzellerkrankungen, die durch eine ineffektive Hämatopoese gekennzeichnet sind. Diese resultiert in einer Zytopenie variablen Ausmaßes im peripheren Blut. Die Erkrankungen können in eine AML übergehen.

Epidemiologie Die geschätzte Inzidenz liegt bei 3/100.000/Jahr und ist im Alter extrem ansteigend (ca. 70–80/100.000) bei Patienten jenseits dem 80. Lebensjahres. Risikofaktoren sind Benzol- und Strahlenexposition sowie vorangegangene Chemotherapie.

Einteilung Anhand von morphologischen Knochenmark- und Blutbildveränderungen unterteilt die WHO die MDS in 10 Untergruppen. Zusätzlich bestehen meistens zytogenetische Aberrationen.

WHO-Klassifikation der myelodysplastischen Syndrome

- Refraktäre Zytopenie (RC)
- Refraktäre Zytopenie mit multilineärer Dysplasie (RCMD)
- Refraktäre Anämie mit Ringsideroblasten (RARS)
- Refraktäre Anämie mit Ringsideroblasten und Thrombozytose (RARS-T)
- Refraktäre Anämie mit Blastenexzess 1 (RAEB 1)
- Refraktäre Anämie mit Blastenexzess 2 (RAEB 2)
- Chronische myelomonozytäre Leukämie 1
- Chronische myelomonozytäre Leukämie 2
- 5q-Syndrom
- Unklassifizierbares MDS

16

Symptome Myelodysplastische Syndrome werden häufig zufällig bei Abklärung einer Zytopenie festgestellt. Typische Symptome fehlen. Es kann zu Blutungen bei Thrombopenie, rezidivierenden Infekten bei Granulozytopenie und Leistungsknick bei Anämie kommen.

Diagnostik Entscheidend ist die Knochenmarkdiagnostik (Zytologie, Zytogenetik). Zytologisch besteht in der Regel eine gesteigerte Hämatopoese, die mit der peripheren Zytopenie kontrastiert (ineffektive Hämatopoese). Typisch sind dysplastische Veränderungen. Eine Vermehrung von Blasten kann vorkommen.

> ⊘ Finden sich im Knochenmark mehr als 20 % Blasten, handelt es sich um eine AML.

Im **Blutbild** besteht eine Zytopenie variablen Ausmaßes, die alle 3 Zellreihen betreffen kann. Im Differenzialblutbild können Blasten auftreten.

Therapie Therapeutische Maßnahmen reichen von einer reinen Supportivtherapie (Transfusionen, Gabe hämatopoetischer Wachstumsfaktoren) über die sog. epigenetische Therapie mit demethylierenden Substanzen (Azacytidin) bis zur AML-ähnlichen Therapie inklusive allogener Stammzelltransplantation. Die Art der Behandlung hängt extrem von der prognostischen Situation und von Alter und Komorbidität ab.

Generell wird eine **AML-ähnliche Therapie** nur bei Patienten mit hohem Blastenanteil im Knochenmark und gutem Allgemeinzustand durchgeführt. Bei der **epigenetischen Therapie** mit Azacytidin besteht das Prinzip in der Hochregulation von Genen, die im malignen Klon abgeschaltet sind und dadurch die geordnete Ausreifung der Hämatopoese verhindern. Sie wird bei Patienten mit mittlerem und hohem Risiko eingesetzt und bei Patienten mit sekundärer AML, bei denen eine intensive Chemotherapie nicht durchgeführt werden kann. Bei Patienten mit niedrigem Risiko kann eine alleinige **Substitution mit Blutprodukten** ausreichend sein. Mit G-CSF und Erythropoetin kann in einigen Fällen eine Verbesserung der Granulozytopenie bzw. eine Verringerung des Transfusionsbedarfs erreicht werden.

⊡ Tab. 16.2 Internationaler Prognose-Score (IPS) myelodysplastischer Syndrome

Risiko	Medianes Überleben ohne Therapie in Jahren
Niedrig	68
Intermediär 1	42
Intermediär 2	14
Hoch	5

Prognose Anhand des Ausmaßes der peripheren Zytopenie, des Blastenanteils im Knochenmark und bestimmter chromosomaler Aberrationen lässt sich nach einem **internationalen Prognose-Score** (IPS) die mittlere Erkrankungsdauer und das Risiko einer Transformation in eine AML abschätzen. Entsprechend ist die Prognose sehr variabel und reicht von einem medianen Überleben von 1–9 Jahren (⊡ Tab. 16.2).

16.3.4 Myeloproliferative Syndrome   `F11`

Definition Myeloproliferative Syndrome sind Erkrankungen der hämatopoetischen Stammzelle, bei der es zu einer bevorzugten Differenzierung in eine oder mehrere Zelllinien kommt. Entsprechend herrscht im peripheren Blutbild eine Vermehrung von Granulozyten, Thrombozyten oder Erythrozyten.

Epidemiologie Pro Unterform liegt die Inzidenz bei ca. 0,5–1/100.000/Jahr. Risikofaktoren sind nicht bekannt. Der Erkrankungsgipfel liegt zwischen dem 50. und 60. Lebensjahr.

Einteilung Die häufigsten Erkrankungen sind:
- Chronische myeloische Leukämie (CML)
- Essenzielle Thrombozythämie,
- Polycythaemia vera
- Osteomyelofibrose

Daneben gibt es seltenere Formen, bei denen es ebenfalls zu einer Überproduktion einer oder mehrere Zellreihen kommen kann.

Chronische myeloische Leukämie

Definition Starke Vermehrung der weißen Blutkörperchen, speziell der Granulozyten und ihrer Vorstufen im Blut und Knochenmark.

Symptome Häufig Zufallsbefund bei massiver Leukozytose. Charakteristische Beschwerden gibt es nicht. Infolge der initial meist vorhandenen Splenomegalie kann es zu linksseitigen Oberbauchbeschwerden kommen.

Diagnostik Bei der CML ist der zugrunde liegende Pathomechanismus die Translokation t(9;22), das sog. **Philadelphia-Chromosom**. Entsprechend ist der Nachweis durch die Zytogenetik aus dem Knochenmark Bedingung für die Diagnosestellung. Das Philadelphia-Chromoson liegt bei über 95 % der Patienten vor.

Im **Blutbild** besteht bei Diagnosestellung der CML meist eine ausgeprägte Leukozytose, gelegentlich eine Thrombozytose und eine leichte Anämie. Das Differenzialblutbild ist höchst charakteristisch, da alle sonst nur im Knochenmark anzutreffenden weißen Vorläuferzellen im peripheren Blut erscheinen (pathologische Linksverschiebung). Dies steht im Gegensatz zu den akuten Leukämien, bei denen nur die unreifsten Vorformen (Blasten) im peripheren Blut erscheinen.

Therapie Durch die Philadelphia-Translokation kommt es zur Fusion des bcr- mit dem abl-Gen. Aus dem Transkript resultiert ein Protein mit sehr hoher Kinase-Aktivität, das für die charakteristischen Veränderungen im malignen Klon verantwortlich ist. Ziel der Therapie ist deshalb die Ausschaltung der Tyrosinkinaseaktivität. Dies gelingt mit dem selektiven Kinaseinhibitor **Imatinib**. Ziel dieser oralen Dauertherapie ist nicht nur die Normalisierung des Blutbildes, sondern die komplette Elimination der Philadelphia-Chromosom-positiven Hämatopoese unter die zytogenetische, idealerweise unter die PCR-Nachweisgrenze. Bei 80 % der Patienten wird zumindest eine zytogenetische Vollremission erreicht. Damit liegt das Gesamtüberleben der ab Diagnose mit Imatinib behandelten Patienten bei mittlerweile 80 % nach 8 Jahren. Diese Behandlung ist jedoch nicht kurativ, da es nach Absetzen des Inhibitors in der Regel zur erneuten Aktivität der Erkrankung kommt. Auch kommen Resistenzen vor.

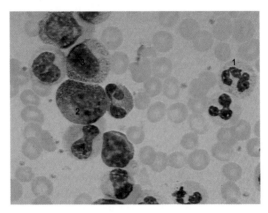

☐ **Abb. 16.4 Peripheres Blutbild bei CML.** Der Blutausstrich zeigt alle Reifungsstufen der Granulozytopoese, ähnlich einem Knochenmarksbefund. Vorherrschend sind die Segmentkernigen und die Stabkernigen (*1*), gefolgt von Metamyelozyten (*2*), Myelozyten (*3*) und Myeloblasten (*4*). Diese fallen durch riesige Kernstrukturen auf

Neuere Tyrosinkinase-Inhibitoren mit verbesserter Wirksamkeit auf die molekularen und klinischen Veränderungen werden zurzeit getestet. Allerdings ist die einzig kurative Therapie die **allogene Stammzelltransplantation**. Bei Abwägung von Nutzen und Risiken wird diese aktuell jedoch nur bei sehr jungen Patienten primär durchgeführt. Ansonsten wird sie bei Patienten durchgeführt, die auf Imatinib und Inhibitoren der 2. Generation resistent sind bzw. suboptimal ansprechen.

Prognose Unbehandelt oder mit konventioneller zytostatischer Therapie liegt das mediane Überleben bei 5 Jahren. Konsequenz der Philadelphia-Translokation ist u. a. eine genetische Instabilität mit Akkumulation weiterer Mutationen und Translokationen im malignen Klon. Dies führt zu einem zunehmend aggressiveren Verhalten. Klinisch äußert sich dieses in einem unter gleichbleibender Dauertherapie zunehmend schlechter kontrollierbarem Blutbild oder einer Splenomegalie (akzelerierte Phase). Schließlich kommt es zu einem Übergang in eine akute Leukämie (**Blastenschub**), die allerdings aufgrund ihres schon stark alterierten Genoms eine extrem schlechte Prognose gegenüber einer De-novo-Leukämie hat.

16

Osteomyelofibrose

Definition Myeloproliferative Erkrankung, bei der es zunehmend zu extramedullärer Hämatopoese kommt.

Symptome Neben uncharakteristischen Allgemeinsymptomen (Fieber, Gewichtsverlust) haben die Patienten bei Diagnosestellung häufig eine ausgeprägte Splenomegalie. Entsprechend können die ersten Symptome Beschwerden im linken Oberbauch oder Schmerzen durch Milzinfarkte sein.

Diagnostik Aufgrund der Retikulinfaservermehrung im Knochenmark ist eine Aspiration oft nicht möglich. Diagnostisch ist deshalb die Knochenmarkbiopsie, bei der das Ausmaß der Fibrose abgeschätzt werden kann, zwingend.

Im **Differenzialblutbild** findet man in der Regel eine pathologische Linksverschiebung und Normoblasten (Vorstufen der Erythrozyten).

Therapie Die einzig kurative Therapie ist die **allogene Stammzelltransplantation**. Diese wird bei Patienten in transplantierbarem Alter mit Risikofaktoren für eine schnelle Progression möglichst früh durchgeführt. Für die Mehrzahl der Patienten existiert die palliative orale Dauertherapie mit Hydroxyharnstoff. Bei massiver Splenomegalie kann die Milz bestrahlt oder entfernt werden.

Prognose Anhand von Alter, initialer Leukozytose, Blastenanteil, Hb-Wert und dem Vorliegen von konstitutionellen Symptomen lässt sich die Prognose der Erkrankung abschätzen. Das Überleben liegt zwischen 2 und 10 Jahren. Im Verlauf kommt es zur kompletten Knochenmarkverödung und zunehmender extramedullärer Hämatopoese, vorwiegend in der Milz. Die Milz kann riesige Ausmaße annehmen, was zu sekundärem Hypersplenismus führt. Klinisch dominieren dann eine Thrombopenie und Anämie. Auch ein Übergang in eine sekundäre AML ist möglich.

Polycythaemia vera

Definition Myeloproliferative Erkrankung, bei der es zu einer Überproduktion von Erythrozyten kommt.

Symptome Bei den meisten Patienten wird die Diagnose anlässlich einer Thrombose oder zufällig gestellt. Im Blutbild fallen bei normalem Differenzialblutbild ein erhöhter Hb- und Hämatokrit-Wert auf. Auch Leukozyten und Thrombozyten können erhöht sein. Weitere mögliche Symptome sind unerklärter Juckreiz und eine Gesichtsplethora.

Diagnostik Wichtig ist die Abgrenzung zu sekundären Polyglobulien. Fast alle Patienten mit Polycythaemia vera tragen in ihrer Hämatopoese eine Mutation des **Jak-2-Gens**, die sich aus dem peripheren Blut nachweisen lässt. Weitere Kriterien sind eine normale Sauerstoffsättigung und ein normaler Erythropoetinspiegel bei erhöhtem Hämatokrit. Die Knochenmarkdiagnostik ist in der Regel nicht erforderlich.

Therapie Ziel ist die dauerhafte Senkung des Hämatokrits unter 45 %. Dieses gelingt am unkompliziertesten mit regelmäßigen Aderlässen von je 500 ml. Sollte die Frequenz zu hoch sein oder von den Patienten nicht toleriert werden, kann man mit Hydroxyharnstoff oder Interferon-α behandeln.

Prognose Haupttodesursache sind thromboembolische Komplikationen. Auch kann es zur sekundären Myelofibrose oder zum Übergang in eine AML kommen. Das mittlere Überleben liegt bei 10–20 Jahren.

Essenzielle Thrombozythämie

Definition Myeloproliferative Erkrankung mit Überproduktion der Thrombozyten.

Symptome Meist Zufallsbefund bei isolierter Thrombozytose. Ansonsten Thrombosen, Blutungsneigung oder Erythromelalgie (schmerzhafte plötzliche Überwärmung von Füßen oder Händen).

Diagnostik Bei ansonsten normalem **Blutbild** findet sich eine isolierte Thrombozytose. Hb und Leukozyten können ebenfalls erhöht sein. Wichtig ist die Abgrenzung zu sekundären Thrombozytosen (nach Splenektomie, bei Eisenmangel, parainfektiös). Eine Jak-2-Mutation lässt sich in 50 % aus dem peripheren Blut nachweisen.

In der Knochenmarkdiagnostik findet man typische Veränderungen der Megakaryozyten mit unreifen und in Gruppen liegenden Formen. Bei Thrombozytenzahlen über 1 Mio/µl sollte zusätzlich die In-vitro-Blutungszeit bestimmt werden, die auch verlängert sein kann (Thrombozytendefekt).

Therapie Unter 1 Mio. Thrombozyten ist eine Therapie in der Regel nicht erforderlich. Bei Hochrisikopatienten ist eine Prophylaxe mit ASS 100 mg/Tag ausreichend, solange die Blutungszeit nicht verlängert ist. Indikation zur Therapie besteht im Allgemeinen bei Thrombozytenwerten >1,5 Mio/µl. Effektive Substanzen zur Reduktion sind Hydroxyurea, Anagrelid und Interferon-α.

Prognose Unter adäquater Kontrolle und Therapie ist die Lebenserwartung nicht eingeschränkt. Todesursachen sind thromboembolische Komplikationen oder Blutungen. Der Übergang in eine sekundäre AML oder Myelofibrose ist selten. Als Hochrisikopatienten gelten Patienten über 60 und Patienten mit Thrombozyten >1,5 Mio/µl. Auch Patienten, die bei erhöhten Thrombozytenwerten bereits eine thrombembolische Komplikation hatten, gelten als Hochrisikopatienten.

16.4 Leitsymptome

Typische Leitsymptome für hämatologische Systemerkrankungen gibt es nicht. Die Symptome entsprechen dem Ausfall der Blutbestandteile:
- Anämie: Müdigkeit, Leistungsknick, Luftnot, Angina pectoris
- Leukopenie: Infektneigung
- Thrombopenie: Blutungsneigung, Petechien

Bei ZNS-Befall kann es zu neurologischen Ausfällen jeder Art kommen.

Besonders bei akuten Leukämien mit extrem erhöhter Leukozytenzahl kann es zum **Leukostasesyndrom** kommen: Luftnot, Somnolenz, Blutungen durch Verbrauchskoagulopathie. Vor allem bei hoch-proliferativen akuten Leukämien und myeloproliferativen Syndromen können generalisierte Knochenschmerzen auftreten.

16.5 Algorithmen

Die Differenzialdiagnose der verschiedenen Leukämieformen ergibt sich meist aus dem Differenzialblutbild sowie aus dem Knochenmarksaspirat. Spezifische Symptome für eine spezielle Leukämieform existieren nicht, vielmehr sind Nachtschweiß, Leistungsabfall und Fieber unklarer Genese eine eindeutige Indikation zur Durchführung der speziellen hämatologischen Untersuchungen.

16

Maligne Lymphome

Christian Prinz, Folker Schneller

❯❯ ❯ Einleitung

Lymphome sind maligne Tumoren des lymphatischen Systems, in der Regel monoklonale Expansionen entarteter lymphatischer Zellen. In erstaunlichem Maß können Lymphknoten und die Milz anschwellen, manche Lymphome wachsen allerdings sehr langsam und sind daher nur bedingt therapiepflichtig.

> **Was kommt jetzt?**
>
> B- und T-Zell-Lymphome, MALT-Lymphome, chronische lymphatische Leukämie, Hodgkin-Lymphom, Plasmozytom.

17.1 Anatomische und physiologische Grundlagen

17.1.1 Anatomie

Die Kenntnis der Zellen des lymphatischen Systems ist entscheidend für das Verständnis bei der Entstehung von malignen Lymphomen (❏ Abb. 17.1 und ❏ Abb. 17.2). Zum lymphatischen System gehören neben den Lymphknoten die Milz, der Thymus und das Knochenmark. Aufgrund ihrer Funktion befinden sich jedoch lymphatische Zellen im gesamten Organismus. Hauptelemente sind die B-, T- und NK-Zellen. Während die T-Zellen im Thymus reifen, erfolgt die B-Zell-Differenzierung in Knochenmark und Lymphknoten.

17.1.2 Physiologie

Grundsätzlich kann auf jeder Differenzierungsstufe eine maligne Entartung stattfinden. In den frühesten Entwicklungsstadien kommt es dabei zu den akuten lymphatischen Leukämien oder den lymphoblastischen Lymphomen. Die aggressiven Lymphome stammen von wenig differenzierten Vorläuferzellen ab, während die indolenten Lymphome von in der Entwicklung weit voran geschrittenen lymphatischen Zellen abstammen. Entsprechend gibt es pathologisch sehr viele Entitäten, von denen die meisten jedoch sehr selten sind. Die WHO-Klassifikation klassifiziert (wie auch schon die

R.E.A.L.-Klassifikation) die NHL nach zytomorphologischen, immunologischen und genetischen Merkmalen. Entsprechend der Verteilung lymphatischen Gewebes im Körper kommt es darüber hinaus neben den klassischen (**nodalen**) Lymphomen (60 %) auch zu rein **extranodalen Lymphomen** (40 %; Mukosa-assoziierte Lymphome, Haut-Lymphome, ZNS-Lymphome), die klinisch eigenständige Entitäten bilden.

90 % der malignen Lymphome sind **Non-Hodgkin-Lymphome** (NHL), die sich immunhistochemisch oder durch Klonalitätsanalysen fast immer eindeutig der B- oder T-Zell-Reihe zuordnen lassen (▶ Übersicht). Von diesen wiederum sind ca. 90 % B-Zell-Lymphome. Auch beim **Morbus Hodgkin** lassen sich klonale B-Zellen nachweisen, die allerdings in den befallenen Lymphknoten nur vereinzelt vor einem stark entzündlich veränderten Hintergrund erscheinen (▶ Übersicht).

WHO-Klassifikation der Non-Hodgkin-Lymphome (häufigste Formen)

▬ Vorläufer-B-Zell-Lymphome
  – Vorläufer-B-lymphoblastisches Lymphom/Leukämie
▬ Reife-B-Zell-Lymphome
  – B-CLL/kleinzelliges lymphozytisches Lymphom
  – Haarzell-Leukämie
  – Plasmozytom
  – Extranodales MALT-Lymphom
  – Follikuläres Lymphom
  – Mantelzell-Lymphom
  – Diffuses großzelliges B-Zell-Lymphom
  – Burkitt-Lymphom/Leukämie
▬ Vorläufer-T-Zell-Lymphome
  – Vorläufer-T-lymphoblastisches Lymphom/Leukämie
▬ Reife-T-Zell-Lymphome
  – Mycosis fungoides/Sézary Syndrom
  – Peripheres T-Zell-Lymphom
  – NK-Zell-Leukämie
  – Angioimmunoblastisches T-Zell-Lymphom
  – Anaplastisches großzelliges Lymphom, T-/Null-Zell-Typ

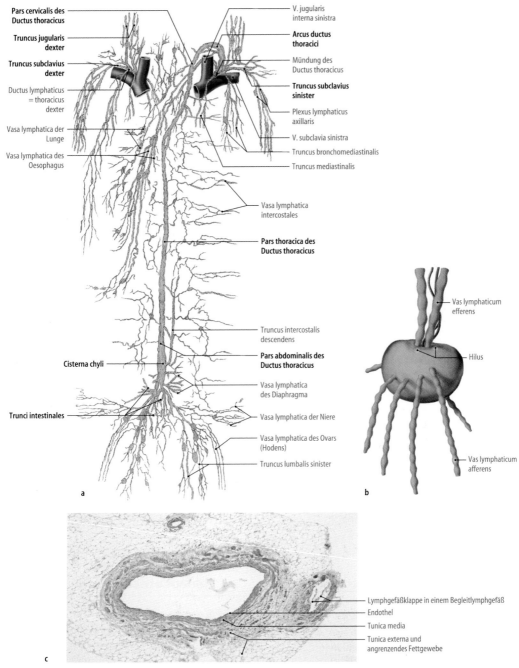

Pars cervicalis des Ductus thoracicus

Truncus jugularis dexter

Truncus subclavius dexter

Ductus lymphaticus = thoracicus dexter

Vasa lymphatica der Lunge

Vasa lymphatica des Oesophagus

V. jugularis interna sinistra

Arcus ductus thoracici

Mündung des Ductus thoracicus

Truncus subclavius sinister

Plexus lymphaticus axillaris

V. subclavia sinistra

Truncus bronchomediastinalis

Truncus mediastinalis

Vasa lymphatica intercostales

Pars thoracica des Ductus thoracicus

Truncus intercostalis descendens

Pars abdominalis des Ductus thoracicus

Vasa lymphatica des Diaphragma

Vasa lymphatica der Niere

Vasa lymphatica des Ovars (Hodens)

Truncus lumbalis sinister

Cisterna chyli

Trunci intestinales

a

Vas lymphaticum efferens

Hilus

Vas lymphaticum afferens

b

Lymphgefäßklappe in einem Begleitlymphgefäß

Endothel

Tunica media

Tunica externa und angrenzendes Fettgewebe

c

a Hauptlymphstämme;
b Halbschematische Darstellung eines Lymphknotens mit zu- und abführenden Lymphgefäßen;
c Histologischer Schnitt durch den Ductus thoracicus. Fixierung nach Stieve, Azanfärbung, × 30.

◨ **Abb. 17.1a–c Lymphsystem des Menschen. a** Hauptlymphstämme. **b** Lymphknoten mit zu- und abführenden Lymphgefäßen. **c** Ductus thoracicus

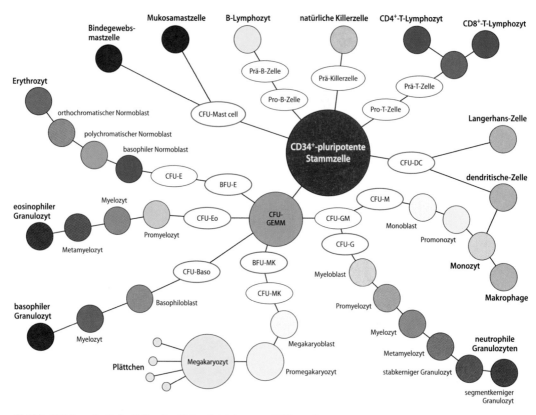

◻ Abb. 17.2 Lymphatische Zellen des Blutes. Entstehung und Differenzierung

---

WHO-Klassifikation des M. Hodgkin

- Klassische Hodgkin-Lymphome
  - lymphozytenreich
  - Nodulär sklerosierend
  - Mischtyp
  - lymphozytenarm
- lymphozytenprädominantes Hodgkin-Lymphom (noduläres Paragranulom)

Ätiologisch ebenfalls eine B-Zell-Neoplasie ist das multiple Myelom, das von der am weitesten differenzierten B-Zelle, der Plasmazelle, abstammt. Der klinische Verlauf und die Behandlung unterscheiden sich allerdings komplett von den malignen Lymphomen. Aus diesem Grund kann man die klinisch relevanten Lymphom-Entitäten in folgende Gruppen einteilen:

- M. Hodgkin
- Aggressive B-Zell-Non-Hodgkin-Lymphome
- Indolente B-Zell-Non-Hodgkin-Lymphome
- T-Zell-Lymphome
- Multiples Myelom

17.2 Diagnostische und therapeutische Methoden

17.2.1 Anamnese, körperliche Untersuchung

Lymphknotenstatus: die Lymphknoten werden nach sorgfältiger, orientierender körperlicher Untersuchung in folgenden Regionen gezielt getastet: subklavikulär, nuchal, axillär, paraortal, inguinal sowie popliteal und brachial.

17.2.2 **Lymphknotenbiopsie/ -exstirpation**

Zur initialen Diagnose wird möglichst ein suspekter Lymphknoten in toto entfernt, ggf. auch biopsiert. Falls technisch zu aufwändig kann eine CT- oder sonographisch gesteuerte Punktion erfolgen.

❗ Jede über 4 Wochen bestehende Lymphknotenvergrößerung sollte histologisch abgeklärt werden.

Bei den malignen Lymphomen ist die initiale Ausbreitungsdiagnostik (Staging) von entscheidender Bedeutung für die Therapieplanung, insbesondere der Befall von Lymphknotenstation oberhalb und/ oder unterhalb des Zwerchfells.

Grundlage für die nodalen Lymphome bildet die **Ann-Arbor-Klassifikation** (❐ Tab. 17.1). Bei den gastrointestinalen Lymphomen wird aufgrund des häufig isoliert extranodalen Befalls eine modifizierte Stadieneinteilung der WHO vorgenommen (▶ Abschn. 17.1.2).

❐ **Tab. 17.1** Ann-Arbor-Klassifikation maligner Lymphome

Stadium	Befall
I	1 Lymphknotenstation
II	2 oder mehr Lymphknotenstationen auf einer Zwerchfellseite
III	2 oder mehr Lymphknotenstation auf beiden Zwerchfellseiten
IV	Diffuser Organbefall
Zusätze	
A	Ohne Allgemeinsymptome
B	Mit Allgemeinsymptomen (Fieber, Nachtschweiß, Gewichtsverlust <10 % in 6 Monaten)
S	Milzbefall
E	Isolierter Extranodalbefall

Zusätzlich bezeichnet man als »bulk« Lymphknotenkonglomerate >5 cm (in einigen Arbeitsgruppen >10 cm).

17.2.3 **Thorax- und Abdomen-CT/PET**

Bei vielen indolenten Lymphomen, bei denen das Therapieziel palliativ ist, kann das Staging aus der körperlichen Untersuchung, einer Ultraschalluntersuchung des Abdomens und einer Thoraxübersichtsaufnahme erfolgen. Bei kurativer Intention oder zur genaueren Therapiebeurteilung ist eine CT-Untersuchung von Hals bis Becken erforderlich.

Eine wichtige diagnostische Methode bei Staging und Verlaufsbeurteilung speziell hochmaligner Lymphome und des M. Hodgkin ist das FDG-PET (Positronenemissionstomographie) in Kombination mit dem CT. Im Staging dient es aufgrund seiner hohen Sensitivität der Beurteilung von im CT fraglich betroffenen Lymphknoten. Die Untersuchung ist dann indiziert, wenn sich aus dem Ergebnis das Stadium ändern und daraus eine andere Therapie resultieren würde. Da es bei vielen Lymphomen nach Therapieabschluss nicht zu einem kompletten Rückgang der betroffenen Lymphknoten kommt, dient das PET hier zur Differenzierung zwischen Narbengewebe und vitalem Restgewebe.

17.2.4 **Knochenmarkdiagnostik**

Die Knochenmarkdiagnostik (Stanze, Zytologie, Durchflusszytometrie) ist in fast allen Fällen erforderlich, da ein Befall mit keiner bildgebenden Methode ausgeschlossen werden kann.

17.2.5 **Endoskopie, Lumbalpunktion**

Weitere diagnostische Maßnahmen sind endoskopische Untersuchungen und die Lumbalpunktion, die allerdings nur in speziellen Situationen und nicht bei allen Lymphomen durchgeführt werden. Die Endoskopie bestimmt besonders bei MALT-Lymphomen das Ausmaß der Tumorausdehnung. Die Lumbalpunktion ist bei klinischem Verdacht auf einen ZNS-Befall, bei Burkitt-Lymphomen und bei aggressiven NHL, die sich in ZNS-Nähe befinden, indiziert.

17.2.6 Spezielle Therapieverfahren in der Hämatologie

Autologe Blutstammzelltransplantation

Bei der autologen Blutstammzelltransplantation werden eigene pluripotente Blutstammzellen entnommen und im Anschluss an eine Hochdosischemotherapie retransfundiert. Früher entnahm man dafür Knochenmark aus den Beckenkämmen und dem Sternum. Heute werden die Blutstammzellen im Anschluss an eine Chemotherapie oder ohne Chemotherapie mit dem hämatopoetischen Wachstumsfaktor G-CSF (Granulozytenkolonie-stimulierender Faktor) aus dem Knochenmark in das periphere Blut mobilisiert. Die Entnahme dieser peripheren Blutstammzellen (PBSC) erfolgt in der Regel ambulant mittels Leukapherese, bei der lediglich mononukleäre Zellen aus dem peripheren Blut entnommen werden. Diese Prozedur ist mit einer Blutspende vergleichbar. Die Zellen werden bis zur Benutzung kryokonserviert.

Bei der Hochdosischemotherapie werden Substanzen, die bei der Erkrankung wirksam sind, so hoch dosiert, dass es zu einer sehr langen oder ganz ausbleibenden Regeneration des Blutbildes käme. Aus diesem Grund werden die Stammzellen nach erfolgter Chemotherapie retransfundiert. Die Regeneration des peripheren Blutbildes erfolgt dann nach 10–14 Tagen.

Entscheidend für das Gelingen der autologen PBSCT ist die **Chemotherapiesensibilität** der Erkrankung. Bei Erkrankungen, die auch auf eine konventionelle Chemotherapie nicht ansprechen, ist die Dosissteigerung in der Regel nur kurzfristig wirksam, ohne den Gesamtverlauf positiv zu beeinflussen. Ein anderes Problem ist die Kontamination mit Tumorzellen.

> ❗ Hauptindikationen für die autologe PBSCT sind rezidivierte chemotherapiesensible Lymphome (besonders diffuses großzelliges B-Zell-Lymphom, M. Hodgkin) sowie das multiple Myelom

Allogene Blutstammzelltransplantation/ Knochenmarktransplantation

Bei der allogenen Blutstammzelltransplantation werden pluripotente Blutstammzellen eines gesunden Spenders entnommen und im Anschluss an eine Hochdosischemotherapie retransfundiert. Die Knochenmarkentnahme aus den Beckenkämmen und dem Sternum in Vollnarkose ist nur selten erforderlich. Im Allgemeinen werden die Blutstammzellen mit dem hämatopoetischen Wachstumsfaktor G-CSF (Granulozytenkolonie-stimulierender Faktor) aus dem Knochenmark in das periphere Blut mobilisiert. Der Spender spritzt sich dabei G-CSF 5 Tage subkutan. Darunter kommt es zu einem starken Anstieg der Leukozyten. Der Anteil der Blutstammzellen lässt sich durchflusszytometrisch messen. Die Entnahme erfolgt meist ambulant mittels Leukapherese (s. oben).

Voraussetzung für die allogene Stammzelltransplantation ist die weitgehende **HLA-Identität** von Spender und Empfänger. Unter Geschwistern ist die Wahrscheinlichkeit, HLA-identisch zu sein, ca. 20 %. Mithilfe der Datenbanken lassen sich allerdings für ca. 80 % der Patienten Spender finden. In Ausnahmen werden halbidentische Spender (Eltern) oder Nabelschnüre verwendet.

Bei der allogenen Transplantation ist die Bekämpfung des Tumors durch die Chemotherapie nur eine Komponente. Entscheidend ist die **immunologische Therapie** durch die fremden immunkompetenten Lymphozyten, die bei der Transplantation mitübertragen werden (»graft versus tumor effect«).

Im Gegensatz zur autologen Transplantation ist allerdings für das Funktionieren des Transplantates eine anfängliche Immunsuppression erforderlich. Auch kann es bei dem Empfänger durch die Tatsache, dass nie eine 100%ige HLA-Identität besteht, zur **Graft-versus-host-Erkrankung** (GVHD) kommen. Dabei richten sich immunkompetente Zellen des Spenders gegen Zielorgane des Empfängers, meist Leber, Haut und Magen-Darm-Trakt. Die Inzidenz der GVHD nimmt dabei mit dem Ausmaß der HLA-Inkompatibilität zu. Sowohl zur Prophylaxe als auch zur Therapie der GVHD ist eine Immunsuppression erforderlich. In unkomplizierten Fällen wird diese für 100 Tage nach der Transplantation durchgeführt, bei chronischen Verläufen der GVHD dauerhaft.

Durch GVHD und infektiöse Probleme ist die allogene Transplantation mit einer höheren therapiebedingten Mortalität (bis 20 %) verbunden.

❗ Die Hauptindikationen sind akute Leukämien, CML nach Versagen von Imatinib sowie schwere aplastische Anämie.

17.3 Erkrankungen

17.3.1 Morbus Hodgkin

Definition B-Zell-Lymphom mit ausgeprägter entzündlicher Begleitreaktion. Beweisend für die Diagnose sind **Hodgkin-Zellen** und **Reed-Sternberg-Zellen**, die in den betroffenen Lymphknoten allerdings nur 0,1–1 % der Zellen ausmachen.

Epidemiologie Die Inzidenz liegt bei ca. 3/100.000/ Jahr. Es gibt 2 Erkrankungsgipfel, um das 20. und um das 65. Lebensjahr.

Symptome 70 % der Patienten präsentieren sich mit einer schmerzlosen langsam progredienten Lymphknotenschwellung, meist zervikal. Häufig liegen bei Diagnosestellung klassische **B-Symptome** vor: Die Patienten klagen über Fieber, Nachtschweiß und Gewichtsabnahme. Allerdings werden beim M. Hodgkin auch andere paraneoplastische Symptome wie Juckreiz und Alkoholschmerz in den befallenen Lymphknoten geschildert. Bei primär mediastinalem Befall präsentieren sich die Patienten mit Luftnot oder Zeichen der oberen Einflussstauung. Jedoch sind viele Patienten auch asymptomatisch und gelangen über die Abklärung eines verbreiterten Mediastinalschattens in einer Thoraxübersichtsaufnahme zur Diagnose.

❗ Von klassischen B-Symptomen spricht man nur bei Fieber, unfreiwilligem Gewichtsverlust >10 % in 6 Monaten und Nachtschweiß.

Diagnostik Am Anfang steht die Lymphknotenbiopsie. Sollte eine komplette Entfernung nicht möglich sein, ist eine CT-gesteuerte Punktion anzustreben. Falls auch diese nicht möglich sein sollte, muss invasiv (Mediastinoskopie oder Laparoskopie) abgeklärt werden. Aufgrund des verschiedenartigen histologischen Bildes und der nur sehr geringen Anzahl maligner Zellen ist immer die Entnahme eines kompletten Lymphknotens anzustreben.

❗ Typisch für die Diagnostik ist der histologische Nachweis von Sternberg-Reed-Riesenzellen.

Nach etablierter Diagnose erfolgt das Staging, das ein CT-Hals bis Becken und eine Knochenmarkbiopsie enthalten muss. Auch eine konventionelle Thoraxübersicht bei mediastinalem Befall ist erforderlich. Bei fraglichen Befunden, die das Stadium ändern würden, ist eine PET-Untersuchung empfohlen. Serologisch ist neben der orientierenden klinischen Chemie und dem Blutbild die BSG erforderlich.

Therapie Für frühe Stadien ohne Risikofaktoren gilt eine Chemotherapie und eine **Strahlentherapie** der befallenen Lymphknoten (Involved-field-Bestrahlung) als Standard. In den fortgeschrittenen Stadien erfolgt eine alleinige **Chemotherapie**. Grundlage der Chemotherapie sind das **ABVD-Schema** (Adriamycin, Bleomycin, Vinblastin, Dacarbazin) und das **COPP-Schema** (Cyclophosphamid, Vincristin, Prednisolon, Procarbazin). Die Originalschemata sind im Laufe der Zeit vielfach modifiziert und teilweise erweitert worden. Da mit diesen Therapieformen hohe Dauerheilungsraten erzielt werden, ist der M. Hodgkin Gegenstand von Therapieoptimierungsstudien mit dem Ziel, die Dauerheilungen in den fortgeschrittenen Stadien zu verbessern und in den Frühstadien die Toxizität zu minimieren.

In der **Rezidivtherapie** nach Chemotherapie erfolgt bei chemosensibler Erkrankung wenn möglich eine Hochdosischemotherapie mit autologer Blutstammzelltransplantation.

Prognose Der M. Hodgkin ist durch Chemo- und Strahlentherapie eine in über 70 % der Fälle heilbare Erkrankung geworden. Als unabhängige Risikofaktoren werden eine stark erhöhte BSG, ein großer Mediastinaltumor, Extranodalbefall und mehr als 3 befallene Lymphknotenareale angesehen. Danach werden die Patienten in eine gute, intermediäre und hohe Risikogruppe eingeteilt, mit Dauerheilungschancen von 70 % bis >90 %.

Der pathologische Subtyp des klassischen M. Hodgkin spielt dabei keine Rolle. Das noduläre Paragranulom wird als eigene Entität betrachtet, da seine Prognose noch besser ist und eine weniger intensive Therapie erforderlich ist.

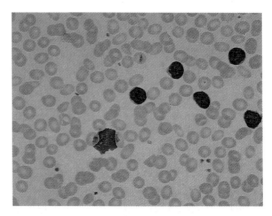

□ **Abb. 17.3 CLL im Blutbild.** Man erkennt ausschließlich kleine, normal aussehende Lymphozyten. Links unten ein Gumprecht-Kernschatten. Kernschatten sind beim Ausstreichen zerstörte Zellen zu sehen und typisch für die CLL

H10 ## 17.3.2 Non-Hodgkin-Lymphome

Die Non-Hodgkin-Lymphome sind eine sehr heterogene Krankheitsgruppe, die teilweise selten sind und unterschiedlich behandelt werden. Aus diesem Grund werden hier nur die häufigsten Typen behandelt:

- Indolente B-NHL
  - CLL
  - M.Waldenström
  - Follikuläres NHL
  - MALT-Lymphome (Marginalzonenlymphom)
- Aggressive B-NHL
  - Diffus großzelliges B-NHL

T-Zell-Lymphome machen nur ca. 10 % der Non-Hodgkin-Lymphome aus und werden ihrerseits wiederum in ca. 20 Untergruppen eingeteilt. Ihr Verlauf ist meist aggressiver. Die Behandlungsprinzipien entsprechen denen der aggressiven oder indolenten B-NHL. Das multiple Myelom gehört formal ebenfalls zu den B-Zell-Neoplasien und wird deshalb am Ende separat behandelt.

17.3.3 Indolente Non-Hodgkin-Lymphome

Chronische lymphatische Leukämie

Definition Die chronische lymphatische Leukämie (CLL) ist ein niedrig malignes Non-Hodgkin-Lymphom mit überwiegend leukämischem Verlauf. Weniger als 10 % der Fälle verlaufen aleukämisch und werden als lymphozytische Lymphome bezeichnet. Die Krankheitsbilder werden als identisch angesehen.

Epidemiologie Die CLL ist die häufigste Leukämie des Erwachsenen. Ihre Inzidenz steigt mit zunehmendem Alter an. Mittleres Erkrankungsalter ist das 65. Lebensjahr. Im 8. Lebensjahrzehnt liegt die Inzidenz bei ca. 30/100.000/Jahr. Risikofaktoren sind nicht bekannt. Vereinzelt gibt es familiäre Häufungen. Rund 90 % sind B-CLL.

Symptome Die CLL wird häufig als Zufallsbefund bei asymptomatischer Leukozytose mit Lymphozytose festgestellt. Ebenfalls häufig kommt es zu einer langsam progredienten generalisierten Lymphadenopathie. Seltener sind bei Diagnose B-Symptome oder Oberbauchbeschwerden bei Hepatosplenomegalie.

Diagnostik Im **Blutbild** besteht meistens eine Leukozytose mit Lymphozytose bis zu 90 % der kernhaltigen Zellen. Im Differenzialblutbild sieht man typischerweise Gumprecht-Kernschatten (□ Abb. 17.3). Dies sind bei der Präparation zerstörte Leukämiezellen. Die malignen Lymphozyten sind lichtmikroskopisch nicht von normalen zu unterscheiden.

In den Anfangsstadien sind Hb und Thrombozyten normal. Beweisend in der Diagnostik ist die **Durchflusszytometrie**, mit der man die Monoklonalität nachweisen kann. Fast alle CLL sind monoklonale B-Zell-Erkrankungen mit einem charakteristischen Immunphänotyp (Koexpression von CD 5, CD 19, CD 20, CD 23). Die Knochenmarkuntersuchung liefert zur Diagnosestellung in der Regel keine zusätzliche Information. Molekulare Analysen, wie z. B. der Mutationsstatus der schweren Immunglobulinkette oder das Vorliegen einer p53-Deletion, haben zwar einen prognostischen Aussagewert, derzeit jedoch noch keine therapeutische Konsequenz. In den seltenen Fällen eines aleukämischen Verlaufs wird die Diagnose über eine Lymphknotenbiopsie gestellt.

◘ Tab. 17.2 CLL-Stadieneinteilung nach Binet

Stadium	Definition	Medianes Überleben ohne Therapie
A	<3 vergrößerte Lymphknoten­regionen	>10 Jahre
B	>3 vergrößerte Lymphknotenregionen	5–7 Jahre
C	Hb <10 g/dl oder Thrombozyten <100.000/µl	<3 Jahre

◘ Tab. 17.3 CLL-Stadieneinteilung nach Rai

Stadium	Definition	Medianes Überleben ohne Therapie
0	Lymphozytose	150 Monate
1	Lymphozytose und Lymphknotenvergrößerungen	101 Monate
2	Hepatosplenomegalie	71 Monate
3	Hb <11 g/dl	19 Monate
4	Thrombozyten <100.000/µl	19 Monate

Nach Etablierung der Diagnose wird zur Komplettierung der Diagnostik der **Lymphknotenstatus** erhoben. Hierzu sind körperliche Untersuchung, Ultraschall des Abdomens und Thoraxübersichtsaufnahme ausreichend. Da es im Verlauf der Erkrankung zu einem Antikörpermangelsyndrom kommt, ist die regelmäßige Kontrolle der Immunglobuline erforderlich.

Wichtig ist die **Stadieneinteilung**, da das Stadium über die Behandlungsindikation entscheidet. In Europa ist die Klassifikation nach Binet (◘ Tab. 17.2) gebräuchlich, während in den USA die Klassifikation von Rai (◘ Tab. 17.3) verwendet wird.

Therapie Eine absolute Therapieindikation besteht im Stadium Binet C. In früheren Stadien kann sich eine Therapieindikation bei symptomatischer Lymphadenopathie, symptomatischer Hepatosplenomegalie, dem Auftreten von B-Symptomen oder einer schnellen Lymphozytenverdopplungszeit (<6 Monate) ergeben. Zum Einsatz kommen **Alkylanzien** (Chlorambucil, Bendamustin, Cyclophosphamid), Purinanaloga (Fludarabin) und **monoklonale Antikörper** (Rituximab, Campath), die alleine oder in Kombination gegeben werden. Kombinationen erzielen höhere Raten an Vollremissionen und therapiefreien Intervallen. Bei der Wahl der Therapie entscheiden Alter und Allgemeinzustand des Patienten. Ziel ist in der Regel nicht die Kuration, sondern ein möglichst langes therapiefreies Gesamtüberleben.

Bei Progression nach Erstlinientherapie spielt das therapiefreie Intervall eine Rolle. Danach wird entweder die Erstlinienbehandlung wiederholt oder es werden alternative Substanzen eingesetzt.

Bei CLL-Patienten treten gehäuft **Autoimmunphänomene** wie die Autoimmunthrombopenie und autoimmunhämolytische Anämie auf. Diese werden unabhängig von der Grunderkrankung behandelt. Therapie der ersten Wahl ist die Gabe hochdosierter Steroide.

Die Wertigkeit der regelmäßigen Immunglobulinsubstitution bei rezidivierenden Infekten infolge eines Antikörpermangels ist umstritten.

Prognose Aufgrund des indolenten Verlaufs der Erkrankung und des häufig hohen Lebensalters der Patienten schränkt die CLL in frühen Stadien die Patienten in ihrer Lebenserwartung oft nicht ein. Bei Therapiebedürftigkeit erzielt man mittlerweile therapiefreie Intervalle von median bis zu 6 Jahren. Unabhängig von den hämatologischen Parametern entwickeln die Patienten im Verlauf ein Antikörpermangelsyndrom, so dass die häufigste Todesursache bei der CLL infektiöse Komplikationen sind. Selten geht die Erkrankung in ein sog. Richter-Syndrom über, das klinisch einem hochmalignen Lymphom entspricht und eine extrem schlechte Prognose hat.

Morbus Waldenström (lymphoplasmozytoides Immunozytom)

Definition Maligne Entartung weit differenzierter B-Zellen, die ein IgM-Paraprotein bilden.

Epidemiologie 3/100.000 Einwohner pro Jahr. Gehäuftes Auftreten in Westeuropa und in den USA. Mittleres Erkrankungsalter bei 65 Lebensjahren.

Pathogenese Familiäre Häufungen werden in 20 % der Fälle beobachtet, was eine genetische Prädisposition vermuten lässt. Außerdem wird eine Assoziation mit Autoimmunerkrankungen und chronischer Stimulierung des Immunsystems gesehen (z. B. bei chronischer Hepatitis C). Die Mutation zur malignen Zelle erfolgt auf einem hohen Differenzierungsgrad.

Symptome Das lymphoplasmozytoide Immunozytom manifestiert sich selten mit Lymphknotenschwellungen. Typisch ist eher eine Knochenmarkinfiltration mit Anämiesymptomen (Leistungsknick). Durch das Paraprotein kann es zum sog. **Hyperviskositätssyndrom** kommen (Schwindel, Somnolenz, Gerinnungsstörungen). Häufig besteht eine Polyneuropathie. Ein weiteres Symptom kann eine autoimmunhämolytische Anämie sein.

Diagnostik In der Elektrophorese fällt normalerweise die monoklonale IgM-Zacke auf. Beweisend ist der Nachweis in der Immunfixation. Der Lymphknotenstatus kann mit einem Oberbauchsonogramm und der körperlichen Untersuchung erfasst werden. Im Knochenmark lassen sich die malignen Zellen zytologisch und durchflusszytometrisch bestimmen. Normalerweise ist die BSG stark erhöht.

Therapie Bei asymptomatischen Patienten ist keine Therapie erforderlich. Als Therapieindikation gelten eine Anämie mit Hb <10 g/dl, symptomatische Hepatosplenomegalie, B-Symptome oder Hyperviskositätszeichen. Bei alleiniger Hyperviskosität können Plasmapheresen ausreichend sein. Ansonsten stehen chemotherapeutisch Alkylanzien, Kortison, Purinanaloga und als Immuntherapie Rituximab zur Verfügung. Normalerweise wird bis zum maximalen Ansprechen therapiert. Bei erneuter Progression erfolgt eine neuerliche Behandlung, abhängig vom therapiefreien Intervall mit denselben Substanzen oder alternativen Kombinationen.

Prognose Das mittlere Überleben liegt bei 5 Jahren ab Diagnosezeitpunkt. Allerdings kommen besonders bei asymptomatischen (nicht therapiebedürftigen) Patienten sehr lange Verläufe vor.

Follikuläres Lymphom

Definition Maligne Entartung von lymphatischen Zellen aus den Keimzentren der Lymphknoten. Dabei finden sich neben differenzierten lymphatischen Zellen auch undifferenzierte Zentroblasten. Nach Anteil der Zentroblasten werden die follikulären Lymphome in 4 Grade unterteilt (I–IIIb), wobei mit zunehmendem Grad die Aggressivität zunimmt.

Epidemiologie Die Inzidenz liegt bei ca. 2/100.000/Jahr und macht damit 70 % der indolenten und 20 % aller Non-Hodgkin-Lymphome aus. Das mediane Erkrankungsalter ist das 60. Lebensjahr. Häufigste Unterform ist Grad 1.

Symptome Die meisten Patienten berichten über langsam (über Monate) zunehmende Lymphknotenschwellungen peripher. Die Schwellungen sind schmerzlos und können sich auch teilweise zurückbilden. Seltener sind große mediastinale Lymphknoten, die zur Atemwegsobstruktion führen, oder große abdominelle Lymphome, die zu uncharakteristischen abdominellen Beschwerden oder Harnwegsobstruktion führen. Bei 20 % der Patienten bestehen B-Symptome. Häufig liegt ein Knochenmarkbefall vor (Anämiesymptome), während der Befall von extralymphatischen Organen selten ist.

Diagnostik Die Diagnose wird am besten anhand eines in toto exstirpierten Lymphknotens gestellt. Falls dies nicht möglich ist, sollte eine CT-gesteuerte Punktion erfolgen. Nach etablierter Diagnose erfolgt die Stadieneinteilung nach der Ann-Arbor-Klassifikation (◘ Tab. 17.1). Neben körperlicher Untersuchung und Knochenmarkdiagnostik wird üblicherweise initial ein CT von Hals bis Becken durchgeführt. Da das Therapieziel in den meisten Fällen palliativ ist, können bei älteren Patienten die Ausdehnung der Lymphknoten sonographisch und anhand der Thoraxübersichtsaufnahme erfasst werden. Aufgrund der prognostischen Bedeutung ist initial die Bestimmung der LDH erforderlich.

Therapie Die histologische Untergruppe **IIIb** sollte aufgrund ihres aggressiven Verhaltens wie aggressive NHL behandelt werden. Für alle anderen Formen gelten folgende Regeln:

Im Stadium **I** und **II**, die allerdings nur ca. 20 % der Fälle ausmachen, hat die alleinige **Strahlentherapie** der betroffenen Lymphknotenregionen ein hohes kuratives Potenzial. Das krankheitsfreie Überleben liegt nach 10 Jahren bei ca. 45 %. Eine zusätzliche Chemotherapie scheint an diesen Ergebnissen nichts zu ändern. Ob eine zusätzliche Gabe von Rituximab die Ergebnisse verbessert, wird in prospektiven Studien geprüft.

In den **fortgeschrittenen Stadien** liegt in der Regel eine inkurable Situation mit allerdings äußerst langsamem Verlauf vor. Insofern kann bei vielen Patienten anfangs der Verlauf lediglich kontrolliert werden. Indikationen für eine Therapie bestehen bei Lymphknoten >5 cm bzw. bei durch vergrößerte Lymphknoten bedingten Beschwerden, bei B-Symptomen oder bei durch Knochenmarkinfiltration bedingte Anämie oder Panzytopenie. Zur Auswahl stehen mehrere Chemotherapievarianten in Kombination mit dem monoklonalen (B-Zell) Antikörper Rituximab. Die besten Ergebnisse scheinen zurzeit mit der initialen Kombination von Bendamustin und Rituximab für ca. 6 Zyklen und einer 2-jährigen Erhaltungstherapie mit Rituximab erzielt werden. Alternativ kann als Chemotherapie auch das bei aggressiven Lymphomen zum Einsatz kommende CHOP-Schema (Vincristin/Adriamycin/Cyclophosphamid/Prednison) eingesetzt werden. Auch weniger aggressive Schemata sind möglich. Bei der Therapiewahl sollten immer Alter und Komorbidität des Patienten berücksichtigt werden, da mit keiner Behandlungsform Dauerheilungen zu erzielen sind, jedoch therapiefreie Intervalle, die sich über Jahre erstrecken können.

Im **Rezidiv** kann abhängig vom therapiefreien Intervall das initiale Schema wiederholt oder ein anderes Schema zum Einsatz kommen. Bei jüngeren Patienten wird zunehmend die Hochdosischemotherapie mit autologer **Blutstammzelltransplantation** eingesetzt. Eine weitere Therapieform ist die sog. **Radioimmuntherapie** mit Yttrium-markiertem CD-20-Antikörper (Zevalin). Symptomatische Lymphknoten können bestrahlt werden.

In 25–40 % der Fälle geht im Laufe der Erkrankung das follikuläre Lymphom in ein aggressives NHL (meist diffus großzelliges B-NHL) über. Die Behandlung erfolgt dann wie bei primären diffus großzelligen B-NHL, allerdings mit deutlich schlechteren Ergebnissen.

Prognose Anhand des »Follicular Lymphoma International Prognostic Index« (**FLIPI**) lässt sich die Prognose bei Diagnosestellung abschätzen. In diesen gehen 5 Risikofaktoren ein.

Follicular Lymphoma International Prognostic Index (FLIPI)

- Alter >60.Lebensjahr
- Ann-Arbor-Stadium III/IV
- >4 befallene Lymphknotenareale
- Erhöhte LDH
- Hämoglobin <12 g/dl

Anhand dieser Parameter lassen sich die Patienten in 3 Gruppen einteilen:
- Niedriges Risiko (0–1 Faktoren): 10-Jahres-Überleben 71 %
- Intermediäres Risiko (2 Faktoren): -Jahres-Überleben 51 %
- Hohes Risiko (>2 Faktoren): -Jahres-Überleben 36 %

Dieser seit 2005 gebräuchliche Index wurde anhand von Patienten, die zwischen 1985 und 1992, also noch vor dem Einsatz von Rituximab, diagnostiziert wurden, erstellt. Die Prognose hat sich seitdem weiter verbessert. Die genaue Prognosekalkulation wird dadurch behindert, dass Rezidive prinzipiell immer möglich sind und der Verlauf der Erkrankung – auch ohne Therapie – sehr variabel sein kann.

MALT-Lymphome

Definition Das Mukosa-assoziierte B-Zell-Lymphom (»mucosa associated lymphoid tissue«, MALT) kommt typischerweise im Magen vor, kann jedoch auch von anderen Schleimhäuten ausgehen. Liegt lediglich ein Lymphknotenbefall vor, spricht man von einem **Marginalzonenlymphom** (MZL).

◻ Tab. 17.4 Modifizierte WHO-Klassifikation der MALT-Lymphome

Stadium		Beschreibung
I		Befall eines gastrointestinalen Organs
	I1	Befall begrenzt auf Mukosa und Submukosa
	I2	Infiltration über die Submukosa hinaus
II		Befall eines gastrointestinalen Organs mit Befall infradiaphragmaler Lymphknoten (II) und/ oder eines weiteren benachbarten Organs unterhalb des Zwerchfells (IIE)
	II1	Befall regionärer infradiaphragmaler Lymphknoten
	II2	Befall nicht-regionärer infradiaphragmaler Lymphknoten und auch lokalisierter Befall eines weiteren Organs (dann II2E)
III		Befall eines gastrointestinalen Organs und Lymphknotenbefall ober- und unterhalb des Zwerchfells einschließlich eines weiteren lokalisierten Befalls eines Organs (IIIE) oder der Milz (IIIS) oder beides (IIISE)
IV		Diffuser/disseminierter Befall, kein gastrointestinaler-Befall mit oder ohne Lymphknotenbeteiligung

Die Diagnose erfolgt nach der WHO-Klassifikation durch einen Referenzpathologen und sollte durch einen zweiten bestätigt werden. Basis für die Diagnostik ist eine ausreichend Anzahl von Biopsien (>8) bei der Gastroskopie.

Ein MALT-Lymphom liegt nur bei entsprechender Histologie vor und ist per definitionem ein indolentes Lymphom. Der Immunphänotyp ist identisch mit dem des Marginalzonenlymphoms. Auch alle anderen NHL können isoliert Magen-Darm-Trakt oder Schleimhäute befallen. Sie werden dann entsprechend der zugrundeliegenden Histologie behandelt und nicht als MALT bezeichnet.

Epidemiologie Prävalenz 1–2/100.000 Einwohner, ca. 7% aller B- Zell Lymphome. 50 % manifestieren sich primär im Magen und sind dann zu 90 % mit Helicobacter assoziiert. Andere extranodale Manifestationen, z. B. der Speicheldrüsen, sind ebenfalls mit chronisch inflammatorischen Prozessen (z. B. Sjögren-Syndrom) assoziiert.

Pathogenese Ursache ist eine Infektion durch Helicobacter pylori. T-Zellen erkennen spezifische Epitope an der Flagellenstruktur von H. pylori. Bei Vorliegen genetischer Polymorphismen im Toll-like-Rezeptor Typ 4 kommt es zu klonalen Expansion von B-Zellen, was allerdings antigen-spezifisch ist und daher in frühen Stadien beim Verschwinden der Bakterieninfektion auch wieder reversibel ist.

Symptome Bauchschmerzen, Erbrechen, oft aber auch symptomlos.

Diagnostik (◻ Abb. 17.4 und ◻ Abb. 17.5) Die Stadieneinteilung erfolgt prinzipiell nach der Ann-Arbor-Klassifikation (◻ Tab. 17.1). Da die MALT-Lymphome jedoch häufig einen isolierten extranodalen Befall zeigen, wurde durch die WHO eine modifizierte Klassifikation entwickelt (◻ Tab. 17.4).

Therapie Das Vorgehen richtet sich nach dem Stadium: H.-pylori-Eradikation in den frühen Stadien, wenn nur Mukosa und Submukosa befallen sind und kein Lymphknotenbefall vorliegt. Auch bei H.-pylori-negativem Befund kann zuerst eine Eradikation versucht werden. Sind die perigastralen Lymphknoten mitbeteiligt, erfolgt eine Strahlentherapie. Bei ausgedehntem Befall (Stadium III/IV) gelten die Regeln wie für andere indolente Lymphome, d. h. Behandlung bei Symptomatik oder großer Lymphadenopathie. Üblicherweise setzt man Rituximab in Kombination mit Zytostatika ein. Aufgrund des ausgesprochen indolenten

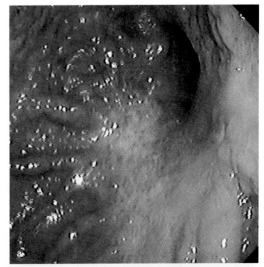

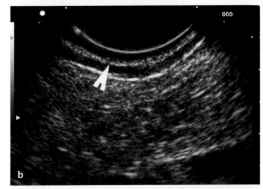

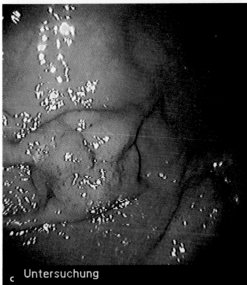

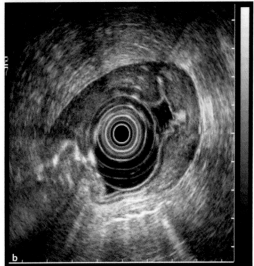

◘ Abb. 17.5a,b MALT-Lymphom: Rolle der Endosonogra- H10
phie. a Deutliche Schleimhautunregelmäßigkeit, aber kein
sichtbaren Tumor. **b** Die Endosonographie dagegen zeigt die
massive Wandverdickung in den gesamten Schichtung und
die weite Ausdehnung des Tumors

◘ Abb. 17.4a–c MALT-Lymphom des Magens, frühes Stadium.
Man erkennt eine leichte Schleimhauterhabenheit (**a**), bei der
Vergrößerung sieht man eine zentrale Ulzeration (**b**). **c** Endoso-
nographisch sind die oberflächlichen Wandschichten verdickt

Verlaufs ist die optimale Kombination und Länge
der Behandlung nicht geklärt.

Prognose Das 5-Jahres-Überleben reicht von 55–
80 %. Wie bei anderen indolenten Lymphomen ist
eine genaue Prognoseabschätzung aufgrund der
Seltenheit und der auch spät auftretenden Rezidive
kaum möglich.

17

> **MALT-Lymphome des Magens – kurz zusammengefasst**
> - Pathomechanismus: Infektion mit H. pylori
> - Klonale B-Zell Expansion (B-Zell-Nester)
> - Makroskopisch polypöse Raumforderung, Ulkus oder difuse Wandinfiltration
> - Diagnostik durch Endoskopie, Endo-Sonographie und CT

17.3.4 Aggressive Non-Hodgkin-Lymphome

Diffus großzelliges B-NHL (DLBCL)

Definition Diffuse Proliferation maligne entarteter B-Zellen mit unreifem blastärem Phänotyp. Prototyp des aggressiven (hochmalignen) B-NHL.

Epidemiologie Die Inzidenz liegt bei 5–7/100.000/Jahr. Damit macht es etwa 30–40 % aller NHL und ca. 80 % der aggressiven NHL aus. Risikofaktoren sind nicht bekannt. Erhöhte Inzidenz bei HIV- Erkrankten.

Symptome Rasch progrediente schmerzlose Lymphknotenschwellung an einer oder mehreren peripheren Stationen. In 30 % der Fälle bestehen B-Symptome. Bei mediastinaler Lymphadenopathie kann es zu Luftnot und Symptomen der oberen Einflussstauung kommen. Bei primär abdominaler Lymphadenopathie können Bauchschmerzen und Harnwegsobstruktion auftreten. Primärer ZNS-Befall ist selten und macht sich durch neurologische Ausfälle bemerkbar.

Diagnostik Da das DLBCL eine in hohem Maße kurativ behandelbare Erkrankung ist und über eine schnelle Dynamik verfügt, ist die schnelle Diagnostik entscheidend. Idealerweise erfolgt die Exstirpation eines vergrößerten Lymphknotens, falls nicht möglich, eine CT-gesteuerte Punktion. Nach etablierter Diagnose erfolgt die Stadieneinteilung nach Ann Arbor mittels CT von Hals bis Becken und Knochenmarkbiopsie. Bei ZNS-naher Lokalisation oder Verdacht auf Befall erfolgt eine Liquorpunktion. Bei unklaren Befunden, die zu einer Änderung des Stadiums oder des therapeutischen Vorgehens führen würden, ist die PET-Diagnostik sinnvoll. Aus prognostischen Gründen muss initial serologisch die LDH bestimmt werden.

Therapie Die Grundlage der Behandlung ist die Chemotherapie nach dem **CHOP-Schema** (Cyclophosphamid, Adriamycin, Vincristin, Prednison) in Kombination mit dem B-Zell-Antikörper **Rituximab**. In der Regel werden 6–8 Zyklen in 14- bis 21-tägigem Abstand verabreicht. Die Intensität der Chemotherapie richtet sich nach dem Prognose-Score (s. unten). Die Patienten sollten generell in laufenden Therapieoptimierungsstudien behandelt werden. Ziel ist das Erreichen einer Vollremission mit radiologisch komplettem Rückgang aller Manifestationen. Bei Restbefunden nach erfolgter Chemotherapie ist eine PET-Untersuchung sinnvoll, wobei das optimale Vorgehen für Patienten, bei denen nach Chemotherapie noch PET-positive Befunde vorliegen, nicht klar ist. Einerseits kann direkt eine Salvage-Chemotherapie mit autologer **Blutstammzelltransplantation** erfolgen, ggf. kann auch der noch positive Restbefund nachbestrahlt werden. Ebenfalls noch nicht endgültig geklärt ist die Wertigkeit einer **Strahlentherapie** bei initial vorhandenem »bulk« oder initialem Extranodalbefall.

Im Falle eines **Rezidivs** ist eine intensivere Chemotherapie erforderlich. Patienten, die auf diese ansprechen, sollten wenn möglich autolog blutstammzelltransplantiert werden. Die Altersgrenze für diese auch im Rezidiv kurative Behandlungsform liegt bei 65–70. Bei jüngeren Patienten oder frühen Rezidiven wird sogar die allogene Blutstammzelltransplantation erwogen. Für Patienten, die sich nicht mehr in einem transplantablen Alter befinden, ist die Rezidivbehandlung in der Regel palliativ, d. h. der mögliche Nutzen der Chemotherapie muss mit den zu erwartenden Nebenwirkungen im Verhältnis stehen. Deshalb kommen in der Palliativsituation auch weniger aggressive Kombinationen oder die Strahlentherapie symptomatischer Läsionen zum Einsatz.

Prognose Bereits 1993 wurde der **Internationale Prognose-Index** (IPI) für aggressive NHL entwickelt, in den fünf negative Risikofaktoren eingehen.

Internationale Prognose-Index (IPI)
- Alter >60. Lebensjahr
- Allgemeinzustand (ECOG ≥2)
- Ann-Arbor-Stadium III/IV
- >1 Extranodalbefall
- Erhöhte LDH

Abhängig von der Anzahl der Risikofaktoren lassen sich folgende prognostische Gruppen bilden:
- Niedriges Risiko (0–1 Faktoren): 5-Jahres-Überleben 73 %
- Niedrig-intermediäres Risiko (2 Faktoren): 5-Jahres-Überleben 51 %
- Hoch-intermediäres Risiko (3 Faktoren): 5-Jahres-Überleben 43 %
- Hohes Risiko (4–5 Faktoren): 5-Jahres-Überleben 26 %

Für Patienten <60 existiert der Score in einer altersadaptierten Form. Dieser Score entstand vor dem Einsatz von Rituximab und der verstärkten Nutzung der Hochdosistherapie, weshalb die Prognose in den einzelnen Gruppen mittlerweile ca. 20 % besser ist. Der revidierte IPI hat sich allerdings noch nicht allgemein durchgesetzt.

17.3.5 Multiples Myelom

Definition Tumorkrankheit durch Proliferation eines Plasmazellklons, der die Fähigkeit hat, Immunglobuline zu bilden. Man unterscheidet den solitären Befall von dem multiplen Befall. Abzugrenzen ist die benigne **monoklonale Gammopathie unklarer Signifikanz** (M-GUS). Bei dieser findet sich ein monoklonales Immunglobulin im Serum ohne die anderen für ein Myelom typischen Veränderungen. Das M-GUS kann in 20 % der Fälle innerhalb von 10 Jahren in ein Myelom übergehen.

Epidemiologie 4 Neuerkrankungen/100.000 Einwohner pro Jahr. Multiple Myelome sind wesentlich häufiger als der solitäre Befall (<2 %). Manifestation zwischen dem 60. und 70. Lebensjahr. Männer erkranken häufiger als Frauen. Neben genetischer Prädisposition und Immunsuppression scheinen Personen, die ionisierenden Strahlen ausgesetzt waren, eine erhöhte Prädisposition zu haben.

Pathogenese Maligne entartet ist die am weitesten differenzierte B-Zelle, die Plasmazelle. Dabei bleibt ihre Fähigkeit, Immunglobuline zu produzieren, erhalten. Die Proliferation erfolgt im Knochenmark. Im Gegensatz zu anderen hämatologischen Systemerkrankungen kommt es dabei zu lokalen Osteolysen durch Osteoklastenaktivierung. Durch die Verdrängung der normalen Hämatopoese stellt sich in erster Linie eine Anämie ein. Das monoklonale Paraprotein kann ein komplettes Immunglobulin sein (am häufigsten IgG und IgA). Ansonsten wird nur eine monoklonale Leichtkette gebildet, die im Serum oder im Urin (**Bence-Jones-Protein**) nachgewiesen werden kann. Durch die Paraproteinämie und Paraproteinurie kommt es zur Nierenschädigungen. Selten sind leukämische Verläufe (Plasmazell-Leukämie) oder asekretorische Myelome, die kein Paraprotein bilden.

Symptome Häufig wird ein Myelom als Zufallsbefund serologisch in der Elektrophorese entdeckt. Typisch sind pathologische Frakturen nach Bagatelltraumen oder spontan, lokalisierte oder generalisierte Knochenschmerzen durch Osteolysen. Auch Symptome der Hyperkalzämie (Somnolenz und Exsikkose) können zur Diagnose führen. Seltener führen Symptome der Hyperviskosität durch stark erhöhte Eiweißspiegel (Somnolenz, Gerinnungsstörungen) oder ein akutes Nierenversagen zur Diagnose. B-Symptome sind selten.

Diagnostik Mit der Immunelektrophorese im Blut und im Urin lassen sich entweder das monoklonale Paraprotein oder die monoklonalen leichten Ketten nachweisen. Laborchemisch müssen dann neben dem Blutbild, Kalzium und Kreatinin das β2 Mikroglobulin als prognostischer Marker bestimmt werden. Zur Erfassung von Osteolysen wird üblicherweise ein Ganzkörper-CT oder ein Ganzkörper-MRT angefertigt. Eine Skelettszintigraphie erfasst die Osteolysen nicht. Im Knochenmark lassen sich die monoklonalen Plasmazellen immunhistochemisch nachweisen. Aufgrund des diskontinuierlichen Befalls kann das Ausmaß der Plasmazellinfiltration stark schwanken, weshalb dieser Parameter nicht zur Verlaufsbeurteilung geeignet ist. Zytogenetische Veränderungen sind häufig, jedoch nicht von therapeutischer Konsequenz. Unter Therapie sind die regelmäßige Kontrolle des Paraproteins und die Kontrolle des Skelettstatus die geeignetsten Methoden, den Verlauf zu kontrollieren.

Bei der initialen Abklärung eines Paraproteins muss die (benigne) monoklonale Gammopathie unklarer Signifikanz (M-GUS) vom Plasmozytom abgegrenzt werden. Dafür gelten folgende Parameter:

M-GUS

— IgG <3,5 g/dl im Serum
— IgA <2 g/dl im Serum
— Bence-Jones-Protein <1 g/24 h im Urin
— Plasmazellen im Knochenmark <10 %
— Keine Knochenläsionen

Von einem multiplen Myelom spricht man bei Vorliegen folgender drei Kriterien (**Mayo-Clinic-Kriterien**):

- Monoklonales Eiweiß im Serum oder Urin
- Monoklonale Plasmazellen im Knochenmark
- Endorganschaden durch die Plasmazellvermehrung
    - Hyperkalzämie (**C**alcium)
    - Nierenschaden (**R**enal damage)
    - Anämie (**A**nemia)
    - Knochenläsionen (**B**one lesions)

Die letztgenannten sog. **CRAB-Kriterien** sind gleichzeitig ein Indikator für die systemische Therapie. Liegt kein Endorganschaden vor, spricht man von einem **Smoldering (schwelendem) Myelom**.

Nach wie vor ist für die Stadieneinteilung die **Salmon-Durie-Klassifikation** gebräuchlich (◻ Tab. 17.5).

Therapie Bei einem M-GUS muss lediglich das Paraprotein im Verlauf kontrolliert werden. Erst bei einem deutlichen Anstieg muss die komplette Diagnostik wiederholt werden, um den Übergang in ein Myelom auszuschließen. Bei isolierten Osteolysen ohne weitere Zeichen einer Organschädigung ist eine alleinige **Strahlentherapie** indiziert. Die Indikation zur systemischen **Chemotherapie** besteht bei vorliegen der CRAB-Kriterien, üblicherweise korrespondierend ab Stadium 1b der Salmon/Durie-Klassifikation. Neben der Chemotherapie wird bei Vorliegen von multiplen Osteolysen parallel eine Behandlung mit **Bisphosphonaten** durchgeführt.

Das Myelom ist eine chemotherapiesensible Erkrankung. Allerdings können keine Dauerheilungen, sondern lediglich sehr lange therapiefreie Intervalle erzielt werden. Neben konventionellen Zytostatika (Anthrazykline, Melphalan, Cyclophosphamid, Vincristin) kamen in den letzten Jahren Thalidomid, Lenalidomid und Bortezomib auf den Markt, deren Einsatz die Prognose deutlich verbessert hat. Die optimale Kombination, Therapiesequenz und Dauer der Behandlung sind dabei noch nicht geklärt. Auch der Hochdosischemotherapie mit autologer peripherer **Blutstammzelltransplantation** (PBSCT) kommt ein hoher Stellenwert zu. Patienten, die für diese Modalität nicht geeignet sind (biologisches Alter >70 Jahre, Komorbidität) können mit einer Kombination aus Melphalan/Thalidomid/Prednisolon oder einer Bortezomib-haltigen Kombination behandelt werden. Üblicherweise behandelt man bis zum maximalen Anspre-

◻ Tab. 17.5	Stadieneinteilung nach Salmon/Durie
Stadium	**Charakteristika**
I A und B	Hb >10 g/dl, Kalzium im Serum normal, IgG im Serum <5 g/dl, IgA im Serum <3 g/dl, Bence-Jones-Proteinurie <4 g/24 h, maximal eine Knochenläsion
II A und B	Keine klare Zuordnung zu I oder III
III A und B	Hb <8,5 g/dl, Kalzium im Serum erhöht, IgG im Serum >7 g/dl, IgA im Serum > 5 g/dl, Bence-Jones-Proteinurie >12 g/24 h, multiple Osteolysen
A Kreatinin <2 mg/dl, B Kreatinin > 2 mg/dl	

chen, gemessen am Rückgang des Paraproteins. Bei allen anderen Patienten ist die autologe PBSCT Bestandteil der Therapie. Meist erfolgt eine konventionelle Anfangs (Induktions-)behandlung mit einer Kombination, die ein neueres Medikament enthält. Anschließend werden Blutstammzellen gesammelt, gefolgt von zwei melphalanhaltigen Hochdosischemotherapien mit Stammzellrückgabe. Ob eine daran anschließende Erhaltungstherapie die Zeit bis zur Progression verbessert, ist Gegenstand von Studien.

Die Rezidivbehandlung ist abhängig vom therapiefreien Intervall, Alter und Allgemeinzustand. Lenalidomid ist hier eine der wirksamsten Substanzen. Auch eine erneute PBSCT oder eine allogene Stammzelltransplantation können eingesetzt werden.

Prognose Durch den Einsatz der PBSCT konnte schon vor Einführung der neuen Substanzen ein 5-Jahres-Überleben von 50 % erzielt werden. Eine Dauerheilung ist jedoch nicht möglich. Mit Kombinationen aus neueren Substanzen ist mittlerweile auch ohne PBSCT ein 3-Jahres-Überleben von 75 % möglich. Aufgrund der erforderlichen langen Nachbeobachtungszeiten sind der optimale zeitliche Einsatz der Therapiemodalitäten, die Dauer der Behandlung und die optimale Kombination noch nicht geklärt. Abzusehen ist jedoch eine weitere Verbesserung des progressionsfreien- und Gesamtüberlebens.

17.4 Leitsymptome

17.4.1 Nachtschweiß

Patienten mit einer malignen Systemerkrankung, häufig bei Lymphomen, zeigen oft Nachtschweiß. Muss nachts aufgrund des starken Schwitzens mehr als zweimal die Wäsche gewechselt werden, ist dies suspekt.

17.4.2 Gewichtsverlust

Bei unfreiwilligem Gewichtsverlust von mehr als 10 % in 6 Monaten sollte eine maligne Erkrankung ausgeschlossen werden

17.4.3 Unklares Fieber

Bei unklarem Fieber sollte nach Ausschluss infektiöser Ursachen an eine hämatologische Systemerkrankung gedacht werden. Entscheidend für die Diagnostik sind hier Blut- und Urinkulturen.

17.4.4 Lymphknotenschwellung

Jede Lymphknotenschwellung, die über 4 Wochen persistiert, sollte biopsiert werden.

17.5 Algorithmen

◼ Abb. 17.6 illustriert das standardisierte Vorgehen bei Verdacht auf Lymphome. Entscheidend ist neben der Histologiegewinnung aber auch das Staging, um eine adäquate Therapie stadiengerecht einleiten zu können.

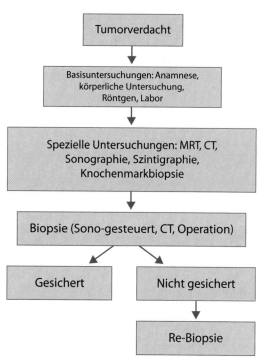

◼ **Abb. 17.6** Diagnostisches Vorgehen bei Verdacht auf Lymphom

Erkrankungen des Bewegungsapparates

Wirbelsäule und Gelenke

Christian Prinz

❯❯ ❯ Einleitung

Neben degenerativen Erkrankungen spielen zunehmend die rheumatischen Krankheitsbilder mit Einbeziehung der Wirbelsäule eine wichtige Rolle. Viele Patienten mit Erkrankungen der Wirbelsäule und der großen Gelenke sind schon in jungen Jahren zwischen 35 und 50 Jahren von chronischen Schmerzen betroffen und haben gesundheitliche Probleme, die zur vorzeitigen Berentung führen. Typische Beschwerden der Wirbelsäule sind steifer Nacken, Hexenschuss, dumpfer Schmerz in der Hüfte und vor allem Schlaflosigkeit wegen Rückenschmerzen. Bei der sehr häufigen rheumatoiden Arthritis (bis zu 1 Million Fälle in Deutschland) führen chronische Gelenkschmerzen, aber auch Deviationen, zur Arbeitsunfähigkeit und zur Berentung. Nach Schätzung der Krankenkassen summieren sich die ausgefallenen Arbeitstage in Deutschland auf etwa 20 Mio. Arbeitstage pro Jahr. In diesem Kapitel werden neben häufigen chronisch-degenerativen Erkrankungen auch die internistischen Ursachen bei Erkrankungen der Wirbelsäule und der Gelenke erläutert.

Was kommt jetzt?

Rheumatoide Arthritis, Skoliose, M. Scheuermann, M. Bechterew, Osteoporose, Osteomalazie (M. Paget), Spinalkanalstenose, Arthrose der Hüftgelenke, Facettengelenke, Kollagenosen.

18.1   Anatomische Grundlagen

Die **Wirbelsäule** (WS) ist wie ein Bambusstab strukturiert, besteht aus Wirbelkörpern und den dazwischenliegenden Bandscheiben. Die Wirbelsäule hat von seitlich betrachtet einen S-förmig gebogenen Verlauf. Sie besteht aus 7 Halswirbeln, 12 Brustwirbeln und 5 Lendenwirbeln. Diese 24 Knochen sind untereinander mit kleinen Gelenken verbunden, so dass die WS in verschiedenen Richtungen beweglich ist: seitlich (v. a. in der HWS), vor und zurück (v. a. in der BWS) sowie drehbar (v. a. in der LWS). Die WS umschließt das schmerzempfindliche Rückenmark, das den Bewegungsapparat innerviert. Das Rückenmark endet innerhalb der Wirbelsäule auf Höhe von BWK 10; darunter laufen die Nervenfasern in einer flüssigkeitsgefüllten Umgebung. Hier kann der Liquor punktiert werden: meist in Höhe zwischen LWK 3/4/5. Ligamente am vorderen Anteil sowie an den seitlichen Enden der WS sichern ihre Stabilität. Die S-förmige Krümmung der WS bewirkt eine zusätzliche Federung und schützt den Kopf vor Erschütterungen. Am unteren Ende der Wirbelsäule schließen sich 5 fixierte Steißbeinwirbel an, die jeweils miteinander zum Kreuzbein und zum Steißbein durch Bänder verwachsen sind.

Jeder **Wirbel** besteht aus einem Wirbelkörper und einem Wirbelbogen, der den Hohlraum mit dem Rückenmark im Inneren umschließt. Auf jeder Seite des Wirbelbogens entspringt ein Querfortsatz und auf der Rückenseite der Dornfortsatz. Diese Vorsprünge dienen Bändern und Muskeln als Ansatzpunkte. Insbesondere durch chronischen Verschleiß, mechanische Traumata, aber auch Osteoporose im Alter können die Wirbelkörper an Mineralisation verlieren und dadurch brechen. Die Gelenke zwischen den Wirbeln können sich durch Belastungen entzünden und in Form einer Arthrose verdicken.

Das **Rückenmark** ist der zentrale Nervenkanal, in dem die Nerven der Extremitäten und Organe mit dem Gehirn verbunden sind. Die wichtigsten Nerven sind von einer Flüssigkeit umgeben, dem Liquor. Bricht bei schweren Verletzungen die Wirbelsäule, kann auch der Nervenstrang am lateralen Austrittpunkt abgetrennt werden: Folge ist eine Querschnittslähmung.

Mit Ausnahme der ersten beiden Halswirbel sind zwischen allen Hals-, Brust- und Lendenwirbeln **Bandscheiben** eingelagert. Diese flachen, ca. 0,5 cm dicken Knorpelscheiben bestehen überwiegend aus Wasser. Sie haben einen weichen Gallertkern, dienen als Stoßdämpfer und als bewegliche Verbindung der einzelnen Wirbel. Bei Bewegungsmangel oder ständiger Überlastung erhalten Bandscheiben zu wenig Flüssigkeit. Interessanterweise variiert die Flüssigkeit in den Bandscheiben bereits im Tagesverlauf beträchtlich. Altersbedingt, aber auch bei körperlichem Verschleiß, werden die Bandscheiben spröde. Es drohen ein Bandscheibenriss und damit ein -vorfall.

18

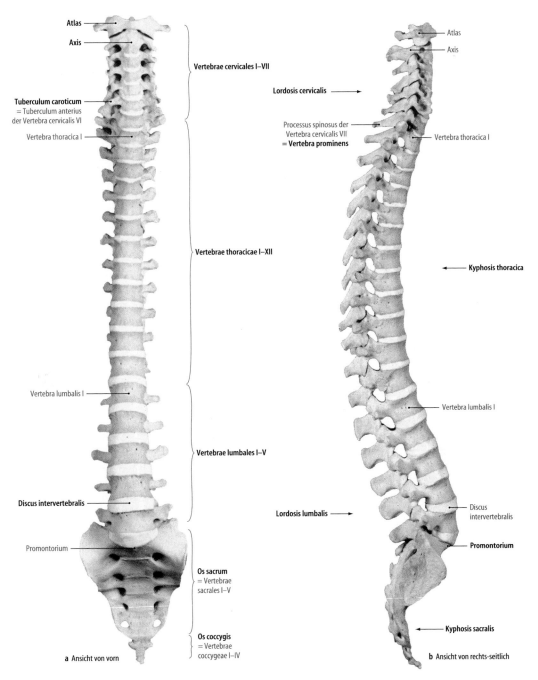

Abb. 18.1 Anatomie der Wirbelsäule

18.2   Diagnostische Methoden

18.2.1 Anamnese

Kernpunkt in der Bewertung von **Schmerzen im Bewegungsapparat** sind Lokalisation, Typ, Dauer und Auslöser der Beschwerden. Typische Prädilektionsstellen für die rheumatoide Arthritis sind die Fingergrundgelenke, die vor allem am Morgen sehr steif sind. Andere Prädilektionsstellen bei der Gicht sind die Zehengrundgelenke, die steif und sehr schmerzhaft anschwellen können. Der Morbus Bechterew dagegen befällt selten die peripheren Gelenke, sondern vielmehr die Iliosakralgelenke und die Wirbelsäule. Die Patienten haben Rückenschmerzen und sind steif beim Vorwärtsbeugen und beim Drehen in der Hüfte. Rapides Ansprechen auf einen Kortisonstoß bei einer generalisierten Muskelschwäche und Bewegungsarmut ist ein klares Votum für die Polymyalgia rheumatica.

18.2.2 Klinische Untersuchung

Im Vordergrund der Untersuchung steht zunächst die Betrachtung der **Wirbelsäule** von hinten und von der Seite. Man erkennt Verkrümmungen und lokale Abweichungen der Symmetrie. Ein einfacher Test zur Beurteilung der Beweglichkeit in der BWS ist die Bestimmung des **Finger-Boden**-Abstandes bei gestreckten Beinen. Bei Patienten mit versteifter Wirbelsäule bleiben oft mehr als 10 cm Abstand, die Personen können den Boden nicht berühren. Die Beweglichkeit der Iliosakralgelenke wird im Liegen geprüft, indem die Beine anzogen und das Knie jeweils über das andere Knie an den Boden gedrückt werden sollen. Beide Tests sind beispielsweise bei einem schweren M. Bechterew kaum durchführbar.

Die **peripheren Gelenke** werden von der Peripherie aus inspiziert und getastet. Stets muss der Patient die Füße entkleiden, und bei der täglichen Visite müssen Füße und Beine inspiziert werden. Bei der Gicht fällt das deutlich geschwollene Gelenk auf. Häufig tolerieren die Patienten noch nicht einmal das Gewicht der Bettdecke, sondern halten den Fuß mit einem kühlen Umschlag bedeckt.

Bei den Handgelenken wird neben der Beweglich in den 3 Ebenen auch auf Seitenunterschiede und Gelenkdeviationen geachtet. Seitliche Verkrümmung der Fingergrundgelenke und auch der Handgelenke sind typisch für die rheumatoide Arthritis (◘ Abb. 18.2).

18.2.3 Labordiagnostik

Neben der klinischen Anamnese und Untersuchung sind Basisdaten aus dem **Blutbild**, die **BSG** und das **C-reaktive Protein** (CrP) von besonderem Interesse. Die Parameter zeigen eine entzündliche Aktivität an, ohne dass es Hinweise für eine bakterielle Infektion gibt. Der Prokalzitonin-Wert ist nicht erhöht. Dagegen kann die BSG in der ersten Stunde über 100 sein; dies kann auf eine Polymyositis, eine Polymyalgia rheumatica, eine rheumatoide Arthritis oder eine Arteriitis temporalis neben anderen Vaskulitiden hindeuten.

18.2.4 Serologische Tests

Neben dem klassischen **Rheumafaktor** wird heute das **citrullinierte C-Peptid** (CCP) standardmäßig in der Diagnostik der rheumatoiden Arthritis eingesetzt. Beim Rheumafaktor ist auch die Höhe der Einheiten für die Differenzialdiagnose der verschiedenen Erkrankungen wichtig. Bei der modernen Charakterisierung der rheumatoiden Arthritis spielt dagegen der Rheumafaktor keine Rolle, vielmehr verwendet man nun den CCP-Test. Die Citrullinierung von Proteinen erfolgt enzymatisch durch Deaminierung von Arginin zu Citrullin. Dies führt zu Veränderungen in der dreidimensionalen Struktur und der damit zusammenhängenden antigenen Eigenschaften, was wiederum bei der Pathogenese der rheumatoiden Arthritis von Bedeutung ist.

Daneben sind die antinukleären Antikörper (ANA), antimitochondriale Antikörper (AMA), und HLA-B27-Antikörper von Bedeutung. Diese serologischen Parameter werden standardmäßig bei immunologischen Fragestellungen sowohl qualitativ und quantitativ bestimmt. Die Aktivität der Erkrankungen korreliert häufig mit der Höhe des Titers.

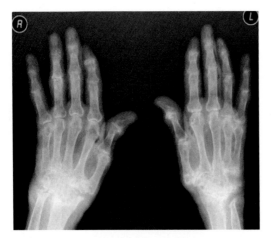

Abb. 18.2 Hände bei rheumatoider Arthritis. Nachweis größtenteils fortgeschrittener erosiver Veränderungen der MCP-Gelenke beidseits betont D2+3 links, der PIP-Gelenke betont D3+4 rechts, der DIP-Gelenke betont D2+3 beidseits sowie der IP-Gelenke I beidseits. Teils deutliche osteophytäre Reaktion (IP-Gelenke I beidseits, DIP-Gelenke 2–4 rechts). Deutliche periartikuläre Weichteilschwellung der PIP-Gelenke. Subluxationsstellung der Daumenendgelenke beidseits. Schwerste erosive Veränderungen der radiokarpalen Gelenkfläche mit fehlender Abgrenzbarkeit des Gelenkspaltes. Schwerste erosive Veränderungen auch der distalen Ulna beidseits mit Zerstörung des Proc. styloideus ulnae. Größtenteils fehlende Abgrenzbarkeit der karpalen Gelenkspalten mit schwersten erosiven Veränderungen des Corpus beidseits. Erhebliche Weichteilschwellung um das Handgelenk beidseits. Schwere Osteopenie beidseits

18.2.5 Radiologische Verfahren

Die **Röntgen-Übersicht** der Wirbelsäule dient der Abklärung von Frakturen, Steilstellungen, Dislokationen und Verengungen. Mit der **Computertomographie** der WS kann insbesondere eine Metastasierung im Inneren der Wirbelkörper sowie eine Einengung der Foramina wie auch des Spinalkanals beurteilt werden. Die **Kernspintomographie** der Wirbelsäule erlaubt vor allem die Darstellung von Rückenmarkskompressionen bei der Spinalkanalstenose, aber auch von Bandscheibenprotrusionen mit Einengung der seitlichen Neuroforamina.

18.2.6 Knochendichtemessung

Mit speziellen CT-Verfahren kann die Knochendichte ermittelt werden. Die sog. **Densitometrie** basiert auf der Schwächung der Röntgenstrahlen. Sie dient dem Nachweis der Mineralisation im Inneren der Wirbelkörper. Das Verfahren wird zur Abklärung einer Osteoporose verwandt, die Knochendichte wird meist in Höhe von LWK 2 ermittelt. Es wird ein Relativwert von im Mittel 1,4 angegeben; Werte von mehr als 2 Standardabweichungen sind als pathologisch zu werten.

18.3   Erkrankungen der Wirbelsäule

18.3.1 Rheumatoide Arthritis, Late-onset-rheumatoide Arthritis

Definition Chronisch-entzündliche Autoimmunerkrankung, die in erster Linie zu Veränderungen der Gelenke, chronischen Schmerzen und Gelenkdeviationen führt. Neben dem Gelenkbefall kann eine Reihe von inneren Organen befallen sein, darunter die Lunge, Nieren oder das Herz.

Epidemiologie Die rheumatoide Arthritis (RA) ist eine sehr häufige Erkrankung in Deutschland mit einer Prävalenz von 1–2 % in der gesamten Bevölkerung. Zunehmend im Alter, vermehrte Häufung in nördlichen Bundesländern. Frauen sind doppelt so häufig betroffen wie Männer. Die Sterblichkeit ist im Vergleich zu Personen ohne RA etwa doppelt so hoch, die Lebenserwartung um 3–18 Jahre kürzer.

Pathogenese Ursache für die rheumatoide Arthritis ist eine immunologisch vermittelte Reaktion, insbesondere am Gelenkepithel. Die chronische Entzündungsreaktion im Gelenkspalt bestimmter Fingergrund- und mittelgelenke ist ein wichtiges Merkmal der rheumatoiden Arthritis. Die rheumatoide Arthritis ist aber nicht nur Ursache der gelenkzerstörenden Synovitis (Entzündung der Gelenkinnenhaut), sondern auch für einen Teil der systemischen Manifestationen verantwortlich. Genetische Faktoren sind in bis zu 50 % der Patienten mit rheumatoider Arthritis nachgewiesen worden. Allele des HLA-DRB1-Lokus (hoch polymorphes Leukozytenantigen) führen zu einem aggressiveren Verlauf der Erkrankung, während andere HLA-DRB1-Allele eher protektiv wirken.

Ein entscheidender Pathomechanismus bei der RA ist die **Aktivierung von T-Zellen** im Gelenkspalt, was zur progredienter Entzündungsreaktion und schließlich zur Gelenkdestruktion führt. Die Aktivierung von T-Zellen durch proinflammatorische Zytokine spielt eine entscheidende Rolle. Neuere Erkenntnisse zeigen insbesondere den Stellenwert von **citrullinierten Proteinen** und Peptide (CCP) für die Induktion der antigengesteuerten Aktivierung von T-Zellen an. Bei Patienten, bei denen Antikörper gegen CCP nachgewiesen werden konnten, wird eine vermehrte antigene Wirkung von Proteinen beschrieben. Diese Immunreaktion erscheint als besonders wichtig für die Aktivierung von T-Zellen.

❶ CCP-Antikörper – für die Diagnostik der RA entscheidend.

Für die Entzündungsreaktion und deren Ausprägung sind vor allem **Zytokine, insbesondere Tumornekrosefaktor-alpha (TNF-α)** verantwortlich. Bei Entzündungsvorgängen kommt es typischerweise zu einer dauerhaft erhöhten Produktion entzündlicher Zytokine (IL-1β, IL-6, 8, 15 und 18). Diese Zytokine führen zur Aktivierung von inflammatorischen Effektorzellen wie T-Zellen und damit zur Proliferation von Chondrozyten und Fibroblasten.

Darüber hinaus vermitteln **Chemokine** und Adhäsionsmoleküle vielfältige Wirkungen wie Zell-Zell-Interaktionen, Migration und Chemoattraktion. Alle diese Vorgänge begünstigen Einströmen, Vermehrung und Aktivierung von Zellen in das Synovium (Gelenkspalt). Diese lösen die immuninflammatorischen und destruktiven Prozesse der rheumatoiden Arthritis aus, die sich klinisch als Gelenkschwellung und Gelenkzerstörung zeigen.

Symptome Charakteristisch sind schmerzhafte geschwollene Gelenke, eingeschränkte Beweglichkeit und fortschreitende Gelenkzerstörung. Dazu kommen zahlreiche systemische Manifestationen wie Anämie, Osteoporose, chronische Müdigkeit (Fatigue), interstitielle Lungenerkrankungen, Pleuritis, Fieber, Thrombozytose und/oder kardiovaskuläre Erkrankungen.

Diagnostik Entscheidend für die Diagnostik ist der Anstieg der CCP-Antikörper sowie ein erhöhtes CrP. Nach der neuen Bewertungsskala des Ameri-

can College of Rheumatology im Jahr 2010 sind die Anzahl der befallenen Gelenke, der Nachweis von CCP-Antikörper, die Erhöhung des CrP sowie die Dauer der Beschwerden entscheidend (◻ Tab. 18.1).

Einteilung Je nach Manifestationszeitpunkt unterscheidet man die klassische rheumatoide Arthritis (RA) von der Late-onset-rheumatoide Arthritis (LORA, auch »Alters-RA«). ◻ Tab. 18.2 fasst die Unterschiede übersichtlich zusammen. Während die klassische RA überwiegend kleine Gelenke im Hand und Fingerbereich betrifft, zeigt die LORA meist eher Myalgien und Schulterschmerzen. Die Altersverteilung ist unterschiedlich. Schließlich kann auch die Höhe des Rheumafaktors zur Differenzialdiagnose beitragen.

Therapie Man unterscheidet grundsätzlich Basistherapeutika und die Gabe von modernen Biologika. Die Therapie ist in verschiedenen Stufen aufgebaut: Zunächst werden Basistherapeutika alleine, dann in Kombination eingesetzt. Bei Versagen dieser Therapie können Biologika alleine oder in Kombination mit den Basistherapeutika eingesetzt werden. Kortikoide dienen dazu, den akuten Verlauf abzumildern.

Basistherapeutika Hierzu gehören:
- **Methotrexat** (MTX) wird von der European League Against Rheumatism (EULAR) als Standardtherapie bei Patienten mit RA in einer Dosierung von 7,5–12,5 mg empfohlen. MTX ist ein Folsäureantagonist und kann allein oder in Kombination mit anderen Antirheumatika eingesetzt werden. Methotrexat verringert die Proliferation von Lymphozyten und die Bildung von Rheumafaktoren. Es vermindert insbesondere die Zytokinsynthese und den Übertritt von polymorphkernigen Leukozyten aus dem Blut ins Gewebe.
- **Leflunomid** ist laut EULAR die Erstlinientherapie bei Patienten mit Kontraindikationen gegen Methotrexat. Es ist ein Prodrug; sein aktiver Metabolit verringert die Pyrimidin-Synthese durch irreversible Hemmung des Enzyms Dihydroorotat-Dehydrogenase (DHODH). Dies hemmt die Proliferation aktivierter T-Lymphozyten. Zusätzlich soll der aktive Metabolit die Synthese einiger Zytokine beeinflussen sowie zelluläre Rezeptor-Tyrosinkinasen hemmen.

18

☐ **Tab. 18.1** ACR-Kriterien 2010 für die Diagnose einer RA. Die alten Richtlinien wurden aufgegeben, um frühzeitiger eine Verdachtsdiagnose stellen zu können. Bei mehr als 6/10 Punkten ist eine RA wahrscheinlich

Parameter	Beschreibung	Punkte
A – Gelenkbeteiligung	1 großes Gelenk befallen	0
	2–10 große Gelenke befallen	1
	1–3 kleine Gelenke befallen (mit oder ohne große Gelenke)	2
	4–10 kleine Gelenke befallen (mit oder ohne große Gelenke)	3
	>10 Gelenke befallen (mindestens ein kleines Gelenk)	5
B – Serologie (mindestens 1 Test muss verwendet werden)	Negativer Rheumafaktor **und** negative CCP-Antikörper	0
	Niedrig-positiver Rheumafaktor **oder** niedrig-positive CCP-Antikörper	2
	Hoch-positive Rheumafaktor **oder** hoch-positive CCP-Antikörper	3
C – Akute-Phase-Protein	Normales CrP	0
	Erhöhtes CrP	1
D – Dauer der Symptome	<6 Wochen	0
	≥6 Wochen	1

☐ **Tab. 18.2** Differenzierung zwischen klassischer rheumatoider Arthritis und der rheumatoiden Altersarthritis

	Klassische RA	LORA
Gelenkbefall	Kleine Gelenke, v. a. Fingergelenke	Schulterschmerzen, Myalgien
Rheumafaktor	>80 IE	<65 IE
Manifestation	Beginn ab dem 30. Lebensjahr	Akuter Beginn ab dem 60. Lebensjahr

- Eine weitere Alternative sind parenterale **Goldverbindungen**, die von der EULAR ebenfalls bei Unverträglichkeit von MTX empfohlen werden. Goldverbindungen hemmen die Bildung endothelialer Adhäsionsmoleküle, die für das Andocken von Leukozyten an Gefäßwänden erforderlich sind. Dies wiederum verhindert das Auswandern von Leukozyten in das Synovium. Orale Goldverbindungen sind nicht ausreichend wirksam.
- **Antimalariamittel** wie Chloroquin und Hydroxychloroquin sollen Lysosomenmembranen stabilisieren und lysosomale Enzyme hemmen. Als Monotherapie sind sie möglicherweise für Patienten mit sehr leichten Krankheitsverläufen geeignet, bei denen Kontraindikationen gegen andere Substanz vorliegen.

- Azathioprin bzw. Ciclosporin wirken antiphlogistisch über eine Hemmung der T-Zell-Aktivierung mit nachfolgender Hemmung der IL-2-Synthese. Aufgrund der schlechten Ansprechrate bei der RA empfiehlt die EULAR diese Immunsuppressiva nur in ausgewählten Fällen. Die Substanzen werden dagegen sehr erfolgreich in der Therapie der chronisch entzündlichen Darmerkrankungen verwendet. Aufgrund der Langzeit-Nebenwirkungen bei Azathioprin (Hepatosplenale T-Zell-Lymphome!) ist eine Medikation nicht sinnvoll.

Biologische Substanzen (Biologika)

- Zytokine spielen eine entscheidende Rolle für die Vermittlung der Autoimmunerkrankung. Mittlerweile ist eine Reihe von sog. Biologika entwickelt worden, die die Wirkung der Zytokine reduzieren. Antikörper gegen TNF-α waren die ersten Biologika, die in der Rheumatologie eingesetzt wurden. TNF-α-Blocker können nachweislich die Zerstörung der Gelenkstrukturen bei Patienten mit RA aufhalten. Langfristige Erfahren gibt es mittlerweile mit 3 Biologika: Humira, Enbrel und Remicade (Adalimumab, Etanecerpt und Infliximab als TNF-α-Blocker auch bei der Therapie der chronisch entzündlichen Darmerkrankungen) (◘ Tab. 18.3).

❶ Ausführliche Anamnese, Untersuchung aller Gelenke, Röntgenuntersuchungen im Verlauf (wichtig: Nierenfunktionseinschränkung? Perikarderguss? Polyserositis?)

Die Substanzen werden zum Teil auch bei anderen Autoimmunerkrankungen, insbesondere den chronisch entzündlichen Darmerkrankungen, erfolgreich eingesetzt. Derzeit sind Biologika aus 5 Substanzklassen für die Behandlung von Patienten mit rheumatoider Arthritis zugelassen:

- Adalimumab, Etanecerpt und Infliximab als TNF-α-Blocker (auch bei der Therapie der chronisch entzündlichen Darmerkrankungen)
- Anakinra als Interleukin-1-Rezeptorantagonist (nur Therapie der rheumatoiden Arthritis)
- Abatacept als selektiver Modulator der T-Zell-Stimulation (nur Therapie der rheumatoiden Arthritis)
- Rituximab als CD20-Antikörper (Zulassung auch bei der CLL)

- Tocilizumab als IL-6-Rezeptorblocker (experimentell)

❶ Die Langzeitgabe von von TNF-α-Blockern kann bei jungen Menschen mit der Entstehung von hepatosplenalen T-Zell-Lymphomen assoziiert sein.

Die meisten Erfahren in der Therapie der RA mit Biologika liegen mit **Enbrel** vor, das als erstes Medikament auf den Markt kam. Etanercept ist ein dimeres Fusionsprotein, das als löslicher TNF-Rezeptor wirkt. Es bindet spezifisch TNF-α und verhindert somit, dass das Zytokin an seine membranständigen Rezeptoren binden kann. Etanercept muss einmal pro Woche injiziert werden.

Während Etanercept, Adalimumab und Infliximab schon seit mehr als 10 Jahren zur Verfügung stehen, liegen für die erst 2009 eingeführten TNF-α-Blocker **Golimumab** und **Certolizumab pegol** weniger Erfahrungen vor. Die Wirkstoffe werden in unterschiedlichen Intervallen parenteral appliziert. Die Applikationsintervalle sind bei Certolizumab pegol und Golimumab mit 2 Wochen bzw. und einem Monat deutlich länger.

Fazit

Die Therapie der rheumatoiden Arthritis basiert auf einer Basistherapie mit Methotrexat und anderen Basistherapeutika, falls Methotrexat nicht vertragen wird. Daneben kommen zur Kontrolle der akuten Verläufe auch Prednisolon und nichtsteroidale Antirheumatika zum Einsatz. Die moderne Therapie der RA basiert jedoch auf der dauerhaften Gabe von TNF-α-Antikörpern (Humira s.c. oder

◘ **Tab. 18.3** Moderne Biologika in der Therapie der rheumatoiden Arthritis

	Dosierung	Erfahrungen
Humira s.c. (Adalimumab)	40 mg s.c. alle 2 Wochen	Gute Verträglichkeit, insbesondere bei jungen Patienten, die selbstständig injizieren können. Vor Therapie Ausschluss einer Tbc und einer Pilzinfektion. Kombination mit MTX bei schwerer RA
Enbrel s.c. (Etanecept)	50 mg 1× pro Woche	Gute Verträglichkeit. Alleinige Therapie oder in Kombination mit MTX bei Patienten, die auf Basistherapeutika nicht angesprochen haben
Remicade i.v. (Infliximab)	3 mg/kg KG über 2 h alle 8 Wochen	Schwere anaphylaktische Reaktion bei zu schneller i.v. Gabe. Hautreaktionen. Alleinige Therapie oder in Kombination mit MTX bei Patienten, die auf Basistherapeutika nicht angesprochen haben

18

Remicade i.v.), die mindestens über ein halbes Jahr gegeben werden sollten. Die LORA spricht gut auf Methrotrexat an, Azathioprin und TNF-Antikörper sind ebenfalls erfolgreich. Primär steht hier jedoch die Gabe von Kortikoiden im Vordergrund.

18.3.2 RS3PE-Syndrom

Definition Beim RS3PE-Syndrom (»remitting seronegative symmetrical synovitis with pitting edema«) handelt es sich um eine seronegative symmetrische Synovitis, die vor allem die peripheren Gelenken bei älteren Patienten betrifft.

Epidemiologie Häufige Erkrankung in Deutschland mit einer Prävalenz von 0,5–1 % in der gesamten Bevölkerung. Zunehmend im Alter, vermehrte Häufung in nördlichen Bundesländern.

Symptome Aufgrund einer immunologischen Fehlreaktion kommt es zum Gelenködem und zu chronischen Gelenkentzündungen der peripheren Gelenke. Typischerweise haben die Patienten morgens dicke Hände. Myalgien sind im Gegensatz zur Polymyalgia rheumatica untypisch.

Diagnostik Im Vordergrund steht die klinische Diagnostik mit Gelenkschmerzen und einer symmetrischen Gelenkveränderungen der Handgelenke. Die BSG ist typischerweise negativ wie auch das CCP.

Therapie Exzellentes Ansprechen auf Prednisolon 1 mg/kg KG/Tag und Chloroquin.

18.3.3 Polymyalgia rheumatica

Definition Rheumatische Erkrankung der Muskulatur im Schulter-/Rückenbereich, mit deutlicher Entzündungsaktivität.

Epidemiologie Inzidenz 50/100.000 Einwohner; Frauen : Männer 4:1, meist ab dem 65. Lebensjahr.

Symptome Es kommt zu progredienten Muskelschwäche vor allem in der körperstammbetonte Muskulatur. Zunächst klagen die Patienten typischerweise über eine Schwäche, die Arme über die Horizontale zu erheben. Im Spätstadium sind die Patienten kaum in der Lage, sich aus dem Liegen aufzurichten.

Diagnostik Deutliche Entzündungsaktivität wie Fieber, Gewichtsverlust, Kopfschmerzen, Depression. BSG und CrP sind deutlich erhöht. Gutes Ansprechen auf Kortison kann als diagnostischer Test verwendet werden.

Therapie Exzellentes Ansprechen auf Prednisolon 1 mg/kg KG/Tag.

18.3.4 Arthritis urica (Gicht)   H10

Definition Die Arthritis urica ist eine Entzündung der Gelenke durch Ablagerung von Harnsäurekristallen. Typisch ist ein anfallsartiger Beginn in Großzehengrundgelenken, dann in Sprunggelenken und im Kniegelenk.

Pathogenese Ein Gichtanfall entsteht, wenn das Löslichkeitsmaximum von Harnsäure (6,4 mg/dl) in der extrazellulären Flüssigkeit (Gelenk oder Weichteile) überschritten wird. Eine verminderte renale Ausscheidung ist der wichtigste Pathomechanismus.

> **Ursachen für Entstehung eines akuten Gichtanfalls**
> - Genetisch verminderte Ausscheidungskapazität durch die Nieren, verminderte GFR (50 %)
> - Medikamente (Diuretika, Azetylsalizylsäure, Cyclosporin A, Methotrexat etc.) (30–40 %)
> - Exzessiver Alkoholkonsum (10–20 %)

Symptome
- Plötzlicher Beginn, meist nachts (Nachtdienst!)
- Stärkste Schmerzen (»Bettdecke wird nicht mehr vertragen«)

- Entzündungszeichen: Rubor, Calor, Tumor, Functio laesa
- Fieber, Schüttelfrost
- Befall: etwa 90 % der ersten Gichtanfälle sind monoartikulär (in >50 % im Großzehengrundgelenk (»Podagra«), gefolgt von Mittelfuß, Knöchel, Knie, aber auch jedes andere Gelenk)

Diagnostik Die Klinik ist typisch und ausreichend für die Diagnose eines akuten Gichtanfalls. Labordiagnostik: Gelenkpunktion mit Mikroskopie auf Harnsäurekristalle. In klinisch-chemischen Blutanalysen zeigt sich meist kein richtungsweisender Befund. Diese sind daher wenig hilfreich, ein normaler Serum-Harnsäurewert schließt einen Gichtanfall nicht aus.

Therapie
- Kälte (mindestens 30 min, bei kürzeren Zeitintervallen dominiert eine reaktive Hyperämie!)
- Steigerung der Diurese durch Flüssigkeitszufuhr
- Harnalkalisierung, pH 7 (z. B. Natriumhydrogenkarbonat 3–6 g/Tag, z. B. Uralyt U)
- NSAR/Coxibe, 100 mg Diclofenac p.o. oder als Supp. (Tageshöchstdosis 150 mg)
- Steroide (nur wenn NSAR versagen): Prednisolon 1 mg/kg KG (1. Tag) dann für weitere 2 Tage 20 mg (maximal über 5 Tage)
- Colchicin p.o.:
  - Beginn mit 1 mg initial (2 Tbl. à 0,5 mg Colchicum dispert)
  - Anschließend 1 mg alle 1–2 h bis zum Abklingen der Beschwerden
  - Maximal 6–8 mg (nur für 1 Tag!)

18.3.5 Skoliose

Definition Seitliche Verkrümmung der Wirbelsäule.

Epidemiologie Sehr häufige Erkrankung in Deutschland mit einer Prävalenz von 2–4 % in der gesamten Bevölkerung. Zunehmend im Alter, vermehrte Häufung in nördlichen Bundesländern.

Pathogenese Die Skoliose entwickelt sich meist während des pubertären Wachstumsschubs. Einzelne Wirbelkörper wachsen auf einer Seite langsamer als auf der anderen. Dadurch krümmt sich die Wirbelsäule seitlich, die Wirbelkörper verdrehen sich.

Symptome Oft nicht schmerzhaft, allerdings fällt die leichte Schiefstellung der Wirbelsäule den Eltern der betroffenen Kinder auf. Im fortgeschrittenen Stadium kann es sein, dass eine Schulter oder eine Hüfte höher steht und sich die erwachsenen Patienten dann wegen eines Buckel in der Sprechstunde vorstellen. Rückenschmerzen stellen sich meist erst nach dem 35. Lebensjahr ein.

Diagnostik Mittels Palpation wird gesichert, ob die Dornfortsätze eine senkrechte Linie bilden oder zur Seite laufen, mittels Inspektion, ob die Schultern in gleicher Höhe stehen. Beugt sich der Patient mit durchgedrückten Armen nach vorne, ist zu erkennen, ob die Rippen einen Buckel bilden oder sich auf den Lenden ein Wulst bildet. Als bildgebende Verfahren werden Sonographie, Endosonographie, MRCP und CT-Abdomen eingesetzt.

Therapie Zunächst Beobachtung und spezielle Krankengymnastik. Krümmt sich die Wirbelsäule um bis zu 50°, führt kein Weg an einem Korsett vorbei.

18.3.6 Morbus Scheuermann (Adoleszentenkyphose)

Definition Rundrückenbildung Jugendlicher, benannt nach dem dänischem Radiologen Holger Scheuermann.

Pathogenese Der runde Rücken entsteht, weil Grund- und Deckplatten sowie die Vorderkanten der Wirbelkörper nicht mehr wachsen. Es entstehen typische **Keilwirbel**, dadurch krümmt sich die Wirbelsäule nach vorne.

Symptome Anfangs verläuft die Krankheit unbemerkt, aber durch zunehmende Krümmung der Wirbelsäule wird ein Rundrücken sichtbar. Meist sind schwere Rückenschmerzen die Folge.

Symptome bei M. Scheuerman
- Extremer Rundrücken
- Patient kann sich nicht mehr gerade auf-
  richten
- Progredienter Verlauf ab dem 50. Lebens-
  jahr

Diagnostik Inspektion: Man erkennt den deutlich vorgewölbten Rücken. Der Patient sollte sich auf den Boden knien und mit den Händen nach vorne rutschen, so dass der Rücken schließlich eine Gerade bildet. Die Röntgen-Aufnahme bzw. CT der Wirbelsäule bestätigt den klinischen Eindruck.

Therapie Gezieltes Muskeltraining, Korsett, als Ultima Ratio risikoreiche Operation.

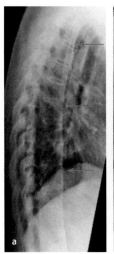
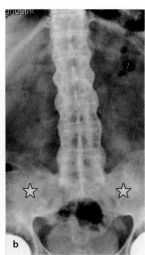

◘ Abb. 18.3a,b Morbus Bechterew bei 38-.jährigem Patienten. **a** Typische Bambusstabwirbelsäule (*Pfeile*). **b** Die ISG-Fugen sind beidseits ankylosiert (*Sterne*)

18.3.7 Morbus Bechterew

Definition Chronische Entzündung der Gelenke und auch der Sehnenansätze, die zur Versteifung insbesondere der Wirbelsäule und des Iliosakralgelenkes (ISG) führen kann. Betroffen sein können auch Fersen, Sprunggelenke, Knie, Schulter, Schambein oder Kiefergelenk.

Pathogenese Bei M. Bechterew handelt es sich um eine Autoimmunerkrankung, die im Durchschnitt im 25. Lebensjahr beginnt. Die Assoziation mit dem Oberflächenantigen HLA-B27 ist nachgewiesen, ein kausaler Zusammenhang fehlt aber bisher. Folge der chronischen Entzündung im Bereich der Wirbelsäule sind Knochenbrücken zwischen einzelnen Wirbeln, die Bandscheiben verknöchern, die betroffenen Gelenke versteifen, es kommt zur Ausbildung einer Kyphose.

Symptome In der Anfangsphase tiefsitzende Kreuzschmerzen, Besserung bei Bewegung. Bei Beteiligung der Achillessehne starke Fersenschmerzen.

Diagnostik Bei der klinischen Untersuchung kann der Patient aufgrund einer Versteifung der druckschmerzhaften ISG nicht mehr mit den Fingerspitzen den Boden berühren; in Rückenlage erscheint es unmöglich, mit dem Knie über die Gegenseite zu gelangen und den Boden daneben zu berühren. Die Atembeweglichkeit bei Thoraxstarre ist eingeschränkt. Röntgenologischer Nachweis einer typischen Verdichtung der ISG, aber auch der WS (Bambusstabwirbelsäule) (◘ Abb. 18.3).

Therapie NSAR, Bewegungstherapie, bei Thoraxstarre Atemgymnastik.

18.3.8 Osteroporose `F09`

Definition Demineralisation der Knochen.

Epidemiologie Schätzungen zufolge leiden etwa 8 Mio. Deutsche unter Osteoporose, insbesondere Frauen ab der Menopause.

Pathogenese Der Körper baut ständig altes Knochengewebe ab und neues auf und lagert dabei Mineralstoffe wie Phosphate und Kalzium ein. Dadurch bleibt der Knochen elastisch und bruchfest. Für den Knochenaufbau benötigt der Körper außerdem Vitamin D. Die höchste Knochendichte wird in der 2. und 3. Lebensdekade erreicht. Allerdings:

Nur wer sich in jungen Jahren viel bewegt und bewusst ernährt, kann die maximale Knochenmasse aufbauen.

Bei Osteoporose ist der Knochenstoffwechsel gestört. Der Körper baut das Knochengewebe zu schnell ab, es wird nicht mehr ausreichend Kalzium eingelagert.

Ursachen einer sekundären Osteoporose

- Anorexia
- Cushing-Syndrom
- Hyperparathyreoidismus
- Gastrektomie
- Lebererkrankung
- COPD
- Immobilisation
- Zu wenig Sonneneinstrahlung

Das Alter ist ein **Risikofaktor** der Osteoporose, da sich die Knochendichte im Alter physiologisch verringert: Ab dem 35. Lebensjahr nimmt die Knochenmasse jährlich um etwa 1 % ab. Kaffee, Alkohol und Rauchen fördern Osteoporose: Kaffee regt die Urinproduktion an und schwemmt dadurch vermehrt Kalzium aus. Alkohol in größeren Mengen erschwert die Bildung von Vitamin D, das sehr wichtig für den Kalziumhaushalt ist. Nikotin beschleunigt den Östrogenabbau und verstärkt dadurch eine Osteoporose. Raucherinnen kommen im Durchschnitt 2 Jahre früher als Nichtraucherinnen in die Wechseljahre, was ein höheres Osteoporoserisiko bedeutet. Aktuelle Studien zeigen zudem, dass bei Patienten mit einer dauerhaften Thyroxinsubstitution nach Schilddrüsenentfernung offensichtlich dann eine vermehrte Osteoporose und Frakturneigung droht, wenn die Dosierung zu hoch gewählt wurde.

❗ Der jährliche Knochenverlust von Rauchern ist etwa doppelt so hoch wie bei Nichtrauchern.

Der physiologische Knochenverlust des Menschen sollte in der medizinischen Diagnostik berücksichtigt werden. Routinemäßige CT-Untersuchungen zur Knochendichtemessung ab dem 55. Lebensjahr sind nicht sinnvoll, solange keine klinische Beschwerdesymptomatik besteht.

Ähnlich gefährlich wie das Rauchen sind dauerhafte Fehlernährung mit Fastfood-Produkten: Bei phosphatreicher Ernährung (Fastfood-Ketten setzen ihren Produkten häufig reichlich Phosphate zu, z. B. Cola!) sinkt die Kalziumaufnahme, die Kalziumausscheidung steigt, so dass der Knochen auf Dauer demineralisiert.

❗ Bei Osteoporose sind Rauchen und phosphatreiche Nahrungsmittel unbedingt zu vermeiden.

Symptome Abnahme der Körpergröße, Ausbildung einer Kyphose. Wenn sich die Knochen verformen und der Wirbel bricht, treten starke Schmerzen auf. Deutliches Zeichen eines Wirbelkörperbruches ist, wenn die Betroffenen mehr als 4 cm kleiner werden. Damit verändert sich auch die Körperhaltung.

Diagnostik Anamnestische Abklärung von Wirbelkörperbrüchen, Messung von Körpergröße und Gewicht. Basisdiagnostik: Bestimmung von Östradiol und Testosteron, Kalzium und Phosphat sowie freiem Kortisol im Serum, Knochendichtemessung im CT.

Therapie
- Basistherapie: Kalzium, Vitamin D_3 800 IE, proteinreiche Diät, körperliche Aktivität, Nikotinabstinenz
- Medikamentöse Therapie: hormonelle Therapie bei der Frau mit Östrogen-Gestagen-Präparaten sowie Biphosphoanat 10 mg/Woche, beim Mann mit Testosteron

18.3.9 Osteomalazie (Morbus Paget)

Definition Genetisch bedingte, multifokale Knochenerkrankung mit stark gesteigertem Knochenumbau und mosaikartiger Knochenstruktur.

Pathogenese Entsprechend der Rachitis des Kindesalters ist die Osteomalazie bedingt durch eine verminderte Mineralisation des Knochens infolge eines Mangels an Vitamin D, der zu mosaikartigen Osteolysen führt. Typisch für den M. Paget ist eine gestörte Umwandlung der biologischen Vorstufen des Vitamin D3 in das aktive 25-Vitamin-D$_3$ in der Niere durch angeborene Enzymdefekte.

Symptome Extreme Knochenschmerzen

Diagnostik Kalzium und Phosphat im Serum erniedrigt, starke Erhöhung von alkalischer Phosphatase im Knochen und von Parathormon. Die Spiegel von 25-Vitamin-D$_3$ sind daher erniedrigt. Beweisend ist die konventionelle Röntgenaufnahme mit Pseudofrakturen und sog. **Looser-Umbauzonen**.

Therapie Kalzium, Vitamin D$_3$, Biphosphonate.

18.3.10 Spinalkanalstenose

Definition Verengung des Spinalkanals mit konsekutiver Beeinträchtigung des Rückenmarks.

Pathogenese Meist liegt eine degenerative Veränderungen, manchmal aber auch eine angeborene Verengung der Wirbelkörperstrukturen zugrunde. Es kommt insbesondere im Bereich der HWS zur Kompression des Rückenmarks mit der Folge von neurologischen Defekten.

Symptome Anfangs treten Schmerzen beim Gehen längerer Strecken auf, die Beine fühlen sich schwach an. Typischerweise bessert sich die Schmerzsymptomatik beim Vorbeugen des Rumpfes nach vorne (Fahrradfahren). Manche Patienten mit spinaler Enge im LWS-Bereich klagen zunächst über ein Kribbeln in den Füßen, gefolgt von motorischen Ausfällen. Innerhalb von Monaten verschlimmert sich das Beschwerdebild, die Patienten stürzen durch den motorischen Kontrollverlust. Schließlich droht eine Paralyse.

Diagnostik Entscheidend in der Diagnostik ist die CT-Untersuchung, bei Fragestellungen zur radiären Kompression auch das MRT. Die konventionelle Röntgenaufnahme zeigt meist keine eindeutigen Befunde.

Therapie Ausschließlich operative Korrektur bei progredienter Symptomatik.

18.3.11 Arthrose der Hüftgelenke und Facettengelenke

Definition Gelenkerkrankung der Wirbelsäule bzw. Hüftgelenke.

Pathogenese Die Gelenkfortsätze benachbarter Wirbel passen physiologisch ineinander. Die Facettengelenksarthrose führt zu einer Versteifung der Wirbelsäule, die Bandscheiben werden dadurch dünner. Die Arthrose der Hüftgelenke rührt meistens aus einer Fehlstellung, z. B. durch eine Beinlängenverkürzung; sie ist Folge übermäßiger Beanspruchung, z. B. beim Ausdauerlauf oder Folge medikamentöser Kortisontherapie.

Symptome Veränderungen in den Facettengelenken bedingen typischerweise starke Schmerzen im Gehen und bessern sich im Liegen. Der Schmerz verstärkt sich, wenn der Rumpf nach hinten gebeugt wird. Bei der Hüftgelenksarthrose überwiegen die Schmerzen in der Hüfte beim Gehen, in Ruhe ist meist kein Schmerz vorhanden.

Diagnostik Klinische Untersuchung, klassisches Röntgen der Wirbelsäule und der Iliosakralgelenke (□ Abb. 18.4). Ggf. kann auch ein CT durchgeführt werden. Im Röntgen zeigt sich eine deutliche Ver-

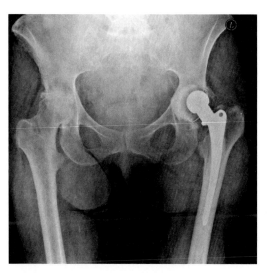

□ **Abb. 18.4 Schwere Koxarthrose rechts.** Zustand nach Hüft-Totalendoprothese links

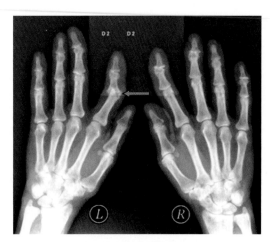

◘ Abb. 18.5 Degenerative Handgelenksarthrose. Ausgeprägte Heberden- und Bouchard-Arthrose in den DIP D II, III und V beidseits sowie in den PIP D II, III und V links. Beachte die Mutilation und Subluxationsstellung (*Pfeil*) im PIP D II links

dichtung des Gelenkspaltes. Zum Teil kann keine Strukturunterbrechung mehr erkannt werden. ◘ Abb. 18.5 zeigt typische degenerative Veränderungen an den Handgelenken.

Therapie Krankengymnastik bei Facettengelenksarthrose. Die degenerative Hüftgelenksarthrose erfordert den endoprothetischen Ersatz.

F09 **18.3.12   Kollagenosen**
H09

F10 Zu den Kollagenosen zählen 3 Bindegewebserkran-
H10 kungen:
- Systemischer Lupus erythematodes
- Progressiv systemische Sklerodermie
- Polymyositis und Dermatomyositis

H10 **Systemischer Lupus erythematodes**

F11 **Definition** Systemerkrankung der Haut und des Gefäßbindegewebes zahlreicher Organe, gekennzeichnet durch eine Vaskulitis und Ablagerung von Immunkomplexen im Bindegewebe.

Pathogenese Nachweisbar sind Immunkomplexe mit Anti-DNA-Antikörpern sowie Komplement. Betroffen sind zu 80–90 % Frauen vom HLA-Status-DR-2- und -3-Antigenen.

Symptome
- 95 % Allgemeinbeschwerden, wie Fieber, Schwäche, Gewichtsverlust
- 80 % Polyarthritis ohne Deformitäten, im Gegensatz zur rheumatoiden Arthritis
- 70 % Hautveränderungen, in der Biopsie typische Ablagerungen von Immunkomplexen (Lupusband)
- 60 % kardiopulmonale Organe
- 60 % Nierenveränderungen durch Präzipitation von Immunkomplexen in der Niere. In 5–10 % der Fälle mit konsekutivem nephrotischem Syndrom sowie Ausbildung einer chronischen Niereninsuffizienz
- Selten neurologische Probleme, wie Psychosen, Epilepsien, selektive Hirnnervenausfälle

Diagnostik Bei systemischem Lupus erythematodes (SLE) ist entscheidend für die Diagnose die Erhöhung der ANA-Spiegel; in 95 %, meist in hochtritrigem Level. Insbesondere sind dabei Anti-DNA-Antikörper sowie die Anti-Ro (SSA-Antikörper) erhöht. Daneben besteht meist eine BSG-Erhöhung, Komplement C3 und C4 erniedrigt. In vielen Fällen zeigt sich in frühen Stadien bereits eine erniedrigte glomeruläre Filtrationsrate.

Dagegen zeigt der **kutane Lupus erythematodes** meist einen überwiegenden Befall der Haut, mit diskoider Form, und verläuft chronisch-undulierend. Systemische Beteiligungen beim kutanen LE sind ungewöhnlich.

Diagnosekriterien der SLE nach der amerikanischen Rheumatologengesellschaft

1. Schmetterlingserythem des Gesichts
2. Diskoider Hautbefall
3. Photosensibilität
4. Orale Ulzera
5. Nicht-erosive Arthritis
6. Serositis
7. Nierenerkrankungen
8. ZNS-Beteiligung
9. Coombs-positive hämolytische Anämie
10. Anti-DNA-Antikörper

Sind mehr als 4 Kriterien vorhanden, kann die Diagnose SLE gestellt werden.

18

Therapie Der SLE wird mit Glukokortikoiden 1 mg/kg KG/Tag in absteigender Dosierung bei gleichzeitiger Gabe von Azathioprin oder Methotrexat therapiert. Bei einem hoch-aktiven und damit perakuten SLE können hochdosierte Glukokortikoide (3×500 mg i.v.) den Verlauf günstig beeinflussen; hier kann auch die Plasmapharese zur Anwendung kommen. Die Dauertherapie richtet sich nach dem Ansprechen der Immunsubstitution. Mögliche Medikamente in der Dauertherapie sind Azathioprin und Methotrexat.

Progressiv systemische Sklerodermie

Definition Bei der progressiv systemischen Sklerodermie (PSS) handelt es sich um eine Systemerkrankung des Bindegewebes mit Kollagenanhäufung und Fibrose der Haut. Typischerweise betrifft die Anhäufung des Kollagens auch innere Organe wie den Ösophagus oder die Nieren.

Epidemiologie Betroffen sind vorwiegend Frauen im 3.–5. Lebensjahrzehnt, ungefähr eine auf 100.000.

Pathogenese Unterschieden werden in Abhängigkeit vom Verlauf:
- **Diffus sklerosierende PSS** mit Ödemen gastrointestinaler Organe. Hier lässt sich typischerweise Anti-SCL 70 nachweisen.
- **CREST-Syndrom** (**C**alcinosis cutis, **R**aynaud-Syndrom, **E**sophageal Disfunction, **S**klerodaktylie, **T**eleangiektasien) mit Anti-Zentromer-Antikörpern. Zusätzlich tritt typischerweise eine pulmonale Hypertonie auf.

Symptome Zunächst kommt es zur Induration der Haut und zur Atrophie mit Verminderung des subkutanen Fettgewebes. Gleichzeitig zeigt sich ein typisches Raynaud-Phänomen mit Rattenbiss-Nekrosen in der Peripherie an den Fingerenden sowie eine Mikrostomie. Des Weiteren führen Sklerodermie-Ablagerungen zu einer Fibrosierung des Zungenbandes, zur Wandstarre des Ösophagus, aber auch zum Nierenbefall.

Diagnostik Antikörperprofil: 90 % ANA bei PSS, 40 % Anti-SCL 70 bei PSS, 70 % ACA 70 bei CREST. Histologisch zeigt sich eine obliterierende Angiopathie mit Zwiebelschalenphänomen.

Therapie Gabe von Kalzitonin, Cyclosporin bzw. Methotrexat. Die pulmonale Hypertonie bei CREST muss mit Sidafinil behandelt werden.

Polymyositis und Dermatomyositis

Definition Autoimmunerkrankung mit lymphozytären Infiltraten der Skelettmuskulatur bzw. auch der Haut mit perivaskulären Ablagerungen. Typischerweise HLA-B3, -B8 und -DA3 assoziiert.

Pathogenese Entzündliche Destruktion des Muskelgewebes, meist mit Schmerzen, Fieber und auch CK-Enzymanstieg begleitet.

Symptome Idiopathische Schwäche der proximalen Extremitätenmuskulatur, Hautveränderungen, Vaskulitis im Kindesalter, Overlap-Syndrom bei verschiedenen Kollagenosen.

Diagnostik Typische Klinik mit Muskelschwäche und -schmerzen. BSG mäßig bis stark erhöht, Erhöhung von CK und LDH. Antikörper ANA in 50 % der Fälle erhöht, Anti-Yo-Antikörper in 20 % erhöht. In der Histologie sind Rundzellinfiltrate nachweisbar.

Therapie Beide Erkrankungen reagieren ausgesprochen empfindlich auf Glukokortikoid-Gabe, initial 500 mg/Tag mit weiterer Reduzierung. Günstige Prognose.

18.4 Leitsymptome

18.4.1 Segmentale betonte Rückenschmerzen

Charakteristischerweise kommt es beim Aufheben schwerer Gegenstände, z. B. eines Koffers oder Getränkekastens, zum einschießenden Schmerz mit Ausstrahlung in ein ganz bestimmtes Segment der Wirbelkörper. Diese Schmerzsymptomatik ist typisch für den Bandscheibenvorfall. Einfache Bandscheibenvorwölbungen bleiben meist unbemerkt. Sie schmerzen erst dann, wenn die Bandscheibe auf Nerven und Rückenmark drückt. Dabei ist wichtig, dass die Bandscheibe seitlich auf die Nervenbahnen, aber auch mittig in Höhe des Rückenmarks prolabieren kann und dadurch unterschiedliche Symptome hervorruft.

Differenzialdiagnostisch wichtig ist das Frühstadium eines Zoster, der segmentale Schmerzen hervorruft, erst nach ca. einer Woche kommen die typischen Effloreszenzen hinzu.

18.4.2 Morgensteifigkeit der Gelenke

Morgensteifigkeit und Schmerzhaftigkeit, insbesondere der Fingergrund- und -mittelgelenke ist ein typisches Leitsymptom der rheumatoiden Arthritis (RA). Sie äußert sich v. a. an der Gelenkschleimhaut (Synovialmembran: Synovialitis), von wo aus sie auf Knorpel und gelenknahe Knochen übergreifen und zu zerstörenden Gelenkveränderungen führen kann. Der Beginn kann akut oder schleichend sein

und alle peripheren Gelenke, die obere HWS sowie Sehnenscheiden und Schleimbeutel betreffen. Des Weiteren sind die Bildung von Rheumaknoten und Erkrankungen der Gefäßen und verschiedener Organe (Pleuritis, Perikarditis, Augenbefall) möglich.

18.5 Algorithmen

Die Differenzialdiagnose der Arthritiden unterscheidet zunächst die Anzahl der befallenen Gelenke. Die Monoarthritis ist ein typisches Zeichen der Gicht. In ◻ Tab. 18.4 sind weitere Differenzialdiagnosen zusammengefasst. ◻ Tab. 18.5 fasst in einer Synopsis die verschiedenen Formen der rheumatischen Erkrankungen zusammen. ◻ Abb. 18.6 stellt die Differenzialdiagnose der HLA-B27-assoziierten Erkrankungen dar.

◻ **Tab. 18.4** Differenzialdiagnose der verschiedenen Arthritiden

Anzahl der befallen Gelenke		Klinik	Labor
Monoarthritis	Septische Arthritis	Gelenkinfektion	Leukozyten >2000/nl
	Lyme-Arthritis	Zecke, Erguss, keine Schmerzen	IgG- und IgM-Anstiege
	Gicht/Pseudogicht	Uratkristalle	Harnsäurespiegel
	Hämarthrose	Blutige Schwellung des Gelenks, schmerzhaft	Gerinnungsstatus
	Villonoduläre Synovialitis	Blutiges Punktat	
	Arthrose, Tumor	Tumoröse Schwellung	
Systemische Oligoarthritis	Reaktive Arthritis, Morbus Reiter	Infektion	Chlamydien-Titer
	Spondylitis ankylosans	Nächtliche Schmerzen	HLA-B27
	Juvenile chronische Arthritis	M. Still, Hautreaktion	
	Chronisch entzündliche Darmerkrankung (CEDE)	Koloskopie, Durchfälle	
	Psoriasis	Haut, Wurstfinger	
Polyarthritis	Rheumatische Arthritis	Rheumafaktor, Röntgen,	
	Parainfektion	Exanthem, Diarrhö	
	Kollagenosen	Haureaktion, Muskelschwäche, Schluckstörung	Spezifisches Antikörperprofil
	Still-Syndrom (adultes)	Splenomegalie, Fieber	Leukozyten
	Psoriasis	Haut, Röntgen	
	Rheumatisches Fieber	Tonsillitis	BSG

18

◻ **Tab. 18.5** Synopsis der rheumatischen Erkrankungen

Erkrankung	Klinik	Serologie
Rheumatische Arthritis	Röntgen: Gelenkschwellungen, Deviation, Knorpel-/ Knochendestruktion; sekundäre Amyloidose, Polyarthritis, Tendovaginitis, Rheumafaktor, Anämie	CCP-Antikörper, Rheumafaktor
Systemischer Lupus erythematodes	Erythem, Polyserositis, rapid-progressive-Glomerulon-ephritis, Herzbeteiligung, Fieber, Polyarthritis, neuro-logisch, (Karzinom?), Polyserositis	ANA Anti-DNS-Antikörper (95 %)
Mikroskopische Polyangiitis, Panarteriitis nodosa	Nekrotisierende Vaskulitis der kleinen Gefäße (groß?)	p-ANCA-positiv
Morbus Bechterew	Nächtliche Sakroiliitis, Männer zwischen 20 und 40 Jahre	HLA-B27
reaktive Arthritis	Chlamydieninfektion + Arthritis, Urethritis, Konjunktivitis,	
Psoriasis	Strahlarthritis, Haut + Nägel, typische Schuppenflechte	
Lyme-Arthritis	Kniegelenksarthritis mit Erguss; Zecke + Erythem	Serologie, IgM + IgG
Brucella	Gelenk + Hepatitis, Fieber, Granulome, Schwäche	Spezielle Serologie
Morbus Boeck-Löfgren	Erythema nodosum, hiläre Lymphadenopathie, Arthritis	CD4/CD8-Quotient in der BAL
Morbus Behçet	Orale + genitale Aphthen	Antikörperprofil
Polyarthrose	Fingergrundgelenk = Heberden Fingermittelgelenk = Bouchard	Keine spezielle Serologie
Fibromyalgie	Nicht-entzündlich, Frauen 40–60 Jahre, Depression, Schmerzen, Müdigkeit, Schlafstörungen	
Morbus Still = juvenile rheumatoide Arthritis	Fieber, Polyarthritis, Exantheme, Polyserositis, Hepato-splenomegalie, Lymphknoten	

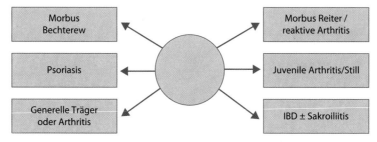

◻ **Abb. 18.6 Seronegative Spondylarthritis (HLA B27)**

Infektionskrankheiten (Infektiologie)

Virale Infektionserkrankungen

Christian Prinz

❯❯ ❯ Einleitung

Virale Infektionskrankheiten betreffen die Mehrzahl der Bevölkerung in unterschiedlichen Lebensabschnitten. Insgesamt steigt die Zahl der Infektionskrankheiten, wobei sich auch das Spektrum der Virusinfektionen in den letzten Jahren durch zunehmend pathogene Viren wie das Schweinegrippe- oder Vogelgrippe-Virus gewandelt hat. Neben den klassischen viralen Infektionskrankheiten Mitteleuropas spielen spezielle Viruserkrankungen Südamerikas wie auch Südostasiens in der Reisemedizin eine wichtige Rolle. Reisen in Endemiegebiete machen spezielle Impfungen bzw. Prophylaxe notwendig.

Was kommt jetzt?

Influenza, Noro-Virus, Herpes-Viren, Varizellen, Masern, Epstein-Barr-Virus, Mumps, Lassa-Fieber, Dengue-Fieber, hämorrhagisches Fieber, Frühsommer-Meningo-Enzephalitis.

19.1 Grundlagen

Viren sind 20–300 nm groß, bestehen aus DNA oder RNA und einer Virushülle, dem sog. **Kapsid**. Das Viruskapsid besteht aus Polypeptide und ist strukturell kubisch oder helikal angeordnet.

Da Viren keine Mechanismen zur Energieproduktion und zur Vermehrung haben, können sie sich nur innerhalb von Wirtszellen vermehren. Viren sind daher obligate Zellparasiten. Die DNA wie die RNA können heute mithilfe spezieller PCR-Techniken (Polymerasekettenreaktion) quantitativ erfasst werden und bilden ein wichtiges Instrument zur Abschätzung der Viruslast und damit der Krankheitsaktivität.

Unterschieden werden Viren nach Vorhandensein einer Hülle sowie nach dem Typ von DNA oder RNA.
- **Viren ohne Hülle** sind Bakteriophagen, Adeno-, Rota-, Polio- oder Papilloma-Viren.
- **Viren mit Hülle** sind HIV-I-, HTLV-, Masern-, Ebola-, Influenza- und andere Grippe-Viren sowie Herpes-, Hepatitis- und Röteln-Viren.

19.2 Diagnostische Methoden

19.2.1 Anamnese

Entscheidend in der Diagnostik der Virusinfektion ist die klare Anamnese über Aufenthalt und Beginn der Symptome. Typisch für die viralen Infektionen ist ein schlagartiger Beginn mit Schwäche und Abgeschlagenheit, gefolgt von Husten, Fieber, Gelenkschmerzen. Zunächst muss das eigentliche Beschwerdebild detailliert eingegrenzt werden. Ein Teil der Patienten berichtet von Pharyngitis, Schwäche und Müdigkeit, gefolgt von hohem Fieber. Meist setzt das Fieber schlagartig ein und überschreitet nicht selten Temperaturen über 39,5°C.

Bei Verdacht auf Tropenkrankheiten sind Reiseland (Endemiegebiet?) und Reisedauer sowie assoziierte Probleme wie Gewichtsabnahme, Husten, belastungsabhängige Schmerzen, Brustschmerz (Mamma), Lymphknotenschwellung (→ dringender Tumorverdacht!) zu erfragen.

❶ Bei Tropenanamnese ist das Reiseland zu erfragen oder im Pass nachzusehen, falls der Patient unfähig zur Äußerung ist.

19.2.2 Strukturierte klinische Untersuchung

Am Anfang der strukturierten Untersuchung steht die gezielte körperliche Untersuchung, einschließlich der Zunge und des Rachens mit einem Spatel. Die Größe der Mandeln wird bestimmt, Schleimhautläsionen wie Aphthen werden dargestellt. Die Beweglichkeit und der Belag der Stimmlippen werden geprüft. Es folgt das Abtasten der Mundwinkel und Kiefergelenke beim festen Biss sowie das Ertasten von Lymphknoten im Submandibulärbereich, im Kieferwinkel sowie im Hals entlang des M. sternocleidomastoideus. Schließlich werden nuchale Lymphknoten getestet, neben der Bestimmung der Hirnnervenfunktion. Bei Schluckstörungen folgt die Endoskopie, deren Befund ggf. zur Breischluck-Untersuchung führt.

19.2.3 Labordiagnostik

- **Direkte serologische Verfahren**: Im Blut können sowohl abgelaufene Infektionen durch Nachweis des IgGs als auch akute Infektionen durch den IgM-Titer nachgewiesen werden.
- Der **Paul-Bunnell-Test** ist ein klassisches indirektes Verfahren, um Hinweise auf eine EBV-Infektion zu erhalten. Das entnommene Serum hämolysiert Erythrozyten von anderen Tieren und zeigt damit die heterophile Antikörper im Blut, wie sie bei EBV bzw. infektiöser Mononukleose auftreten.
- In der Regel ist der **direkte Nachweis der Viruspartikel** auch molekularbiologisch mit Hilfe der PCR möglich. Hier wird die TaqMan-PCR eingesetzt, um ein quantitatives Maß für die Viruslast zu erhalten, z. B. bei der Hepatitis B und C sowie bei der Zytomegalie-Virusinfektion.

19.3 Erkrankungen

Die virale Hepatitiden machen mittlerweile die Mehrzahl der infektiösen Viruserkrankungen weltweit auf. Mittlerweile existieren spezielle Therapieverfahren und effektive Impfstoffe. Diese Erkrankungen sind in ▶ Kap. 10 im Detail dargestellt. Im Folgenden werden weitere wichtige virale Infektionserkrankung besprochen.

19.3.1 Influenza-Virusinfektion

Erreger Influenza-Viren gehören zur Gruppe der Orthomyxoviren und sind RNA-Viren. Die Inkubationszeit beträgt 1–3 Tage. Influenza-Infektionen führen typischerweise zu einer Erkrankung des Respirationstraktes. Bestimmte Formen können tödlich sein.

Einteilung Drei Typen von Influenza existieren: Typ A, B und C, wobei A und B häufig sind. Weltweit am meisten verbreitet ist die Infektion mit Influenza A. Influenza-Viren werden aufgrund unterschiedlicher transmembraner Glykoproteinstrukturen weiter unterteilt in **Hämagglutinin-Bildner** und **Neuramidase-Bildner**. Das Hämagglutinin wird durch bakterielle Proteasen gespalten und dringt mit dem Virus in die Wirtszelle ein. Neura-

midase-Hemmstoffe waren die ersten zugelassenen Therapeutika für die Influenza-Infektion. Hämagglutinin und Neuramidase bestimmen die Oberflächenstruktur der Viren.

Epidemiologie Influenza-Epidemien sind häufig in der kalten Jahreszeit. Die Übertragung erfolgt durch Tröpfcheninfektion von Mensch zu Mensch. Epidemien entstehen durch Antigendrift und Pandemien. Die Mehrheit der deutschen Bevölkerung wird jedes Jahr mit dem Virus infiziert, ein Teil verstirbt an Komplikationen wie schwerer Pneumonie.

Symptome Häufig klinisch asymptomatisch mit leichter Erkältung, schlagartiger Krankheitsbildung innerhalb von wenigen Stunden mit hohem Fieber und Schüttelfrost. In der Regel über 2–3 Tage anhaltendes Fieber bis 40°C. Schweres Krankheitsgefühl, lang anhaltende Müdigkeit, Kopf- und Gliederschmerzen, trockener Husten.

Diagnostik In der klinischen Untersuchung zeigen sich gelegentlich feuchte Rasselgeräusche über den Lungen; diese können allerdings auch auskultatorisch ohne pathologischen Befund sein. Virusnachweis aus Rachenspülflüssigkeit im Nasoösophagealsekret in den ersten Tagen. Serologischer Antikörpernachweis mittels Komplementbindungsreaktion ELISA. Der Erregernachweis erfolgt mittels Influenza-A- und -B-Schnelltest.

Therapie Die Therapie besteht in Fiebersenkung, Flüssigkeitssubstitution und Thromboseprophylaxe. Es gibt eine moderne antivirale Therapie mit Neuramidasehemmer, z. B. Relenza, 2×10 mg/Tag inhalativ und Oseltamivir (Tamiflu), 2×75 mg. Die Wirksamkeit dieser Substanzen bei der Schweinegrippe ist umstritten. Empfohlen wird die prophylaktische Immunisierung mit Hemmstoffen für Personen mit erhöhtem Risiko.

19.3.2 Vogel- (H5N1) und Schweinegrippe (H1N1)

Erreger Primär tierpathogene Influenza-A-Viren, die durch engen Kontakt auf den Menschen übertragen werden können.

Epidemiologie Vor allem in Asien (Vogelgrippe-Epidemie 2005) und in Mexiko (Schweinegrippe-Epidemie 2009 mit zahlreichen Todesfällen) kam es zu Epidemien. Der Häufigkeitsgipfel für die Epidemien liegt auf der Nordhalbkugel in den Wintermonaten. In Deutschland sind im Jahr 2010 knapp 250 Menschen an der Schweinegrippe gestorben, an der Vogelgrippe verstarben im Jahr 2009 weltweit nur etwa 40 Menschen.

Im Jahr 2010 sorgte die weite Verbreitung des H1N1 in einer deutschlandweiten Epidemie für Aufsehen. Ein rasch produzierter (und deutlich überproduzierter) Impfstoff wurde flächendeckend v. a. bei medizinischem Personal eingesetzt. Die Pandemie verlief aber deutlich weniger schlimm als befürchtet. Im Jahr 2011 zeigt sich jedoch wieder eine neue Infektionshäufung, insbesondere bei jungen Menschen und Kindern. In Großbritannien war 2011 die Mehrheit der Infizierten und Grippetoten unter 60 Jahre alt. H1N1-Varianten zirkulierten seit der schweren »Spanischen Grippe« im Jahr 1918. Doch diese Influenza-Viren mutieren regelhaft. Die ungewöhnlich hohe Anzahl an jungen Patienten hat daher die Erklärung, dass ältere Patienten bereits vorher schon mit einem ähnlichen H1N1-Virus infiziert waren.

Die Impfung gegen H1N scheint nach aktuellen Daten mit der Entwicklung eines chronischen Fatique-Syndroms assoziiert zu sein.

Diagnostik Direktnachweis der Viruspartikel in einer PCR aus dem Nasensekret.

Therapie Die meist einhergehende sekundäre Pneumonie (■ Abb. 19.1) muss entsprechend antibiotisch behandelt werden. Einziger Schutz gegen die H5N1-Infektion ist eine Impfung. Gegen die Vogelgrippe existiert zurzeit keine effektive Impfung. Die Wirksamkeit von Tamiflu ist nicht erwiesen, wird geprüft.

19.3.3 Noro-Virusinfektion

Erreger Unbehüllte, hochansteckende RNA-Viren. Die Erkrankung wird fäkal-oral aber auch aerogen übertragen. Die Inkubationszeit beträgt wenige Stunden bis zwei Tage.

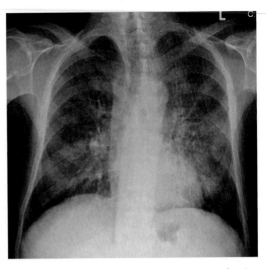

■ **Abb. 19.1 Pneumonie bei fraglich positivem Nachweis einer H1N1-Infektion.** Zustand nach allogener Knochenmarktransplantation

Epidemiologie Die Noro-Virusinfektion ist die häufigste nicht-bakterielle Gastroenteritis bei Erwachsenen. Ein Häufigkeitsgipfel besteht in den Winter- und Frühjahrsmonaten.

Symptome Klinisch zeigen sich Übelkeit und schwallartiges Erbrechen, wässrige Diarrhöen mit Bauchkrämpfen, ein schweres Krankheitsgefühl mit Muskelschmerzen und evtl. Fieber. Es folgt eine schwere Dehydration, insbesondere bei prolongierten Verläufen. Im Blutbild zeigt sich eine Leukozytose, die RNA der Noroviren lässt sich, wie das Antigen, im Stuhl nachweisen. Typisch ist der schlagartige Beginn.

Diagnostik Klinische Symptome, rascher Beginn nach Kontakt mit infizierten Personen. Nachweis der Noroviren in der Stuhlprobe.

Therapie Die Therapie besteht in Flüssigkeits- und Elektrolytsubstitution.

Für die Praxis

Isolation von Noro-Viruspatienten

Infektionen mit den hochkontagiösen Noroviren können ganze Krankenhäuser lahmlegen. Bei Verdacht auf Noroviren, erst recht beim Nachweis in der Stuhlkultur, muss der Patient isoliert werden. Dies bedeutet: Isolation in einem Einzel- oder Doppelzimmer mit gleichen Verdachtsfällen, Tragen von Schutzkittel und Handschuhen, Desinfektionsmittel vor der Zimmertür zum Desinfizieren der Hände vor und nach Zimmerbesuch, Stauschläuche, Spritzen und Spritzenabwurf im Zimmer, Müllbehälter mit geschlossener Mülltüte im Zimmer, Verbot von Patientenkontakt in Aufenthaltsräumen, Informationsblätter am Eingang der Station, Zutrittsregelung für Besucher, Verbot für Kinderbesuch auf Station.

19.3.4 HIV-Infektion und AIDS

Erreger AIDS (»acquired immune deficiency syndrome«) ist das Endstadium einer Infektion mit dem RNA-haltige Retrovirus HIV I oder II (»human immunodeficiency virus«). Die Übertragung erfolgt sexuell, insbesondere bei hoher Promiskuität, bei gemeinsamer Benutzung von Fixer-Besteck sowie – inzwischen sehr selten – bei Transfusion von kontaminiertem Blut. Die Infektionsrate bei Nadelstichverletzungen ist gering. Die Inkubationszeit beträgt 1–3 Monate, die mittlere Inkubationszeit für das Auftreten von AIDS beträgt ca. 10 Jahre.

Epidemiologie Seit 1980 zeigt sich eine ausbreitende Pandemie, in Deutschland überwiegend drogenabhängiger und homosexueller Männer, aber auch heterosexueller. Weltweit ist AIDS eine der häufigsten infektiösen Todesursachen, vor allem in Afrika und insbesondere in Südafrika. Laut WHO gab es Ende 2006 weltweit etwa 40 Millionen HIV-Infizierte; insbesondere in Afrika ist diese Zahl weiter ansteigend. Man rechnet mit etwa 2 Millionen Neuinfizierten und 2 Millionen Todesfällen durch AIDS weltweit pro Jahr. In Südafrika schätzt man, dass bis zu ein Drittel der Bevölkerung unter 50 Jahren mit HIV infiziert ist. In Deutschland liegt die Zahl der HIV-Infizierten bei ca. 65.000 Personen, etwas mehr als die Durchseuchung mit Hepatitis C (45.000 Personen). Etwa 1000 Todesfälle wurden 2009 in Deutschland durch AIDS berichtet.

Pathogenese Das Retrovirus bindet an den Antigenrezeptor CD4 und ist somit vor allem lymphozytop und neurotop und zerstört die CD4-Helferzellen. Die CD4-Helferzellen besitzen eine entscheidende Aufgabe in der Abwehr opportunistischer Infektionen. Mit dem Absinken der CD4-T-Zellen kommt es daher zum Auftreten von bestimmten Infektionen und Tumoren, die das Krankheitsbild des AIDS definieren.

Einteilung

> **Einteilung anhand der T-Helferzellzahlen**
> - Kategorie 1: >500 CD4-Zellen/µl
> - Kategorie 2: 200–500 CD4-Zellen/µl
> - Kategorie 3: <200 CD4-Zellen/µl
>
> **Klinische CDC-Einteilung**
> - Kategorie A: asymptomatische HIV-Infektion
> - Kategorie B: HIV-assoziierte, jedoch nicht-AIDS-definierende Krankheitsbilder
> - Kategorie C: AIDS-definierende Erkrankungen (AIDS-Indikator-Krankheiten)

Symptome
- **Kategorie A:** akutes retrovirales Syndrom mit unspezifischen Allgemeinsymptomen
- **Kategorie B:** subfebrile Temperaturen, chronische Diarrhöen, orale Haarleukoplakie
- **Kategorie C:** Enzephalopathie, Hirntoxoplasmose, Kryptosporidiose, Pneumozysten-Pneumonie, Candida-Ösophagitis, Kryptokokkose, Aspergillose, atypische Mykobakterien, Tuberkulose, Salmonellensepsis, Herpes zoster, Herpes simplex, Kaposi-Syndrom, Zervixkarzinom.

Diagnostik Bestimmung der Helferzellzahl T4, Nachweis von HIV-DNA in Lymphozyten oder Virus-RNA mittels PCR, Virusisolierung, serologischer Nachweis von Antikörpern mittels HIV-Elisa, Lymphknotenbiopsie, Infiltrate bei der Pneumozysten-Pneumonie.

Therapie Hochaktive antiretrovirale Therapie durch Kombination mehrerer Substanzen, mindes-

◻ Tab. 19.1 Therapie der opportunistischen Krankheiten bei AIDS

Infektion	Therapie
Zosterinfektion	Zovirax 600–800 mg/Tag i.v. über 14 Tage
Toxoplasmose	Clindamycin (Sobelin) 4×600 mg/Tag p.o. über 14 Tage
Pneumozysten-Pneumonie	Cotrimoxazol 3×2400 mg/Tag i.v. über 1 Woche, dann oral 2×800 mg/Tag über 10 Tage
Soor-Ösophagitis	Fluconazol (Diflucan) 400 mg/Tag oder Itraconazol (Sempera) über 4 Wochen
Kryptokokken	Flucytosin 200 mg/Tag über 4 Wochen
Atypische Mykobakterien	Ethambutol 1200 mg/Tag, Clarythromycin 1000 mg/Tag, Rifabutin 2×300 mg/Tag p.o.
Zytomegalie-Virusinfektion	Ganciclovir (Cymeven) 2×5 mg/kg KG/Tag über 14 Tage

tens 3 antiretrovirale Substanzen müssen kombiniert werden (»HAART«). Dazu gehören:
- Zidovudin (Retrovir) und Lamivudin (Epivir) = CBV oder Kombivir
- Zidovudin (Retrovir) und Emtricitabin (Emtriva)
- Tenofovir (Viread) und Lamivudin (Epivir)

Die opportunistischen Begleiterkrankungen müssen entsprechend behandelt werden (◻ Tab. 19.1).

Zytomegalie-Virusinfektion bei AIDS und immunsupprimierten Patienten
- Erstinfektion inapparent, Persistenz in Lymphozyten
- Hohe Durchseuchung bei AIDS-Patienten (>90 %)
- Schwere generalisierte Verläufe bei AIDS und transplantierten Patienten (T-Zell-Suppression)
- Nachweis der HIV-RNA, spezifischer Antikörpernachweis
- AIDS: CMV-Retinitis, Transplantierte: Pneumonie
- Primärprophylaxe bei CD4-Zellzahl <50/mm^3
- Therapie: Ganciclovir 10 mg/kg KG in 2 Dosen, 14 Tage i.v., dann p.o. weiter über 14 Tage, bei Pneumonie zusätzlich IgG

Toxoplasmen-Infektion bei AIDS
- Akute Lymphadenitis
- Häufigste opportunistische Infektion bei AIDS (10–40 %)

- Primärprophylaxe bei <100/mm^3 CD4-Zellen
- Pneumonie, zerebrale Abszesse
- Therapie: Pyrimethamin 100 mg plus Sulfadiazin 4×1 g/Tag

19.3.5 Herpes-simplex-Virusinfektion

Erreger Zu den DNA-haltigen Herpes-simplex-Viren (HSV) gehören zwei Serotypen, HSV-1 und HSV-2. Sie verursachen sehr unterschiedliche Erkrankungen. HSV-1 wird oral übertragen, HSV-2 primär sexuell und perinatal.

Symptome Die Klinik zeigt zunächst einen asymptomatischen Verlauf mit leichten Schmerzen und mäßigen Aphthen, dann aber bei endogener Reaktivierung aus den primären Ganglien, die typischen Symptome mit Bläschen im Bereich der Lippen (**Herpes labialis**), aber auch im Bereich der Genitale (**Herpes genitalis**). Komplikationen sind die Keratokonjunktivitis, die Herpes-simplex-Enzephalitis mit hoher Letalität, die Herpes-Pneumonie, Partialisparesen und periphere Nervenläsionen. Im klinischen Alltag gefürchtet ist die **HSV-Enzephalitis**, die auch bei Patienten mit normaler Infektabwehr auftreten kann. Es kommt zu einem typischen Befall der Rindenregion, die Patienten werden langsam komatös. Das MRT zeigt jedoch einen typischen Befund, der rasch zur Einleitung der lebensrettenden Therapie dient (◻ Abb. 19.2). Ein schwerer komplizierender Verlauf der Herpes-

Erkrankung ist die Infektion der Lunge mit Herpes-Viren. Die **Herpes-Pneumonie** (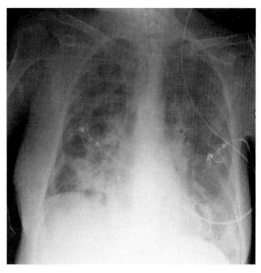 Abb. 19.3) imponiert durch diffuse Verschattung und findet sich typischerweise bei immunkompromittierten Patienten (z. B. Zustand nach Transplantation oder AIDS).

Diagnostik Die Diagnostik erfolgt durch die klassische Klinik (Herpesbläschen) sowie durch den spezifischen HSV-Antikörpernachweis mit Anstieg von IgM-Antikörpern und/oder Serokonversion (plötzlich nachweisbarer Titer, der vorher normal war).

Therapie Die Therapie ist nur bei akuten und schweren Infektionen systemisch und besteht ähnlich wie bei der Varicella-Virusinfektion in der Gabe von Aciclovir.

Abb. 19.3 Herpes-Pneumonie mit ausgedehnten Infiltraten in beiden Lungenflügeln

Komplikationen

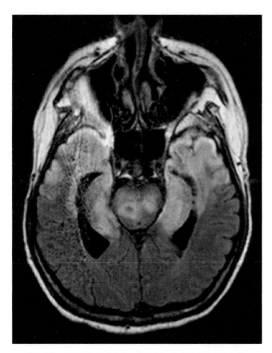

Abb. 19.2 MRT (FLAIR-Sequenz) bei HSV-Enzephalitis. Man erkennt die ausgeprägten Signalanhebungen in der Rinde und den periventrikulären Bereichen. Meist kommt es in den befallenen Arealen auch zum Funktionsverlust

19.3.6 Varicella-Zoster-Virusinfektion `F09` `H09` `H10`

Erreger Die hochkontagiösen, DNA-haltigen Varicella-Viren gehören zur Gruppe der Herpes-Viren. Die Übertragung erfolgt durch Tröpfcheninfektion. Die Inkubationszeit beträgt etwa 10 Tage, der Erkrankungsgipfel liegt in der 2. Lebensdekade. Die Infektion im Kindesalter führt typischerweise zu **Windpocken** mit Hautmanifestationen.

❶ Von den etwa 50 Mitgliedern der Herpesviren sind nur 7 humanpathogen, darunter das Varicella-Zoster-, das Herpes-simplex-, das Epstein-Barr- und das Zytomegalie-Virus.

❶ Neurodermitis-Patienten sollten gegen Varizellen geimpft werden.

Symptome
- **Windpocken**: Varizellen-Erstinfektion durch das Varicella-Zoster-Virus mit typischem Exanthem, Fieber, schubweiser Verlauf der Hauterkrankung: Roseolen – Papeln – Bläschen und abheilenden Krusten, polymorphes Bild eines Sternenhimmels.
- **Gürtelrose**: Die Reaktivierung des Varicella-Zoster-Virus führt zum Zoster (Gürtelrose). Die Viren persistieren nach der Primärinfektion

in den Spinalganglien. Nach einer Latenzphase kommt es insbesondere unter einer Immunsuppression, aber auch bei älteren Menschen, unter Stress oder unter Sonneneinstrahlung zur Reaktivierungen. Bei der Zoster-Infektion beschränkt sich die Infektion auf mehrere Dermatome, begleitet ist die Infektion von starken Schmerzen vor allem im Vorfeld der Bildung des Exanthems. Dies kann unter Umständen das Bild eines akuten Infarktes hervorrufen, kardial zeigt sich aber selten eine Beteiligung.

Diagnostik Typische Klinik und Hautzeichen mit Exanthem (mondkartenartige Landschaft). Antigennachweis, antikörperspezifische Serologie möglich.

Therapie Der Zoster wird primär nicht therapiert, sondern heilt spontan ab. Allerdings bedürfen die Zoster-Komplikationen wie Zoster ophthalmicus mit der Gefahr von Augenläsionen, Partialisparese, zerebelläre Infektion, enzephalopathische Beteiligung oder generalisierte Zoster-Läsionen einer virustatischen Therapie mit Aciclovir p.o. oder i.v.

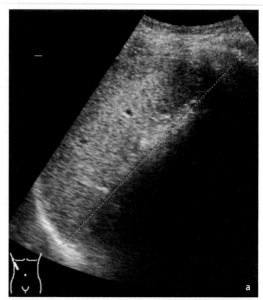
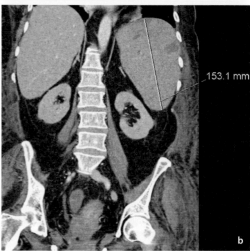

□ **Abb. 19.4a,b Splenomegalie bei Ebstein-Barr-Virusinfektion. a** Ultraschallbild. **b** Koronares CT

F09 ▶ 19.3.7   Epstein-Barr-Virusinfektion

Erreger DNA-Virus der Herpesgruppe (HHV-4), Erreger der **infektiösen Mononukleose** (Pfeiffersches Drüsenfieber). Die Inkubationszeit beträgt 10 Tage.

Symptome Splenomegalie; initial Lymphknotenschwellung, Exanthem mit petechialen Veränderungen, fieberhafte Angina mit Halsschmerzen, ausgeprägte Müdigkeit. Hepatische Schwellungen mit Ikterus und Splenomegalie (□ Abb. 19.4) verlaufen später meist protrahiert. Blutbild mit Virozyten. Paradoxe Hautreaktion auf Amoxicillin: Fälschlicherweise wird initial aufgrund der Halsschmerzen an einen bakteriellen Infekt mit Pharyngitis gedacht und voreilig Amoxicillin verordnet. Die EBV-Infizierten zeigen jedoch eine schwere Hautreaktion auf das Amoxicillin, die diagnostisch verdächtig ist. Typischerweise besteht keine bekannte Penicillin-Allergie.

❶ Amoxicillin muss bei Verdacht auf EBV unbedingt vermieden werden.

Diagnostik Typischer Antikörpernachweis mit EBV-IgM und positivem Paul-Bunnell-Test. Begleitende Erhöhung der Transaminasen sowie Lymphknotenschwellung. Im Labor häufig auch Mononuklearzellen und Nuklearzellen mit Riesenformen (sog. **Pfeiffer-Zellen**) als aktivierte Lymphozyten.

Der Nachweis der typischen klinischen Symptome kombiniert mit dem Nachweis einer frischen serologischen Infektion durch Anstieg des IgM ge-

19

gen EBV ist innerhalb weniger Tage erhältlich. Die Paul-Bunnell-Reaktion liegt am gleichen Tage vor.

Therapie Symptomatisch, nur selten Aciclovir notwendig.

> ❶ EBV-Infektionen können zu einer massiven Schwellung der Milz führen, die durch extreme Größenzunahme über 15 cm rupturgefährdet ist. Körperliche Schonung ist unbedingt über 4–6 Wochen einzuhalten, gerade bei jungen Patienten, bis die Milz wieder eine normale Größe erreicht hat. Kein Fußball, Handball oder Kampfsport mit frischer EBV-Infektion!

19.3.8   Zytomegalie-Virusinfektion

Erreger Erreger ist ein DNA-Virus aus der Herpesgruppe (HHV-5). Die Zytomegalie-Virusinfektion ist eine häufige Virusinfektion, die in den meisten Fällen zu keiner Klinik führt. Pathologisch sind jedoch die konnatale und die postnatale Infektion bei organtransplantierten Patienten.

Symptome Die CMV-Infektion ist in der Regel nur bei immunkompromittierten Patienten symptomatisch, findet sich aber auch bei Erkrankten mit chronischen Entzündungen der Atemwege wie des Gastrointestinaltraktes. Klinisch zeigen sich ein schwere Retinitis, eine interstitielle Pneumonie sowie eine schwere Kolitis mit Ulzerationen.

Diagnostik Nachweis durch Direktnachweis als CMV-early-Antigene im Urin, aber auch spezifische Serologie. Patienten mit einem akuten Schub einer Colitis ulcerosa sollten auf eine CMV-Infektion hin überprüft werden, indem die Viren im Direktnachweis aus den Schleimhautproben nachgewiesen werden.

Bei Patienten mit chronisch entzündlicher Darmerkrankung müssen vor Beginn einer immunsuppressiven Therapie mit TNF-Antikörper (Humira, Remicade etc.) eine frische CMV-Infektion oder eine Reaktivierung durch Untersuchung des CMV-IgM oder durch Direktnachweis ausgeschlossen werden.

Therapie Ganciclovir (Cymeven) 2×5 mg/kg KG i.v. über 14 Tage.

19.3.9   Drei-Tage-Fieber

Erreger Erreger ist ein DNA-Virus aus der Herpesgruppe (HHV-6).

Symptome Typischerweise haben Kinder und junge Erwachsene schlagartig hohes Fieber für 3 Tage, dann klingt die Erkrankung rasch ab. Die Infektion wird durch Tröpfcheninfektion übertragen.

Diagnostik Manchmal findet sich ein diffuser, blassroter Hautausschlag, der sich vom Rumpf an Armen und Beinen fortsetzt. Das Fieber liegt oft über 40°C.

Therapie Nur symptomatische Therapie.

19.3.10   Mumps

Erreger Das Mumps-Virus gehört zu den Paramyxo-Viren und führt zu einer Entzündung der Ohrspeicheldrüsen, des Hodens und/oder des Pankreas. Die Infektion tritt vor allem im Kindesalter auf. Der Kontagionsindex ist im Vergleich zu Masern niedrig. Eine Ansteckung ist ab dem 6. Tag möglich.

Symptome Hohes Fieber, Lymphknotenschwellung, Anschwellung der Parotisdrüsen und des Hodens. Pankreatitische Begleitreaktion. Eine Mumpsmeningitis tritt in bis zu 10 % der Fälle auf, bei postpubertärer Infektion kommt es häufig zu einer Orchitis.

Diagnostik Klassische Klinik mit Schwellung der Speicheldrüsen. Virusisolierung aus Urin, Liquor-/Rachenspülflüssigkeit, serologischer Nachweis mittels ELISA.

Therapie Es existiert keine virenspezifische Therapie. Die effektive Impfung sollte routinemäßig im Kindesalter durchgeführt werden. Nach Infektion oder Impfung besteht eine lebenslange Immunität.

19.3.11 Masern- und Röteln-Virusinfektion

Erreger Die Erreger der Masern gehören zur Gruppe der Paramyxo-Viren, die Erreger der Röteln zur Gruppe der Rubella-Viren. Beides sind RNA-Viren.

Symptome Typischerweise erkranken Kinder an den Infektionen. Während bei Masern der Beginn meist mit hohem Fieber und starkem Husten sowie einer Halsentzündung einhergeht, liegt bei Röteln nur mäßiges Fieber vor. Masern zeigen einen typischen grobflächigen konfluierenden Ausschlag (Masernexanthem), die Röteln dagegen nur schwach und nicht konfluierende Pusteln. Masern weisen in manchen Fällen schwere Verlaufsformen mit Masernpneumonie oder Masernenzephalitis auf.

Diagnostik Diagnostik durch Lymphozytose, Nachweis einer spezifischen serologischen Konversion. Prophylaxe durch entsprechende Schutzimpfung.

Therapie Symptomatische Therapie.

19.3.12 Frühsommer-Meningoenzephalitis

Erreger Das FSME-Virus ist ein RNA-Virus, das durch Zecken übertragen wird. Im Gegensatz zu der Übertragung der Borrelien genügt der Biss der Zecken, auch im frühen Entwicklungsstadium. Die Inkubationszeit nach Zeckenbiss beträgt 2–15 Tage. Die FSME ist vor allem in Österreich, Tschechien, der Slowakei und Südosteuropa endemisch.

Symptome Grippeähnliche Symptome. Etwa 10 % der Infizierten entwickeln eine Meningoenzephalitis, wobei in 3 % der Fälle mit einem bleibenden Schaden zu rechnen ist. Je älter der Patient, desto schwerer die Verlaufsform.

Diagnostik In der grippeähnlichen Frühphase Nachweis aus dem Blut, in der zentral-nervösen Phase aus Liquor. Serologisch IgM als Nachweis mittels ELISA-Bestimmung, IgG-Antikörpern zur Messung des Durchseuchungsgrades.

Therapie Es existiert keine virusspezifische Therapie, die FSME-Impfung erfolgt jedoch in Risikogebieten (in Deutschland vor allem Gebiete in Sachsen, Niederbayern und im Allgäu).

19.3.13 Hämorrhagisches Fieber

Erreger Unterschiedliche Subtypen der Flavi-Viren bedingen das Gelb-, das Dengue-, das Kongo-Grimm- bzw. sog. Rift-valley-Fiebers. Das hämorrhagische Fieber durch Flavi-Viren ist in Südamerika, Zentralafrika und Südostasien verbreitet. Die Übertragung erfolgt durch Mücken, selten auch durch Zecken.

Symptome Schlagartiger Beginn, hohes Fieber, schwere Verbrauchskoagulopathie mit konsekutivem Organversagen und diffusen Blutungen. Das Gelbfieber (häufig in Südamerika) führt zum Leberversagen, daher auch zum Anstieg des Bilirubins und konsekutiv Fieber und Ikterus.

Diagnostik Die Flavi-Viren werden aus Blut oder Nase/Pharynx gewonnen, der serologische Nachweis gelingt durch IgM-Antikörper.

Therapie Gegen die meisten Flavi-Viren existiert keine spezifische Therapie. Bei dem amerikanischen Rift-Valley-Fieber ist jedoch Ribavirin zuletzt sehr erfolgreich getestet worden.

19.3.14 Lassa-Fieber

Definition Infektion mit dem Arena-Virus vom Typ Lassa, verbreitet in Westafrika.

Pathogenese Als Erregerreservoir wurde die Rattenspezies Mastomys natalensis beschrieben, die mittels Urin die Viren auf Lebensmittel und dann auf den Menschen übertragen kann. Die Übertragung innerhalb von Menschen erfolgt durch Tröpfcheninfektion.

Klinik Das Lassa-Fieber ist durch hämorrhagisches Fieber mit hohen Temperaturen, Muskel- und Gelenkschmerzen sowie massiven Blutungen

19

in die Haut und in die inneren Organe gekennzeichnet. Es resultiert ein schweres, oft letales Krankheitsbild.

Diagnostik Serologischer Nachweis der Antikörper.

Therapie Strenge Isolierung, Ribavirin.

19.3.15 Tollwut

Erreger Erreger sind die weltweit verbreiteten Rabies-Viren, die vorwiegend durch wild lebende Tiere wie Füchse und Rehe oder Haustiere wie Katzen übertragen werden. Die Übertragung durch Rinder und Hunde ist selten. Die Infektion erfolgt durch Biss. Die Tollwut hat fast immer einen letalen Ausgang. Die Inkubationszeit beträgt 2–9 Wochen.

Symptome Hohes Fieber, oft begleitet von Nierenversagen. Enzephalitis, Eintrübung, Tod.

Diagnostik Nachweis des Direktpräparates aus Biopsien oder Gehirn. Serologisch Neutralisation, Test positiv ab dem 8. Tag.

Therapie Keine virusspezifische Therapie. Es existiert ein inaktivierter Virus-Impfstoff gegen Tollwut, der bei Kontaktexposition angewendet werden sollte. Wird beispielsweise bei einem Zeltlager ein Kind von einem Fuchs gebissen, sollten zum einen alle Kinder aktiv geimpft werden, zum anderen das gebissene Kind zusätzlich mit einem Passiv-Impfstoff (Immunglobuline gegen Tollwut-Viren) geschützt werden.

19.4 Leitsymptome

19.4.1 Schlagartiges Einsetzen von hohem Fieber

Die Replikationszeit der meisten Viren ist kurz, in wenigen Stunden können nach der Infektion plötzlich hohe Virusmengen im Blut nachgewiesen werden. Nach zellulärer Infektion werden dann syste-misch wirksame Bestandteile freigesetzt, um eine massiven Infektabwehr einzuleiten. Der schlagartige Beginn von hohem Fieber über 39,5°C innerhalb weniger Stunden ist ein typisches Zeichen einer viralen Infektion und findet sich beispielsweise bei Influenza, Schweine- und Vogelgrippe, EBV, Tollwut, Kinderkrankheiten wie Röteln und Masern sowie bei tropischen Krankheiten wie dem Gelbfieber.

19.4.2 Fieber und Gelenkschmerzen

Die Gelenkschmerzen nach viralen Infektionen, assoziiert mit hohem Fieber, haben bisher keine eindeutige pathogenetischen Erklärung. Viele Patienten klagen jedoch als Frühsymptom über Schmerzen an peripheren Gelenken, gefolgt von einer Steifigkeit der zentralen Muskulatur. Am ehesten steht dies mit einer generalisierten Zytokinausschüttung und einer Zentralisierung des Kreislaufs in Verbindung. Muskel- und Gelenkschmerzen bei einer schweren Grippe reagieren typischerweise positiv auf Paracetamol; immunmodulierende Medikamente wie Novalgin sollten vermieden werden.

19.4.3 Exantheme

Hautausschlag kann prä-, para- und postinfektiös auftreten. Ein typisches Beispiel für einen charakteristischen Hautausschlag bei gleichzeitiger schwerer Virusinfektion ist der Herpes Zoster.

19.5 Algorithmen

Die Diagnostik von viralen Infektionskrankheiten stützt sich zunächst auf die klinische Untersuchung, gefolgt von der Basislabordiagnostik. Typisch für die viralen und auch die parasitären Erkrankungen sind fehlende Anstiege von Leukozyten, CrP, und Prokalzitonin. Diese zeigen im Gegensatz eher den Hinweis auf eine bakterielle Infektion. Dies ist in ❑ Abb. 19.5 zusammengefasst. ❑ Abb. 19.6 zeigt eine Differenzialdiagnose des Hautausschlags bei viralen Infektionen.

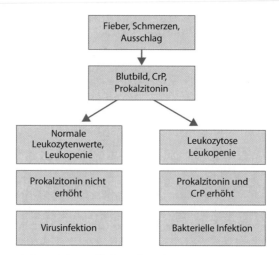

○ **Abb. 19.5 Differenzierung zwischen viralen und bakteriellen Infektionen**

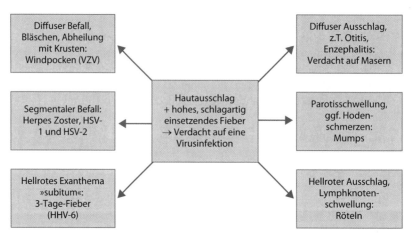

○ **Abb. 19.6 Differenzialdiagnostisches Vorgehen bei Hautausschlag im Kindes- und Adoleszentenalter**

19

Bakterielle und parasitäre Erkrankungen

Christian Prinz

❯❯ ❯ Einleitung

Bakterielle Infektionskrankheiten mit systemischer Beteiligung zeigen ein buntes Bild von Organmanifestationen und sind häufig durch die Konstellation bestimmter Symptome frühzeitig zu erkennen. Häufig treten bakterielle Infektionen mit Beteiligung mehrerer innere Organe lokal und zeitlich gehäuft auf (endemisch), so dass anhand einer Symptomkonstellation eine Verdachtsdiagnose gestellt und ein rasches Handeln eingeleitet werden kann.

Was kommt jetzt?

Meningokokken-, Borrelien-, Listerien-Infektion, Malaria, Amöbenruhr, Cholera, Typhus, Kryptosporidien- und Legionellen-Infektion, Morbus Weil.

20.1   Grundlagen

Bakterien haben eine Größe von 0,3–5 µm. Man unterteilt Bakterien anhand des äußeren Erscheinungsbildes in Kokken, Stäbchen, gekrümmte Stäbchen sowie fadenförmige Aktinomyzeten. Als Kernäquivalent enthält das Bakterienzytoplasma eine **Nukleoid**, das aus einem zirkulären, dünnen DNA-Molekül besteht und die gesamte genetische Information enthält. Weitere, nicht essenzielle genetische Strukturen sind **Plasmide**, die extrachromosomal liegen und sich autonom vermehren. Diese enthalten insbesondere Resistenzen gegenüber Antibiotika.

Die Bakterien werden anhand der **Gram-Färbung** in 2 wesentliche Gruppen eingeteilt:

- **Gram-positive Bakterien** wie Staphylokokken oder Streptokokken enthalten eine Zellwand, die aus Murein besteht und Peptidoglykane mit Muraminsäure und Glukosamin vernetzt. Die Quervernetzung dieser Polysacharidketten dient dem Schutz vor äußeren Einflüssen, ist aber auch wesentlicher Angriffspunkt für Antibiotika. In der Gram-Färbung sind diese Bakterien blau gefärbt.
- **Gram-negative Bakterien** wie beispielsweise Neisserien, Haemophilus influenzae, E. coli, Salmonellen oder Pseudomonaden enthalten keine Zellwand. Hier ist das Zytoplasma umgeben von einer Zytoplasmamembran sowie einem äußeren Gerüst an Lipopolysachariden, die als osmotische Schranke dient. In der Gram-Färbung sind diese rot gefärbt.

Parasiten sind Lebewesen, die auf einen artfremden Wirt angewiesen sind. Parasiten werden in der Regel von Tieren auf den Menschen übertagen, sind weltweit insbesondere in Afrika sehr häufig und verlaufen häufig zunächst symptomarm. Man unterscheidet Einzeller (Protozoen), Würmer (Helminthen) und Gliederfüßler (Arthropoden).

Eine Übersicht über die Einteilung der Bakterien in gram-positive und -negative Keime sowie Parasiten ist in ◻ Tab. 20.1 mit den dazu gehörigen Krankheitsbildern und der Therapie zusammengefasst.

20.2   Diagnostische Methoden

20.2.1 Anamnese

Die exakte Anamnese über Beginn und Dauer der Symptome ist oft richtungsweisend. Neben den verschiedenen Fiebertypen ist auch die Frage nach fieberfreien Intervallen wichtig. Entscheidend ist auch das zügige diagnostische Vorgehen bei bewusstseinsgetrübten und neurologisch auffälligen Patienten. Beispielsweise kann ein bewusstloser Patient, der mit einer Malaria tropica aus Endemiegebieten zurückkehrt, oft nur indirekte Hinweise zur Infektionsdauer geben. Zunächst muss das eigentliche Beschwerdebild detailliert eingegrenzt werden. Ein Teil der Patienten berichtet von Schwäche und Müdigkeit, gefolgt von hohem Fieber. Meist setzt das Fieber schlagartig ein.

20.2.2 Internistische und neurologische Untersuchung

Zunächst wird ein gründlicher Auskultationsbefund von Lunge und Herz erhoben. Das Abdomen wird auf Resistenzen ausgetastet, und Darmgeräusche werden beschrieben. Der Gefäß- und Neurostatus wird seitengleich erhoben. Die Nierenlager werden auf Klopfschmerz hin überprüft. Die Lymphknoten werden abgetastet, um Vergrößerungen festzustellen.

Tab. 20.1 Erreger, erregerspezifische Erkrankungen und mögliche Therapie

Bakterien	Häufig induzierte Erkrankungen	Mögliche Therapie
Gram-positive Staphylokokken		
Staphylococcus aureus	Invasive Infektionen: Hautabzesse, Schweiß-drüsenabzeses, Sinusitis, Pneumonie, Sepsis etc.	Cephalosporine, Amoxicillin/Clavu-lansäure
	Toxinbedingte Infektionen: Impetigo bullosa, Pemphigus neonatorum, Dermatitis exfoliativa, toxisches Schocksyndrom, Lebensmittelver-giftung	Methicillinresistent: Flucloxacillin, Vancomycin, Clindamycin
Speziell: Staphylococcus epidermidis	Infektionen an implantierten Fremdkörpern, Peritonitis, Endokarditis (vorgeschädigte Herz-klappen)	Vancomycin in Kombination mit Rifamipicin und/oder Aminoglykosid
Gram-positive Streptokokken (S.)		
Streptococcus pyogenes (Serotyp A)	Lokale Infektionen, Scharlach, Angina, Wund- und Hautinfekte, Myelitis, Meningitis, später: rheumatisches Fieber, Erythema nodosum	Penicillin, Cephalosporine, Makrolide
Streptococcus agalacticae (Serotyp B)	Perinatale Infektionen, Neugeborenensepsis, -meningitis, Wundinfekte, Harnwegsinfektion	Amoxicillin, Ampicillin
Speziell in der Pulmolo-gie: Streptococcus pneu-moniae (Pneumokokken)	Lobärpneumonie, Otitis, Sinusitis, Hauben-meningitis, Konjunktivitis, Sepsis	Penicillin, Cephalosporin der 3. Generation, Makrolide
Speziell in er Kardiologie: Streptococcus viridans	Endocarditis lenta, Karies (Streptococcus mutans)	Endocarditis lenta: Penicillin + Aminoglykosid
Gram-negative Kokken – Neisserien		
Neisseria meningitis	Meningitis, Sepsis, Waterhouse-Friedrichsen-Syndrom, Arthritis purulenta, Endokarditis	Cephalosporine, Prophylaxe bei Kindern mit Rifampicin
Speziell in der Urologie: Neisseria gonorrhoeae	Gonorrhö (Tripper), Zervizitis, Adnexitis, Ure-thritis, Prostatitis, Neugeborenenkonjunktivitis	Penicillin, Cephalosporine, Credé-Prophylaxe bei Neugeborenen
Gram-negative Stäbchen		
Haemophilus influenzae	Pneumonie, Sinusitis, Otitis media, Laryngitis, Epiglottitis, Konjunktivitis, Meningitis	Ampicillin, Cephalosporin der 3. Generation
Bordetella pertussis	Keuchhusten	Makrolide, Chinolone
Brucella spp.	B. melitensis: Maltafieber B. abortus: Morbus Bang	Tetrazyklin, Co-Trimoxazol
Bacteroides	Peritonitiden, nekrotisierende Abszesse, Appendizitis, Leberabszesse, Zahnwurzel-eiterungen	Metronidazol; bei Zahnbehandlun-gen Clindamycin
Vibrio cholerae	Cholera, massive Diarrhö	Wasser- und Elektrolytsubstitution, zusätzlich Tetrazykline, Chinolone
Legionella pneumophilae	Legionellose, Pneumonie, Pontiac-Fieber	Doxycyclin, Makrolide; Chinolone + Rifampicin
Pseudomonas aeroginosa	Pneumonie, Infektion des Respirationstraktes, Harnwegsinfektion, (Brand-)Wundinfektion, nosokomiale Infektionen	Ceftazidin, Carbapeneme; Tazobact Lokal: Aminoglykoside

▼

◘ Tab. 20.1 (Fortsetzung)

Bakterien	Häufig induzierte Erkrankungen	Mögliche Therapie
Campylobacter jejuni	Enteritiden, Sepsis, (Guillain-Barré-Syndrom?)	Makrolide, Doxyzyklin
Helicobacter pylori	Gastritis, Ulcus pepticum	Omeprazol + Metronidazol + Clarithromycin (französische Tripeltherapie)
Enterobacteriaceae		
Klebsiella penumoniae	(Friedländer-)Pneumonie, Harnwegsinfektion, Infektionen der Kiefer- und Stirnhöhle	Cephalosporin; Imipenem
Enterobacter	Pulmonale Infektionen, Harnwegsinfektion, neonatale Meningitis, Wundinfektionen	Imipenem; Fluorchinolone (häufig resistent)
Serratia	Nosokomiale Infektionen, Endokarditis, Harnwegsinfektion, Meningitis	Cephalosporin der 3. Generation, Ciprofloxacin; Imipenem
Proteus	Harnwegsinfektion, Abszesse, Sepsis, Meningitis	Amoxicillin/Clavulansäure; Fluorchinolone
Yersinia enterocolica	Enteritis, Ileitis, Kolitis, Appendizitis, Sepsis	Chinolone; Co-Trimoxazol, Doxyzyklin
Shigella	Bakterielle Ruhr, schwere Infektionen	Co-Trimoxazol; Chinolone
Salmonella enteridis	Gastroenteritis, Diarrhö	Chinolone
Salmonella typhi	Typhus	Ciprofloxacin, Cephalosporine
EIEC (enteroinvasive E. coli)	Blutige Durchfälle, Zeichen der Sepsis	Selbstlimitierend
ETEC (enterotoxische E. coli)	Cholera-ähnliche Durchfälle, starker Flüssigkeitsverlust	Substitution (selbstlimitierend)
EPEC (enteropathogene E. coli)	Säuglingsdiarrhö, Erbrechen	Substitution von Wasser und Elektrolyten
EHEC (enterohämolytische E. coli)	Hämolytisch-urämisches Syndrom, Enzephalitis, Krampfanfälle, hämorrhagische Kolitis, thrombotisch-thrombozytopenische Purpura	Substitution von Wasser und Elektrolyten, Antikörper Therapie, Plasmapharese
Gram-positive sporenbildende Stäbchen		
Clostridium tetani	Tetanus (Wundstarrkrampf)	Stationäre Behandlung, Wundexzision, Immunserum zur antitoxischen Therapie, Muskelrelaxanzien
Clostridium botulinum	Botulismus (Lebensmittelvergiftung)	Polyvalentes Antitoxin, Intensivtherapie
Clostridium difficile	Pseudomembranöse Kolitis, Diarrhö	Beendigung Antibiotikatherapie, Vancomycin in schweren Fällen
Clostridium perfringens	Gasbrand, eitrige Entzündungen, Enteritis, Lebensmittelvergiftung	Hyperbare O_2-Therapie; Penicillin + Metronidazol/Clindamycin
Gram-positive nicht-sporenbildende Stäbchen		
Corynebacterium diphtheriae	Rachendiphtherie; durch Streuung auch Myokarditis, Herzinsuffizienz, Leber- und Nierenschäden, Lähmung im Bereich motorischer Hirnnerven; Hautdiphtherie	Antitoxintherapie mit Pferdeserum; Penicillin, Makrolide, zur Prophylaxe aktive Immunisierung mit Todimpfstoff (Toxoid), auch als Kombinationsimpfstoff mit Tetanus und Pertussis oder Sechsfach-Impfung
Listeria monocytogenes	Listeriose	Ampicillin, Gentamycin

20

◪ Tab. 20.2 Prüfung der Hirnnerven. Defizite können Hinweise auf Hirnstammläsionen geben

Hirnnerv	Untersuchung
Nervus trigeminus V1–V3	Sensibilitätsdefizite im Gesichtsbereich?
Nervus facialis VII	Mundwinkel spreizen, Stirn in Falten legen, pfeifen
Nervus glosso-pharyngeus IX	Schlucken, Sensibilität im Rachenbereich
Nervus hypoglossus XI	Zungenbewegungen

Bei der **internistischen Untersuchung** sollte größten Wert auf die Vollständigkeit gelegt werden. Zunächst wird der Patient gründlich auf Hautreaktionen inspiziert, die Zunge beurteilt, auf Geruch geachtet. Dann folgen die Perkussion der Lunge sowie die Palpation des Bauches, gefolgt von der manuellen Untersuchung der Lymphknoten und des Gefäßstatus. Schließlich werden Größe, Gewicht, Temperatur, Puls und Blutdruck dokumentiert.

Bei der **neurologischen Untersuchung** wird zunächst ein Eindruck über die zerebrale Situation erhoben. Kann sich der Patient klar artikulieren? Ist der Patient desorientiert? Kommt es zu diffusen oder fokal neurologischen Ausfällen? Neben dem Hirnnervenstatus (◪ Tab. 20.2) muss der Reflexstatus überprüft und auf Hyperreflexien geachtet werden. Deutlich verstärkte Reflexzonen und ein pathologischer Babinski-Reflex (bei Bestreichen der Fußsohle kommt es zu einer Dorsalflexion des Fußes) sind ein klassisches Zeichen für eine gesteigerte zerebrale Erregbarkeit, wie sie bei Infektionen auftreten kann.

20.2.3 Liquorpunktion

Die Liquorpunktion muss bei Verdacht auf eine Enzephalitis umgehend durchgeführt werden. Aus dem Liquor können Leukozyten, Bakterientypen sowie serologische Parameter bestimmt werden. Auch sollte zusätzlich eine Eiweißdifferenzierung erfolgen.

─── Für die Praxis ───

Liquorpunktion
Da der Erregernachweis durch eine antibiotische Therapie erschwert wird, empfiehlt es sich, die Abnahme der Liquorkultur vor Behandlungsbeginn durchzuführen. Es wird empfohlen, gleichzeitig Blutkulturen abzunehmen. Bei der Lumbalpunktion erfolgt eine Punktion des Duralsackes zwischen dem 3. und 4. oder 4. und 5. Lendenwirbeldornfortsatz mit langer Hohlnadel (sog. Liquornadel, meist gelbe Farbe, 19 G). Der Patient sitzt dabei an der Bettkante oder liegt seitlich. Man punktiert wenige Tropfen Flüssigkeit. Der Liquor muss unter streng aseptischen Kautelen gewonnen werden. Eine zweimalige Hautdesinfektion der Punktionsstelle muss mit einem 70%igen alkoholischen Spray erfolgen, die Stelle mit sterilen Tupfern abgetrocknet werden. Bei der Punktion trägt der Arzt sterile Einmalhandschuhe.
Der Liquor sollte nach erfolgreicher Lumbalpunktion in sterile, dicht verschließbare Röhrchen abtropfen. s ist üblich, 3 oder mehrere Röhrchen, um Liquor für mikrobiologische, hämatologische, immunologische und chemische Analysen zu gewinnen. Optimal ist das 2. Röhrchen für die Bakterienkultur. Die Menge für das 1. Röhrchen beträgt weniger als 1 ml, es ist am ehesten kontaminiert. Material von Biopsien und Abzessen muss in anaerobiertauglichen Transportmedien dem Labor überbracht oder unmittelbar nach der Gewinnung verarbeitet werden.

20.3 Erkrankungen

◪ Tab. 20.1 liefert eine Übersicht über Erkrankungen durch gram-positive und gram-negative Bakterien. Im Folgenden sind die klassischen und prävalenten Infektionen durch Bakterien und Parasiten besprochen, die in Deutschland eine klinisch relevante Rolle spielen. Spezielle Infektionen durch Krankenhauskeime wie nosokomiale Pneumonien, Tuberkulose oder durch opportunistische Infektionen im Rahmen von Immunsuppression sind in ▶ Kap. 4 abgehandelt.

20.3.1 Staphylokokken-Infektionen

Definition Infektion durch Staphylococcus areus, meist über exogene Wundinfektion.

Symptome Häufiger Erreger von Wunden, Furunkel, Karbunkel, Mittelohrentzündung, Sinusitis, Pneumonie, Sepsis u. a. Toxin-bedingte Infektionen bilden das **Toxic-shock-Syndrom**: Durch den Übertritt von Toxin in die Blutbahn nach Tamponeinlage kommt es zu Sepsis-artigen Krankheitsbildern. Ähnliche Probleme treten bei der Dermatitis exfoliative und bei der Impetigo bullosa auf.

Diagnostik Direktnachweis der Bakterien in der Wunde und in der Blutkultur.

Therapie Zunächst Amoxicillin, ggf. Cephalosporine. Bei der Methicillin-resistenten Form ist die Gabe von Flucloxacillin (Staphylex), Clindamycin oder Vancomycin notwendig, da eine breite Resistenzentwicklung vorliegt.

20.3.2 Streptokokken-Infektionen

A-Streptokokken

Erreger A-Streptokokken führen zu Infektionen der oberen Atemwege, weniger auf der Haut. Meist kommt es zur Pharyngitis, vor allem bei Kindern, assoziiert mit Halsschmerzen und Fieber. Die Inkubationszeit beträgt wenige Tage.

Symptome **Scharlach** ist eine Sonderform dieser Infektion und tritt meist im Kindesalter auf, ist dann assoziiert mit einem feinfleckigen Exanthem und einer himbeerartig aussehenden Zunge. Komplikation dieser Infektion ist eine Kreuzreaktion mit dem Endokard sowie dem Myokard, so dass ein Klappenfehler resultieren kann.

Eine weitere Untergruppe der A-Streptokokken führt zum **Erysipel**, der Wundrose. Hierbei zeigt sich meist am Unterschenkel ein wandernder Hautausschlag, der zum Rand hin deutlich röter ist als die abblassende Mitte. Begünstigend sind ein Diabetes mellitus wie auch eine pAVK.

Diagnostik Typische Krankheitssymptome, verbunden mit Hautausschlag und Verlauf. Nachweis der Erreger im Abstrich, serologischer Nachweis des Antistreptolysin-Titers im Blut.

Therapie Gabe eines Breitspektrum-Penicillins über 10 Tage, alternativ Cephalosporine.

B-Streptokokken

Erreger B-Streptokokken können beim Menschen eine Sepsis (Blutvergiftung) sowie Wund- und Harnwegsinfekte hervorrufen. Gefährlich sind sie jedoch für Neu- und vor allem Frühgeborene, da letztere oftmals keine ausreichende Leihimmunität durch die Mutter erhalten haben. Bei diesen können sie eine **Sepsis** oder eine **Meningitis** (Hirnhautentzündung) erzeugen, die oftmals tödlich endet. Man unterscheidet zwischen einem »early onset type« (innerhalb der ersten Lebenswoche; Ansteckung über Keime in den Geburtswegen der Mutter) und einem »late onset type« (nach der ersten Lebenswoche; Ansteckung durch die Umwelt, z. B. Pflegepersonal). Ungefähr 10–20% aller Frauen weisen B-Streptokokken in der Vagina auf.

Diagnostik Direkter Nachweis der Bakterien aus Liquor, Blut, Abstrichen.

Therapie Aufgrund der hohen Sterblichkeit ist eine antibiotische Therapie durchzuführen. Mittel der Wahl ist Amoxicillin.

Pneumokokken

Pneumokokken (Streptococcus pneumoniae) sind die Erreger der **Lobärpneumonie** (Lungenentzündung in einem Lungenlappen, Details des Krankheitsverlaufs ► Kap. 3). Weiterhin können auch das Ohr in Form einer **Otitis media** (Mittelohrentzündung) oder das Auge als **Ulcus serpens corneae** (Hornhautgeschwür) betroffen sein.

Patienten mit großem Risiko, an einer Pneumokokkeninfektion zu erkranken, können eine Impfung gegen diesen Erreger erhalten. Dies ist der Fall bei älteren Menschen mit Lungen- und Herzkrankheiten, chronischen Nierenerkrankungen und nach einer Milzentfernung. Für Kleinkinder über 2 Jahre ist ein neuartiger Impfstoff entwickelt worden, der vor schweren Komplikationen (z. B. Meningitis) der Infektion schützt.

20.3.3 Meningokokkenmeningitis

Erreger Die Meningokokkenmeningitis, eine Infektion der Hirnhäute, meist unter Mitbeteiligung des zentralen Nervensystems, wird überwiegend durch Meningokokken der Serogruppe B ausgelöst. Sie tritt vor allem im Säuglings- und Kleinkindesalter auf. Überträger der Meningokokken ist stets der Mensch. Die Übertragung erfolgt durch Tröpfcheninfektion, die Inkubationszeit beträgt wenige Tage. Die Letalität ist mit 25 % sehr hoch.

Symptome Starke Kopfschmerzen, Nackensteifigkeit, Fieber, Schüttelfrost, Apathie, fokale Krämpfe.

Diagnostik Nachweis der Meningokokken in der Blutkultur und in Liquorpunktionen. Serologischer Nachweis spezifischer IgM-Antikörper. Typische Zeichen für eine Infektion der Hirnhäute sind das **Lasègue-Zeichen** (Schmerzen beim Anheben des Beins in der Horizontale) oder auch Schmerzen bei forcierten Druck des Kinns auf die Brust (**Brudzinski-Zeichen**) und eine starke Lichtempfindlichkeit. Ein weiterer Hinweis ist ein positives **Kernig-Zeichen** (bei gebeugtem Hüftgelenk kann der Patient das Knie nicht durchstrecken).

Therapie Patientenisolation bei Verdacht, Cephalosporine der 3. Generation i.v. testgerechte Therapie nach Erregernachweis.

20.3.4 Borreliose

Erreger Die Borreliose (klinisch auch als Lyme-Borreliose bezeichnet) wird durch Borrelia burgdorferi bei Zeckenbiss übertragen. Die Verbreitung ist ubiquitär, der Häufigkeitsgipfel liegt in den Sommermonaten. In ca. 10 % der Fälle kommt es zu klinisch relevanten Infektionen.

Symptome Anhand der klinischen Symptome erfolgt die Stadieneinteilung (☐ Tab. 20.3).

Diagnostik Zunächst ist die klinische Untersuchung entscheidend für die Diagnostik und die Bestimmung der Infektionsausdehnung. Beweisend für die Infektion sind ein Anstieg der IgG-Titer sowie der Nachweis eines erhöhten IgM-Titer gegen Borrelien (☐ Tab. 20.3). Schließlich können die Keime auch im Liquor nachgewiesen werden.

Therapie Die Therapie richtet sich nach dem Stadium (☐ Tab. 20.3).

☐ **Tab. 20.3** Stadieneinteilung der Borreliose mit Klinik, Diagnostik und Therapie

	Klinik	Diagnostik	Therapie
Stadium 1	Erythema migrans mit Lymphadenitis, Fieber	Im Frühstadium serologischer Nachweis spezifischer IgM-Antikörper	Doxicyclin 200 mg für 14 Tage
Stadium 2	Lymphozytäre Meningoradikulitis Bannwarth, z. B. Fazialisparese, Myelitis, Myokarditis, AV-Block	Immer Antikörpernachweis	Ceftriaxon 1×2 g täglich über 4 Wochen
Stadium 3	Polyneuropathie, Enzephalomyelitis, akute Dermatitis chronica atrophicans	Hohe IgG-Antikörpertiter Bei neurologischer Symptomatik stets Liquorpunktion und Nachweis einer Pleozytose, Nachweis von Borrelien-DNA auch mittels PCR aus Hautbiopsie und Liquor möglich	Dauertherapie mit Makrolid oder Amoxicillin

20.3.5 Listerienenzephalitis

Erreger Erreger ist Listeria monocytogenes. Listerien kommen vor allem in nicht erhitzten tierischen Lebensmitteln wie Rohmilch bzw. Rohmilchprodukten vor (in 1–4 % der Rohmilchkäsesorten finden sich Listerien). Die Keime gelangen über den Gastrointestinaltrakt in das zentrale Nervensystem.

Epidemiologie In der Schweiz und bestimmten Gegenden Südfrankreichs beträgt die Durchseuchungsrate von Rohmilch mit Listerien 4 %. Die Produkte sind mit Vorsicht zu genießen. Die gleichzeitige Einnahme von Protonenpumpenhemmer begünstigt möglicherweise die Infektion.

Symptome Durchfälle, Bauchschmerzen, gefolgt von neurologischen Ausfällen und Fieber.

Diagnostik Nachweis der Keime in der Blutkultur, Nachweis von IgM-Antikörpern in der Serologie.

Therapie Ampicillin 3×2 g i.v. über 10 Tage, gefolgt von einer 4-wöchigen Dauertherapie mit Amoxicllin oral.

20.3.6 Campylobacter- und Yersinien-Enteritis

Erreger Erreger sind Enterotoxin bildende Campylobacter-jejuni- bzw. Yersinien-Stämme. Die Übertragung erfolgt fäkal-oral durch kontaminierte Lebensmittel. Die Inkubationszeit beträgt 2–3 Tage. Typischerweise liegt eine Infektion mit kontaminiertem Hühnerfleisch bzw. rohem Schweinefleisch zu Grunde. In großen Hühnerfarmen grassieren weltweit schwere Campylobacter-Infektionen, die nicht nur zu erhebliche wirtschaftlichen Ausfällen in den Farmen, sondern auch zu schweren humanen Infektionen führen können.

Symptome Beide Infektionen können mit ähnlichem Krankheitsbild verlaufen. Unspezifische Kopf- und Gliederschmerzen, dann wässrige, häufig auch schleimige Diarrhö, meist nach 7 Tagen selbst limitierend. Kolikartige stärkste abdominelle Schmerzen. Es kann zu massiven Dünndarmwandschwellungen, zu Aszites oder zum akuten Abdomen kommen. **Komplikationen** können eine postinfektiös reaktive Arthritis, selten ein Guillain-Barré-Syndrom (aufsteigende Lähmung des peripheren Nervensystems bis hin zur Atemlähmung) sein.

Diagnostik Isolation des Erregers aus den Stuhlkulturen, aber auch serologischer Nachweis. Typische Bildgebung (◘ Abb. 20.1 und ◘ Abb. 20.2).

Therapie Flüssigkeits- und Elektrolytsubstitution, nur bei schweren Verläufen Makrolid-Antibiotika. Gefürchtet ist die zunehmende Resistenzentwicklung der Stämme gegenüber Ciprofloxacin.

20.3.7 Cholera

Erreger Erreger ist Vibiro cholerae. Der Mensch ist das einzig bekannte Erregerreservoir. Die Übertragung erfolgt oral durch kontaminiertes Trinkwasser, z. B. in Südamerika oder Zentralafrika. Die Inkubationszeit beträgt wenige Stunden bis Tage.

Symptome Häufig asymptomatische Verläufe, nur leichte Diarrhö, in einigen Fällen jedoch massive reiswasserartige Durchfälle mit hohem Flüssigkeitsverlust. Erbrechen, Wadenkrämpfe, Hypothermie bis 25 °C Unterkühlung.

Diagnostik Nachweis der Keime im Stuhlausstrich, Isolation des Erregers mittels Stuhlkultur und Typisierung, serologischer Nachweis.

Therapie Bereits bei Verdacht Patientenisolation, Flüssigkeits- und Elektrolytsubstitution, antibiotische Therapie mit Chinolon oder Makrolid, prophylaktische aktive Immunisierung mit oralem oder totem/lebendem Impfstoff.

20.3.8 Typhus und Paratyphus

Erreger
- Typhus: Salmonella typhi, ausschließlich humanpathogen, meist fäkal-orale Übertragung durch Dauerausscheider. Die Inkubationszeit beträgt 7–21 Tage.

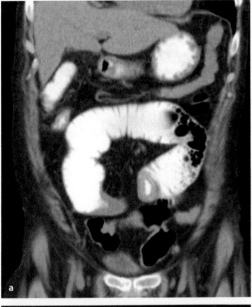

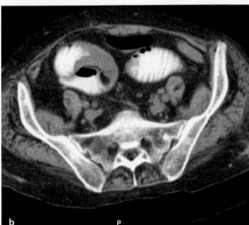

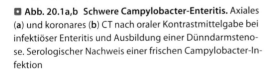

□ **Abb. 20.1a,b Schwere Campylobacter-Enteritis.** Axiales (**a**) und koronares (**b**) CT nach oraler Kontrastmittelgabe bei infektiöser Enteritis und Ausbildung einer Dünndarmstenose. Serologischer Nachweis einer frischen Campylobacter-Infektion

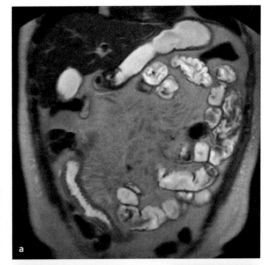

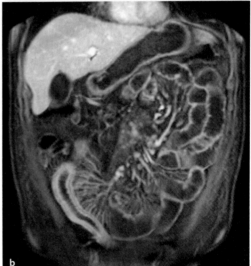

□ **Abb. 20.2a,b Schwere Yersinien-Enteritis.** MRT-Sellink in T2-gewichteter HASTE-Sequenz (**a**) und T1-gewichteter Sequenz mit Fettsuppression nach i.v. Kontrastmittel (**b**)

— Paratyphus: meist Salmonella paratyphis B, Übertragung meist durch Tiere oder tierische Lebensmittel, z. B. rohe Eier, Geflügel, Muscheln, rohe Mettwurst. Die Inkubationszeit beträgt wenige Stunden bis 3 Tage.

Epidemiologie Typhus abdominalis wird meist aus subtropischen Ländern, Nordafrika oder Indien importiert. In Deutschland sind weniger als 1000 Fälle pro Jahr bekannt. Die Salmonella-Enteritis-Fälle sind wesentlich (etwa 10- bis 30-mal) häufiger und treten bevorzugt in den Sommermonaten auf.

Symptome Der Typhus abdominalis ist durch langsam treppenförmig steigendes Fieber und septische Fieber-Kontinua ohne Schüttelfrost gekennzeichnet. Des Weiteren Roseolen der Bauchhaut, belegte Typhuszunge, Splenomegalie, Somnolenz, Husten, Bradykardie. Erst in der zweiten Woche treten die typischen Erbsbrei-Stühle auf. Der Paratyphus verläuft ähnlich. Dagegen zeigt die Salmonellenenteritis meist Brechdurchfälle, abdominelle Krämpfe, häufig aber auch septisches Fieber, Kopfschmerzen, Dehydration und Kreislaufkollaps.

Diagnostik Bei Typhus abdominalis findet man im Differenzialblutbild Leukopenie und absolute Eosinophilie, normale BSG. Nachweis der Keime aus den Blutkulturen. Bei Salmonellenenteritis erfolgt der Nachweis primär aus Stuhlkulturen. Der serologische Nachweis ist innerhalb einer Woche möglich, bei Enteritis-Erregern zeigt sich jedoch meist kein Antikörperanstieg, da nur eine lokale Infektion des Dünndarms vorliegt.

Therapie Ciprofloxacin über 14 Tage, alternativ Cephalosporine der dritten Generation, bei Dauerausscheidern Ciprofloxacin für 3 Monate, prophylaktisch oraler Lebendimpfstoff mit Typhoral.

F11 ▶ **20.3.9   Legionärskrankheit**

Erreger Die Legionellose, wegen einer Epidemie, die in einem Hotel nach einer Zusammenkunft von Kriegsveteranen auftrat, auch als Legionärskrankheit bezeichnet, ist eine schwere Lungenentzündung, die durch Bakterien der Gattung Legionella (meist L. pneumophila) ausgelöst wird. Der Erreger kommt in fast allen wässrigen und feuchten Milieus vor und vermehrt sich besonders gut in feucht-warmen Wassersystemen, in denen das Wasser nicht konstant erneuert wird (stehendes Wasser) und sich die Temperatur zwischen 25 °C und 45 °C bewegt (Wasserleitungen, Duschköpfe, Whirlpools, lüftungstechnische Anlagen etc.). Die Ansteckung geschieht beim Einatmen von Legionella enthaltenden zerstäubten Wassertröpfchen (Aerosolen). Eine Übertragung von Mensch zu Mensch ist bisher nicht bekannt geworden und gilt als unwahrscheinlich.

Epidemiologie Legionellose-Fälle werden in allen Industrieländern diagnostiziert, in Deutschland etwa 500–800 Fälle jährlich. 2010 trat eine schwere Epidemie in Ulm mit mehreren Todesfällen auf. Raucher oder Personen mit geschwächter Immunabwehr sind besonders anfällig für eine Legionella-Infektion.

Symptome Es gibt verschiedene Verlaufsformen einer Legionella-Infektion:
- Grippeähnliche, fiebrige Erkrankung (**Pontiak-Fieber**), die innerhalb von 7 Tagen auch ohne Antibiotikagabe abheilt
- Leichte bis schwere Lungenentzündung. In diesem Fall zeigen sich die ersten Symptome 2–10 Tage nach der Ansteckung mit Fieber, Husten, Muskel- und Kopfschmerzen sowie Appetitverlust. Trotz Antibiotikabehandlung bleibt die Sterblichkeit bei dieser Krankheit mit 5–10 % der Fälle hoch.

Diagnostik Serologischer Nachweis im Blut, ausgedehnte Infiltrate im Röntgenbild bereits nach wenigen Tagen, typische Klinik.

Therapie Gabe von Makrolidantibiotika.

❶ Die beste Präventivmaßnahme, um bei sanitären Installationen eine Legionella-Vermehrung zu verhindern, ist die Erhöhung der Heißwassertemperatur auf mindestens 60 °C am Boilerausgang bzw. 55 °C im Leitungssystem. Die Kaltwassertemperatur sollte unter 20 °C bleiben.

20.3.10   Morbus Weil

Erreger Leptospiren rufen unterschiedliche Erkrankungen hervor. Erreger des Morbus Weil ist Leptospira haemorrhagica. Die Erreger werden durch den Urin von kontaminierten Tieren wie Ratten übertragen und dringen über die Haut- oder Schleimhaut in den Wirtsorganismus ein. Zum Teil wurden auf Kreuzfahrtschiffen und in Hotelanlagen Epidemien beobachtet, weil die Tiere mit dem Urin Oberflächen von Dosen kontaminierten. Die verschiedenen Leptospiren rufen unterschiedlich starke Erkrankungen hervor.

20

Symptome Zunächst kommt es zur systemischen Ausbreitung mit Fieber und Schüttelfrost, dazwischen aber auch fieberfreien Intervallen. Weitere Symptome sind Hautausschlag, Magen-, Muskel- und Gliederschmerzen, Kopfschmerzen und Nackensteifigkeit sowie Entzündungen der Augenbindehäute. Schließlich kommt es zu Organmanifestationen, typischerweise Nierenversagen und Ausbildung eines Ikterus durch den Befall der Leber.

Diagnostik Nachweis des Erregers oder von gegen ihn gerichteten Antikörpern im Blut.

Therapie Gabe von Makroliden. Beim Morbus Weil ist in bis zu 25 % der Fälle mit einem tödlichen Verlauf zu rechnen. Eine Infektion in der Schwangerschaft kann zum Tod des Kindes führen.

20.3.11 Tetanus

Erreger Infektion mit Clostridium tetani über offene Wunden. Der Erreger ist extrem widerstandsfähig und kommt in unserer Umwelt praktisch überall vor. Die Bakterien können daher über Straßenstaub oder Erde in Wunden gelangen.

Symptome Im Rahmen der Wundinfektion setzen die Bakterien einen Giftstoff (Toxin) frei, der den Tetanus – auch Wundstarrkrampf genannt – auslöst: Drei Tage bis drei Wochen nach der Infektion kommt es zu Muskelkrämpfen und Lähmungserscheinungen. Diese beginnen im Gesicht und breiten sich nachfolgend auf den ganzen Körper aus.

Diagnostik Nachweis spezifischer Antikörper, Nachweis in Bakterienkultur, typische Klinik. Diagnose durch erfahrenen Infektiologen anhand der Muskelkrämpfe.

Therapie Da die meisten Menschen gegen Tetanus eine Impfung erhalten haben, ist die Erkrankung selten. Wenn sich Menschen verletzen, bei denen kein ausreichender Tetanus-Impfschutz besteht, so kann durch eine rechtzeitige Aktiv- und Passivimpfung verhindert werden, dass der Tetanus ausbricht. Sobald jedoch Symptome des Wundstarrkrampfs auftreten, können diese nur noch gelindert werden. Ein Gegenmittel gegen den Giftstoff des Tetanus-Erregers gibt es nicht. In etwa einem Drittel aller Fälle endet Tetanus tödlich.

20.3.12 Q-Fieber

Definition Erreger ist Coxiella burnetii. Die Infektion erfolgt aerogen über Aerosole befallener Haustiere. Coxiella burnetii kommt in allen Ländern der Erde vor. Träger des Erregers sind hauptsächlich Paarhufer, aber auch Hunde, Katzen, Kaninchen und Wildtiere. Besonders häufig tritt die Krankheit in landwirtschaftlich geprägten Regionen auf. Infizierte Tiere scheiden den Erreger über den Kot und Urin aus und kontaminieren damit die Umwelt.

Symptome Q-Fieber verursacht bei Tieren kaum erkennbare Symptome. Häufig wird die Krankheit erst erkannt, wenn sich unverhältnismäßig viele Menschen in der Umgebung infizieren. Die Inkubationszeit beträgt 10–30 Tage. Dann erkranken die Patienten mit hohem Fieber, starkem Kopfschmerz, Myalgien und Lungeninfiltraten.

Therapie Doxycyclin 200 mg/Tag p.o.

20.3.13 Syphilis

F08
F10

Erreger Erreger ist die Spirochäte Treponema pallidum. Die Übertragung erfolgt durch ungeschützten Geschlechtsverkehr.

Symptome In Europa ist die Erkrankung in Früh- und Spätstadien selten geworden, in anderen Kontinenten dagegen wieder auf dem Vormarsch. Man unterscheidet 3 Stadien:
- Primäraffekt (nach etwa 3 Wochen)
- Generalisierte Lymphknotenschwellung
- Im Spätstadium Aortitis, Hydrocephalus internus, Ataxie, Anisokorie, progressive Paralyse

Diagnostik **TPHA-Test:** (Treponema-pallidum-Hämagglutinations-Assay): Suchtest auf den Syphilis-Erreger, frühestens 4–6 Wochen nach der Infektion positiv.

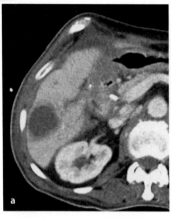
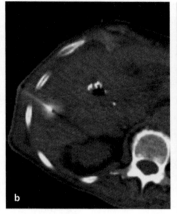
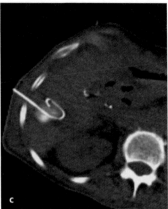

Abb. 20.3a–c Amöbenbefall der Leber. a Das CT-Abdomen zeigt den Amöbenabszess im rechten Leberlappen (signalarmer Herd). **b,c** CT-gesteuerte Drainageeinlage in Seldinger-Technik

FTA-Abs-Test (Treponema-pallidum-Antikörper-Fluoreszenztest): Bestätigungstest bei positivem TPHA.

Therapie Penicillin 1,5 Mio. IE/Tag für 14–21 Tage, möglichst intravenös in den ersten 5 Tagen.

20.3.14 Praxisrelevante Infektionen durch Parasiten und Würmer

Amöbenruhr

Erreger Der Erreger ist Entamoeba histolytica und wird fäkal-oral übertragen (z. B. in Indien vor allem durch kontaminiertes Trinkwasser). Der Mensch ist das einzige Erregerreservoir. Ca. 10 % der in den Tropen lebenden Bevölkerung scheiden Amöbenzysten mit dem Stuhl aus. Die Amöbenruhr kann sich intestinal und extraintestinal manifestieren.

Symptome Die Klinik ist zunächst asymptomatisch bei einer Inkubationszeit von 7 Tagen. Dann kommt es zu schweren, himbeergeleeartigen Durchfälle, gefolgt von abdominelle Schmerzen und Tenesmen. Bei der Ausbildung von Leberabzessen treten wiederholte Fieberschübe auf.

Diagnostik Im Blutbild Leukozytose, bei Leberabszess Transaminasenanstieg. Mikroskopischer Nachweis von Amöben im Stuhl, Enterozyten. Bei extraintestinaler Form serologischer Nachweis spezifischer Antikörper. Typische abszessbildende Strukturen bis 10 cm Größe, vor allem im rechten Leberlappen (**Abb. 20.3**).

Therapie Bei Nachweis von Amöben ist eine Therapie mit Metronidazol 3x400 mg oral über mindestens 14 Tage notwendig, bei Persistenz dann die Kombination mit Rifaximin 3×200 mg/Tag über weitere 14 Tage. Bei Amöbenabszess Imidazolderivate und ggf. Abszessdrainage nach extern.

> ❗ Vorsicht bei der Abzesspunktion: Es kann zur Keimverschleppung in Peritoneum kommen, daher nur bei ausreichender Leberdeckung punktieren.

Malaria

Erreger Plasmodium falciparum verursacht die Malaria tropica, Plasmodium vivax die Malaria tertiana und Plasmodium malariae die Malaria quartana. Die Übertragung erfolgt durch Stechmücken.

Epidemiologie Weltweit häufigste Infektionskrankheit. In Deutschland werden ca. 1000 Fälle pro Jahr aus Afrika importiert.

Symptome Grippeähnliche Allgemeinsymptome, Hepatomegalie, Übelkeit, Diarrhö, dann hämolytische Krisen mit braunem Urin. Fieberanfälle jeden

2. Tag. Bei Infektion mit Malaria tropica Multiorganversagen mit Lungenödem, akutem Nierenversagen, Kreislaufschock.

Diagnostik Hämolytische Anämie, Thrombozytopenie, Transaminasenanstieg, Bilirubinanstieg, Kreatininanstieg.

> **Verdacht auf Malaria**
> — Anamnese
> – Welches Land wurde wie lange bereist?
> – Wurde eine Prophylaxe eingenommen?
> – Hinweis auf Chloroquinresistente Stämme? Chininresistenz?
> — Aufnahme
> – Zeichen der Enzephalitis
> – Zeichen der Hämolyse
> – Fieber, Bewusstseinstrübung
> – Blutbild und Gerinnungssystem umgehend überprüfen
> – »Dicker Tropfen« als Direktnachweis der Schistozyten (einfaches mikroskopisches Verfahren zum Nachweis von Krankheitserregern im Blut)
> — Maßnahmen
> – Sofortige intravenöse Gabe von Chinin bei Verdacht auf Malaria tropica!

Therapie Bei Malaria tertiana und Malaria quartana zunächst Chloroquin, dann Primaquin, bei komplizierter Malaria tropica Chinin in Kombination mit Doxycyclin, eventuell Doxycyclin.

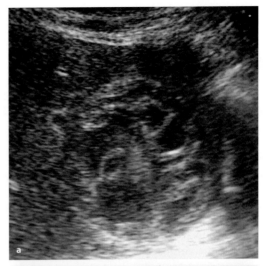
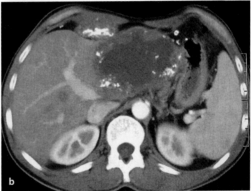

◾ **Abb. 20.4a,b Echinokokken-Infektion mit Zysten in der Leber. a** Im Ultraschallbild sind die Zysten deutlich zu erkennen. **b** Im CT zeigt die Wandverdickung und die typischen Verkalkungen

Echinokokken-Infektionen

Erreger Bei der Echinokkose handelt es sich um eine Infektion durch den Hunde- oder Fuchsbandwurm. Der **Hundebandwurm (Echinococcus granulosus)** hat eine Länge von ca. 4 mm und lebt im Dünndarm von Hunden. Dort legt er seine Eier (Larven) ab, die anschließend mit dem Hundekot ausgeschieden werden. Die Übertragung auf den Menschen erfolgt meist durch schlechte Hygiene und den Kontakt mit der Hundeschnauze oder durch ungewaschene Hände beim Essen. Im Dünndarm des Menschen. Entstehen aus den Larven die sog. **Finnen**. Im Zielorgan entwickeln sich aus den Finnen die großen, flüssigkeitsgefüllten **Zysten** (auch **Hyatide** genannt). Die Zyste kann dabei enorme Ausmaße annehmen. Sie entsteht in ca. 60–70% der Fälle in der Leber, zu ca. 30% in der Lunge, seltener in weiteren Organen.

Der **Fuchsbandwurm (Echinococcus multilocularis)** vermehrt sich zunächst im Darm der Füchse; der Kot wird häufig auf Heidelbeeren oder Blaubeeren im Wald ausgeschieden. Die Infektion erfolgt durch Kontakt mit ungewaschenen Waldfrüchten oder durch Füchse direkt. Die Eier werden vom Menschen oral aufgenommen und gelangen in den Dünndarm des Menschen. Dort schlüpfen die

Larven, bilden sog. Finnen und führen durch weitere Vermehrung zur Bildung von multiplen Leberzysten.

Symptome Bei der Infektion mit E. granularis verläuft die Erkrankung initial häufig ohne typische Symptome. Im weiteren Verlauf jedoch wächst die Zyste und verdrängt dabei umliegende Strukturen. Dieses Stadium geht mit Appetitlosigkeit und – bei einer Kompression der Gallengänge – mit einem Ikterus einher.

Der Fuchsbandwurm bildet meist multiple, unterschiedlich große Leberzysten. Diese wachsen infiltrierend in das umliegende Gewebe ein. Folge ist eine **Leberschwellung**, die im weiteren Verlauf in eine **Leberzirrhose** übergeht. Da die Finnen des Fuchsbandwurms infiltrierend wachsen und dabei viele kleine Zysten ausbilden, ist eine operative Entfernung nicht möglich. Trotz der Gabe von Medikamenten verläuft ein Befall durch den Fuchsbandwurm zumeist tödlich. Die Zysten des Hundebandwurms dagegen können operativ saniert werden.

Weitere Symptome sind ein Druckgefühl im Oberbauch, Gallenstau und Entzündung der Gallenwege. Ab einer bestimmten Größe kann die Zyste platzen was erneute **Finnenabsiedelungen** zur Folge hat. Dies geht einher mit einer ausgeprägten allergischen Reaktion die bis hin zum **anaphylaktischen Schock** führen kann. Hat die Zyste sich hingegen in der Lunge eingenistet, so kommt es zum Zusammenfallen einzelner Lungenabschnitte (**Atelektasen**) und Bluthusten (**Hämoptyse**).

Therapie Mebendazol zunächst i.v., dann über 3–6 Monate oral. Eine Impfung existiert nicht.

H10 ▶ Schistosomiasis (Bilharziose)

Erreger Erreger sind Schistosomen (Würmer), die durch die Haut eindringen und sich in der Leber vermehren. Die Krankheit kommt vor allem in Entwicklungsländern vor. Etwa 120 Millionen Menschen sind infiziert, 20 Millionen leiden unter starken gesundheitlichen Beeinträchtigungen. Der Pärchenegel Schistosoma lebt im Wasser (z. B. in Seitenarmen der Flüsse Nil oder Amazonas). Befällt er den Menschen, kommt es zu einer chronischen

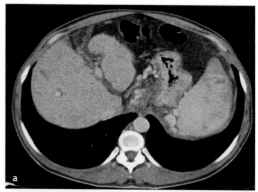

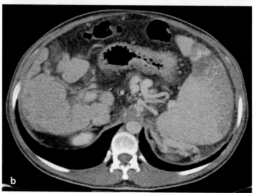

◻ **Abb. 20.5a,b** 45-jähriger Patient mit Zustand nach Schistosomiasis mit Leberfibrose, portaler Hypertension und Hypersplenismus (vergrößerte Milz). **a** Deutliche Strukturveränderung der Leber. Durch die chronische Infektion kommt es zur Leberfibrose und schließlich zur Leberzirrhose. **b** Rechts große Milz mit Inhomogenitäten sowie dilatierten Venen. Diese sind durch die portale Hypertension bedingt, die wiederum auf die Leberveränderung zurückzuführen ist

Infektion. Larvenstadien des Pärchenegels können durch die Haut in den Menschen eindringen und in die Leber wandern, wo sich die Larven zu geschlechtsreifen Würmern entwickeln. Sie paaren sich und legen Eier, die über Stuhl und Urin ausgeschieden werden.

Symptome Zunächst juckender Hautausschlag, später folgen Fieber, Schüttelfrost, Husten und Kopfschmerzen. Lymphknoten, Leber und Milz sind vergrößert. Die Schistosomiasis kann in eine chronische Infektion übergehen und unterschiedliche Organe verstärkt befallen. In schweren Fällen verläuft das Leiden tödlich.

Tab. 20.4 Impfstoffe für Erwachsene

Krankheiten	Impfstoff	Anmerkung
Schweinegrippe	Pandemrix	Risikoexposition
Typhus	Typhoral	Vor Tropenreisen
FSME	Encepur Erwachsene	Risikogebiete Deutschland
Gelbfieber	Stamaril	Vor Tropenreisen
Hepatitis A	Havrix 1440	Reisen, Meeresfrüchte
Hepatitis B	HBVax Pro	Medizinisches Personal, Kombi: Twinrix
Varizellen	Zostavax	Vor Immunsuppression, Neurodermitis
Influenza	Grippe-Impfstoff (Generika)	Saisonal
Meningokokken-Erkrankung	Meningokokken Impfstoff Merieux	Risikoexposition
Pneumokokken-Erkrankung	Pneumovax	Nach Splenektomie
Tetanus	Tetanol, Tetanus Impfstoff Merieux	Bei offenen Wunden und Kontakt mit Erde
Diphtherie	Diphtherie-Adsorbat	Auch in Kombination mit Tetanus und Polioimpfstoffen

Therapie Der Wirkstoff Praziquantel ist gegen Bilharziose wirksam, gut verträglich und kostengünstig.

20.3.15 Lambliasis

Erreger Lamblien werden oral durch kontaminierte Lebensmitteln und Trinkwasser übertragen. Die Infektion tritt gehäuft in Indien, Ägypten, aber auch in der Türkei auf. Die Inkubationszeit beträgt 1–3 Tage.

Symptome Wässrige Diarrhö, abdominelle Schmerzen, leichtes Fieber.

Diagnostik In der Dünndarmprobe und im Stuhl mikroskopischer Nachweis der Würmer.

Therapie Behandlung mit Flüssigkeitssubstitution sowie Metronidazol über 10 Tage 3×500 mg/Tag.

20.4 Impfungen

Tab. 20.4 zeigt die wichtigen verfügbaren Impfungen bei bakteriellen Infektionen im Erwachsenenalter. Zu dem bakteriellen Impfkalender gehören neben Tetanus und Diphtherie auch die Impfung gegen Pneumokokken und Meningokokken. Bei Risikogruppen sind standardisierte Impfungen gegen Hepatitis A und B vor allem bei medizinischem Personal sinnvoll. Saisonal und vor Tropenreisen sind spezielle Impfungen mit Totimpfstoffen laut der Tabelle empfohlen.

20.5 Leitsymptome

20.5.1 Fieber

Verschiedene Typen von Fieber werden unterschieden. Zunächst erkennt man **Fieberkontinua**: Dauerhaft ist die Temperatur tags wie nachts über 38,5 °C erhöht. Dies spricht für ein bakterielles Geschehen, bei dem ständig Keime in die Blutbahn ausgespült werden, beispielsweise bei einer Endokarditis. Bei der Pneumonie oder der Nierenbeckenentzündung ist die Durchblutung und damit die Einschwemmung der Keime ins Blut unterschiedlich, man beobachtet eine **undulierte Fieberkurve**. Schließlich beobachtet man **remittierendes Fieber** häufig bei rheumatischen Erkrankungen. Hier wird zwischenzeitlich auch eine normale Temperatur gemessen.

20.5.2 Organversagen

Im Gegensatz zu den viralen Infektionen ist der Hautausschlag bei gleichzeitigem Fieber häufig nicht typisch für eine bestimmte bakterielle Infektionskrankheit. Vielmehr sind organspezifische Fehlfunktionen wegweisend:

 Neurologische Defekte und Meningismus sind typisch für Meningokokken, Borrelien oder Listerien.

 Durchfall weist auf Campylobacter, Yersinien, Cholera, Salmonellen oder Typhus hin.

 Eine Lungensymptomatik mit Fieber zeichnet die Pneumokokkeninfektion, die Mykoplasmeninfektion (► Kap. 3) und die Legionärskrankheit aus.

 Akutes Nierenversagen mit Fieber nach Karibikaufenthalt ist verdächtig auf den M. Weil.

20.6   Algorithmen

 Abb. 20.6 illustriert das Vorgehen bei unklarem Fieber und Verdacht auf eine bakterielle oder parasitäre Infektion.

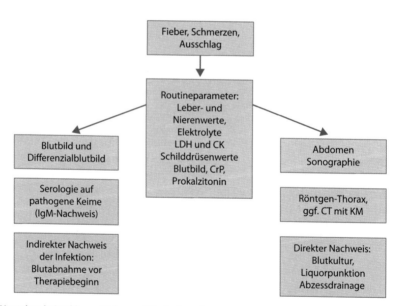

 Abb. 20.6 Vorgehen bei unklarem Fieber und Verdacht auf eine bakterielle oder parasitäre Infektion

Stichwortverzeichnis

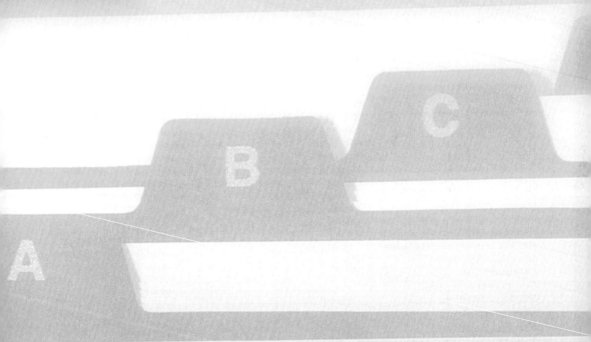